DICTIONNAIRE

DES ALIMENS.

IMPRIMERIE DE HUZARD-COURCIER,
Rue du Jardinet, n° 12.

DICTIONNAIRE
DES ALIMENS,

PRÉCÉDÉ

D'UNE HYGIÈNE DES TEMPÉRAMENS,

DE RÉFLEXIONS SUR LA DIGESTION

ET LES MALADIES DE L'ESTOMAC, etc.

PAR C*** G***

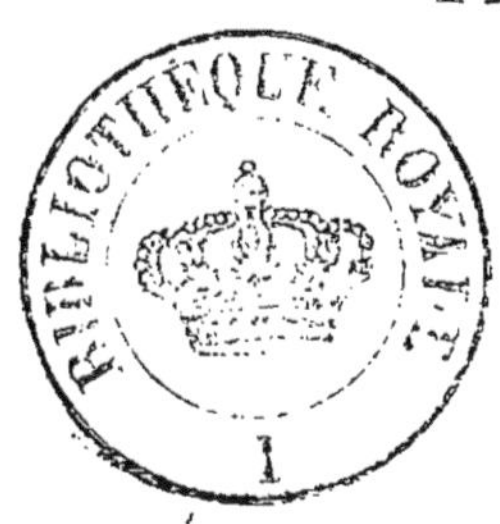

Dis-moi ce que tu manges, je te dirai ce que tu es.

BRILLAT-SAVARIN, *Physiologie du goût.*

PARIS,

J.-J. NAUDIN, LIBRAIRE,
RUE PAVÉE SAINT-ANDRÉ-DES-ARCS, N° 9.

GENÈVE,

BARBEZAT ET DELARUE, LIBRAIRES.

1826

PRÉFACE.

On convient que la Santé est de tous les biens le plus précieux : richesses, honneurs, dignités, rien en ce monde ne peut en réparer la perte ; c'est néanmoins ce bien qu'on néglige, qu'on prodigue le plus, et dont on paraît ne sentir tout le prix qu'après l'avoir perdu. Tandis que la médecine s'occupe du soin de rétablir et de conserver cette *santé*, qui doit nous être si chère, les alimens dont on fait usage la traversent souvent dans ses vues, rompent ses mesures, et rendent inutiles tous ses efforts. De toutes parts, ces apprêts recherchés, ces ragoûts étudiés, compliqués, ces quintessences, pour ainsi dire ; ces élixirs nouveaux, que le raffinement a introduits, portent de l'ardeur et de l'âcreté dans le sang, et dérangent l'économie animale. Toutefois, il faut reconnaître aussi l'utilité des préparations et des assaisonnemens. Combien d'alimens deviendraient funestes si l'art n'avait trouvé le secret de les dépouiller d'une acrimonie nuisible, et des qualités malfaisantes qui leur sont quelquefois naturelles ! mais, comme il est de la faiblesse humaine de porter tout à l'excès, on s'est trop appliqué à flatter le goût, sans s'inquiéter des suites. On a préféré l'agréable à l'utile, le plaisir passager au solide bien ; on a passé les bornes fixées par la nature, et la nature s'est vengée de l'abus qu'on a fait de ses dons. Il serait donc à souhaiter que les classes laborieuses de la société fussent plus éclairées sur les propriétés des alimens. Le peuple apprendrait ce qu'il ignore entièrement ; il saurait, par des mélanges combinés avec intelligence, et sûr du résultat de ses opérations, préparer à peu de frais des mets aussi sains qu'agréables. C'est donc pour remplir ce vœu, que je me suis appliqué à la composition de l'Ouvrage que j'offre au public, et qui, j'ose le dire, nous manquait. Jusqu'à présent on a beaucoup écrit pour flatter la sensualité, et pour la satisfaire ; pour lui donner des mets toujours nouveaux, et toujours variés : il était temps que la *santé* eût son tour, et fût vengée de l'espèce d'oubli auquel on a paru jusqu'ici l'avoir abandonnée.

On ne saurait douter que rien n'influe davantage sur la santé que les alimens liquides ou fluides. Dans les premiers siècles, temps heureux, que la Fable nous peint brillans de vertu, d'innocence et de sobriété, les hommes ne se nourrissaient que d'alimens simples et sans apprêt. Bientôt dans les siècles moins reculés, quand vint la civilisation, traînant après elle la mollesse et tous les genres de luxe, on fouilla scrupuleusement la nature, pour découvrir dans les différens règnes quelque diversité capable d'émouvoir la délicatesse du riche. Certes, il est impossible de corriger cet abus. La seule fin qu'on puisse raisonnablement se proposer est, ainsi que nous l'avons déja dit, d'indiquer entre les alimens, d'un usage quotidien, ceux qui sont les plus salutaires, et ceux qui peuvent nuire à notre tempérament. Pour procéder avec plus de méthode et de précision, j'examinerai : 1° les différens effets de chaque classe d'alimens sur le corps humain ; 2° les qualités particulières à chaque espèce d'aliment, soit que notre climat nous les fournisse, ou qu'on nous les apporte des pays étrangers ; 3° j'exposerai la nature, les qualités et les différens effets des liqueurs les plus en usage en Europe ; 4° je prescrirai les différens ingrédiens dont on se sert ordinairement dans les assaisonnemens, soit pour rendre les mets plus délicats, ou plus efficaces pour la santé.

Tel est le cadre que je me suis efforcé de remplir, aidé des principes de nos grands maîtres.

Cet ouvrage est le fruit d'un long cours d'études, et d'une pratique des mieux réfléchies.

HYGIÈNE

DES TEMPÉRAMENS.

COMME j'ai souvent parlé des différens tempéramens auxquels certains alimens conviennent ou ne conviennent pas, il ne sera peut-être pas hors de propos de donner ici des règles générales pour connaître et distinguer les différens tempéramens.

Des tempéramens en général.

Le tempérament ne dépend en général que du plus ou moins grand ressort des fibres, et de la réaction des liquides : la puissance réciproque des uns et des autres est ce qui constitue les différens tempéramens.

Les anciens médecins formaient autant de classes de tempéramens, qu'ils distinguaient d'humeurs.

L'usage des modernes est de reconnaître quatre tempéramens, qui sont ou *froids,* ou *chauds,* ou *secs,* ou *humides;* mais il est rare de trouver des tempéramens où une seule qualité soit dominante, et il ne se rencontre presque jamais de qualité qui ne soit accompagnée d'une autre avec qui elle a de l'affinité.

Les médecins ont attribué à chaque humeur de nos corps la nature et les qualités des élémens. Ils ont dit que la bile était chaude et sèche, comme le feu ; la mélancolie froide et sèche, comme la terre ; la pituite froide et humide, comme l'eau ; enfin que le sang était chaud et humide, comme l'air. « C'est de la bile, dit GALIEN, que partent la vivacité, la finesse » et la pénétration de l'esprit. Sa fermeté et sa constance » viennent de l'humeur mélancolique. La pituite est peu

» propre à former les mœurs et le génie. Le sang dispose à
» la simplicité, et fait souvent tendre à la folie. »

Sans prétendre nous écarter des idées déjà reçues, nous pensons qu'on ne peut s'en tenir à la division que les anciens ont faite des tempéramens, qu'avec quelque restriction. Il y a autant de tempéramens que de personnes qui existent. Tant de causes en effet concourent à produire les complexions, qu'il est presque impossible qu'il n'en résulte qu'un certain nombre déterminé. L'origine, le sexe, l'âge, l'air, les saisons, les climats, la force du cœur, l'élasticité des viscères, le boire, le manger, et toutes les autres conditions de la vie, sont autant de causes qui, variant elles-mêmes à l'infini, différencient tous les tempéramens, et donnent mille nuances à la même espèce de tempérament. Quand même il ne se trouverait pas une si grande multitude de causes capables de diversifier les tempéramens, le sang lui-même, par ses différens états, peut seul fournir ces variétés innombrables. Ses particules ne sont pas constamment les mêmes dans leur configuration, leur mélange, leur quantité. Elles varient dans leur principe, et dans leur mouvement, soit progressif, soit intestin. Tant de manières d'être vont à l'infini. Cependant, comme l'esprit humain ne peut pas embrasser une si grande étendue, et qu'il souhaite des termes de comparaison, auxquels il puisse rapporter les principales différences, nous laisserons subsister la distinction des quatre classes générales de tempéramens.

Tempérament bilieux ou colérique.

La constitution bilieuse se reconnaît aisément à la maigreur des sujets, à la couleur brune et olivâtre de leur peau, à sa sécheresse brûlante, à des poils crépus et noirs; leurs muscles durs et compactes attestent la vigueur.

Le plus souvent, les bilieux ne sont pas beaux; ils ont la taille et le cou courts, la bouche grande, les lèvres sèches, l'haleine chaude et forte, le nez épaté, les yeux noirs et perçans.

Chez les bilieux, les fonctions vitales se font fortement et facilement ; ils mangent beaucoup, digèrent vite, transpirent difficilement, urinent beaucoup, et sont souvent constipés ; toutes leurs excrétions ont une teinte qui tient de la couleur de la bile, qui domine souvent dans leurs humeurs, et cause une sorte d'âcreté, à laquelle sont dues les maladies inflammatoires, putrides et malignes, auxquelles ils sont sujets.

Les bilieux, au moral, sont doués d'une imagination vive, exaltée ; ils ont plus de génie que d'esprit, et une tenue dans les idées qu'on ne trouve pas chez les sanguins ; mais ils n'ont ni la gaîté, ni l'enjouement de ces derniers. Toutes leurs passions sont grandes, fortes ; ils sont très sensibles, non moins prompts à s'enflammer, constans, fermes, inexorables ; leur colère est celle d'Achille, leur haine celle de Coriolan, leur amour celui d'Orosmane. Ils ont les plus grandes dispositions aux sciences abstraites et profondes.

En général, le *régime des bilieux* doit être humectant, rafraîchissant et adoucissant ; l'eau pure en abondance, les boissons acidulées, la bière, le petit-lait, l'hydromel, quand ils sont resserrés, les bains tièdes leur conviennent beaucoup. Une diète trop austère, un air trop vif et trop chaud, *les vins fumeux*, *les liqueurs spiritueuses*, les longues veilles, les exercices violens, *les boissons à la glace, leur sont très nuisibles.*

Ils doivent faire usage des substances farineuses, nourrissantes, et des fruits. Ils s'abstiendront de viandes noires, fumées, de salaisons, et d'alimens très aromatisés.

Les matières chaudes et sèches, dit Galien, sont nuisibles à ce tempérament ; les humectans et les rafraîchissans sont salutaires.

Lorsque ce tempérament est modéré, dit le docteur Delamarre, il faut le conserver avec des alimens qui approchent de sa qualité. Mais, quand la chaleur et la sécheresse y dominent trop, il convient de les modérer par un régime qui rafraîchisse et humecte ; comme d'user de laitues, pourpier, oseille, fruits crus, pruneaux, melons, concombres ; d'assaisonner les alimens avec du jus d'orange ou de citron ou de verjus ;

manger souvent, mais peu à la fois ; ne point jeûner, boire le vin bien trempé, tâcher de dormir beaucoup, ne point faire d'exercice violent, se baigner pendant l'été, et surtout éviter les occasions de se mettre en colère. *Voy.* dans le corps de l'ouvrage, les articles RÉGIME, NOURRITURE, MANGER, etc.

Tempérament sanguin.

Le tempérament sanguin est celui que la nature semble avoir le plus favorisé, et qui appartient plus particulièrement à la jeunesse.

Les sanguins ont, en général, une physionomie animée, douce, ouverte, un teint couleur de rose sur une peau blanche et ferme ; leurs veines sont souvent bleues, larges et remplies d'un sang qui circule aisément.

Les personnes de cette constitution ont bon appétit, digèrent bien, transpirent de même, et exécutent toutes leurs fonctions avec facilité et régularité.

Le *régime qui convient aux sanguins* doit être doux et tempérant. Les alimens de très haut goût, *les corps trop gras,* les farineux, les ognons, *leur sont souvent contraires ;* le pain bien cuit, la volaille et la viande de boucherie, toujours entremêlées des végétaux, leur conviennent mieux. Ils doivent manger avec discrétion, pour ne pas favoriser le penchant que le sang a, chez eux, à se former, à s'épaissir, et à s'enflammer. Le vin trempé leur convient mieux que la bière ; les liqueurs leur sont souvent pernicieuses ; ils doivent craindre les extrêmes du chaud et du froid, faire beaucoup d'exercice, ne pas trop se livrer au sommeil, et fuir les excès.

Les sanguins, dit le docteur ARBUTHNOT, doivent éviter le trop grand usage de toutes les substances qui abondent en un sel acrimonieux et en une huile fort exaltée, comme la moutarde, les ognons, l'ail, les porreaux, les herbes employées en assaisonnement, comme thym, sarriette, marjolaine, romarin, menthe, écorce d'orange et de citron, et en général toutes les épiceries.

Évacuer et tempérer, dit Galien, c'est ce qui convient ici ; et l'on doit rejeter les échauffans et les irritans.

Ceux qui abondent beaucoup en sang, dit le docteur Frier, doivent absolument éviter l'usage des mets salés, des vins et de toutes les liqueurs spiritueuses, de même que des viandes animales, pour se borner au pain et aux substances végétales ; leur boisson sera de l'eau pure, du petit-lait, etc.

..... Quand les personnes de cette constitution se trouveront dans le cas d'avoir trop de sang, ce qu'elles connaîtront par un pouls fort, plein et vif, des maux de tête, des pesanteurs, des étourdissemens, des saignemens de nez, des vaisseaux pleins ou gonflés, l'haleine chaude, le visage coloré, les yeux allumés ou appesantis, cet état menace des accidens qu'on doit prévenir par ce qui suit. Or, pour remédier aux maladies inflammatoires auxquelles ce tempérament est fort sujet, il faut qu'ils se mettent à un régime très simple ; qu'ils prennent des lavemens, et *boivent beaucoup d'eau, et peu ou point de vin ;* qu'ils se nourrissent de fruits bien mûrs et d'herbes potagères ; enfin, ils éviteront en général tout ce qui peut échauffer et augmenter la quantité du sang. *Voy.* dans le corps de l'ouvrage, les articles Régime, Nourriture, Manger, etc.

Tempérament mélancolique.

La bile noire, c'est-à-dire une humeur terrestre et grossière, domine dans le tempérament mélancolique : le sang épais, circulant avec lenteur, dispose le corps à des épuisemens fâcheux, et à des obstructions dangereuses.

On reconnaît les mélancoliques à la peau lisse, polie, et garnie de poils très noirs : leurs vaisseaux sont serrés, forts, et leurs humeurs denses, tenaces et visqueuses ; ils sont maigres et desséchés : leur peau est brûlée et noirâtre.

Les mélancoliques ont l'esprit pénétrant, et propre à la réflexion ; ils sont susceptibles de crainte et de tristesse, comme de colère réfléchie et de rancune.

Le *régime* propre aux mélancoliques consiste à introduire

dans le sang assez de liquide pour en pénétrer et diviser les parties trop rapprochées.

D'abord, il faut proscrire tous les alimens difficiles à digérer, acides et secs, tels que les viandes noires, trop grasses, le gibier, le poisson huileux ou encore trop jeune, etc.

Les mélancoliques se trouveront bien de l'usage du pain bien fermenté, des viandes de boucherie et de la volaille : ils peuvent quelquefois assaisonner ces viandes avec des herbes potagères, simples et humectantes, et y ajouter même de temps en temps des aromates, tels que la mélisse, la cannelle, le mélilot et la sauge ; les fruits mûrs leur sont salutaires, ainsi que les substances mucilagineuses, telles que le miel et le sucre.

Les mélancoliques ont besoin d'une boisson abondante et rafraîchissante.

Ils peuvent faire usage de vin blanc léger et fort trempé, de petite bière, ou de cidre coupé avec de l'eau. Ils ne feraient pas mal de prendre quelquefois, le matin, du petit-lait, ou de la tisane d'orge.

Les mélancoliques doivent s'accoutumer à un exercice modéré, tel que celui du cheval, de la paume, de la promenade, du jardinage, etc. Ils feraient bien surtout de fuir l'oisiveté, les gens tristes, et l'application trop longue. Ils doivent choisir leur habitation dans un air frais et sain.

Les substances chaudes, sèches, âcres, sont très nuisibles, dit GALIEN, aux mélancoliques ; mais ils se trouvent bien de tout ce qui humecte, rafraîchit, relâche, amollit ou dissout doucement et sans âcreté, *Voy.* dans le corps de l'ouvrage, les articles RÉGIME, NOURRITURE, MANGER, etc.

Tempérament phlegmatique ou pituiteux.

L'humeur qui domine dans ce tempérament est visqueuse, mucilagineuse, tenace et aqueuse.

On reconnaît les phlegmatiques à la peau lisse, polie, blanche et semée de poils fins, blonds, et qui croissent lentement.

Leur chair est enflée, grasse et molle ; leurs veines sont étroites et profondes ; ils sont fort sujets à la pituite, aux glaires et aux vents. On remarque qu'ils ont assez ordinairement les yeux bleus.

La paresse est le vice favori des phlegmatiques ; ils sont lents, et ont ordinairement peu de passions et peu d'esprit.

Les phlegmatiques doivent *éviter* tous les alimens rafraîchissans, visqueux et aqueux, tels que les viandes des animaux encore jeunes, comme le veau, l'agneau, le cochon de lait, les poissons huileux et trop petits, les farineux non fermentés, les fruits d'été, les plantes et racines rafraîchissantes, comme les salsifis, les épinards, la laitue, la chicorée, etc. La soupe, surtout si elle est mitonnée, leur est pernicieuse.

Ils feront particulièrement usage de pain bien fermenté et bien cuit ; de viandes faites, comme le bœuf, le mouton, la volaille et le gibier ; des végétaux qui contiennent des sels alkalis volatils ; des aromates et plantes diurétiques, tels que les asperges, les artichauts, le céleri, l'ail, la rocambole, les échalottes, le cresson, les raves et radis, la moutarde, le thym, le romarin, la sarriette, le basilic, la marjolaine, le laurier, la sauge, etc.

Les phlegmatiques doivent s'abstenir de toute boisson acide et rafraîchissante, comme bière, cidre, orgeat, etc.

Ils peuvent boire, surtout à la fin du repas, du vin pur, même le plus vif : *l'usage des liqueurs fermentées ne peut que leur être utile*, pourvu cependant qu'ils n'en fassent pas habitude, et qu'ils n'en prennent pas avec excès.

En général, ils doivent manger et boire peu. Il n'y a pas de tempérament qui soit plus propre au jeûne et à la diète exacte.

Les phlegmatiques doivent faire beaucoup d'exercice, afin de déplacer et de dissoudre les glaires : la course à pied, à cheval, la paume, un travail rude et continuel leur sont très salutaires. Voit-on des pituiteux parmi les ouvriers de la campagne et les soldats ? Ce n'est que chez les enfans, les femmes, les oisifs, et les esclaves de l'opulence, qu'il faut les chercher.

Ce tempérament, dit Galien, est assez semblable au froid; c'est pourquoi *il n'est rien de plus contraire ici que les choses humides et froides ; tout ce qui échauffe, fortifie, dessèche, convient.*

Les pituiteux, dit le docteur Delamarre, feront bien de manger plutôt du rôti que du bouilli ; observer exactement la diète ; boire plus de vin que d'eau, et surtout ne boire jamais en entrant à table, ni en se couchant. Ils doivent faire beaucoup d'exercice, dormir peu, ne pas se coucher sitôt après le souper, ne point se mettre à l'étude ni à d'autres exercices aussitôt après le repas. Ils se couvriront bien la tête, se tiendront les pieds chauds : le matin, en se levant, cracheront et se moucheront bien. Ils se purgeront de temps en temps.

Les tempéramens phlegmatiques, dit Mackenzie, doivent ce qui les caractérise à un mucilage tenace et aqueux, qui prédomine sur les autres humeurs. Le sang gluant qui se meut avec lenteur, dispose le corps soit à des tumeurs purulentes, soit à des affections hydropiques ; et l'âme, à la paresse et à la stupidité. Quand on est de cette complexion, tout ce qu'on peut faire de mieux pour prévenir de funestes désordres, c'est de s'assujettir à une diète modérément atténuante, à un exercice constant, et de temps en temps à des purgatifs, qui, pris à propos, réchauffent et dégagent. *Voy.* dans le corps de l'ouvrage, les articles Régime, Nourriture, Manger, Tonique, etc., etc.

DE LA DIGESTION

ET

DES MALADIES DE L'ESTOMAC.

L'ouvrage de la digestion est un des plus importans au bien de l'économie animale. C'est de cette fonction naturelle que dépend la constitution du sang et des humeurs dont il est la source, la vigueur ou la faiblesse, l'embonpoint ou la maigreur du corps, le coloris ou la défédation de la peau, la subtilité de l'esprit, ou son inertie, la lourdeur ou l'énergie des facultés de l'âme. On ne saurait donc avoir assez d'attention sur les moyens de faciliter cette opération de la nature, et s'appliquer trop sérieusement à écarter les obstacles qui pourraient la troubler.

Il n'est presque point de maladie où l'appétit et la digestion ne soient lésés, parce que, dans ces cas, les sucs de l'estomac sont altérés ; il n'est point aussi d'infirmités dont les digestions dépravées ne puissent être l'origine. Ne manger que lorsque la nature demande des alimens ; ne boire qu'à proportion que l'on a soif ; ne prendre que peu de nourriture à la fois, ne faire aucun excès de table ; *boire du vin en petite quantité*, éviter l'usage des liqueurs spiritueuses, et tout ce qui peut déranger l'estomac ; tels sont les principaux avis que doivent suivre ceux qui, jaloux de la conservation de leurs jours, sont assez raisonnables pour s'y conformer. *Rien n'est plus capable de disposer aux mauvaises digestions, que les substances alkalines terreuses, les substances trop grasses, les astringens et les spiritueux, dont on fait usage les matins à jeûn.* Toutes ces choses, ou roidissent excessivement les fibres de l'estomac, ou elles irritent et jettent cet organe dans un état de roideur et de spasme qui est un puissant obstacle à ses fonctions. Une langue pâteuse, couverte d'un limon grisâtre ou jaunâtre, un goût amer dans la bouche, la perte de l'appétit, des anxiétés dans les hypocondres, surtout quelque temps après que l'on a mangé, etc., sont les principaux signes d'une mauvaise digestion. Ceux qui digèrent mal, dit BAGLIVI, transpirent mal; or, s'il n'y a pas de proportion entre la qualité des alimens que l'on prend, et la quantité des pertes, il n'y aura plus d'équilibre dans l'économie animale, et le corps sera bientôt réduit au point de sa destruction.

Les passions de l'âme sont encore très capables de troubler l'ordre de la digestion. Il n'est personne qui ne sache que les transports de la colère, les agitations de la crainte, les soucis de l'ambition, les angoisses de la tristesse, les tressaillemens de la joie, etc., produisent sur le corps les effets les plus tristes; qu'ils font d'abord perdre l'appétit, détruisent peu à peu les forces de l'estomac, et consument lentement le principe de la vie. Quand on se met en colère, pendant que l'estomac est rempli, ce viscère éprouve un resserrement singulier; la digestion est troublée; la pâte alimentaire dégénère en crudités; la bile devient âcre, et se mêlant au chyle, dans le duodenum, elle cause des irritations dont le vomissement est l'effet; des coliques venteuses, des diarrhées accompagnées de coliques violentes, des céphalalgies, des spasmes à la région de l'estomac, des gonflemens de ce viscère, des douleurs dans les hypocondres, des constipations opiniâtres, etc., etc.

Il faut varier les moyens de procurer une bonne digestion, en raison de l'*âge*, de la *force*, du *tempérament* et des *habitudes* d'un chacun. Les infusions des plantes nitreuses et adoucissantes conviennent à des tempéramens chauds et bouillans; dans d'autres cas, il faudrait avoir recours aux substances dites stomachiques.

Faiblesse d'estomac.

C'est une des maladies les plus communes, et une de celles dont on se méfie le moins.

Il ne faut pas confondre la faiblesse d'estomac avec l'indigestion; celle-ci est ordinairement accompagnée de rots, de nausées, de douleur, de colique, de vomissement ou de dévoiement. Cet état dépend presque toujours de quelque cause accidentelle, et forme une maladie dont on peut voir le traitement à l'article *Indigestion,* de mon *Nouveau Dictionnaire des Ménages.*

A l'égard de la faiblesse habituelle de l'estomac, elle s'annonce par des signes qui ne sont pas assez sensibles; d'abord par une pesanteur après la digestion, un gonflement d'estomac, une chaleur, des rougeurs et des feux qui montent au visage, un accablement, des bâillemens, des envies de dormir, et quelquefois des rapports; souvent aussi par des maux de tête, par des douleurs à l'estomac, des courbatures dans les bras et dans les jambes; après le repas, par la soif, ainsi que par les signes extérieurs, comme la pâleur du visage, la blancheur de la peau, la délicatesse du teint, et la faiblesse du tempérament.

Il y a bien peu de personnes qui ne soient exposées à cette incommodité : elle attaque cependant plutôt ceux qui sont sédentaires, qui mènent une vie oisive, qui mangent toutes sortes d'alimens, selon leur caprice, etc., etc.

La chaleur du climat peut aussi influer beaucoup sur la nature de l'estomac. Les personnes qui habitent les pays chauds ont ordinairement l'estomac plus faible que celles qui vivent dans les pays froids; c'est pour cela qu'en été on a ordinairement moins d'appétit, et qu'on se sent l'estomac plus faible.

L'âge peut aussi influer sur l'estomac; dans l'enfance, l'estomac est faible; dans la jeunesse, il l'est moins; dans l'âge viril, il est fort; et il recommence à devenir faible dans la vieillesse.

b

Les causes de la faiblesse d'estomac sont de deux sortes : les unes qu'on appelle prochaines, et les autres éloignées.

Les causes prochaines viennent du vice des solides ou du vice des liquides qui servent à la digestion.

Le vice des solides provient ordinairement de sécheresse ou de relâchement.

Le vice des liquides dépend, ou de ce qu'ils sont trop âcres, ou qu'ils sont en trop petite quantité pour opérer la digestion ; ou enfin de ce qu'ils sont abreuvés d'une si grande quantité d'eau, qu'ils n'ont aucune action.

On range parmi les causes éloignées de la faiblesse d'estomac, la grande chaleur, le grand usage des liqueurs chaudes, comme du thé, les grands exercices, les passions de l'âme, etc.

Les causes éloignées de la sécheresse de l'estomac sont un tempérament sec et bouillant, le trop grand exercice, l'abus des liqueurs spiritueuses et du vin, les veilles immodérées, l'air sec et vif, et les passions de l'âme, comme la colère, l'amour, etc.

Les causes éloignées du vice des liquides de l'estomac sont, l'air épais et humide, le trop grand usage de l'eau qui énerve les sucs, l'oisiveté, la mollesse, le travail forcé du cabinet, qui s'opposent à la parfaite élaboration des sucs, le sommeil trop long et le défaut de passion, les évacuations ordinaires supprimées, comme celles des urines et de la sueur, qui baignent les sucs et leur ôtent leur action.

Faiblesse d'estomac par la sécheresse des fibres.

Quand la faiblesse de l'estomac est occasionnée par la sécheresse des fibres, on la reconnaît d'abord à la sécheresse du tempérament, à l'âge du malade, aux exercices violens qu'il fait, aux liqueurs et aux boissons dont il fait usage, aux veilles et aux fatigues qu'il soutient, au peu d'urine qu'il rend, à leur couleur rouge, et au peu de transpiration qui se fait chez lui.

Le remède le plus salutaire, dans ces sortes de cas, est

d'abord de réformer toutes les causes qui peuvent occasionner la sécheresse, de faire prendre au malade les bains domestiques pendant quinze jours, de le mettre à l'usage des lavemens, des boissons aqueuses et chaudes, dont il prendra plusieurs verres dans la journée.

Si ces remèdes étaient inutiles, on pourrait prendre des bouillons de poulet, de veau ; interdire au malade le vin, les liqueurs spiritueuses ; rendre son sommeil plus long, diminuer son travail ; lui ordonner une diète relâchante, en lui faisant faire usage de beaucoup de soupe, de bouillon, des cardes au jus, des légumes, et généralement de tout ce qui peut humecter et relâcher cette partie.

Quoique la faiblesse d'estomac puisse être réellement occasionnée par la faiblesse de ses fibres, il est pourtant essentiel d'observer que cet accident se rencontre rarement, et qu'il faut bien prendre garde de ne pas s'y tromper ; de faire bien attention à tous les signes que j'ai décrits ci-dessus ; car autrement tous ces remèdes deviendraient plutôt nuisibles que salutaires, en contribuant au relâchement de l'estomac.

Faiblesse d'estomac par le relâchement des fibres.

La faiblesse de l'estomac qui dépend du relâchement de ses fibres, est une maladie très commune.

On la reconnaît d'abord au tempérament mou et lâche du malade, à la blancheur de son teint, à la faiblesse de sa voix, à la délicatesse générale de sa conformation, à la mollesse de ses chairs, à la couleur de ses cheveux, qui sont blonds ou châtains, à une espèce de bouffissure ou de mauvaise graisse répandue sur son corps, aux glaires et à la pituite qu'il rend en abondance, à l'usage qu'il fait habituellement des eaux chaudes, du repos, du sommeil, à l'air épais et à la vie douce et tranquille qu'il mène.

On ne peut remédier à cette indisposition qu'en détruisant les causes qui l'ont fait naître : il faut d'abord réformer la façon de vivre du malade, en lui interdisant les boissons aqueuses et chaudes, en lui en donnant de rafraîchies, et même à la glace, si la délicatesse de son tempérament ne s'y oppose pas ; en diminuant son sommeil, lui faisant faire de l'exercice, en l'envoyant à la campagne dans un air vif et sec, en lui ordonnant de boire un peu de vin pur après ses repas, en lui interdisant la soupe ou en ne lui en faisant manger que très peu, en ne lui permettant que de la viande des vieux animaux, comme du bœuf, du mouton, du levraut, du perdreau, du poisson de mer, et généralement tout ce qui est de facile digestion. On peut quelquefois, le matin, faire usage d'un petit verre de vin d'absinthe, ou de vin de quinquina.

La *cachexie* et la *cacochymie* étant deux maladies qui proviennent de ce genre de faiblesse d'estomac, on peut consulter ces deux articles dans mon *Nouveau Dictionnaire des Ménages.*

Faiblesse d'estomac produite par la diminution des liquides digestifs.

Quand la faiblesse d'estomac dépend du vice des liquides, il pèche, ou par leur qualité ou par leur quantité.

Quand les liquides qui opèrent la digestion ne sont point en assez grande quantité, on s'en aperçoit par tous les signes qui caractérisent la sécheresse, par la chaleur habituelle que l'on sent en touchant l'estomac, par la grande quantité de salive que rejette le malade dans la journée, par la constipation, par la sécheresse générale du tempérament.

On commencera, en ce cas, par faire prendre au malade une tisane apéritive, propre à faire couler la bile et les sucs digestifs ; telle est, par exemple, une décoction d'une once de racine de chardon-roland, d'une pincée de véronique, et d'une demi-poignée de feuilles de chicorée sauvage dans une pinte d'eau, pour réduire à trois demi-setiers : on en donne deux ou trois verres le matin au malade, à une heure de distance l'un de l'autre.

Il faut avoir l'attention, pendant ce temps, de ne point

charger son estomac, et de suivre de point en point les préceptes que j'ai tracés ci-dessus, pour le régime de la faiblesse d'estomac produite par la sécheresse.

Faiblesse d'estomac occasionnée par l'augmentation des liquides qui arrosent les sucs digestifs.

La trop grande quantité des humeurs du corps est souvent sujette à arrêter l'action de l'estomac. Les vaisseaux gonflés broient mal le sang et les humeurs qui s'accumulent dans les glandes et dans les viscères, y produisent des engorgemens, et empêchent l'exportation des sucs digestifs dans l'estomac : cette affection rentre dans le cas de la plénitude et de la pléthore; elle doit être traitée de même.

On reconnaît quand la faiblesse d'estomac vient de cette cause, par tous les signes qui caractérisent la pléthore.

Quand les liquides de l'estomac sont abreuvés d'une trop grande quantité de sérosité qui les énerve, ce que l'on connaît à un visage pâle et bouffi, à un écoulement continuel de sérosité par les urines, la bouche, les yeux, par une pituite abondante et des glaires que le malade rend à la moindre occasion, par de grandes boissons auxquelles il est accoutumé, par le défaut d'exercice et le trop de sommeil, on fera prendre au malade une ou deux cuillerées de l'élixir qui suit : sommités d'absinthe, petite centaurée, de chaque, une pincée; quinquina en poudre, une demi-once; aloès, myrrhe, de chaque, un demi-gros; écorce d'orange pulvérisée et séchée, trois gros; safran, un gros. Mêlez le tout, après avoir pulvérisé et coupé ce qui doit l'être, dans une pinte de bon vin d'Espagne; laissez-le infuser sur des cendres chaudes, pendant vingt-quatre heures. Ajoutez-y une demi-livre de sucre; passez le tout à travers un linge, avec expression, et repassez-le ensuite à travers le papier gris, pour en faire un élixir, dont on prendra, comme je l'ai dit, une ou deux cuillerées à bouche dans un petit verre d'eau.

Cet élixir est excellent dans toutes les faiblesses d'estomac, occasionnées par une pituite épaisse et gluante, attachée à l'estomac, ou par des sucs aqueux et énervés par la sérosité.

Faiblesse d'estomac occasionnée par l'âcreté des sucs digestifs.

Quand ces sucs pechent par trop d'âcreté, ils s'arrêtent et se fixent dans les différens couloirs par où ils passent; ils y perdent leur principe actif; ils s'y décomposent et ne conservent plus qu'un piquant qui n'est propre qu'à exciter l'action des nerfs, produire de la douleur, et par-là s'opposer à la digestion.

On reconnaît ce vice des liquides de l'estomac à tous les signes qui caractérisent l'âcreté; tels sont une peau brune, des cheveux très noirs, la jeunesse, la force du corps et des vaisseaux; l'usage des liqueurs et du vin, les démangeaisons, les rougeurs, les boutons qui surviennent sur le corps et le visage, qui est souvent sujet à être jaune; ce qui prouve que la bile se sépare mal dans le foie.

On remédie à cette indisposition par tous les remèdes qui s'opposent à l'âcreté, et en suivant le régime convenable aux tempéramens bilieux. *Voy*. ci-desus : HYGIÈNE DES TEMPÉRAMENS.

DE LA TRANSPIRATION.

La transpiration supprimée est la cause de presque toutes les maladies ; elle peut être arrêtée, soit par le froid et l'humidité, soit par l'intempérance : dans ce dernier cas, les effets en sont plus dangereux. Les humeurs visqueuses et grossières qui devaient sortir par cette sécrétion, trouvant les passages bouchés, s'amassent insensiblement, s'épaississent, refluent dans la masse du sang, le corrompent, en lient toutes les parties, suppriment les autres sécrétions, et troublent toute l'économie animale. Voilà la véritable boîte de *Pandore ;* voilà la source des Fièvres, des Rhumes, des Rhumatismes, des Phthisies, des Obstructions des viscères, des Fluxions, des Inflammations, de la Goutte, etc., etc., etc.

On a grand tort de ne pas faire attention aux Rhumes, qui sont les premiers effets de la transpiration arrêtée. Cependant, combien d'ulcères aux poumons et de fluxions de poitrine n'ont eu pour principe qu'un rhume négligé !

Aussitôt qu'on s'aperçoit d'un Rhume, il faut prendre un scrupule de poudre de pattes d'écrevisses, et boire par-dessus un verre de boisson tiède de sirop capillaire, dans lequel on aura ajouté dix gouttes d'esprit de corne de cerf, afin de rétablir la transpiration. La thériaque produit le même effet. Si l'on tousse, il faut faire usage, soir et matin, de bouillons de mou de veau sans sel, et ne prendre que des alimens doux et légers. En même temps, il faut éviter le froid, se faire frotter, surtout les pieds et les jambes ; ce sont les endroits par où l'on s'enrhume ordinairement : on pourra aussi porter, pendant quelques jours, sur la peau, une camisole de flanelle d'Angleterre. Enfin, on doit se bien couvrir la tête, le cou, les épaules, et se tenir quelques jours bien chaudement dans le lit. Quand, après un rhume, on commence à sortir, il faut mettre des habits bien chauds, et faire un exercice modéré.

Les Vents, cette incommodité si commune aujourd'hui, viennent de la transpiration interceptée et d'une mauvaise coction. Rétablissez la transpiration et la digestion, vous n'aurez plus de vents.

La Sueur est une transpiration forcée et sensible ; ses causes sont la faiblesse du tempérament et des fibres, le fréquent usage des liqueurs spiritueuses et du café, les violens exercices et les veilles répétées, la chaleur de l'air et les grandes affections de l'âme. La sueur affaiblit et épuise ; pour la faire cesser, il faut éviter tout ce qui a pu l'occasionner, et prendre des boissons rafraîchissantes.

Les personnes qui suent beaucoup, soit sous les *bras*, soit au dedans des *mains*, soit des *pieds*, font très mal et risquent beaucoup d'arrêter ces sortes de sécrétions habituelles, quelque incommodes et désagréables qu'elles soient : il faut quelquefois savoir vivre avec son ennemi. Les humeurs qui sortent par cette voie, refluant dans le sang, le corrompraient et causeraient des maladies dangereuses.

NOTICE

DES DIFFÉRENS ALIMENS

QUE NOUS FOURNISSENT

LES QUATRE SAISONS DE L'ANNÉE.

PRINTEMPS.

PENDANT les mois de *mars, avril* et *mai,* outre les prémices des productions de la nature, nous avons,

EN GROSSES VIANDES, VOLAILLES ET GIBIER. Le bœuf, le veau de lait, le mouton engraissé, l'agneau de lait, le poulet de grain, le poulet aux œufs, le dindonneau, le canneton de Rouen, le pigeon de volière, le marcassin, le chevreuil, le chevrillart, les levrauts.

EN POISSONS. La marée comme en hiver; l'alose de Seine, l'alose de Loire, l'esturgeon, le maquereau, le saumon de Seine, le saumon de Loire, la truite de mer, la truite de rivière et de ruisseau, la lotte, l'écrevisse. Le reste du poisson d'eau douce frais, en mars et en avril, n'est pas bon.

EN LÉGUMES, HERBAGES ET RACINES. Les petits pois, les fèves de marais, les haricots verts, les épinards nouveaux, l'oseille nouvelle, la bonne dame, la laitue, le cerfeuil, les asperges, les chirouis, les salsifis, les concombres, les artichauts, les cardes de poirée, les petites raves, les morilles, les mousserons.

EN FRUITS. Les fraises, les cerises, les abricots verts, les amandes vertes, les groseilles.

Les VINS et les LIQUEURS, les mêmes qu'en hiver.

ÉTÉ.

Pendant les mois de *juin*, de *juillet* et d'*août*, nous avons les productions de la nature dans toute leur perfection.

En viandes de boucherie, volaille et gibier. Le bœuf, le veau de lait, l'agneau, les poulardes nouvelles, les dindonneaux, les poules, le canneton, les pigeons, le chevreuil, le faon, le levraut, le lapereau, les oisons, le coq vierge, la caille et le cailleteau, le perdreau, le faisandeau, le halebran, le tourtereau, la grive, tous les petits oiseaux gras, le sanglier et le marcassin.

En poissons. La perche, la carpe de Seine, la carpe de Loire, la carpe d'Aisne, la truite de rivière, la truite de mer.

Point de poisson de mer, excepté la morue nouvelle.

En légumes, herbages et racines. Les artichauts, les petits pois carrés, les haricots verts, les fèves de marais, les premiers choux-fleurs, les cardons, les concombres, la chicorée, toutes sortes de laitues, toutes sortes de fournitures de salade, les melons.

En fruits. Toutes les espèces de pêches, toutes les espèces de prunes, les abricots, les groseilles, les cerises tardives, les bigarreaux, les figues.

Les vins et les liqueurs, comme au printemps.

AUTOMNE.

Pendant les mois de *septembre*, d'*octobre* et de *novembre*, on jouit de toutes les richesses de la nature ; nous avons abondamment,

En viandes de boucherie, volaille et gibier. Le bœuf, le mouton, le veau, le veau de lait, le cochon, les poulardes de Normandie, du Mans, les chapons de différens endroits,

les poulets gras, les poules de Caux , les coqs vierges de Caux ,
les dindons , les pigeons de toute espèce , les canards , les
oisons et les oies grasses , les perdrix rouges et grises de différens endroits, les bartavelles du Dauphiné , l'outarde, les
gélinottes des bois, les bécasses et la bécassine, les mau-
viettes , l'alouette , le pluvier , le canard, l'oiseau de rivière ,
le rouge-gorge, la sarcelle , la macreuse , le sanglier , le faon,
le chevreuil, le lièvre et les levrauts, le lapin, les pâtés, les
jambons, les langues de différens endroits.

EN POISSONS. Le saumon, l'alose , l'esturgeon, le turbot,
le turbotin, la barbue, le carrelet, la limande , la plie, la
vive , la sole , la truite de mer, la truite saumonnée rouge,
la lamproie, la raie, le brochet, la brème, la tanche, l'anguille, la lotte, la morue fraîche et salée, le hareng frais,
l'éperlan, le merlan, le rouget, la tortue, la sardine fraîche,
la macreuse, les huîtres vertes et blanches, les anchois, le
thon , les moules, le homard, les crabes, l'écrevisse, la carpe
de Seine, là carpe d'Aisne, les plies de Loire, la perche.

EN LÉGUMES, RACINES ET HERBAGES. Les choux-fleurs, les
truffes, les cardons d'Espagne , les épinards , les artichauts
d'automne, toutes les espèces de choux, les ognons, le
céleri, le poireau, les racines, les chicorées, les navets,
toutes les petites herbes , les champignons.

EN FRUITS. Le bon chrétien d'Aï et de Poitou, toutes les
espèces de raisins, toutes les espèces de figues, les olives, les
marrons, les châtaignes, les truffes, les mousserons.

VINS. Les vins nouveaux, de Grave, de Bordeaux, de la
Moselle, du Rhin, celui d'Aï, d'Arbois, de Saint-Péré, le
Moraché, le Mulseau, les vins de Bourgogne, de Champagne
des meilleurs cantons.

VINS DE LIQUEUR OU SUCRÉS. Vins d'Espagne, de Canarie,
d'Alicante, de Malvoisie, de Malaga, de Tokaï ou de Hongrie,
muscat de Portugal ou de Madère, d'Italie, le Lacryma-Christi,
de Candie, de Chio , de Lesbos, de Ténédos, etc., etc.

Liqueurs. Eau des Barbades, fine orange, ratafia de Grenade, eau-de-vie d'Irlande, de Dantzick, d'Andail, etc., etc. , etc.

HIVER.

Pendant l'hiver , nous avons à peu près *les mêmes choses que pendant l'automne ;* ainsi je ne donnerai point de table particulière.

DICTIONNAIRE

DES

ALIMENS.

A

ABAISSE. C'est la pâte qui fait le dessous et le dessus d'une pièce de pâtisserie. *Voyez* Patisserie.

ABLE. Petit poisson de rivière, très glouton, et de la longueur du doigt, dont la chair est fade et mollasse. Il fournit la matière avec laquelle on colore les perles. Cette matière enveloppe et brillante la membrane extérieure de ses intestins et de son estomac. Il ne convient pas aux personnes délicates et convalescentes. *Voyez* Poisson.

ABRICOT. Il y a trois sortes d'abricots : les précoces, qui sont mûrs au commencement de juillet; les abricots ordinaires, qui se mangent vers le 15 du même mois, et les musqués, qui se servent dans le même temps. On doit choisir les abricots gros, charnus, colorés et agréables au goût. Les abricots humectent et rafraîchissent, parce qu'ils contiennent beaucoup de phlegme, chargé d'une assez grande quantité de sel acide essentiel, et propre à calmer le mouvement violent des liqueurs. Ils provoquent l'appétit, à cause de leur sel acide, qui picote légèrement les parois de l'estomac. Cependant on doit en user sobrement, parce qu'ils contiennent un suc visqueux et épais, qui cause quelquefois des vents et des crudités. Ils conviennent, dans les temps chauds, aux jeunes gens qui

ont un bon estomac, et qui sont d'un tempéramment bilieux
et sanguin. On confit les abricots; ils produisent, de cette
manière, moins de mauvais effet, parce que le sucre et la
coction raréfient leur phlegme vicieux. *Voy*. Fruit.

ABSINTHE. La grande absinthe est plus amère que la petite,
ce qui fait croire qu'elle a plus de vertu. Elles sont toutes les
deux aromatiques et puissamment vermifuges; elles sont encore cordiales, stomachiques et emménagogues. On les recommande dans les obstructions du foie, de la rate et des autres
viscères; dans les jaunisses, les pâles couleurs, les coliques
venteuses, les flux de ventre, et dans toutes les maladies qui
ont pour principe les mauvaises digestions. Le *suc* d'absinthe
donné à la dose d'un gros, et quelquefois allié au quinquina,
guérit les fièvres intermittentes. Les *feuilles* sont vulnéraires,
détersives, résolutives, antiseptiques, en y ajoutant un peu
d'eau de mer ou de sel marin. L'École de Salerne recommande
l'absinthe contre les morsures de serpens. Quand ces plantes
sont *vertes*, on met une ou deux pincées de leurs sommités
dans du bouillon ou de la tisane; quand elles sont *sèches*, on
s'en sert comme on ferait du thé. En substance, on l'ordonne
depuis un scrupule jusqu'à un gros : la dose de l'*extrait* d'absinthe est depuis dix grains jusqu'à un demi-gros.

ACCOLADE. On appelle ainsi deux lapereaux rôtis, qu'on
sert et qu'on présente attachés ensemble sur un petit plat.
Voyez Lapereau.

ACHE. Nom commun à plusieurs plantes, telles que le
persil, le céleri, l'ache de montagne, l'*ache d'eau*, qui est la
berle; enfin, l'ache des *marais*, qui retient, dans les boutiques de pharmacie, le nom simple d'ache.

Propriétés. L'ache est fébrifuge, apéritive, pectorale et
vulnéraire; elle aide à la respiration, nettoie les abcès de la
poitrine, et excite les crachats et les menstrues. Son suc est très
bon pour guérir les fièvres intermittentes : on doit le donner
au malade au commencement de l'accès, et ensuite on le couvre
bien, pour faciliter la sueur; la dose est de six onces. Le suc
d'ache est fort propre pour étuver les cancers et les ulcères;

c'est un bon gargarisme dans le scorbut, pour nettoyer les ulcères de la bouche et raffermir les gencives. La racine et les feuilles d'ache sont diurétiques et employées dans les bouillons apéritifs ; on en met une poignée dans une chopine d'eau. On s'en sert aussi en tisane, en apozème et en sirop, pour *désopiler les viscères*. On fait une conserve avec les sommités de la plante : on en donne une demi-once à la fois. On dit que l'ail n'incommode point par son odeur, si l'on mange de l'ache aussitôt après. Un gros d'extrait des feuilles d'ache, mêlé avec deux gros de quinquina, est un fébrifuge assuré pour la fièvre quarte, et pour toutes celles où il y a des *obstructions au bas-ventre*. La semence d'ache est une des semences chaudes mineures. La racine guérit la jaunisse : mâchée, elle appaise la douleur de dents. J. Bauhin interdit aux épileptiques l'usage de l'ache, comme leur étant très nuisible. Boyle, et d'autres savans, ont observé que l'usage de cette plante ne convient pas aux personnes qui ont la vue faible, et à celles qui sont sujettes aux vapeurs.

ACIDES. Les acides sont du nombre des choses qui produisent beaucoup de bien lorsqu'elles sont mises en usage avec modération et à propos, mais qui font beaucoup de mal quand on en prend ou trop, ou à contre-temps. Les acides tempèrent l'ardeur du sang, empêchent la dissolution des humeurs, calment l'effervescence de la bile, redonnent du ton aux fibres de l'estomac et des intestins, rafraîchissent les entrailles ; mais les acides pris en trop grande quantité irritent les solides, coagulent les fluides, causent des coliques vives et très longues, aigrissent le chyle et la bile. Tels sont les principaux effets des substances qu'on nomme proprement acides, comme le *vinaigre*, le *petit vin blanc*, les sucs d'*orange*, de *limon*, de *citron*, de *verjus*. Il y a dans les choses dont nous usons, solides ou fluides, des acides d'une espèce différente ; on les appelle *astringens ;* leur excès n'est pas moins dangereux que celui des autres acides : leur action est de resserrer ; ils ferment les ouvertures des vaisseaux, épaississent les fluides, produisent les obstructions ; tels sont les effets des fruits qui ne sont pas mûrs. *Voy*. Cerise, Citron, Fraise, Framboise, Groseille, Lait, Mure, Orange, Oseille, Pêche, Poire, Pomme, Prune, Raisin, Vinaigre, etc., etc.

ACRES (*alimens*). *Voy*. Ail, Aromats, Cannelle, Cresson, Gingembre, Girofle, Moutarde, Muscade, Poivre, Raifort, Sarriette, Thym, etc.

ADOUCISSANS. Le *lait* est par lui-même très adoucissant. L'*avoine* dépouillée de son écorce, et mise en *gruau*, donne une boisson pectorale, adoucissante et légèrement apéritive. La chair d'*agneau* est un aliment qui adoucit les humeurs âcres et picotantes. Les émulsions de *maïs* adoucissent la poitrine et tempèrent l'ardeur de la fièvre. Les feuilles de *bette*, appliquées sur la peau, adoucissent les sérosités âcres qui occasionent une tumeur ; elles en amollissent la dureté ; elles calment aussi l'érosion d'un remède caustique, etc. Les *graisses* de brochet et de canard, le *suif* et la *moelle* de bouc, et en général toutes les graisses ; la *mie de pain* de froment, et le *son* de ce même grain, sont des adoucissans, de même que la *gomme adragant*. Il en est de même des *huiles* quand elles sont parfaitement douces. Au reste, ces topiques gras causent souvent de l'irritation. L'observation et la pratique instruisent mieux sur le discernement de ces cas, que ne ferait ici un détail toujours imparfait.

AGNEAU. Les parties les meilleures de l'agneau, et les plus légères, sont la tête et les pieds, suivant Celse. Il est humectant et rafraîchissant, nourrit beaucoup et adoucit les humeurs âcres et picotantes. Quand il est trop jeune, ou qu'il n'est pas assez cuit, il est indigeste et pesant sur l'estomac. Il convient, dans les temps chauds, aux jeunes gens bilieux ; mais les personnes d'un tempérament froid et phlegmatique doivent s'en abstenir ou en manger modérément. Plus l'agneau avance en âge, moins il contient de parties visqueuses, parce qu'à mesure que la fermentation de son sang augmente, elle atténue et chasse au dehors les matières lentes et grossières qu'il contenait.

AGRIOTE. Espèce de grosse cerise aigre : on les confit comme les cerises. *Voy*. Cerise.

AIGUILLE (*poisson*). L'aiguille est remarquable par la longueur de sa mâchoire inférieure : elle donne une chair de bon suc, quoique de difficile digestion ; elle ne convient pas aux personnes délicates et convalescentes. *Voy*. POISSON.

AIL. L'ail est d'une nature chaude, âcre et corrosive. C'est en cette qualité qu'il échauffe et atténue le sang, qu'il incise et divise les humeurs grossières. Il met de l'âcreté dans les humeurs et les agite trop. Il est pernicieux à ceux qui ont des hémorroïdes, et aux nourrices. L'ail modérément pris, dit Andry, fortifie l'estomac et tous les viscères ; il purifie la masse du sang, il résout les sucs trop visqueux, facilite le cours de tous les fluides. Il convient, dit Leméry, principalement dans les temps froids, aux vieillards et à ceux qui abondent en humeurs crasses et grossières, ou dont l'estomac ne digère qu'avec peine, ou qui sont accoutumés à de grands travaux de corps ; mais les personnes d'un tempérament chaud et bilieux, ou qui sont d'une complexion délicate, ne doivent point en user. L'ail cultivé fait une partie considérable de la nourriture dans nos provinces méridionales : quelques-uns en prennent tous les matins avec du pain et du beurre frais dans le printemps, à l'effet de se garantir de toutes maladies pendant le reste de l'année. Quand on mange beaucoup d'ail, il altère, échauffe considérablement, et occasione des maux de tête ; son odeur subsiste plusieurs jours dans l'haleine ; on prétend y obvier en mangeant de la racine de persil, de bette ou d'ache, après le repas ; mais ces remèdes ne sont rien moins qu'infaillibles : des pommes crues, sans pain, pallient le mal, du moins pendant quelques heures. Cette bulbe est d'une très grande utilité en médecine. Dans les fluxions froides qui occasionent de la douleur de dents, on tient dans la bouche, soit du vinaigre d'ail, soit la décoction de cette plante : quelques-uns appliquent sur la dent douloureuse, de l'ail écrasé et imbibé de vinaigre. PORTIUS conseille aux militaires qui ont été long-temps exposés au froid ou au brouillard, de frotter une assiette avec de l'ail cru, ensuite la couvrir de pain coupé en tranches, y verser de l'eau chaude où ils auront fait fondre un peu de sel et de beurre, et manger ce mets bien chaud. Il est très utile d'user d'ail en voyage, pour se garantir des impressions du froid. Au reste, il est à propos d'observer que l'usage de cette plante ne convient pas dans les catarrhes d'humeur âcre, ni dans les crachemens de sang, la grande chaleur d'entrailles, ou en général quand il y a beaucoup d'effervescence. Pour faire mourir les vers, on met un cataplasme d'ail et de beurre frais sur l'estomac des enfans. L'ail est propre à détruire les viscosités de l'estomac, donner de l'appétit, et, en certains cas, soulager l'asthme en facilitant l'expectoration. On le met au nombre des antiscorbutiques. Il corrige puissamment les effets du mauvais air; aussi le nomme-t-on la *thériaque des paysans,* dont beaucoup en mangent à jeun dans cette intention. On en mange avec du vinaigre, en temps de peste; ou l'on prend seulement le vinaigre bien chargé du suc de cette bulbe. Le meilleur remède de PLATERUS était de faire suer les pestiférés, au moyen de deux onces d'hydromel où il faisait bouillir de l'ail. Il y a des gens qui tiennent de l'ail dans leur bouche, en approchant de ceux qui ont des maladies contagieuses. PORTIUS que j'ai déjà cité, recommande aux militaires de faire usage d'ail quand ils ont bu de mauvaise eau, ou lorsqu'ils sont forcés d'en boire.

AILE (l'), ou ALE des Anglais, est une espèce de bière qu'on fait sans houblon, mais avec des ingrédiens âcres et piquans, qui excitent une fermentation très vive : elle est d'un jaune clair transparent et fort piquante; elle est plus agréable que la bière commune; elle mousse et sort avec impétuosité de la bouteille. L'aile est plus rafraîchissante, plus légère, plus apéritive et plus diurétique que les autres bières; la quantité d'acide carbonique qui s'en dégage, la rend facilement enivrante. Les médecins anglais la font couper avec de l'eau, et la donnent à leurs malades comme une tisane apéritive, tonique et rafraîchissante. L'aile de nos brasseurs n'est autre chose que ce qu'ils appellent encore *métiers;* c'est la simple décoction de l'orge et du grain germé et moulu, et que l'on nomme encore *drèche* ou *malt moulu.* Cette liqueur, dont on doit obtenir la bière, est sucrée, fade, lourde et venteuse ; mais si l'on ne fait du malt qu'une infusion légère, cette infusion doit faire une boisson très douce, nourrissante, apéritive, et préférable, dans beaucoup de cas, à l'eau ou à la tisane d'orge simple, mondé ou perlé. *Voy*. Bière.

AILE. En général, l'aile passe pour un des morceaux délicats de la volaille. Il y a néanmoins des connaisseurs qui prétendent qu'en fait de rôti, il y a plus de finesse dans l'aile des oiseaux qui grattent la terre ; telle est la perdrix : et que la cuisse est la meilleure dans ceux qui sont plus en l'air que sur terre, ou ceux même qui, volant peu, ne grattent cependant point ; de ce dernier genre sont l'oie et le dindon. Par une suite de système, on sert par préférence la chair qui couvre l'estomac du canard, parce que cet oiseau fait presque autant usage de ses ailes que de ses pattes. S'il est permis de hasarder une conjecture sur le motif de ces différens choix, on croit assez vraisemblable que ce qui a dirigé le goût, est que les parties qui sont peu exercées conservent habituellement une flexibilité dans leurs fibres qui restent molles et délicates, et n'admettent dans leur intérieur que des sucs déliés, lesquels s'y affinent encore avec l'air, et remplissent ainsi la chair d'une saveur exquise. *Voy*. l'article particulier de chaque volaille. Quoique nous disions que la cuisse de dindon est préférable à l'aile, quand cet animal est rôti, on ne laisse pas de servir ses *ailerons* sur les meilleures tables, comme un mets propre à flatter le goût ; on en fait des entrées, des hors-d'œuvre, etc., aussi bien que de ses ailes. Les ailes de poulets et de poulardes sont aussi estimées en fricassée, pour entrées, que quand elles sont rôties.

AILERON. C'est la partie la plus courte de l'aile des oiseaux. *Voy*. ce qui en est dit dans l'article *Aile*. Ces ailerons se mangent en ragoût, et particulièrement en terrines.

ALBERGE. Sorte d'abricot. *Voy*. Abricot.

ALBRAN. Jeune canard sauvage. On l'appelle ainsi jusqu'en octobre, où il devient canardeau ; et un mois après, on l'appelle *canard* ou *oiseau de rivière*. Pour ses propriétés et ses qualités, *voy*. l'article Canard.

ALCHOLLEA. C'est un mets recherché des Maures, qui consiste à préparer les viandes de bœuf, de mouton, de chameau, avec de l'huile et de la graisse.

ALCOOL. *Voy*. LIQUEURS SPIRITUEUSES.

ALÉNOIS. Espèce de cresson. Pour ses qualités et ses usages, *voy*. CRESSON.

ALICA. L'alica était un mets dont il paraît que les Anciens faisaient beaucoup de cas ; les Romains le préparaient avec un farineux de la nature du maïs. Ce mets devait être nourrissant, tonique et resserrant.

ALICANTE (vin d'). Le vin d'Alicante est un vin d'Espagne très renommé par les qualités toniques et stomachiques qu'il possède au plus haut degré ; on a observé que, pris à petite dose tous les matins à déjeuner, il restaure très bien les estomacs délicats et fatigués. *Voy*. VIN.

ALIMENS. Tout ce qui sert de nourriture au corps. Les alimens les plus sains, les plus conformes à la santé, les plus capables d'entretenir le sang dans une juste consistance, sont ceux dont la nature est mitoyenne entre l'atténuant et l'incrassant. Tous ceux dont le suc est mauvais sont nuisibles. Un homme attentif à sa santé, doit encore éviter la variété des mets ; s'il remplit son estomac d'une grande multitude de choses de différente nature, il sera difficile qu'il s'en fasse une bonne digestion. Quant à la quantité des alimens qu'on doit prendre, ACTUARIUS conseille fort sagement de demeurer sur son appétit ; car alors on sera sûr que la digestion se fera bien. Il faut encore consulter là-dessus la qualité des alimens ; plus ils sont nourrissans, plus on doit être attentif à ne s'en point rassasier ; on peut, avec moins de danger, donner sur les alimens légers et peu nourrissans, parce qu'ils se digèrent plus facilement ; il faut encore mesurer sa boisson sur la sécheresse et l'humidité des alimens. Les alimens renouvelant le sang, le chyle, et toutes les parties de nos corps, on conçoit qu'ils influent puissamment sur la santé ou la maladie. Il est d'expérience que les alimens bons et sains contribuent beaucoup à empêcher les mauvais effets de l'air qu'on respire dans les endroits marécageux ; au lieu que, selon Lind, la mauvaise nourriture est la principale cause occasionelle du scorbut de mer. L'observation des effets que produisent les alimens, a donné lieu à quantité de préceptes sur le régime et la diète. Autant qu'on peut conjecturer de la manière dont se fait la digestion, on croit que les meilleurs alimens sont ceux qui ont le plus de disposition à se dissoudre et s'atténuer ; car ils doivent devenir fluides pour passer de l'estomac dans les autres viscères ; et ce n'est qu'une division presque infinie qui peut rendre les parties alimenteuses capables de se distribuer dans les vaisseaux capillaires, pour renouveler la substance des solides et des liqueurs. Ce principe peut nous guider dans le discernement de la nourriture qui nous convient. Le goût ne suffit pas pour nous régler toujours à cet égard, quoiqu'il y ait beaucoup d'occasions où l'appétit indique fidèlement ce qui est le plus convenable par rapport à l'état actuel du corps et à celui des organes de la digestion. Comme cette faculté est sujette à être viciée, il faut des principes à l'inspection desquels notre raison puisse suppléer à l'instinct, le corriger, le rétablir, et n'user toujours, s'il est possible, que d'alimens salutaires.

Les circonstances de la santé, ou les divers cas de maladie, jointes à la considération de notre tempérament, et de la constitution de l'air, sont des moyens propres à servir de règle. Une personne qui se porte habituellement bien, est en droit de se dispenser de consulter ces règles d'observation : elle peut manger indifféremment de tout. La vigueur de ses fibres, le bon état et l'équilibre des diverses parties de son corps (dispositions heureuses, qui constituent une santé ferme et permanente), sont en état de vaincre ce qui s'opposerait à la digestion ; toutefois, cette personne n'en usera ainsi que dans des rencontres passagères ; autrement sa bonne constitution ne tarderait pas à être considérablement altérée. Ce qu'on peut nommer alimens sains, relativement à la plus générale constitution de l'homme, ce sont les végétaux, propres à chaque climat, surtout lorsqu'ils sont encore frais ; et les viandes fraîches, un peu mortifiées. Tel est l'avis unanime des médecins, qui veulent, outre cela, que la plupart des alimens aient acquis, par la fermentation, une qualité acescente, avant que nous en fassions usage. Ainsi, l'art prépare dans plusieurs cas des alimens presque semblables en qualité au chyle et aux humeurs, et qu'une force médiocre convertit en suc nourricier propre à se mêler promptement avec le sang, etc. Les bouillons légers, le pain bien levé, les herbes et les racines tendres, bouillies, sont de cette nature ; ils conviennent surtout aux enfans, aux valétudinaires, et à tous ceux chez qui les digestions ne se font qu'imparfaitement. La coction des alimens est puissamment aidée dans les premières voies, par les sucs délayans, savonneux, atténuans, aromatiques, amers, et bilieux. Tout ce qui occasione plus de mouvemens dans les muscles, de force dans les fibres, d'action dans les poumons, contribue beaucoup à la perfection du chyle, en diminuant sa viscosité. Aussi Sanctorius dit-il qu'il est très avantageux d'user de tout ce qui peut par soi-même se frayer le passage à travers les conduits de la transpiration, ou aider à la transpiration des autres alimens. Il recommande pour cet effet les oguons, l'ail, la bière, l'usage modéré du vin, et en particulier le pain bien levé et bien cuit. On peut donc regarder comme salutaire un mélange de plusieurs ingrédiens, dont chacun possède en un haut degré quelqu'une des vertus que Sanctorius requiert dans les alimens, et de la combinaison desquels il résulte un acide végétal savonneux, et disposé à la fermentation. C'est surtout des végétaux qu'on doit l'attendre, puisque après avoir commencé à fermenter dans l'estomac, ils conservent un mouvement au moyen duquel, dès leur entrée dans le sang, ils détruisent la viscosité du chyle, et corrigent même le vice des humeurs.

En effet, quoique l'on voie une personne d'un bon tempérament, et qui se porte bien, convertir en sucs nourriciers presque toute sorte d'alimens, l'expérience démontre qu'il n'est pas possible de se nourrir long-temps de viande ou de poisson seuls, et que le dégoût survient bientôt, à moins que ces substances animales ne soient corrigées par du pain, du sel, du vinaigre, et d'autres acides. La nature même nous avertit alors de ce qui lui convient le mieux. Les fonctions, pour la digestion dans les premières voies, consistent à extraire des alimens une liqueur douce et laiteuse, une espèce d'émulsion végétale, qui ne soit que faiblement acide; et les substances animales ne lui fournissent que des sucs où existe un commencement de putréfaction, que l'acide végétal suspendrait. Les végétaux secs ont aussi ce même défaut, et outre cela une trop forte cohésion entre leurs particules, tant terrestres qu'huileuses. C'est donc toujours des récens qu'il faut user autant que possible.

A considérer la structure de nos organes digestifs, et notre appétit, il semble que la nature nous ait destinés à vivre de substances animales comme de végétales. Mais les médecins, appuyés sur l'expérience, nous avertissent qu'il y a des inconvéniens à faire long-temps usage d'une même sorte de nourriture, quelle qu'elle soit, lorsqu'elle n'est pas diversifiée. Et pourquoi négligerions-nous tant d'alimens si variés ? Le goût même, qui se trouve flatté par le changement, déclare l'utilité que nous devons en attendre. La caille, si propre à exciter l'appétit, et à fournir un aliment nourrissant, cesse de plaire aux organes du goût par l'usage continué. Quelque saine que soit la nourriture de froment, d'orge, de riz, de plusieurs légumes et d'autres substances farineuses, qui fournissent à l'estomac une huile douce, très bien disposée pour la fermentation du chyle ; et quoiqu'en général ces alimens fassent la principale partie de notre nourriture, leur viscosité a cependant besoin d'être atténuée, soit par la fermentation, soit par leur mélange avec des substances animales. Sans cela leur huile ne se mêle pas avec nos différentes humeurs ; les personnes faibles ou épuisées, les valétudinaires, et celles qui ne font pas d'exercice, ne peuvent supporter long-temps une telle nourriture ; celles mêmes qui jouissent de la meilleure santé, et dont les organes sont des plus robustes, ont besoin de toute leur vigueur pour la digérer. Bien plus, quoique la graisse, qui est une substance animale, semble devoir corriger les farines, on voit que très peu de gens peuvent continuer à se nourrir de ce seul mélange sans ressentir de l'oppression, et un malaise universel.

L'assaisonnement varié d'une même nourriture, supplée au défaut de changement. Pour rendre cette variété salutaire, il est à propos de consulter le tempérament de chaque personne ; car il y en a qui se portent mieux en usant communément de végétaux, que de substances animales. Néanmoins, quoique en général on puisse dire que la salive fermente avec les végétaux, et tient lieu des substances animales, il est certain que son action est toujours trop faible pour égaler celle qui résulte d'un mélange de chair et de végétaux. Dans les pays pauvres, où le peuple ne mange point de viande, on observe que quand l'âge ou les infirmités le mettent dans le cas de ne plus travailler, l'estomac devient incapable de vaincre la viscosité du chyle non fermenté que produisent les alimens farineux, et qu'en conséquence on a de fréquentes indigestions ; ils ne paraissent pas même, avant ce temps-là, se porter aussi bien que ceux qui se nourrissent d'un mélange de substances animales et végétales. Si une personne qui habite des endroits humides, use habituellement de nourriture aqueuse, c'est-à-dire, d'alimens liquides, ou de ceux qui ont peu de solidité, il est presque immanquable qu'elle devienne sujette à des fièvres intermittentes. Un enfant et un adulte, un valétudinaire et celui qui a une santé robuste, la même personne, dans les grandes chaleurs de l'été et au fort d'un hiver rigoureux, dans une saison sèche et dans une pluvieuse, ont besoin d'alimens différens.

Les peuples qui habitent entre les tropiques se nourrissent principalement de fruits, de semences et d'autres végétaux. On trouve dans le Nord qu'une nourriture solide, tirée du règne animal, convient mieux au climat. Des alimens secs et grossiers paraissent très avantageux pour des gens qui travaillent beaucoup, et qui, étant en bonne santé, vivent d'ailleurs dans un air sec et pur. Il y a des nations entières de Tartares, qui ne vivent que de lait et de viande ; et quoique le lait soit par lui-même une émulsion végétale qui tient aussi de l'animale, et que, par conséquent, ce mélange semble conforme aux prin-

cipes posés ci-dessus, ces peuples ne laissent pas d'être fré‑
quemment en proie à des scorbuts violens, qui y font autant
de ravage que parmi nous la petite-vérole, dont ils sont
exempts. Enfin, quelques règles générales qu'on puisse donner
concernant l'usage des alimens, on ne doit les mettre en pra‑
tique que relativement à la constitution particulière de chaque
personne. Tel aliment est bien nourrissant dans des circon‑
stances, et indigeste dans d'autres : ce qui est, par exemple, le
cas des amandes douces, lorsqu'on en fait excès. Il en est des
alimens, par rapport à nous, comme de l'arrosement pour les
plantes ; on ne doit les employer qu'avec modération. Un ali‑
ment bien préparé, et pris sans excès, doit communément se
bien digérer. Toutes les maximes, à l'égard de la nourriture, se
réduisent à celle-ci : *La viscosité et la ténacité des alimens
doivent être proportionnées à la force des organes de la diges‑
tion.* Aussi, suivant Lind, la variété des alimens, recommandée
plus haut d'après lui-même, est-elle nuisible dans le scorbut,
et dans les circonstances où les forces digestives et les vitales
ne peuvent bien agir que sur certain genre d'alimens. Celse
donne, pour maxime générale, de ne pas hésiter à faire usage
de tous les alimens dont on voit le peuple se nourrir. Au reste,
c'est par les effets qui résultent des alimens par rapport à la
santé, que chacun peut juger de leurs qualités. Les analyses
chimiques ne nous en instruisent qu'imparfaitement.

Doctrine du Docteur FRÉDÉRIC HOFFMANN, *sur les alimens.*

Tous les alimens qui renferment un suc gélatineux tempéré,
conviennent parfaitement pour faire du sang, parce que le sang
et les liqueurs louables, qui servent à la nutrition, sont tempérés,
et, comme la gelée, sont composés d'une terre légère, d'eau
et d'huile subtile exactement mêlées. Les chairs des animaux
jeunes, les sucs et les bouillons qu'on en fait, et principale‑
ment les chairs des bœufs, des moutons, des veaux, la vo‑
laille, poules, poulets, contiennent beaucoup de gelée, et sont
conséquemment très propres à la nutrition. Le chyle est la

matière prochaine du sang ; c'est une espèce d'émulsion naturelle composée d'une huile tempérée, de parties insipides,
aqueuses et mucilagineuses : ainsi, les alimens qui contiennent
des principes analogues à ceux du chyle, sont extrêmement
propres à nourrir le corps, et à faire de la lymphe et du sang.
Ainsi, le lait et toutes les semences tempérées qui renferment
un suc laiteux, les grains de toute espèce, le pain, les œufs
et le lait, sont des alimens excellens et universels. Tout ce qui
abonde en acide est peu propre à la nutrition, parce que le
chyle et le sang sont ennemis de l'acide, qui est d'un caractère
éloigné du sang, et qui coagule les liqueurs vitales. Ainsi, le
trop grand usage des fruits confits au vinaigre, des fruits d'été,
surtout s'ils ne sont pas assez mûrs, du vinaigre, des bières
tirant à l'aigre, et des vins où l'acide domine, est nuisible à la
santé. Tous les sels et les alimens trop salés conviennent peu à
la nutrition, parce qu'il n'y a point de sel qui entre dans la
composition du sang, du chyle et du lait. Le sang et le chyle
ne se marient jamais avec les liqueurs spiritueuses ; ainsi, elles
font un tort considérable à la santé, surtout quand on en fait
trop d'usage. Les chairs des animaux trop vieux, celles qui
sont fumées ou salées, les œufs durs, presque tous les poissons
de mer, le plus gros pain, se dissolvent avec peine dans le ventricule, et ne se changent que difficilement en sang et en chyle ;
ils ne conviennent donc qu'aux personnes robustes et qui font
beaucoup d'exercice. Les racines, les herbes, les fruits, surtout si on les mange crus, ou qu'ils ne soient pas suffisamment
cuits, se digèrent difficilement, à cause de leur tissu trop
fibreux. Les parties tenaces et gluantes des animaux, les alimens
gras, se digèrent encore difficilement ; les graisses sont d'autant
moins saines qu'elles sont plus visqueuses, plus rances et plus
vieilles ; celles qui sont nouvelles, et qui se digèrent plus aisément, font moins de mal. Les chairs desséchées à la fumée,
surtout quand elles y ont été long-temps, de même que le lard
qui sent le rance ou qui est jaune, sont contraires à la santé.
Tous les alimens qui diminuent ou altèrent la force fermentative et dissolvante du ventricule sont nuisibles ; ainsi, tout ce

qui est gras, huileux, doux au goût, le miel, les liqueurs miellées, le raisin frais, les fruits, les légumes, les pâtisseries, les racines fibreuses des racines et autres semblables alimens, mangés en quantité, et souvent, sont d'autant plus nuisibles qu'on les prend à jeun. Tout acide et toute substance qui approchent de la putréfaction, sont extrêmement contraires à la conservation de la santé; ainsi, l'on doit ranger dans la classe des alimens nuisibles tous ceux qui aigrissent ou se corrompent aisément dans l'estomac.

Doctrine de M. le docteur COSTER.

A la fin de *l'automne* et durant *l'hiver,* on conseille l'usage de la chair des animaux, et celui du vin pur est jugé nécessaire; mais au *printemps* et en *été,* on préfère les végétaux pour alimens, et pour boisson, le vin étendu d'eau. Les végétaux et les boissons délayées conviennent aux sanguins et aux bilieux; au contraire, les alimens succulens et les vins généreux, conviennent aux phlegmatiques et aux mélancoliques. Ce que nous avons dit des premiers regarde le jeune âge; pour les derniers, ils sont communs à l'âge viril, et à ceux qui déclinent vers la vieillesse.

Pour ce qui est des qualités *bonnes ou mauvaises* qui sont attribuées aux alimens, *voy.* l'article particulier de chacun; *voy.* encore l'article ANIMAUX; *voy.* aussi les articles ACIDES, ADOUCISSANS, ALKALI, AROMATES, BOISSON, CHAIR, ÉCHAUFFANS, ÉPICES, FRITURE, FRUGALITÉ, FRUIT, MAIGRE, MANGER, NOURRITURE, RÔT, SOBRIÉTÉ, SOIF, VIANDE, etc.

Alimens acides. **V**oy. CERISE, CITRON, FRAISE, FRAMBOISE, GROSEILLE, LAIT, MURE, ORANGE, OSEILLE, PÊCHE, POIRE, POMME, PRUNE, RAISIN, VINAIGRE, etc., etc.

Alimens âcres et aromatiques. **V**oy. AIL, CANNELLE, CRESSON, GINGEMBRE, GIROFLE, MOUTARDE, MUSCADE, POIVRE, SARRIETTE, THYM, etc.

Alimens excitans. **V**oy. AIL, CAFÉ, CANNELLE, CÉLERI, CERFEUIL, CHOCOLAT (chargé de vanille ou d'autres aromates), CITRON (écorces de), CRESSON (alénois et de fontaine), EAU-DE-

VIE, ÉCHALOTTE, GINGEMBRE, GIROFLE, LAURIER, LIQUEURS SPI-
RITUEUSES, MACIS, MOUTARDE, MUSCADE, OGNON, ORANGE (écor-
ces d'), PERSIL, POIVRE, PORREAU, RADIS, RAIFORT, RAVE, RUM,
SARRIETTE, SEL (marin), THÉ, THYM, VANILLE, VIN, etc., etc.

Alimens farineux. Voy. AVOINE, CHATAIGNE, FÈVES, FRO-
MENT, HARICOT, LENTILLE, MAÏS, MARRON, MILLET, ORGE, PA-
NAIS, POIS, POIS-CHICHES, POMME DE TERRE, RIZ, SAGOU, SALEP,
SEIGLE, etc.

Alimens fibreux. Voy. BOEUF, COQ (vieux), MOUTON, PER-
DRIX, PIGEON, etc.

Alimens gras et huileux. Voy. AMANDE (douce), BEURRE,
CACAO, GRAISSE, HUILE, LARD, NOISETTE, NOIX, OLIVE, PAVOT
(graines de), VIANDES GRASSES, etc., etc.

Alimens mucilagineux. Voy. ARTICHAUT, ASPERGE, BETTERAVE,
CARDON ou CARDON D'ESPAGNE, CAROTTE, CHICORÉE, CHOU, CON-
COMBRE, ÉPINARD, HARICOTS (verts), LAITUE, MACHE, MELON,
NAVET, PANAIS, POIS (verts), POTIRON ou COURGE, SALSIFIS,
SCORSONÈRE, TOPINAMBOUR, etc.

Alimens salins. Voy. BOEUF (salé), CERVELAS, COCHON (salé),
HARENG (salé ou saur), LANGUES, MORUE (salée), etc.

Alimens sucrés. Voy. ABRICOT, DATTE, FIGUE, PRUNEAU,
RAISIN (sec), SUCRE, etc.

Alimens visqueux et gélatineux. Voy. AGNEAU, AVOINE,
COCHON (de lait), FROMENT, GRENOUILLE, HUITRE, LIMAÇON,
MOUTON (pieds de), POIS, POISSONS (la plus grande partie des),
POULET, RIZ, TORTUE, VEAU, etc., etc.

ALKALI. Tous les végétaux contiennent plus ou moins de sel
alkali, qui se tire de leurs cendres. Les plantes qui donnent le
plus d'alkali volatil sont nommées *plantes alkalescentes;* telles
sont le raifort, la moutarde, le cochléaria des jardins, le cresson, les ognons, les choux, les porreaux, le céleri, la sauge,
l'absinthe et autres plantes chaudes et âcres; la petite centaurée, les fleurs de camomille, la racine de gentiane, le thé
vert, la racine de valériane, le quinquina, la serpentaire, sont
aussi des végétaux alkalescens. Dans le cas d'acidité des premières voies, les alkalis, pris intérieurement, produisent l'effet

des absorbans; et portés dans la masse des humeurs, deviennent diaphorétiques; mais ils doivent toujours être donnés avec réserve, et à petite dose. Il est certain que les alkalis sont utiles dans toutes les maladies qni ont pour cause l'épaississement des liqueurs, attendu que leur solubilité les dispose à se mêler aisément avec nos fluides, et irriter les solides. De là, leur propriété pour agir par les sécrétions de la salive, de l'urine, de la sueur et de la lymphe intestinale.

ALKERMÈS. Cette liqueur, dont les Italiens font un secret, et que l'on prépare aussi bien à Paris (chez CADET, pharmacien, rue Saint-Honoré), est d'un goût très agréable; on peut la prendre avant et après les repas, à la dose d'une cuillerée à bouche ou d'un petit verre. Elle est composée de cannelle, girofle, macis, muscade, kermès animal, etc.

ALOSE. Quand l'alose n'est pas bien fraîche, elle a un goût un peu âcre, qui incommode les gencives de ceux qui en mangent. On sale l'alose pour la conserver; mais elle n'est plus d'un goût aussi agréable qu'auparavant. L'alose contient beaucoup d'huile et de sel volatil. Elle convient dans le printemps, où elle est meilleure qu'en toute autre saison, à toute sorte d'âge et de tempérament, pourvu qu'on en use modérément. On apprête l'alose de bien des manières. Elle est fort saine au court bouillon, servie à sec, avec son écaille, et bien assaisonnée de persil. Elle est encore bonne à l'étuvée, aussi bien que rôtie, soit sur le gril, soit à la broche. *Voy.* POISSON.

ALOUETTE. Elle contient beaucoup d'huile et de sels volatils; est très délicate et estimée pour son bon goût. Comme elle est dans un grand mouvement, elle transpire beaucoup, et conséquemment elle contient peu d'humeurs grossières et beaucoup de principes volatils et exaltés. L'alouette convient à toutes sortes d'âges et de tempéramens, principalement en automne, où elle est plus grasse et plus délicate qu'en aucun autre temps de l'année. On doit choisir les alouettes jeunes, tendres et bien nourries. Quand elles sont vieilles, leur chair est dure, sèche, d'un mauvais suc, et difficile à digérer.

ALPHITE (l') était une préparation alimentaire des anciens,

2

faite avec de la farine d'orge perlée, ou toute autre farine, qu'Hippocrate permettait à ses malades, en y supprimant le sel.

ALUINE. *Voy*. ABSINTHE.

AMANDE. Il y en a de deux sortes, de douces et d'amères, qu'on ne distingue que par le goût. Les amandes *douces* passent pour être nourrissantes ; elles procurent le sommeil et augmentent la sécrétion de la semence ; elles sont de difficile digestion lorsqu'on en mange trop. Les amandes *amères* détergent, atténuent et raréfient les humeurs grossières et visqueuses. Les amandes douces et amères étant *sèches* se digèrent difficilement et causent des maux de tête ; les douces contiennent beaucoup d'huile, peu de sel et de phlegme ; les amères contiennent plus de sel que les douces, beaucoup d'huile et peu de phlegme. Elles conviennent les unes et les autres, en tout temps ; à tout âge et à tout tempérament, pourvu qu'on en use modérément. On doit les choisir nouvelles, larges, bien nourries, hautes en couleur, et qui n'aient point été gâtées par l'injure du temps. On exprime des amandes douces, pilées et délayées dans de l'eau, un suc laiteux qu'on appelle *lait d'amande*, qui est très sain et très nourrissant ; il convient aux gens maigres, aux étiques, aux pleurétiques, parce qu'il contient beaucoup de parties huileuses, balsamiques, propres à nourrir et rétablir les parties solides, à modérer le mouvement impétueux des humeurs et à adoucir leur âcreté. On fait avec ce même lait d'amande, mêlé dans de la gelée de poisson, un excellent blanc-manger. On couvre de sucre les amandes douces, pour en faire des dragées. On pile encore les amandes douces, et l'on mêle cette pâte avec du sucre et de l'eau rose pour en faire de petits pains appelés *macarons*.

AMOURETTES. Moelle qui se trouve dans les reins du veau et du mouton quand on le fend. *Voy*. à l'article MOELLE, à quelles personnes conviennent principalement les amourettes.

ANALEPTIQUES. *Voy*. RESTAURANS.

ANANAS. Le fruit de l'ananas est d'une saveur délicieuse que l'on ne trouve dans aucun autre, et qu'il est presque impossible de définir. Le goût exquis et le parfum du fruit d'ananas,

rendent cette plante précieuse ; il réunit la saveur de plusieurs
fruits excellens. On le mange cru ou confit, ou macéré dans du
vin. Quand on le mange cru, on le pèle et on le coupe par
tranches ; mais alors il est sujet à faire saigner les gencives
scorbutiques, surtout s'il n'est pas mûr ; son suc est si mordant,
que s'il reste quelques heures sur un couteau , il en ronge la
lame et la couvre d'une espèce d'encre. On corrige son activité
en le mettant par tranches dans du vin de liqueur , avec du
sucre : au bout d'une heure on peut le manger sans accident ;
et ce vin, que l'on boit par-dessus, est devenu une liqueur
agréable et bienfaisante. Nous recevons beaucoup de ces fruits
confits entiers avec leur couronne. Le P. LABAT (*Nouveau voyage
aux îles de l'Amérique*, tome Iᵉʳ) dit fort à propos que « leur
» goût et leur odeur restent en Amérique ; le sucre et le feu
» altèrent nécessairement l'un et l'autre. J'en ai apporté en
» France (ajoute-t-il) que j'avais fait faire à la Martinique
» avec tout le soin possible , mais qui ne me paraissent plus
» que comme de la filasse sucrée , en comparaison de ce qu'ils
» étaient avant qu'ils fussent confits. » Le suc exprimé de
l'ananas mûr, ayant bien fermenté pendant une couple de jours,
devient une liqueur vineuse très agréable , d'une belle couleur
et d'une odeur merveilleuse ; il semble rafraîchir et désaltérer,
mais il enivre promptement ; en sorte qu'il est dangereux étant
pris en certaine quantité. Pomet dit que cette liqueur tourne
et semble entièrement gâtée, si on la garde plus de trois se-
maines ; mais qu'en la laissant tranquille autant de temps, elle
revient à son premier état, et acquiert même plus de force. Il
ajoute que son usage modéré est bon contre la tristesse , l'engourdissement, les nausées, la suppression d'urine ; et que
c'est un contre-poison pour ceux qui ont bu de l'eau de manihoc, qui est excessivement froide. Il recommande aux femmes
enceintes de s'abstenir de ce vin, et même de ne manger de
l'ananas (non confit) qu'avec beaucoup de discrétion. Les Ja-
vanais mangent à jeun des tranches d'ananas encore un peu
vert , avec du sucre , dans l'intention de chasser les vers par
les selles. On regarde ce fruit comme utile pour les obstructions

des personnes cachectiques ; on lui attribue aussi la vertu
d'empêcher la formation de la pierre dans les reins ou la vessie,
peut-être même de la dissoudre à la longue. Pour avoir l'ananas
dans toute sa perfection, il faut le cueillir le jour même qu'on
veut le manger ; cela de grand matin, avant que le soleil ait pu
l'échauffer ; on lui conserve le plus de tige qu'il est possible ;
on le garde au frais dans un endroit bien sec, et on lui laisse la
tige et la couronne jusqu'à ce que toute la chair soit mangée.
Voy. FRUIT.

ANCHOIS. L'anchois est fort estimé pour son bon goût ; il
entre dans les sauces et dans les salades ; il est fort apéritif ; il
aide à la digestion et fortifie l'estomac par ses principes volatils
et salins, qui y excitent une chaleur douce et modérée, et qui
atténuent les alimens cuits qui y sont contenus : mais il faut en
user sobrement ; pris avec excès et souvent, il raréfie trop fortement les humeurs, il les rend âcres et picotantes. On doit
choisir l'anchois tendre, nouveau, blanc en dehors, rouge en
dedans, petit, bien nourri, d'une chair ferme et d'un bon
goût. Comme cet aliment est fort desséchant, il ne convient
qu'aux personnes replètes, aux phlegmatiques, aux mélanco-
fiques, aux vieillards et à ceux qui digèrent avec peine ; les
jeunes gens d'un tempérament chaud et bilieux doivent s'en
abstenir. *Voy*. POISSON.

ANESSE (*lait d'*). *Voy*. LAIT.

ANGÉLIQUE. La *racine* de l'angélique commune a été qua-
lifiée, par quelques auteurs, *Racine du Saint-Esprit*, à cause
de sa grande utilité. On prend cette racine en poudre pour la
syncope. Un petit morceau, que l'on tient dans la bouche,
suffit pour garantir du mauvais air et de la contagion. En hiver,
il est utile de boire, le matin, deux doigts de vin où cette racine aura infusé ; ou en été, de l'eau rose où elle aura trempé
quelque temps : cela peut préserver des effets du mauvais air
pour tout le jour. Si l'on mange de cette racine, elle fait sortir
le venin par les urines ou par les sueurs ; elle consume la pituite, arrête la toux, soulage la poitrine, dissout le lait caillé,
fortifie l'estomac, réjouit le cœur, redonne l'appétit ; si on la

mâche, elle ôte la mauvaise haleine ; elle échauffe et dessèche médiocrement. On peut en employer la *semence* comme les autres semences chaudes, en la faisant infuser avec les autres dans l'eau-de-vie, pour en faire un *ratafia* propre dans la colique venteuse, les crudités et les indigestions. Au mois de mai, on coupe les plus tendres branches de l'angélique commune, pour en faire une *conserve* ou *confiture* sèche : c'est pourquoi cette plante peut apporter beaucoup de profit, étant recherchée des confiseurs. On fait aussi une conserve avec les racines.

ANGOURIE. On donne ce nom à une plante de Saint-Domingue, de la famille des cucurbitacées, dont la chair est fort douce et rouge, et qu'on peut employer dans les mêmes circonstances que les melons et les concombres. *Voy*. FRUIT.

ANGUILLE. L'anguille contient beaucoup d'huile, de sel volatil et de phlegme visqueux et grossier ; il est aisé de voir de là les effets qu'elle peut produire. Sa chair est tendre, molle et nourrissante, parce qu'elle contient beaucoup de parties huileuses et balsamiques ; mais comme elle contient aussi beaucoup de parties lentes, grossières et visqueuses, elle est difficile à digérer ; elle produit des sucs épais et excite des vents. Elle convient aux jeunes gens d'un tempérament chaud et bilieux, qui abondent en humeurs âcres et tenues ; encore faut-il qu'ils aient un bon estomac, et qu'ils en usent modérément ; on doit boire de bon vin par-dessus, pour aider à la coction de son phlegme visqueux dans l'estomac. Les phlegmatiques, ceux qui sont maigres et atténués, ceux qui ont un mauvais estomac, ceux qui sont attaqués de la goutte ou de la pierre, doivent s'en interdire l'usage. On apprête l'anguille de plusieurs manières : on la mange rôtie ou bouillie. On doit remarquer que plus la préparation la dépouille de sa viscosité, moins elle est malfaisante. Rôtie elle paraît préférable, parce que, par cette préparation, elle perd plus de son phlegme. Au blanc, elle est encore salutaire ; on la coupe par morceaux, on la fait blanchir dans l'eau bouillante, on la laisse rendre son eau sur une serviette, on la passe au beurre blanc, et on la fait cuire dans du vin avec du sel, du poivre, de la muscade, des feuilles de laurier. Cette préparation et ces assaisonnemens doivent nécessairement corriger, du moins en partie, les sucs visqueux de ce poisson. On sale aussi l'anguille pour la conserver ; elle n'en est que plus salutaire. On doit choisir l'anguille tendre, bien nourrie, et qui ait été prise dans des rivières claires et nettes. *Voy*. Poisson.

ANIMAUX. *Animalia.* De tous les animaux, les uns marchent ou rampent sur la terre, les autres sont ailés et s'élèvent dans l'air, et le reste vit dans les eaux. Considérons en général les trois espèces relativement à la santé.

On peut dire en général que les animaux qui ne quittent point la terre, échauffent tous au-dessus d'un degré modéré; qu'ils fournissent une nourriture solide; qu'ils font un sang épais qui ne s'accommode bien avec la santé que dans les personnes qui ont un tempérament vigoureux.

Les animaux qui habitent l'air, nourrissent moins, et la nourriture que le corps en tire est aussi plus légère. Ils sont plus légers et plus secs que les quadrupèdes ; aussi font-ils un sang plus fluide.

Quant aux animaux qui vivent dans les eaux, on les croit plus humides et plus charnus que les précédens. Généralement parlant, les animaux aquatiques sont plus humides et plus froids que les autres ; mais la différence qui règne entre eux, relativement à ces qualités, n'est pas petite.

L'espèce écaillée, celle qui est sans écailles, et la croûteuse, ne produisent point les mêmes effets. Dans l'espèce écaillée, les uns sont cétacés, et vivent en pleine mer ; les autres ne s'éloignent point du rivage et des rochers. De ces poissons, ceux qui sont les plus gros dans leur espèce, fournissent plus de nourriture, mais elle est plus grossière ; les petits en donnent moins, mais elle est plus pure. Les poissons qui vivent en pleine mer, et qui sont continuellement battus et agités par les flots, sont plus exercés, se nourrissent de meilleurs alimens, et conséquemment ont la chair plus délicate et plus solide que les autres : c'est pourquoi cette chair doit nourrir davantage et engendrer un sang plus épais. Ceux, au contraire, qui vivent dans des eaux bourbeuses et dans des lieux marécageux, sont gras, à la vérité, et même assez agréables au goût ; mais ils n'ont rien de pur et de salubre. Les poissons qui vivent aux environs des rochers, dans des eaux limpides, ont la chair beaucoup meilleure ; ils sont faciles à digérer, et le sang qu'ils font est pur et fluide.

Tous les aquatiques doux sont supérieurs, par la qualité du suc, à la plupart de ceux qui sont écaillés ; mais ils sont pleins de nerfs et durs à la digestion. Les poissons de l'espèce croûteuse se digèrent plus facilement que les poissons doux, et ils font un sang plus fluide et plus pur.

L'espèce testacée est la moins estimée, parce que les poissons de ce nom sont sédentaires, ne s'exercent point ou s'exercent très peu.

Parmi les animaux de la même espèce, les jeunes fournissent une nourriture chaude ; ceux qui ont toute leur force, une nourriture plus solide, plus chaude et plus desséchante ; et ceux qui sont vieux, la nourriture la plus mauvaise ; quant à ceux qui sont dans l'état d'accroissement, ils engendrent dans le corps des humeurs grossières, impures ; et ces effets sont proportionnés à leur grosseur et à l'exercice qu'ils prennent.

Les alimens dont on nourrit ou se nourrissent les animaux font beaucoup de changement à leur chair. Il n'y a personne qui ne distingue la chair d'un lapin de garenne d'avec un clapier ; celle du cochon de basse-cour avec celle du cochon sauvage, qui est le sanglier. Comme les animaux mâles sont d'un tempérament plus chaud que celui des femelles, leur chair est aussi plus sèche, moins chargée d'humidité, et produit un meilleur aliment. La chair des animaux qui ont été châtrés, principalement dans leur jeunesse, est beaucoup plus tendre, plus agréable, plus nourrissante, plus grasse et plus aisée à digérer que celle des animaux qui ne l'ont point été.

Le *foie* est ordinairement d'une substance compacte, serrée, difficile à digérer, et propre à produire des obstructions ; cependant il diffère beaucoup suivant l'espèce, l'âge et les alimens de l'animal. Par exemple, on mange avec délices les foies gras des poules, poulets, poulardes, chapons, oies, et des jeunes cochons qu'on a nourris avec de la farine, du lait, des figues sèches, des fèves et autres alimens pareils; on fait encore assez de cas des foies de veau; mais ceux de plusieurs animaux avancés en âge sont de mauvais alimens.

La *rate* produit toujours un suc grossier, épais, mélancolique et de dure digestion.

Les *reins*, qu'on appelle communément *rognons*, sont ordinairement d'une substance solide, compacte et difficile à digérer; cependant, il y a quelques animaux jeunes dont les reins sont assez bons et assez tendres, et de bon goût, comme ceux d'agneau, de veau, de cochon de lait et autres.

Le *cœur* est un muscle d'une substance fort solide et compacte, par conséquent un peu difficile à digérer; cependant, quand il est bien cuit, il nourrit beaucoup et il produit un assez bon suc.

Le *poumon* est d'une substance molle, humide, succulente, légère, facile à digérer, et assez nourrissante; il peut passer pour un bon aliment.

Les *glandes* sont presque toutes tendres, friables, agréables au goût, de bon suc, nourrissantes et aisées à digérer, surtout quand l'animal était sain et bien nourri.

Les *testicules* ont une saveur forte et désagréable dans les vieux animaux; mais dans les jeunes ils sont d'un goût assez délicat, et ils produisent un bon suc.

La *langue* surpasse toutes les autres parties pour son goût excellent; elle est d'un bon suc. Les langues d'agneau, de mouton et de cochon sont fort aisées à digérer; celle de bœuf est un aliment un peu plus grossier, mais elle est très agréable et nourrit beaucoup.

Les *pieds* et les autres extrémités, qui sont toutes composées de membranes, tendons et cartilages, produisent un suc visqueux, glutineux, rafraîchissant et humectant. Elles sont naturellement difficiles à digérer; c'est pourquoi l'on ne sert que celles qui viennent d'un animal jeune, et, s'il se peut, qui tette encore.

La *cervelle*, la *moelle* de l'épine et la *graisse* sont d'une substance insipide, difficiles à digérer, propres à produire un suc grossier, épais, à exciter des nausées et à abattre l'appétit.

Les *os* même servent parmi les alimens ; on les met dans une machine de nouvelle invention, pour en tirer une espèce de bouillon ou de gelée fort nourrissante.

La *moelle* de bœuf est bonne pour les ragoûts, les tourtes. Les médecins estiment premièrement la moelle de cerf, ensuite celle de veau, puis celle de taureau, celle de chèvre, et enfin celle de mouton.

L'*estomac* et les *intestins* des animaux étant d'une substance membraneuse, sont aussi durs, visqueux, et difficiles à digérer.

Le *sang* des animaux, de quelque manière qu'on le prépare, car on ne l'emploie jamais seul et tel qu'il sor   desveines, est toujours difficile à digérer ; il se coagule aisément, et fournit quantité d'humeurs grossières. On prétend que le sang de taureau, bu aussitôt qu'il est tiré, empoisonne. Le sang dont nous nous servons le plus souvent en aliment est celui de cochon. Celui de lièvre est encore assez agréable. On se sert aussi de celui de plusieurs autres animaux plutôt dans la médecine que dans les alimens. *Voy*. CHAIR, VIANDE, etc.

ANIMELLE. On a donné ce nom à des testicules de bélier qu'on a cru très nourrissans, très fortifians, et qui ne sont que très indigestes.

ANIS. Cette semence, mangée le matin, est utile à ceux qui sont sujets aux tranchées de l'estomac et des intestins ; à ceux qui ont mauvaise haleine et qui désirent avoir le teint beau. Après le repas, elle aide la digestion en échauffant l'estomac et le dégageant de ses phlegmes ; c'est pourquoi on la prend en *dragées* après le repas, pour empêcher les crudités. *Voy*. encore VIN d'*anis*. L'anis fortifie la vue ; il apaise la soif causée par des humeurs salées. Cette semence est encore dans la classe des remèdes apéritifs ; elle est bonne pour toute opilation, surtout pour celles du foie et de la rate, lorsqu'elles viennent d'humeurs. Une dragme, infusée avec deux dragmes de séné, est propre contre les vents, la colique et le flux de ventre ; on en peut mettre aussi dans les lavemens, en la faisant bouillir avec les herbes dont on fait la décoction. Un scrupule d'anis pulvérisé, mêlé dans la première cuillerée de bouillie qu'on donne aux enfans, ou dans du bouillon, guérit leurs tranchées. L'*huile* qu'on tire de l'anis, ou par expression ou par distillation, est souveraine contre la colique venteuse et contre l'asthme; la dose est de huit à dix gouttes dans un verre de vin ou dans quelque autre liqueur appropriée.

ANVALLIS. L'anvallis est un fruit qu'on mange avec délices dans toute l'Inde; on le confit, on le sèche, on le conserve avec du sel et du vinaigre; il a la propriété d'être particulièrement rafraîchissant. *Voy*. FRUIT.

API. *Voy*. CÉLERI.

API (*pomme d'*). C'est une très petite espèce de pommes, d'un rouge très vif, qui est ferme, cassante et sucrée. Elle se garde fort long-temps, a la pulpe serrée et pesante, convient peu aux personnes dont l'estomac est délicat. *Voy*. POMME.

AQUEUX. On appelle *plantes aqueuses*, *fruits aqueux*, les plantes ou les fruits qui contiennent une grande quantité de suc très liquide, comme les *herbes potagères*, le *potiron*, le *concombre*, le *melon*, etc.

ARACK. L'arack est une espèce d'eau-de-vie, que font les Tartares tangutes de la Russie, avec du lait de cavale ou d'ânesse, qu'ils font aigrir. Cette liqueur enivre facilement. Elle est très recherchée par les peuples du Nord, dont on trouve souvent des individus gelés, après s'en être enivrés. *Voy*. BOISSON.

ARAIGNÉE (de mer). C'est une espèce de cancre de l'Océan, qui a une tête pointue et très avancée; et des habitans des bords de la mer en font un usage qui équivaut à celui des cancres. *Voy*. CANCRES, POISSON.

ARBOUSE. Les arbouses sont les *fruits* de l'arbousier commun, qui sont rouges, et croissent en Provence; ils ont un goût un peu austère, et ne sont pas employés comme aliment d'un grand mérite. *Voy*. FRUIT.

ARECK. C'est un genre de plante unilobée du genre des palmiers, dont plusieurs espèces donnent des *fruits* utiles. Nous en distinguons ici deux, l'areck de l'Inde, *areca catheca*, qui croît naturellement dans la Chine et dans les îles Moluques; il donne des fruits de la grosseur d'un œuf, dont la chair est blanche, succulente et fibreuse; les Indiens la mangent sous le nom de *pinangue*. Sous cette pulpe est un noyau, qui, dans sa jeunesse, est tendre, creux, et contient une eau limpide, astringente; c'est une des plantes dont on fasse le plus usage dans le pays. On s'en régale partout, en la mêlant avec le bétel. Ceux qui en mangent pour la première fois, éprouvent une espèce d'ivresse. Mais bientôt on s'y accoutume, l'estomac s'en trouve bien, l'haleine s'en trouve parfumée, et le visage même agréablement coloré. On trouve en Amérique et aux Antilles, l'autre espèce d'areck, qu'on nomme *chou palmiste, areca oleracea;* il donne des baies oblongues, obtuses, un peu courbées, d'un bleu pourpre, succulentes, de la grosseur d'une olive moyenne; c'est le bourgeon du palmier, que mangent les Américains; il est tendre, et a un goût délicat, qui ressemble à celui du porte-feuille d'artichaut; on l'emploie cru, en salade, à la poivrade, cuit, frit; et on en fait des beignets délicieux. *Voy.* FRUIT.

AROMATS ou AROMATES. Matières végétales odoriférantes, dont les unes sont pour l'usage des cuisines, et d'autres pour les parfums, ou pour la pharmacie.

Les aromats *racines* sont le galanga, le gingembre, la zédoaire, le *calamus aromaticus*, le souchet, l'iris, etc.

Les aromats *bois* sont l'aloès, le santal citrin, etc.

Les aromats *écorces* sont la cannelle, la casse ligneuse, l'orange, etc.

Les aromats *fleurs* sont celles de stœchas, de roses, d'œillets, de safran, de lavande, etc.

Les aromats *fruits* et *semences* sont le girofle, la muscade, le poivre, le cardamome, l'anis, les cubèbes, la coriandre, le cumin, etc.

Les aromats *gommes* ou *résines* sont le storax, le benjoin, la myrrhe, l'encens, le mastic, le galbanum, les baumes de la Mecque et du Pérou, le camphre, l'ambre gris, etc.

Nous appelons *herbes aromatiques*, celles qui ont une odeur forte et en même temps agréable ; telles que la sauge, le *smyrnium*, le thym, la lavande, le basilic, le romarin, la sarriette, la citronnelle, la marjolaine, le serpolet, etc.

Le genévrier, le liquidambar, sont des *arbres* aromatiques. *Voy.* ASSAISONNEMENS.

ARTICHAUT. Les artichauts contiennent beaucoup d'huile et de sel essentiel. On doit les choisir gros, tendres et bien nourris. Les artichauts *crus* produisent de mauvais effets ; ils sont venteux et de dure digestion, à cause de leur chair solide et compacte, qui demeure long-temps à fermenter dans l'estomac. Quand ils sont *cuits*, c'est une nourriture saine et agréable ; ils sont apéritifs et excitent les urines par leur sel nitreux, qui dissout les matières visqueuses, et ouvre les conduits par où il passe. Ils sont cordiaux et purifient la masse du sang. On prétend qu'ils portent extrêmement à l'amour ; ce qui pourrait être, parce qu'ils contiennent beaucoup de parties huileuses et balsamiques, jointes avec des sels essentiels ; peut-être aussi sont-ils en partie redevables de cette qualité aux matières âcres et picotantes, comme le poivre et le sel, dont on les assaisonne. Les artichauts conviennent, dans les temps froids, aux vieillards, et à ceux qui sont d'un tempérament phlegmatique et mélancolique.

ASPERGE. Les asperges contenant beaucoup de sel ammoniacal, sont un excellent diurétique et apéritif. Quand elles sont fraîches, elles réveillent l'appétit, provoquent les urines, et les rendent puantes. L'irritation que les sels des asperges font sur les membranes des voies urinaires, produisent une sensation voluptueuse, et excitent à l'amour.

La *racine* d'asperge est une des *cinq racines apéritives majeures*. Sa dose, dans les bouillons apéritifs, est d'une once, quand elles sont fraîches ; et de trois gros, quand elles sont sèches, dans chaque livre de décoction. L'asperge sauvage a les mêmes vertus que celles que l'on cultive dans nos jardins : on croit même qu'elle est plus efficace ; c'est pourquoi quelques médecins lui donnent la préférence. Les personnes d'un tempérament bilieux doivent en manger sobrement, parce que, prises avec excès, elles rendent les humeurs âcres, et échauffent un peu. Ceux qui mangent des asperges, dit JACQUIN, rendent des urines fétides, parce que cette plante, très diurétique, détache les sels urineux en grande quantité. Ceux qui sont sujets aux coliques néphrétiques, aux maux de reins, ou qui ont les vaisseaux fort étroits, ne doivent jamais faire usage de ce légume.

ASSAISONNEMENT. *Condimentum.* On appelle de ce nom tout ce qui communique des qualités agréables à quelque substance que ce soit, mais dans un sens moins étendu : *condimentum* signifie tout ce dont on assaisonne les alimens, soit pour leur donner un meilleur goût, soit pour en rendre la digestion plus aisée. On voit assez à quoi peut servir l'assaisonnement des alimens. 1°. Il est nécessaire toutes les fois que la faiblesse des viscères, et le défaut de digestion, demandent qu'on excite la faculté concoctive de l'estomac, pour que le corps puisse recevoir la nourriture dont il a besoin ; 2°. il est nécessaire, lorsque les alimens sont trop durs pour pouvoir aisément souffrir l'altération qu'exige la nutrition des personnes qui en usent ; 3°. il est nécessaire pour donner un goût agréable aux alimens, qui par eux-mêmes sont dégoûtans et désagréables. Il est aisé de concevoir de ce qu'on vient de dire, que la même espèce d'assaisonnement n'est pas également propre à tout le monde, puisque les uns aiment le doux, d'autres l'amer, et d'autres ce qui est acide. Ces goûts particuliers peuvent venir du tempérament particulier de chaque personne, ou de la coutume, ou être l'effet de quelque maladie. BOERHAAVE assure que les acides, les sels et les aromates que l'on emploie dans les assaisonnemens, nuisent à la santé par leur acrimonie, offensent les vaisseaux capillaires, et surchargent le corps au lieu de le nourrir, en excitant un faux appétit par l'irritation qu'ils occasionent. Les substances grasses et huileuses, au contraire, lubréfient, relâchent et affaiblissent les solides. Il faut donc user sobrement de ces sortes d'assaisonnemens ; les meilleurs de tous, sont la soif et la faim. Il est important d'examiner la nature de chaque assaisonnement en particulier, afin que sur les différentes qualités qu'on y remarque, chacun puisse juger de celui qui lui convient, et de l'usage qu'il en doit faire. *Voy*. ÉPICES.

Assaisonnemens acides. Voy. CITRON (jus de), LIMON (jus de), ORANGE (jus d'), VERJUS, VINAIGRE, etc.

Assaisonnemens aromatiques. Voy. AIL, ANIS, CANNELLE, CIBOULE, CITRON (écorce de), CORIANDRE, ÉCHALOTTE, FENOUIL, GINGEMBRE, GIROFLE, LAURIER, LIMON (écorce de), MARJOLAINE, MOUTARDE, MUSCADE, OGNON, ORANGE (écorce d'), PERSIL (feuilles de), POIVRE, SAFRAN (feuilles de), SARRIETTE, SAUGE, THYM, etc.

Assaisonnemens doux. Voy. MIEL, SUCRE.

Assaisonnemens gras. Voy. HUILE.

Assaisonnemens salins. Voy. SEL MARIN.

ASSATION. C'est la préparation des alimens dans leur suc ; ce mot vient du verbe latin *assare*, rôtir. *Voy*. RÔTI.

AUBERGINE. C'est un fruit très oblong, gros comme un œuf, dont la couleur varie, qui a un goût fade, insipide, dont la préparation a besoin d'être relevée ; on le mange en salade, dans nos provinces méridionales.

AUTRUCHE. Des peuples entiers ont porté le nom de *Struthiophages*, pour s'être beaucoup nourris d'autruches. Les Romains les faisaient servir sur leurs tables, et on dit que l'empereur Héliogabale fit présenter, dans un seul repas, les cervelles de six cents autruches. La chair de ces oiseaux est tenace et pesante ; les voyageurs ont souvent mangé avec plaisir les œufs de l'autruche. Dans la Nubie et la Numidie, on engraisse l'autruche comme nous engraissons nos volailles de basse-cour. Les Arabes regardent comme un très bon manger la graisse d'autruche mêlée avec son sang : ils ont donné le nom de *mantique* à cet aliment, qui ne nous paraît pas devoir être fort sain.

AVELINE. Fruit du coudrier ou noisetier. C'est une amande ronde ou presque ronde, un peu rougeâtre, revêtue d'une petite peau, et enfermée sous une écorce ligneuse. Elles sont pectorales et nourrissantes, à cause de leurs parties huileuses; elles resserrent le ventre par leurs principes terrestres, qui donnent plus de consistance aux liqueurs; elles se digèrent difficilement, surtout quand on en use beaucoup, à cause de leur substance terrestre, solide et compacte; elles excitent aussi l'appétit, à cause d'un sel mordant, mais modifié et corrigé par les soufres qu'elles contiennent. L'usage modéré de ce fruit convient à tout âge et à toute sorte de tempérament, pourvu qu'on ait un bon estomac. On couvre les avelines de sucre pour en faire des *dragées,* que l'on sert ordinairement au dessert, pour donner bonne bouche, et pour faciliter la digestion. *Voy*. FRUIT.

AVOCATIER. Suivant le docteur Chevalier, c'est un arbre de Saint-Domingue, qui s'élève fort haut; il a un fruit oblong, assez semblable à de moyennes poires; il jaunit en mûrissant; il a la consistance et un peu le goût de beurre frais. On le mange avec du sel et du poivre. *Voy*. FRUIT.

AVOINE. Espèce de blé qu'on sème en mars. L'avoine contient beaucoup d'huile et de sel essentiel. Elle est adoucissante, béchique, tempérante; elle calme l'effervescence du sang et la toux, dissipe l'enrouement, adoucit l'âpreté de la gorge, produit d'heureux effets dans la phthisie et le marasme, la pleurésie, la péripneumonie et l'érysipèle. L'avoine mondée de son écorce fournit un *gruau* qui est d'une très grande ressource dans tous les cas d'échauffement. Deux onces de ce gruau cuit, mêlées avec un jaune d'œuf et du sucre, dans une suffisante quantité d'eau, fournissent une potion excellente dans tous les cas d'amaigrissement et de marasme.

AWOLS. C'est une sorte de préparation de riz employée dans l'Inde, particulièrement pour l'usage de la marine, à laquelle cette substance est d'une grande ressource en tous lieux.

AZEROLES. C'est un fruit semblable aux nèfles, avec cette différence, que les azeroles sont plus petites; elles ont une espèce de couronne. On n'en sert presque point sur les bonnes tables. Pour qu'elles soient bonnes à manger, il faut qu'elles soient bien mûres, rouges, douces et moelleuses. Elles fortifient l'estomac, et arrêtent le cours de ventre. Comme elles se digèrent difficilement, il faut en user très peu. Les meilleures sont celles qui croissent en Languedoc et en Italie. *Voy*. Fruit.

AZUCARILLOS. M. Mombet, ex-pharmacien, ayant obtenu du Roi le brevet d'importation et de préparation des *azucarillos espagnols*, a établi sa fabrique rue Feydeau, n° 3, à Paris. Les azucarillos remplacent avec avantage, dans toutes les Espagnes, le plus beau sucre, ainsi que tous les sirops d'agrément. Cette préparation, qui a l'aspect le plus flatteur, jouit de l'avantage de fondre aussitôt qu'elle est mise dans l'eau (ordinairement chaude en hiver et froide en été), à laquelle elle communique de suite son goût suave et délicat (1). Les *azucarillos* sont particulièrement destinés pour les bals, les sociétés, et toutes les fois que l'on desire faire usage d'une boisson salutaire et agréable. Ils servent également pour les desserts. On trouve à la même fabrique, le *chocolat d'Espagne*, préparé par des ouvriers espagnols; le *chocolat anglais*, dit à la minute; le *chocolat italien*; les *jaunes d'œufs caramélisés*, dits des *moines*, et les *biscuits des religieuses*.

AZYME ou AZIME, que l'on nomme aussi *pain à chanter*. Pain sans levain, qui est aplati et mince comme du papier, très blanc et cassant. Il sert à envelopper les bols et les pilules qu'on fait avaler aux malades. Pour cela, on l'amollit en le trempant un peu dans l'eau. On croit qu'il est propre à émousser les acides, et adoucir les âcretés de la poitrine. On s'en sert dans les hémorragies et flux de ventre; on en fait une bouillie avec du lait.

B

BADIAN. C'est le fruit d'un arbre qui vient à la Chine et au Japon, qu'on nomme *anis étoilé*; il offre une amande blanchâtre, grosse, d'une saveur chaude, plus forte que celle de l'anis et du fénouil; ce qui fait que les indigènes le préfèrent. Ils

---

(1) Deux ou trois cuillerées de rum ou d'eau-de-vie ajoutées dans un verre de cette boisson, produisent un punch excellent; et un ou deux azucarillos mis dans un verre de vin chaud le rendent exquis.

le mâchent après le repas, pour faciliter la digestion, et parfumer la bouche. Ils en font une infusion avec la racine de ninzin; pour rétablir les forces abattues, ils en mêlent la semence avec le thé et le café. On fait du badian une liqueur de table, que les Hollandais nomment *anis arack*, et qui est délicieuse. Le badian est surtout tonique, cordial, stomachique, et bon contre les vers. *Voy*. FRUIT.

BAGRE. C'est un poisson de mer, des côtes du Brésil, dont la chair est de fort bon goût. *Voy*. POISSON.

BANANE. C'est le fruit du bananier, dont trois variétés sont particulièrement utiles. La plus commune de toutes, est la banane du bananier, cachou de l'Amérique, plantin ou plantanier des Espagnols. Ces fruits ont la chair jaune, moelleuse, pleine d'un suc douceâtre, aigrelet et d'un goût agréable. Ils se mangent crus, en compote, sur le gril, dans la poêle. Cette nourriture remplace souvent le blé; cependant elle est un peu pesante, et fournit des résidus visqueux. *Voy*. FRUIT.

BARBEAU. Ce poisson contient beaucoup de phlegme, d'huile et de sel presque tout volatil. La chair du barbeau nourrit beaucoup, et produit un aliment assez solide, à cause des sucs grossiers qu'elle contient; mais ces mêmes sucs la rendent dure et difficile à digérer. Les parties les plus estimées du barbeau pour leur bon goût, sont le foie et la tête. Il convient en tout temps, aux jeunes gens bilieux, à ceux qui ont un bon estomac, et qui sont accoutumés à un grand exercice de corps. Les *petits* barbeaux sont meilleurs que les grands, parce qu'ils sont plus aisés à digérer; ils doivent aussi avoir été pris dans des eaux claires et limpides. *Les œufs du barbeau sont dangereux :* ils purgent violemment par haut et par bas, comme le plus puissant émétique. On doit donc avoir grand soin de les tirer avec les entrailles, et de ne les point faire cuire avec le reste. On apprête le barbeau de plusieurs manières différentes. Comme il est extrêmement insipide, il a plus besoin qu'un autre du secours de l'assaisonnement; il se mange au court-bouillon ou à l'étuvée, et il n'est point malsain de la sorte.

BARBIER. C'est un poisson de mer de l'Amérique septentrionale, dont la chair est agréable, et se digère facilement. *Voy*. Poisson.

BARBILLON. On appelle ainsi le barbeau quand il est encore jeune.

BARBOTE. Ce poisson contient beaucoup d'huile, de phlegme et de sel volatil. Il est peu estimé, parce qu'on prétend qu'il conserve une saveur des ordures dont il s'est nourri ; il a une chair molle et visqueuse, assez facile à digérer, mais peu nourrissante. Plusieurs assurent qu'il n'y a que le foie qui fournisse un bon aliment. Il convient en tout temps à ceux qui ont un tempérament chaud et bilieux. On doit le choisir bien nourri, d'une chair tendre, délicate et agréable au goût. Les *œufs* de la barbote ne valent rien, non plus que ceux du barbeau.

BARBUE. Ce poisson ne diffère du turbot proprement dit, qu'en ce qu'il n'a point d'aiguillons : ainsi il ne faut pas confondre la barbue avec le barbeau. La chair de ce poisson est moins ferme et moins friable que celle du turbot ; ce qui est cause qu'elle prend plus tôt l'assaisonnement ; c'est pourquoi, pour être plus sainement apprêtée, il y faut moins de sel et des autres assaisonnemens, qu'au turbot proprement dit. Quelques-uns, dit Andry, prétendent que la barbue est meilleure vieille ; c'est une erreur. Les vieilles barbues ont la chair longue et coriace ; les jeunes l'ont friable et délicate.

BARDE. Tranche de lard qu'on met sur la volaille ou gibier qu'on fait rôtir à la broche.

BARTAVELLE. *Voy*. Perdrix.

BASILIC. Petite plante très odoriférante. Il y en a de deux espèces. Le basilic dissipe les vents et provoque l'urine. On emploie quelquefois les feuilles sèches du petit basilic pour donner du relief aux ragoûts. Le basilic fait uriner, dissipe les vents, et atténue l'humeur mélancolique. On le qualifie aussi de pectoral et cordial. On prétend qu'on devient sujet à des maux de tête si on le flaire trop souvent ; mais ses *feuilles* et *fleurs* en infusion comme le thé, soulagent les fluxions catarrheuses de la tête. On ne peut contester que l'usage modéré du basilic, soit en aliment, soit en forme de remède, fortifie le cerveau, les nerfs de tout le corps, et qu'il nettoie les poumons. Mais il serait nuisible dans les cas d'inflammation ou de rigidité dans les fibres.

BATATE. *Voy*. Pomme de terre.

BAUME ou MENTHE. Il y en a de plusieurs espèces. Nous ne parlons ici que de celui que l'on cultive dans les jardins; c'est une petite plante d'une odeur forte et agréable, et d'une saveur aromatique. Le baume est bon à l'estomac; il fortifie beaucoup; il excite l'appétit; il chasse les vents, et rend l'haleine agréable. Son usage trop fréquent échauffe, et rend les humeurs âcres et picotantes. Il contient beaucoup d'huile et de sel essentiel. Il est bon dans le temps froid, pour les vieillards, les phlegmatiques et les mélancoliques; mais il ne convient point aux jeunes gens d'un tempérament chaud et bilieux. Cette plante étant composée de principes exaltés, elle peut produire les bons effets dont nous venons de parler. Elle fortifie l'estomac et facilite la digestion en atténuant et divisant les alimens, et en communiquant à l'estomac une chaleur douce et modérée. On emploie les sommités tendres de cette plante dans les salades. *Voy*. Menthe.

BAVAROISE. C'est une boisson familière dans les cafés, qui se fait avec de l'eau chaude et du sirop de guimauve ou de capillaire; quelquefois on y met du lait. Cette liqueur excite doucement la transpiration, et facilite la digestion. Elle est en même temps pectorale, et convient, en général, dans une foule de circonstances. *Voy*. Boisson.

BÉATILLES. Petites viandes délicates qui entrent dans la composition des tourtes, ragoûts, potages, etc., comme riz de veau, crêtes de coq, palais de bœuf.

BÉCASSE. Elles contiennent dans toutes leurs parties beaucoup d'huile et de sel volatil. Elles fortifient, restaurent et nourrissent beaucoup, à cause des sucs épurés et des principes exaltés que leur chair contient; ces mêmes sucs en relèvent le goût. Elles conviennent en hiver à toute sorte d'âge et de tempérament, dit Lemery, pourvu qu'on en use modérément.

Quand on en use avec excès, il est évident qu'elles doivent échauffer beaucoup. On doit les choisir tendres, grasses, bien nourries et jeunes ; car quand elles sont vieilles, leur chair devient dure, serrée dans ses parties, et par conséquent difficile à digérer.

BÉCASSINE. Espèce de bécasse qui ne diffère de la première que parce qu'elle est plus petite et de couleur différente. C'est aussi un oiseau de passage. Elle vit de vers comme la bécasse ; elle en a toutes les qualités et toutes les propriétés ; sa chair est seulement meilleure à manger et plus aisée à digérer. On fait rôtir les bécassines de la même façon que les bécasses.

BECCARD. Quelques-uns disent que c'est la femelle du saumon, qui a le bec plus crochu que le mâle ; d'autres disent que ce sont les saumons du printemps, qui deviennent *beccards* aux mois d'août et de septembre, auquel temps ils sont les moins bons de l'année. Pour ses propriétés et qualités, *voy.* SAUMON.

BECFIGUE. Cet oiseau est fort commun dans les provinces méridionales de France ; les becfigues s'engraissent à manger du raisin, et surtout des figues douces, comme leur nom l'indique. La bonne saison d'en manger est l'automne. Cet oiseau est plus petit que l'alouette, il a le bec longuet, les plumes d'un gris brun sur le dos, et sur le ventre elles sont d'un blanc sale, interrompu par de petites taches noires. Lorsqu'il est bien gras, dans les différens degrés de bonté assignés aux oiseaux, il est placé à côté de l'ortolan ; il y a même bien des gens qui veulent le mettre au-dessus. Sa chair tendre nourrit beaucoup, et se digère bien.

BECFIGUE BATARD. Le becfigue bâtard habite auprès des ruisseaux et des rivières : il ressemble bien au becfigue par sa grosseur et par son plumage ; mais son cri le distingue de ce dernier. C'est avec raison qu'on lui a donné l'épithète de *bâtard,* et qu'il n'est pas autant estimé que l'autre ; car il lui est bien inférieur en bonté ; il n'est jamais si gras. L'autre est exquis, celui-ci n'est que bon.

BÉCOT ou BÉCASSEAU. C'est un petit oiseau de rivière qui cherche sa nourriture sur les bords des ruisseaux et des marais.

Il ressemble à la bécassine, et cette ressemblance lui a fait donner, en quelques endroits, le nom de *demi-bécassine,* parce qu'il est plus petit : sa chair est plus parfaite, elle fournit une nourriture légère, facile à digérer ; mais elle échaufferait si l'on en faisait un trop fréquent usage.

BEIGNET. Sorte de pâtisserie, dont il y a plusieurs façons ; et tous cuits avec du sain-doux ou du beurre, et en plusieurs endroits avec de l'huile. On en fait aux pommes, au lait, au blanc-manger, etc. Les uns et les autres se servent pour entremets. *Voy*. PATISSERIE.

BERGAMOTTE. La bergamotte est le fruit d'une espèce de citronnier, qui est plus alongé que le citron, qui a une odeur plus agréable, et qu'on a souvent nommé *cédrat.* Le suc de bergamotte est plus acide que celui du citron ; c'est pourquoi on en fait rarement des limonades, que la quantité de sucre qu'elles nécessiteraient renchérirait beaucoup. On l'emploie dans les cuisines pour assaisonner les alimens qu'on veut relever avec des acides en même temps agréables et utiles. *Voy*. FRUIT.

BERLE. Elle s'emploie comme le cresson et autres plantes semblables. Au lieu de l'ache ordinaire, on peut l'employer dans les bouillons apéritifs ; on peut aussi la manger ou la prendre en décoction, ou la mêler avec des laitues dont on fera des salades. *Voy*. ACHE.

BÉTEL. C'est une plante parasite, qui naît dans les lieux maritimes, aux Indes orientales ; ses fruits ressemblent à ceux du citronnier, et ont un petit goût amer. Les Indiens les mâchent continuellement avec de l'aréca, du girofle, du cardamome ; ce qui donne à leur haleine, qui en a besoin, une odeur agréable. On se donne du bétel, dans l'Inde, comme ici on s'offre du tabac ; on n'ose parler aux grands sans en avoir dans la bouche ; les femmes, et surtout celles qui sont galantes, en font un grand usage, et le regardent comme un puissant attrait pour l'amour. Il est très cordial et très stomachique.

BETTE. La bette est une plante potagère, qu'on distingue en bette blanche, bette rouge et bette-rave ; la bette blanche donne les cardes : on mêle les feuilles, encore jeunes, avec l'oseille, pour en diminuer l'acidité. Les bettes seules donnent un aliment aqueux et fade, qui a besoin d'être relevé. Les racines de la bette-rave, jaune ou rouge, ont aussi très peu de montant, et doivent être bien assaisonnées pour donner un mets passable, et que les bons estomacs puissent digérer.

BEURRE. Le beurre est la partie la plus grasse du lait : plus il est frais et meilleur il est. Le beurre est émollient, adoucissant et laxatif ; il convient aux tempéramens secs et resserrés. L'usage trop fréquent du beurre relâche, débilite l'estomac, et excite des nausées désagréables. Les enfans qui en mangent beaucoup sont faibles, ont le ventre gros et élevé, sont sujets aux descentes et aux vermines. Cette observation est essentielle, particulièrement pour la Picardie, l'Artois et la Flandre. Le beurre est préjudiciable aux personnes replètes : les bilieux doivent aussi en user bien modérément, parce que ses parties huileuses s'enflamment aisément et se tournent en bile. Le beurre frit ou roussi perd une partie de ses bonnes qualités et acquiert de l'âcreté. Le beurre arrête l'effet des poisons corrosifs : l'huile a le même avantage.

BICHE. Femelle du cerf. Sa chair est plus molle et plus fade que celle du cerf ; on l'accommode de la même façon. Quand on veut la manger rôtie, on la pique de menu lard, on la fait tremper dans une marinade, et on l'arrose à mesure qu'elle rôtit : ensuite on met des câpres, de la farine frite et un peu de citron vert dans ce qui en est tombé, et on la fait mitonner dans cette sauce.

BIÈRE. La bière est une liqueur vineuse, composée d'orge ou de froment, et de fleurs de houblon. La bière bien conditionnée, c'est-à-dire bien cuite, ni trop nouvelle, ni trop vieille, bien claire et pas trop épaisse, nourrit, engraisse, rafraîchit, tient le ventre libre, nettoie les passages, purifie la masse du sang et pousse par les urines. Elle est bonne à tous les tempéramens, excepté aux phlegmatiques. La bière double, extrêmement foncée et épaisse, nourrit davantage que la légère, et convient aux gens maigres. La bière amère est bonne dans les embarras du foie et de la rate. La bière trop nouvelle donne des vents, produit des ardeurs d'urine et une espèce de gonor-rhée capable d'épouvanter ceux qui ne sont pas au fait de cet accident passager : un verre d'eau-de-vie pure la guérit dans l'instant. La bière cause des humeurs visqueuses : aussi voyons-nous les peuples qui en font un usage journalier, boire beau-coup de thé, d'eau-de-vie et fumer, afin de se débarrasser de ces matières crasses qui fatiguent les viscères. L'*ale* des Anglais est une bière peu chargée de drèche, par conséquent sa sa-veur est assez douce ; mais elle ne peut pas se garder long-temps. La *blanquette* ou *molle* de Flandre et de Hollande, et la *bière de table* des Anglais, sont beaucoup plus faibles que l'ale. Le *mum* de Brunswick est une bière extrêmement forte, l'une des plus capables de soutenir le transport aux Indes. La *bière forte* ou *porter* de Londres, est chargée d'une amertume à laquelle on s'habitue. Cette liqueur est plus spiritueuse qu'une partie de nos vins, et n'est pas sujette à enivrer, à moins que l'on n'en fasse une sorte d'excès. *Voy*. AILE.

BIGARADE. La bigarade est une orange verdâtre, qui a des excroissances sur sa peau, et dont le jus âcre, au défaut des citrons, sert d'assaisonnement dans la préparation de beaucoup de sauces. *Voy*. FRUIT.

BIGARREAU. Le bigarreau est une espèce de cerise à longue queue, et plus ferme que la cerise griote. Il pèse sur l'estomac et est fort sujet aux vers dans sa maturité. Il ne convient pas aux personnes délicates. *Voy*. CERISE, FRUIT.

BIS. Se dit de la pâte ou du pain commun, qui convient mieux, en général, aux estomacs vigoureux des journaliers, que celui qui est beaucoup plus blanc et beaucoup plus léger. *Voy*. PAIN.

BISCOTIN. Sorte de petit biscuit rond, et plus dur que le biscuit, quoique de la même pâte.

BISCUIT (*de mer*). Le biscuit de mer est une espèce de pain, dont toute l'humidité a été enlevée : il est pétri absolu-ment comme l'autre pain ; mais comme il est totalement con-verti en croûte, il s'aplatit. On le nomme *biscuit*, parce qu'en effet on le fait cuire deux fois plus qu'à l'ordinaire. Ce pain a l'avantage d'être plus léger, plus nourrissant et moins corruptible que le pain frais. Cependant il a des inconvéniens, il est extrêmement dur, a une saveur moins agréable et moins rafraîchissante; d'ailleurs, il n'exerce pas assez les forces de l'estomac. C'est le pain dont on se sert pour les voyages de long cours, et dont on fait usage sur mer, quand on a mangé la provision de farine fraîche qu'on porte à bord. On doit aussi en avoir à la suite des armées de terre, parce qu'il arrive quelquefois que le pain frais manque dans les marches forcées, et alors on est trop heureux d'y avoir recours.

BISET. Pigeon sauvage, plus petit que le ramier, qui a les pieds et le bec rouges : ce sont des oiseaux de passage qui se perchent sur les arbres ; on les voit ordinairement par bandes vers la fin de septembre. C'est un bon mets en cuisine; on mange les bisets rôtis, et pour cela on les vide, on les pique de menu lard, et on les fait rôtir à la broche. Ces oiseaux peuvent encore se déguiser comme les pigeons.

BISQUE. C'est un potage en ragoût; on en fait en gras et en maigre de plusieurs façons. On fait des *bisques* de pigeons, des *bisques* de pigeonneaux, des *bisques* de poulardes, des *bisques* de cailles et autres, des *bisques* de poissons, des *bisques* d'écrevisses, etc. Les bisques, en général, quoique très agréables au goût, sont préjudiciables à la santé quand on en fait un trop fréquent usage.

BLANC D'OEUF. *Voy.* OEuf.

BLANC-MANGER. Espèce de gelée bienfaisante dans les consomptions et dans les maladies où l'on doit se proposer de corriger les humeurs et d'en tempérer l'àcreté.

BLANQUETTE. Ce sont des tranches de volaille, etc., arrangées avec une sauce blanche un peu piquante. Cette manière de préparer des viandes, un peu difficiles à digérer par ellesmêmes, fait que quelques personnes préfèrent, avec raison, ce mets à la viande rôtie sans sauce. Il est certain que ces alimens deviennent moins relâchans et plus convenables à des estomacs qui, sans sauce, les digéreraient très difficilement.

BLEUE (*Sauce*). C'est une manière d'assaisonner le poisson, en le faisant cuire avec du bon vin, des aromates et des épices, qui le rendent plus facile à digérer que toute autre préparation.

BOEUF. Toutes les parties du bœuf contiennent beaucoup d'huile, de sel volatil et de terre. La chair de bœuf nourrit beaucoup, et produit un aliment solide qui ne se digère pas facilement, parce qu'elle contient un suc grossier, qui, s'étant une fois condensé dans les vésicules des fibres, y demeure si fortement attaché, qu'il ne s'en sépare que très difficilement. C'est encore ce même suc terrestre qui fait que la chair de bœuf resserre le ventre. Galien a beaucoup décrié la chair de bœuf; elle se digère difficilement, dit-il; elle produit des humeurs grossières et des affections mélancoliques. Nous ne voyons pourtant point qu'elle produise de pareils effets chez nous, qui en faisons un grand usage. Peut-être aussi que Galien avait raison par rapport au lieu où il était. On sait que la chair du bœuf diffère beaucoup en vertu et en goût, suivant les pays et les pâturages. Enfin, la chair d'un bœuf vieux pourrait produire les effets dont parle Galien; mais quand il est jeune il fournit un bon aliment. La chair du bœuf convient en tout temps aux jeunes gens bilieux, et à tous ceux qui ont un bon estomac et qui font beaucoup d'exercice. Le bœuf est bon toute l'année; les meilleurs sont ceux du Cotentin, de Normandie et d'Auvergne. Il faut choisir celui qui a la couleur foncée, de couleur cramoisi, gras et bien couvert. Voici ce qui est d'usage chez les bourgeois et gens qui tiennent bonne table: la cervelle, la langue, les rognons, la graisse, le palais, la queue. Dans la cuisse, on a la culotte, la tranche, la pièce ronde, le gîte à la noix, le cimier, la moelle; après la cuisse, sont l'aloyau, les charbonnées, les flanchets et les entre-côtes, la poitrine, les tendrons de poitrine, les palerons et le gros bout.

BOISSON. Comme le sang et les liqueurs de notre corps sont dans une agitation continuelle, il s'en dissipe aussi continuellement des parties aqueuses et phlegmatiques, soit par la voie de la transpiration, soit par celle des urines, ou par quelque autre que ce puisse être. Il est donc nécessaire de réparer cette perte par la boisson ; car sans ce secours, les principes les plus volatils et les plus exaltés des humeurs, n'étant plus suffisamment étendus et séparés les uns des autres par des particules aqueuses, et ayant par conséquent trop de force et d'activité, causeraient dans les humeurs une raréfaction excessive, et communiqueraient aux parties solides une chaleur insupportable. Pour prévenir ces inconvéniens fâcheux, qui détruiraient en peu de temps l'économie des parties solides et fluides de notre corps, la nature nous avertit de temps à autre du besoin indispensable que nous avons de boire, par un sentiment vif qu'elle excite en nous, et qui fait naître la soif ou le désir de la boisson. La soif augmente beaucoup dans les grandes évacuations, dans la fièvre et dans les exercices violens, parce que le corps fait pour lors une perte excessive des parties aqueuses et phlegmatiques. Les alimens salés et épicés, et ceux qui sont trop secs, produisent encore le même effet, parce qu'ils picotent fortement la membrane inférieure de l'œsophage et de l'estomac, et qu'en absorbant ses humidités, ils la dessèchent. La soif est plus ou moins fréquente dans chaque personne, suivant les différens tempéramens. Par exemple, les bilieux, dont les liqueurs sont fort âcres et fort agitées, ont plus souvent besoin que d'autres, d'une boisson humectante et rafraîchissante, qui calme le mouvement rapide de leurs humeurs. Les personnes, au contraire, d'un tempérament phlegmatique, se passent plus longtemps de boisson, parce que leurs humeurs sont naturellement assez délayées. C'est aussi par cette raison que les hommes qui sont d'un tempérament plus chaud que les femmes, ressentent plus souvent qu'elles les ardeurs de la soif. Quelques-uns ont établi comme une maxime, qu'il faut boire le triple de ce qu'on mange ; en sorte que si ce qu'on mange monte, par exemple, à deux livres, il faut prendre six livres de boisson ; mais il est ridicule de vouloir établir quelque chose de fixe sur un cas comme celui-ci, où le tempérament et la manière de vivre apportent tant de changement. Il y a des personnes d'une complexion froide et pituiteuse, qui se trouveraient fort incommodées de boire le triple de ce qu'elles mangent, et d'autres à qui ce ne serait peut-être pas assez de s'en tenir à cette mesure. Les uns transpirent plus, les autres moins; les uns mangent des viandes qui contiennent peu d'humidité, les autres aiment les fruits, les salades et d'autres nourritures semblables, qui contribuent beaucoup à détremper le sang. Le mot de boisson, pris dans un certain sens, pourrait convenir à toutes sortes d'alimens liquides, tels que les bouillons, le lait; mais on le prend ici dans un sens moins étendu, pour un corps fluide et liquide dont nous nous servons principalement pour nous désaltérer, pour aider à la digestion et à la distribution des alimens solides, et enfin pour réparer la perte qui se fait à chaque instant des parties humides et aqueuses de nos humeurs. Il y a deux sortes de boissons en usage parmi nous : l'une, qui est simple, purement aqueuse, et que la nature nous fournit libéralement (*voy.* à l'article Eau, les avantages de cette boisson); l'autre qui est faite et composée, comme le vin, la bière, le cidre, etc. (*Voy.* sous les noms particuliers, les qualités de ces différentes boissons.) Pline, en faisant réflexion sur le nombre presque infini de différentes boissons qui ont été inventées, ne peut s'empêcher de se récrier sur le ridicule des hommes, qui se donnent bien de la peine à préparer toutes ces boissons, tandis que la nature leur en fournit une qui est de toutes la plus salutaire; mais Pline s'en tint-il à celle-là? *Voy.* Aile, Alkermès, Arack, Azucarillos, Bavaroise, Bière, Café, Cacis, Chocolat, Chaudeau, Chousset, Cidre, Eau, Eau-de-vie, Eaux composées, Esprit, Extraits, Fenouillette, Frustratoire, Glace, Hydromel, Hypocras, Lait, Limonade, Liqueurs rafraîchissantes, Liqueurs spiritueuses, Orangeade, Orgeat, Oxicrat, Oxigale, Oximel, Piquette, Poiré, Punch, Ratafia, Rum, Sirop, Thé, Vin, Vins médicinaux, etc.

BOLET. *Voy.* Champignon.

BONNET DE TURQUIE. Sorte de gâteau.

BOUC. Le bouc est le mâle de la chèvre. Il a du poil, et non de la laine comme le bélier; il pue beaucoup, et cette odeur n'est pas dangereuse. La saveur de la chair de cet animal, ainsi que celle de la chèvre, est sauvagine et peu agréable. Cette dernière donne beaucoup de lait.

BOUDIN. Espèce de mets. Il y en a de deux sortes, le noir et le blanc; le blanc est le plus délicat. Ils se servent tous deux pour entrée.

BOUILLANS. *Voy*. aux mots RAGOUT et PATÉ, les propriétés des bouillans.

BOUILLI. Le bouilli est une décoction de viande, qui se fait en plongeant la chair dans l'eau qu'on amène par degrés au point d'ébullition, dans un vase de terre un peu ouvert; on fait bouillir plus ou moins long-temps, suivant la nature de la chair, et le but qu'on se propose. On obtient ainsi la partie gélatineuse et extractive de la viande, unie à ce qu'on appelle *le bouillon*. Plus le bouillon est chargé, moins la viande conserve de parties gélatineuses et extractives, moins les parties fibreuses sont solubles dans l'estomac. Ainsi le bouillon sera un aliment plus excrémenteux que les chairs rôties; il aura moins de goût, sera moins tonique, moins stomachique qu'elles. C'est d'après cela qu'on ordonne les viandes bouillies, lorsqu'on ne cherche pas encore à rendre du ton aux organes des convalescens. On observe que dans les volailles tendres, bouillies, comme le chapon, les ailes sont épuisées et sans saveur, quand les parties les plus fermes sont encore savoureuses. Lorsqu'on fait bouillir les viandes à un petit feu égal, on a un bouillon bien meilleur, parce que la trop grande chaleur contracte, racornit les fibres animales, et coagule trop rapidement la substance albumineuse qui se trouve dans les chairs. Le bouilli d'un bœuf jeune et gras, donne une nourriture succulente et des plus saines qui existent. Le veau bouilli, ainsi que le mouton, n'ont pas, à beaucoup près, une saveur aussi agréable. Les volailles bouillies sont fort légères et très convenables pour les convalescens.

BOUILLIE. La bouillie est le mélange du lait de vache avec de la farine de pomme de terre, de riz, de froment, ou de tout autre farineux. Malgré sa consistance et sa solidité, elle est bien plus facilement pénétrée par les sucs digestifs, que le lait seul, à cause du mélange de la fécule avec le caillot, qui empêche ses parties de se coaguler et d'adhérer aussi fortement que si elles étaient simples. Ainsi cet aliment, contre lequel on a tant crié, n'est pas aussi défavorable qu'on l'a cru, surtout si l'on emploie de préférence les fécules de pomme de terre et de riz, qui sont plus légères que celles de froment, ou bien des croûtes pilées ; d'ailleurs, il ne faut pas croire que la substance glutineuse de la farine de froment subsiste après la décoction, surtout si on l'a fait dessécher et roussir au four avant de l'employer. Lors donc qu'on fera usage de farine de froment, il faudra avoir l'attention de n'en pas mettre autant que beaucoup de nourrices le font, et faire en sorte que la bouillie soit toujours très liquide. On pourra la composer encore très avantageusement avec la croûte de pain bien desséchée et en poudre. Ainsi la bouillie, loin de nuire aux enfans, leur sera utile, empêchera les déjections blanches, et les dévoiemens souvent opiniâtres et dangereux qui sont la suite de la coagulation du lait pur et de sa mauvaise digestion. Lorsque le lait qu'on aura à employer ne sera pas très récent, on fera toujours sagement de prendre la précaution de le faire bouillir, pour qu'il n'ait pas le temps de se séparer, et de devenir acescent, par le prolongement du contact de l'air. Les expériences du docteur Hallé lui ont fait voir qu'on s'était évidemment trompé dans l'idée qu'on avait eue de la bouillie, et qu'il fallait non la supprimer, mais la mieux faire.

BOUILLON. On sait ce qu'est un bouillon, d'après ce que nous venons de dire au mot *bouilli*. Nous ajouterons que lorsqu'on veut le rendre aussi agréable que nourrissant, on y mêle des ognons grillés, des carottes, des navets, du céleri, du cerfeuil, du chou, qu'on sale légèrement. Plus le bouillon est étendu d'eau, plus il s'éloigne du consommé, qui est un véritable extrait, assez rapproché du suc animal, et qui conséquemment est infiniment nourrissant. Il faut, quand le bouillon est fort chargé de graisse, avoir soin de l'enlever ; sans

cela, il donnerait des rapports désagréables à beaucoup de personnes, dont l'estomac ne peut supporter les corps gras. Les
bouillons offrent, dans tous les pays, une des nourritures les
plus ordinaires. On y mêle du pain, et on obtient ainsi des
potages, qui sont un des alimens plus sains, et en même temps
des plus nourrissans et des plus légers. En rapprochant beaucoup les sucs des viandes, on en forme des *tablettes* tellement
compactes, qu'on les peut conserver plus de vingt années, dans
des endroits secs, sans qu'elles se gâtent; elles sont très utiles
pour les voyages de long cours. Quant à la manière de les faire,
Voy. le *Nouveau Dictionnaire des ménages*.

BREBIS. *Voy*. Mouton.

BRÈME. Poisson du genre des carpes, qui se trouve beaucoup à l'embouchure de la Seine; sa chair est molle, grasse,
et donne un manger médiocre. *Voy*. Poisson.

BRIOCHE. C'est une pâtisserie faite avec de la farine, du
beurre et des œufs. Elle plaît assez généralement, mais ne convient pas aux estomacs délicats. *Voy*. Patisserie.

BROCHETON. C'est un petit brochet.

BROCOLI. *Voy*. Chou-fleur.

BROCOLIS, BROCCOLIS ou BROQUES. Ce sont de petits re-
jetons que font les vieux choux après l'hiver quand ils se disposent à fleurir. Ces rejettons, étant cuits, sont bons à manger
en salade, et avec de la purée. *Voy*. Chou.

BROUET NOIR. C'était un des mets les plus exquis des Spar-
tiates, qui, à ce qu'on croit, le composaient avec de la chair
de porc, du vinaigre et du sel. Denys le tyran, ayant fait venir
un Lacédémonien, pour lui préparer le brouet noir, le trouva
mauvais, et le lui témoigna. L'étranger répliqua, qu'en effet
il manquait une sauce. — Laquelle? dit le tyran. — C'est,
répondit l'autre, la fatigue de la chasse, les courses sur le rivage de l'Eurotas, la faim et la soif des hommes laborieux.
Cette excellente réflexion peut être appliquée à tous les temps;
car il est incontestable que le meilleur moyen pour exciter
l'appétit, c'est l'exercice, surtout quand il s'agit de digérer
des alimens de l'espèce du brouet noir. *Cibi condimentum fames.*

BRUGNON. C'est une espèce de pêche, lisse et colorée comme la pomme d'api. Sa chair est plus ferme que celle de la pêche ordinaire; elle a à peu-près les mêmes qualités. Elle convient peu aux estomacs délicats. *Voy*. FRUIT.

BRULEAU. *Voy*. PUNCH.

BUFLE. C'est un animal originaire des Indes et de l'Afrique, qui ressemble assez au taureau, mais qui est plus fort; il y en a beaucoup en Italie, et même dans nos provinces méridionales. La chair de bufle est moins agréable que celle du bœuf; cependant elle est fort bonne et fort saine. Les femelles donnent jusqu'à 18 ou 20 pintes de lait par jour. On en fait d'excellens fromages.

BUGLOSE. La buglose est employée avec succès dans les affections mélancoliques, et dans les fluxions de poitrine. On donne alors la décoction de toute la plante avec sa *racine*, ou le suc que l'on en exprime. Les *feuilles* sont regardées comme laxatives. On en met dans les tisanes, les bouillons rafraîchissans, et les lavemens. Les *fleurs* sont du nombre des cordiales: on les prend en infusion comme le thé; on en fait aussi une conserve indiquée pour les palpitations de cœur qui surviennent dans la mélancolie. RAY assure que l'on peut guérir l'épilepsie au moyen de ces fleurs infusées dans du vin, que l'on fait prendre par cuillerées. Sa *feuille* nouvelle a plus de vertu que celle qui est trop ancienne. Les *fleurs* servent à garnir les salades.

C

CABILLEAU. *Voy*. MORUE.

CABRI. Jeune chevreau. *Consultez* l'article CHÈVRE.

CACHONDÉ. C'est une pâte composée de cachou, de graines de bangue, de calamus et d'une terre argileuse, farinacée, appelée *masquiqui*. Cette pâte est fort agréable au goût, et donne une bonne haleine. Les Japonais en mâchent souvent, et en offrent à ceux qui leur rendent visite. *Voy*. CACHOU.

CACHOU. Ce suc astringent et stomachique corrige la mauvaise haleine, facilite la digestion, modère les dévoiemens.

On le prend en grains, que l'on fait fondre dans la bouche comme des anis, au nombre de dix à douze, quand on en fait un usage habituel; et à la dose d'un demi-gros ou un gros, dans les cas de maladie. C'est un suc gommo-résineux, fait et durci par art en morceaux comme un œuf de poule, opaque, d'un roux noirâtre extérieurement, marbré intérieurement, d'un goût astringent, un peu amer d'abord, ensuite plus doux, et d'une saveur agréable d'iris ou de violette. *Voy*. CACHONDÉ.

CAFÉ. L'usage du café ne fut bien connu en Europe que dans le seizième siècle. Il fut d'abord introduit à Marseille en 1657; il prit bientôt vogue, et fut connu à Paris en 1671. Quelques auteurs prétendent que la découverte du café est l'effet du hasard; ils disent que les premiers qui en prirent l'infusion, étaient des bergers qui avaient observé que leurs chèvres étaient plus gaies lorsqu'elles avaient mangé cette graine. Ces bergers, dit-on, conseillèrent au supérieur d'un monastère, qui se plaignait que ses moines dormaient au chœur, de leur donner du café pour les réveiller : le remède réussit sans doute, puisqu'il fut de jour en jour plus accrédité. Nous ne nous arrêterons pas à donner ici les différentes préparations du café : il n'est personne qui ne sache qu'on torréfie ce grain, qu'on le met en poudre, et qu'on le soumet, en cet état, à une ébullition d'un petit quart d'heure, pour tirer la teinture qu'on appelle *le café*. Nous dirons seulement que la dose de cette poudre est d'une once pour une livre d'eau. Le café contient beaucoup de principes salins, sulfureux et volatils; il ranime les esprits faibles et languissans, excite dans le sang un léger mouvement de fermentation, et rend la circulation plus active; il fortifie l'estomac, irrite légèrement ses fibres, les porte à des contractions plus retirées et plus fortes sur la masse alimentaire, et c'est ainsi qu'il favorise la digestion. L'usage de cette boisson est salutaire aux personnes d'un tempérament pituiteux et phlegmatique, à celles qui ont beaucoup d'embonpoint, qui mènent une vie oisive et sédentaire. Les gens de lettres, et ceux qui ne boivent que de l'eau, se trouvent très bien du café. On sait que c'est le meilleur remède qu'on ait à employer pour dissiper l'ivresse et prévenir les effets dégoûtans de la crapule ; il fait couler les urines et les règles, détruit le germe du rachitis, calme et fait disparaître le chagrin. Mais si le café est utile aux personnes grasses, il deviendrait nuisible à celles qui ont un tempérament athlétique, sec et bilieux, qui seraient atteintes d'un vice scrophuleux, ou sujettes à des hémorragies, aux hémorroïdes, à des éruptions cutanées ; il doit être interdit aux femmes qui ont des vapeurs hystériques, aux hypocondriaques, à ces hommes dont le visage maigre, décharné et brun, porte l'empreinte de la mélancolie et de la mauvaise humeur ; enfin à tous ceux qui ont la circulation vive, qui digèrent promptement, et dont les viscères sont chauds.

Le *café au lait* échauffe moins que le café à l'eau, mais son usage exclusif produirait chez les femmes un écoulement abondant de fleurs blanches ; son effet est même si prompt, qu'il a lieu dans l'instant même qu'on boit le café. On a vu des circonstances où ce même café au lait a rendu à la vie des personnes consumées par un amaigrissement universel. Il est certain, dit le docteur Thierry, que le café à l'eau détermine plus abondamment toutes les espèces d'hémorragies, et empêche plus ou moins d'aller à la selle. Pris au lait ou à la crème, il fait aller plus fréquemment et avec moins de peine à la garde-robe ; mais il y a peu de boissons qui affectent plus singulièrement la lymphe, que cette combinaison du café avec le sucre et la crème, et qui produise un effet si prompt. Non-seulement elle occasione tôt ou tard les fleurs blanches, mais quand on en a habituellement, il est fort ordinaire de sentir cet écoulement augmenter, presque dans l'instant où l'on prend du café à la crème. S'il y a des mères assez vigoureuses pour ne point contracter cette infirmité, on voit quelquefois leurs filles y être sujettes dès l'âge de dix ou douze ans. Simon Pauli (*Abus du tabac*, etc.), dit que le grand usage du café énerve le corps et l'esprit même, en desséchant insensiblement par l'abondance de son soufre. Cependant la thèse soutenue en 1741 par Jussieu, regarde l'usage du café comme très convenable aux personnes studieuses. Cosnier, autre médecin de la Faculté de Paris, a

4

fait soutenir une thèse qui assure que cette boisson est salutaire
à tout âge et à toute sorte de tempérament, dans l'un et l'autre
sexe. Au reste, il peut arriver, comme dans les meilleures
choses, que l'habitude et l'excès la rendent inutile, et même
préjudiciable. Chacun doit consulter ses dispositions, et se
priver de café dès qu'il en aperçoit quelques mauvais effets.
Pour bien *clarifier* le café, on peut y jeter un petit morceau
de sucre; ou, encore mieux, un peu de corne de cerf en
poudre : ce qui opère promptement. Il est certain, dit le docteur DELAMARRE, que le café pris en infusion anime et purifie le
sang ; on l'indique pour les vents, la gale, le scorbut, les
obstructions, les rétentions des mois, diverses indispositions
de la matrice, les maladies froides du cerveau, l'assoupissement, la tristesse, la migraine; pour faciliter la digestion,
prévenir la goutte, l'hydropisie, etc. On en reçoit la vapeur
par les yeux, afin d'en détourner les fluxions; et par les oreilles,
pour en dissiper les vents et bruissemens. Il peut être utile
à ceux qui mangent beaucoup de fruit. On observe que les caractères pesans, sérieux, sédentaires, dont les alimens sont
grossiers, et qui ne font pas usage des liqueurs spiritueuses,
se trouvent bien de prendre beaucoup de café. Tels sont les
Turcs ; encore ne le prennent-ils qu'après l'opium ou après
avoir mangé. Les plaisirs du sérail et l'opium peuvent même
leur rendre cette liqueur nécessaire. HOFFMANN et SCHULTZ disent
que c'est l'usage du café qui a rendu le pourpre miliaire si
fréquent, particulièrement à la suite des couches, à cause que
cette boisson met trop le sang et les humeurs en mouvement.

CAILLE. C'est un oiseau de passage et de plaine, qui ne
perche jamais ; quand elle est jeune, tendre, c'est un des plus
délicieux mangers ; sa chair est très nourrissante ; beaucoup de
personnes ne la digéreraient pas si elle était trop grasse.

CALVILLE. *Voy*. POMME.

CANARD. Il y en a de deux espèces : le domestique et le
sauvage. Le canard *domestique* contient beaucoup d'huile, de
sel volatil et de phlegme ; le canard *sauvage* contient plus de
el volatil que l'autre, et moins de phlegme. Ils nourrissent

beaucoup, ils produisent un aliment assez solide et durable ; mais ils se digèrent difficilement, et produisent des humeurs lentes et grossières, surtout le canard domestique ; car comme ce dernier se donne peu de mouvement, il abonde en humeurs lentes et visqueuses ; de plus, il ne vit que dans la fange, et il ne se nourrit que d'alimens sales et pourris. Le sauvage, au contraire, mange des alimens beaucoup meilleurs, qu'il va chercher partout, et l'exercice qu'il se donne contribue a atténuer les humeurs grossières qu'il pourrait contenir, et exalter de plus en plus les principes de ses liqueurs. C'est pour cela qu'il abonde davantage en sel volatil que le domestique, qu'il a un goût plus agréable et qu'il est plus salutaire. On doit choisir l'un et l'autre jeunes, tendres, gras, qui aient été nourris de bons alimens et élevés dans un air pur et serein. Ils conviennent en tout temps aux jeunes gens robustes, qui font beaucoup d'exercice et qui ont un bon estomac ; ils sont tous deux meilleurs en hiver qu'en toute autre saison ; la femelle est préférée au mâle.

CANCRES. Ce sont des crustacés marins qui diffèrent des langoustes et des écrevisses de mer, parce qu'ils ont le corps plus arrondi. Les crabes sont des variétés de cancres ; ils n'ont pas de sang rouge. Les habitans des bords de la mer les mangent avec délices ; il y a beaucoup de personnes qui n'en font pas grand cas ; cependant, il paraît qu'en général ils donnent un aliment sain, quoique un peu échauffant.

CANDI (*sucre*). Lorsque le sucre est en excès dans une substance, dans des sirops, dans des conserves trop cuites, alors il se cristallise ou se candit, devient semi-transparent, *candidus* ; de là l'expression de sucre candi. Il est extrêmement pur, et très bon sous cette forme. *Voy*. SUCRE.

CANNE (*à sucre*). La canne à sucre est le gramen le plus intéressant après le froment et le riz ; on le cultive avec succès en Amérique. A sa maturité, on presse les cannes, et on en tire le sirop dont on doit faire le sucre. Les nègres se nourrissent souvent avec la canne fraîche, qui leur réussit très bien. *Voy*. SUCRE.

CANNEBERGES. Les canneberges ou *airelles* sont les fruits d'un arbuste de la famille des bruyères, qui ont des rapports avec les groseilles, et qui sont fort souvent en usage dans plusieurs contrées septentrionales. Leur baie est rouge, plus ou moins acide, et non moins salubre que les groseilles elles-mêmes. *Voy*. Fruit.

CANNELLE. Elle contient beaucoup d'huile exaltée et de sel essentiel. Cet assaisonnement, bien ménagé, fortifie l'estomac, le cœur et le cerveau ; mais, si on le prodigue, il enflamme les humeurs par une huile extrêmement volatile, qui, venant à s'exalter, cause une effervescence générale dans la masse du sang. Elle convient, en temps froid, aux vieillards, aux phlegmatiques, aux mélancoliques, à ceux qui ont un estomac faible et qui ne digère pas bien ; mais elle ne convient point aux jeunes gens d'un tempérament chaud et bilieux. La cannelle en poudre corrige la mauvaise odeur de l'haleine, fortifie l'estomac et le cœur, provoque les mois, aide à l'accouchement, aussi bien qu'à la digestion, fait sortir les vents ; elle soulage les douleurs de ventre et celles des reins provenant de causes froides, les maladies des yeux, la suppression d'urine et autres maladies occasionées par le froid. On la met au nombre des substances chaudes et sèches. On la donne aussi en infusion dans du vin ou dans quelque autre liqueur spiritueuse ; la dose est depuis trente grains jusqu'à soixante.

CAPILOTADE. Sauce qu'on fait à des restes de volailles et de pièces de rôti dépecées.

CAPRES. Boutons ou fleurs qui viennent aux sommités de quelques pieds particuliers du câprier. Quand ces boutons ont acquis une certaine grosseur, on les cueille et on les confit avec de l'eau et du sel. Si l'on attendait plus long-temps, ils s'épanouiraient et ne pourraient plus être confits. On cultive le câprier en Provence, principalement vers Toulon. Les câpres doivent être choisies vertes, tendres, bien confites et d'un bon goût ; elles sont apéritives, donnent de l'appétit et fortifient l'estomac ; elles contiennent beaucoup de sel essentiel et un peu d'huile ; elles conviennent dans un temps froid aux vieillards et aux personnes d'un tempérament phlegmatique et mélancolique. Les câpres, prises en quantité médiocre, ne font point de mal ; mais, quand on en use avec excès, elles échauffent et raréfient un peu trop les humeurs. Les câpres bien confites servent beaucoup dans les ragoûts, plutôt pour exciter l'appétit qu'en qualité d'aliment ; on les confit pour deux raisons : pour leur faire perdre un goût désagréable qu'elles ont, et pour les conserver plus long-temps. Les fleurs encore vertes du genévrier d'Espagne étant confites comme celles du câprier, ont à peu près le même goût et produisent les mêmes effets.

CAPUCINE ou *cresson d'Inde, cresson du Pérou*. La capucine est détersive, apéritive, excite l'urine ; on l'emploie pour le scorbut et pour la pierre ; on mêle le suc des *feuilles* avec du petit-lait et de la conserve de roses pour la phthisie ; on en mange souvent les *fleurs* dans les salades ; on *confit les boutons* pour tenir lieu de câpres.

CARAMEL. Le caramel est du sucre très cuit, en consistance de sirop épais et jaune. Ce sucre échauffe un peu plus que l'autre. On en fait de très bonnes tablettes, avec le suc de pomme et la gomme arabique ; on les conseille contre les rhumes ; elles sont très agréables au goût. *Voy*. Sucre.

CARBONNADE ou GRILLADE. Pièce de viande rôtie sur le gril.

CARDAMOME. Il y en a de trois espèces : le grand, le moyen et le petit ; on en mâche en Europe pour exciter à cracher ; et dans l'Inde pour se rafraîchir, lors des grandes chaleurs.

CARDES. Il y en a de deux sortes : les cardes de poirée ou de bette ; et les cardes d'artichauts. Les cardes de poirée ne sont autre chose que les côtes de la poirée dont on a ôté les extrémités qui sont plus minces. Les cardes d'artichauts sont aussi les côtes qui sont au milieu des feuilles dont on ôte les extrémités. Les cardes les plus blanches et les plus épaisses sont les meilleures. *Voy*. Bette.

CARDON D'ESPAGNE. Plante potagère assez connue, qui se multiplie de graine.

CARET. *Voy*. Tortue.

CAROTTE. Racines fort en usage dans les cuisines à cause
de leur goût qui est assez agréable ; elles sont sudorifiques et
apéritives ; elles purifient la masse du sang. On doit les choisir
longues, grosses, charnues, jaunes ou d'un blanc pâle, tendres, se rompant aisément, et d'un goût tirant sur le doux.
Elles sont assez saines et ne produisent d'incommodité que
par l'usage immodéré ; elles contiennent beaucoup d'huile et
de sel essentiel. Elles conviennent en tout temps, à tout âge et
à toute sorte de tempérament.

CARPE. On fait plus de cas de la carpe mâle que de la femelle ; la chair en est plus ferme et d'un meilleur goût. La
carpe est facile à digérer ; elle nourrit peu ; c'est cependant un
assez bon aliment, il est rare qu'elle produise de mauvais effets ;
elle convient à toute sorte d'âge et de tempérament. On trouve
dans les laitances de ce poisson un manger délicat, qui peut
même tenir lieu de viande à plusieurs infirmes. La carpe, pour
être bonne, ne doit être ni trop jeune, ni trop vieille ; trop
jeune, elle est encore trop chargée d'humidités phlegmatiques ;
trop vieille, elle est dure et coriace ; dans un âge moyen, la
chair est médiocrement ferme, et ses humidités trop abondantes sont suffisamment dissipées par la fermentation de ses
humeurs. La mauvaise qualité de la carpe, qui est d'avoir la
chair mollasse et fade, se corrige par la manière dont on l'apprête ordinairement, en la faisant cuire au court-bouillon, ou
au demi-court-bouillon, ou à l'étuvée, avec le sang même, et
sur le gril, ou en friture. Comme la carpe abonde aussi en
sucs visqueux, elle est assez bonne frite, quoiqu'en général la
friture ne soit pas saine. Les hachis de carpes sont fort sains,
pourvu qu'on n'y prodigue point l'assaisonnement. *V.* POISSON.

CARRELET. *Voy.* QUARRELET.

CASSAVE. *Voy.* MANIOC.

CASSIS ou CACIS. Le cassis, arbrisseau assez semblable au
groseillier rouge, produit des baies ou fruits noirs en grappes,
dont le goût aigre, ou de punaise, est fort désagréable ; cependant il est des personnes qui s'en régalent, mais c'est le petit
nombre. On en fait particulièrement des *liqueurs spiritueuses* et

stomachiques, qu'on dit très propres à entretenir la santé, en en faisant un usage modéré. *Voy*. BOISSON, LIQUEURS.

CASSONADE. Sucre en poudre, qui n'est pas parfaitement raffiné. *Voy*. SUCRE.

CASTILLE. La douce acidité de ce fruit qui est très sain, charme le goût ; il y en a de rouges et de blanches ; elles désaltèrent beaucoup, fortifient l'estomac, aident la digestion, et sont fort estimées contre le crachement de sang. Enfin elles ne peuvent aucunement préjudicier à la santé. On en fait une gelée qui, délayée dans l'eau, peut impunément servir de boisson dans toutes sortes de fièvres. *Voy*. FRUIT.

CATESBÉ. C'est un arbrisseau épineux de la famille des rubiacées, dont le fruit est une baie uniloculaire, ovale et couronnée, qui naît dans l'île de la Providence. Il a une très bonne odeur, une acidité très agréable, et forme une nourriture légère et rafraîchissante. Sa pulpe est semblable à celle d'une pomme mûre. *Voy*. FRUIT.

CAVIAR. On donne ce nom à des œufs d'esturgeon, qu'on conserve avec du sel, du poivre et des ognons, qu'on a laissés fermenter. On fait grand cas de ce mets en Russie : il passe pour être assez sain.

CÉDRAT. *Voy*. CITRON.

CÉLERI. Le céleri n'est autre chose que de l'ache cultivée, qu'on a rendue blanche et d'un goût plus agréable en la liant quand elle est montée à une certaine hauteur, et en l'entourant de sable ou de terre. Le céleri se mange ordinairement cru, avec du poivre et du sel ; on y joint l'huile et le vinaigre, si l'on veut, et il est alors plus sain ; car cette plante est fort diurétique, et conséquemment fort desséchante. Cette qualité diurétique du céleri lui vient d'un sel acide tartareux qu'il renferme, ce qui le rend en même temps flatueux et très indigeste. On le mange aussi en rémoulade. La *racine* de céleri, dit le docteur DEMARQUE, est échauffante, carminative, diurétique, apéritive. Son usage convient aux personnes d'un tempérament pituiteux et cacochyme ; à ceux qui ont la fibre molle et lâche, l'estomac faible et faisant ses fonctions avec peine. Les *feuilles* de cette plante sont aussi apéritives.

CERCIFIS ou SALSIFIS. On se sert de deux espèces de cercifis parmi les alimens : la première est la racine d'une espèce de barbe de bouc ; la seconde est la racine de scorsonnère , vulgairement cercifis d'Espagne. On doit choisir l'une et l'autre tendres, faciles à rompre, charnues , succulentes et d'un goût doux et agréable. Ces racines, bien cuites, sont des alimens assez salutaires, et qui ne produisent de mauvais effets qu'autant que l'on en use immodérement. Elles conviennent en tout temps, à toute sorte d'âge et de tempérament. Les cercifis d'Espagne , ainsi nommés à cause de leur première origine , ou parce qu'ils y viennent sans culture dans plusieurs endroits , ont un goût plus agréable et plus relevé que les autres , apparemment parce que leurs principes sont plus volatils et plus exaltés. De toutes les racines que l'on mange en carême, la meilleure, dit LEMÉRY , est le cercifis d'Espagne ou la scorsonnère. Elle se digère facilement, pourvu qu'elle soit bien cuite ; et qu'auparavant elle ait été ramollie dans l'eau ; elle contient un sel âcre volatil, et une huile volatile, qui la rendent diaphorétique, et par conséquent propre contre la coagulation des sucs et l'engourdissement des esprits animaux. La manière ordinaire de la préparer, est de la faire bouillir, et ensuite de l'assaisonner avec la crème ou le beurre. Quelques-uns la font frire couverte de farine ou de pâte ; mais elle est plus saine de la première façon. On mange aussi les cercifis au vinaigre et à l'huile , mais cuits auparavant dans l'eau , et ils ne sont point malsains de cette manière.

CERF. Le mâle de la biche. Lorsque le cerf est vieux, la chair n'en vaut rien, parce qu'elle est sèche , de difficile digestion, qu'elle cause des obstructions, engendre de la bile noire, et dispose le corps aux fièvres. Comme elle se digère difficilement, elle dérange l'estomac de ceux qui sont d'un tempérament faible, et cause plusieurs désordres dans leurs intestins. La chair de cerf convient en tout temps aux jeunes gens bilieux , qui ont un estomac fort et robuste, et qui sont accoutumés à un grand exercice de corps ; mais les vieillards et les personnes d'un tempérament mélancolique doivent s'en abstenir. Le cerf, dit LEMÉRY, est d'un tempérament sec et mélancolique ; ainsi, plus il est jeune, et plus sa chair est salutaire, parce qu'elle est alors plus humide, plus tempérée et plus propre à produire de bons effets ; c'est pourquoi l'usage de la chair de cet animal est plus convenable pour la santé dans le temps qu'il tette encore, que dans tout autre. Il y a des gens qui n'attendent pas ce temps là-pour le manger ; ils le vont chercher jusque dans les entrailles de sa mère, dont ils coupent le ventre pour avoir le petit, qu'ils mangent ensuite avec délices. Mais je suis persuadé, continue le même auteur, qu'il est en cet état plus propre à produire de mauvais effets que de bons, parce qu'il est encore trop visqueux et chargé d'humidités superflues. On ferait bien, ajoute encore LEMÉRY, de n'employer le cerf parmi les alimens que jusqu'à l'âge de trois ans, parce qu'après ce temps sa chair commence à être pesante sur l'estomac et difficile à digérer. Cependant, quand il a été châtré quelque temps après qu'il est venu au monde, sa chair, outre qu'elle est dans la suite plus délicate et plus agréable au goût, est encore plus tempérée, plus tendre, plus aisée à digérer et des plus salutaires. On apprête la chair du cerf de plusieurs manières ; on la fait rôtir ou bouillir ; on en fait des pâtés, etc. La chair de ceux que l'on tue aux mois d'août et de septembre, que cet animal est en rut, est désagréable et d'une odeur forte, approchante de celle de la chèvre.

CERFEUIL. On met cette plante au nombre des apéritifs, des diurétiques, des fortifians et emménagogues. Elle purifie le sang, fait couler les règles et les urines, détruit les obstructions du foie, de la rate et des autres viscères ; le vin où l'on a fait infuser du cerfeuil, est un excellent stomachique. Il dissipe les vents, aide à la digestion, arrête le vomissement et le cours de ventre. Il faut observer que cette plante, contenant des principes extrêmement volatils, on la priverait de sa vertu en la soumettant à l'ébullition.

CERISE. Toutes les cerises, en général, sont stomacales,

apéritives et rafraîchissantes ; elles lâchent le ventre, surtout quand on les mange crues. Il y en a qui sont *douces* et tendres, il y en a d'autres qui sont dures et *astringentes*. Il faut préférer les premières aux secondes, parce qu'elles sont plus faciles à digérer, et qu'elles passent promptement de l'estomac dans les intestins. Les estomacs bilieux s'accommoderaient pourtant beaucoup mieux des secondes, parce qu'elles se corrompent plus difficilement, et qu'elles fortifient l'estomac par leur vertu astringente ; mais si l'on en fait un usage immodéré, et que les sucs qu'elles portent ne se digèrent pas facilement avec leur substance, elles rempliront le corps d'humeurs aqueuses. Les cerises les plus estimées sont celles qui sont connues sous le nom de *cerises de Montmorency*. Il y a plusieurs espèces de cerises : des rouges d'un goût aigrelet, qu'on appelle vulgairement *agriotes,* et qui sont les plus communes ; en second lieu, des rouges, blanches ou noires, plus grosses que les précédentes, et d'une chair plus compacte ; on les appelle *bigarreaux* ou *guignes ;* et enfin des petites sauvages noires à longue queue, d'un suc agréable, et qui teint en noir ou en purpurin : on nomme ces cerises *merises*. On doit choisir les cerises mûres, succulentes, grosses, bien nourries, et d'un bon goût. Les cerises sont humectantes et rafraîchissantes, parce qu'elles contiennent beaucoup de parties aqueuses et phlegmatiques, propres à calmer le mouvement impétueux des liqueurs. Elles ôtent la soif, parce que ces parties aqueuses dissolvent et emportent les sels âcres qui la causaient. Elles tiennent le ventre libre en délayant les humeurs grossières contenues dans les intestins et les chassant au dehors. Comme les cerises sont d'une substance peu compacte et peu serrée en ses parties, elles se corrompent aisément dans l'estomac. Elles contiennent encore un suc un peu visqueux et acide, qui, picotant les parties des intestins, et s'y raréfiant par la chaleur, excite des coliques et des vents. Les cerises conviennent dans le grand chaud aux jeunes gens bilieux ; mais les vieillards et les personnes phlegmatiques doivent s'en abstenir. On fait sécher les cerises pour les garder plus long-temps ; on les met pour cela sur une claie, dans un four modérément chaud; pour lors elles resserrent, parce qu'elles sont dépourvues de la qualité de phlegme qui les rendait émollientes. On fait, avec ces cerises, des *confitures* fort agréables, qui humectent et rafraîchissent beaucoup, et qui peuvent même convenir aux fébricitans.

CERNEAU. C'est le fruit encore tendre du noyer, qu'on écaille et qu'on assaisonne avec du sel, du vinaigre ou du verjus, si l'on veut; quoique la noix, en cet état, n'ait rien d'huileux, elle pèse cependant sur les estomacs faibles et délicats. On a quelquefois observé que, quoique bien mâchée, elle passait dans le canal alimentaire sans subir aucune altération, ce qui prouve que le suc gastrique ne les attaque pas facilement. *Voy*. Noix.

CERVELAS. Espèce de boudin ou saucisson court et gros, qu'on fait avec de la chair de cochon hachée, assaisonnée de sel, poivre, et une pointe de rocambole. Les cervelas ont toutes les mauvaises qualités de la chair de cochon; la façon dont on les apprête ne sert encore qu'à les rendre plus indigestes.

CERVELLE. Cette partie des animaux est assez connue; elle est d'une substance insipide, difficile à digérer, propre à produire un suc grossier et épais, à exciter des nausées et à abattre l'appétit.

CHAIR, *caro*. Partie molle des animaux, qui est de toutes la plus nourrissante, celle qui produit un meilleur suc, et enfin qui est la plus en usage. La chair d'un animal diffère considérablement suivant son âge, suivant les lieux où il habite, suivant les alimens dont il se sert, suivant son sexe, suivant qu'il a été châtré ou non, s'il est mâle, et enfin suivant la manière dont on la prépare pour la manger. Les animaux trop jeunes, et même qui tettent encore, ont ordinairement une chair tendre, molle, humide, visqueuse, et chargée d'humidité superflue; cependant elle se digère assez facilement, et tient le ventre libre. La chair des animaux plus avancés en âge est plus ferme, et produit un meilleur aliment; mais celle des animaux vieux, et qui tirent à leur fin, devient pour l'ordinaire sèche, aride, dure et difficile à digérer. Il y a pourtant ici une exception à faire en faveur des poissons, qui, pour la plupart, deviennent plus agréagles au goût à mesure qu'ils vieillissent, quoiqu'il y en ait aussi qui ne soient estimés que quand ils sont jeunes. La différence de la chair des animaux, par rapport aux lieux où ils habitent, est considérable; car, suivant les divers pays, elle a bien souvent un goût et des qualités différentes : celle des animaux qui vivent dans les lieux humides et marécageux, produit beaucoup d'humeurs grossières; celle, au contraire, des animaux qui habitent les montagnes, qui sont continuellement en mouvement, et qui respirent un air pur et serein, est salutaire, facile à digérer, rendant un suc nourrissant et agréable au goût. Les alimens dont les animaux se servent, apportent aussi beaucoup de changement à leur chair. Quelle différence ne trouve-t-on pas entre les lapins nourris à la maison avec des choux, et ceux qui habitent les garennes, où ils vivent d'herbes fortes et odorantes? Combien les cochons domestiques, qui mangent mille saletés, diffèrent-ils des cochons sauvages ou sangliers, qui se nourrissent de gland et d'autres alimens qui se trouvent dans les bois? Pour ce qui est du sexe, comme les animaux mâles sont d'un tempérament plus chaud que les femelles, leur chair est aussi plus sèche, moins chargée d'humidités superflues, et plus propre à produire un bon aliment. La chair des animaux qui ont été châtrés, principalement dans leur jeunesse, est beaucoup plus tendre et plus agréable au goût, plus nourrissante et plus aisée à digérer que celle des animaux qui ne l'ont point été ; parce que, dans ces derniers, il se fait assez souvent une perte considérable des principes les plus spiritueux et les plus balsamiques de la masse de leur sang par les parties de la génération, au lieu que, dans les autres, ces mêmes principes ne s'échappent point au-dehors, et servent, par conséquent, à rendre leur chair plus succulente et d'un goût moins fort et moins désagréable que n'est celle des autres. On voit cela clairement dans les bœufs, dans les moutons et dans plusieurs autres animaux qui ont été châtrés. Enfin, comme notre estomac ne pourrait jamais supporter la chair crue des animaux, on la fait bouillir, ou rôtir, ou frire, pour la rendre plus facile à digérer ; on l'assaisonne aussi de plusieurs manières différentes qui relèvent et qui changent considérablement son goût. Les viandes *bouillies* étant plus humides que les autres, elles conviennent davantage à ceux qui sont d'un tempérament sec, chaud et bilieux, et qui ont le ventre resserré ; les viandes *frites* et *rôties* conviennent, au contraire, à ceux qui sont d'un tempérament pituiteux, qui abondent en humidités superflues, qui sont sujets à des catarrhes et à d'autres maladies semblables. *Voy.* VIANDE.

CHAMPIGNON. Les champignons restaurent, nourrissent et fortifient, excitent la semence, donnent de l'appétit, satisfont agréablement le goût ; mais ils ne conviennent point à toutes sortes de tempéramens, ni à la même personne en tout temps. On doit surtout en manger modérément ; ils peuvent être pernicieux par leur substance spongieuse, qui, s'étendant et se raréfiant par la chaleur du corps, comprime le diaphragme et empêche la respiration : c'est en ce sens que les meilleurs champignons pris à l'excès suffoquent quelquefois tout d'un coup. Quand on mange des champignons, on doit boire beaucoup de vin, parce que cette liqueur, par les parties sulfureuses qu'elle contient en abondance, embarrasse les sels des champignons et modère leur action. Le miel passe aussi pour remédier aux accidens fâcheux que causent les champignons ; il agit en cette occasion comme le vin.

CHAPELURE. C'est de la croûte de pain râpée, unie à des fines herbes, du sel et des épices, dont on recouvre des côtelettes, des jambons, etc. ; ce qui en rend l'assaisonnement piquant, agréable et digestif. Ces chapelures ne conviennent pas aux estomacs délicats et aux convalescens.

CHARLOTTE. On donne le nom de charlotte à une sorte de compote de pommes faite au beurre et au sucre, qui est revêtue de tranches de pain grillé. C'est un mets fort agréable, qui ne convient pas aux estomacs délicats, mais qui peut être utile aux personnes constipées.

CHAT. Ce petit tigre domestique, léger, fin, adroit, traître et voleur, a la chair assez bonne et assez nourrissante, surtout s'il est jeune et gras. On dit que celle du chat sauvage est très savoureuse, et qu'elle vaut bien celle du lapin. Combien de gens ont vanté de bonnes giblottes de chat qu'ils ont pris pour du lapin! et ils ne s'en sont pas trouvés plus mal. Tel est l'empire de l'imagination, qu'on a vu des personnes vomir leur dîner, parce qu'on leur a dit qu'elles n'avaient mangé que du chat.

CHAUDEAU. C'est une sorte de brouet ou de bouillon chaud et composé, fait avec du lait, du vin, du sucre, des jaunes d'œufs, des aromates; ce qui forme une boisson échauffante et très restaurante, qu'on employait plus autrefois qu'aujourd'hui.

CHERVIS. *Voy*. Cerfeuil.

CHÈVRE. De toutes les parties de la chèvre, c'est le lait dont l'usage est le plus utile à l'homme. Ce lait tient le milieu entre celui de vache et celui d'ânesse; il a moins de consistance que le premier, moins de sérosité que le second; il a toujours les vertus des plantes dont l'animal s'est nourri. *Voy*. Lait.

CHÈVRE *sauvage*. *Voy*. Chamois.

CHEVREAU ou CABRI. Il en est parlé dans l'article Chèvre.

CHEVRETTE ou SALICOQUE. C'est un petit crustacé marin qui rougit en se cuisant, comme l'écrevisse. On en fait grand usage sur les bords de la mer. Sa chair est de bon goût, douce, tendre, succulente et fortifiante; elle est plus aisée à digérer que celle de beaucoup d'autres crustacés.

CHEVREUIL. C'est une espèce de bouc ou de chèvre sauvage: il ressemble beaucoup au cerf, mais il n'est ni si grand ni si gros que lui. La chair du chevreuil contient beaucoup de sel volatil et d'huile; elle nourrit beaucoup, fournit un bon aliment et se digère facilement quand cet animal est jeune; car quand il est avancé en âge, elle est dure, coriace et difficile à digérer. Comme le chevreuil est presque toujours en mouvement, ses pores sont très ouverts, et laissent passer quantité d'humeurs superflues et grossières; sa chair devient par-là plus délicate, plus sèche, plus tendre et plus agréable au goût. Cependant, quand cet animal est vieux, cette transpiration continuelle fait exhaler trop d'humidité ; elle devient, par conséquent, trop sèche et difficile à digérer. On doit donc choisir le chevreuil jeune, tendre et bien nourri. Avec ces qualités, dit LEMÉRY, il convient en tout temps, à toute sorte d'âge et de tempérament. Quelques-uns en défendent pourtant l'usage aux mélancoliques, et prétendent que, pour que sa chair soit saine, il faut la manger bouillie, et cuite avec des herbes aromatiques.

CHICORÉE *sauvage*. L'infusion de cette plante, *racine* ou *feuilles*, dit CADET DE GASSICOURT, est une boisson amère, fort salutaire dans beaucoup de maladies ; on l'emploie dans les bouillons et les tisanes. Cette plante est purgative, fébrifuge et apéritive ; elle convient dans les engorgemens de l'abdomen, dans la jaunisse, les maladies du foie et de la rate. On fait avec son suc, mélangé de rhubarbe, un sirop vermifuge et purgatif très salutaire pour les enfans.

CHITZÉ. Fruit de la Chine, de la grosseur d'une pomme, qui a un très bon goût, qu'on fait sécher, et qu'on sert sur les meilleures tables ; il ne le cède en rien à nos figues sèches les plus estimées. *Voy*. FRUIT.

CHOCOLAT. Le chocolat est un très bon restaurant ; il excite la vigueur et ranime les forces ; il fortifie l'estomac, aide à la digestion, abat les fumées du vin ; il est salutaire aux personnes dont les forces digestives sont débilitées ; à celles qui sont menacées de phthisie ou de consomption ; aux vieillards, aux convalescens, et généralement à tous ceux qui sont faibles, soit à la suite de quelque maladie chronique, soit après quelque perte considérable. L'usage du chocolat est *nuisible* à toutes les personnes qui ont un tempérament sanguin et bilieux ; il épaissit le sang lorsqu'on en abuse, et rend la circulation lente et laborieuse : effet qui dépend de l'huile que les fruits de cacao contiennent en abondance. Quand on a les viscères chauds, cette huile s'y exalte, s'y enflamme, et produit quelquefois de grands désordres, tels que des inflammations dangereuses, des fièvres opiniâtres, l'apoplexie, etc. Cela arrive surtout aux gens de lettres, lorsque, après des études forcées, ils prennent beaucoup de chocolat. Le chocolat, dit VANDERMONDE, convient principalement en temps froid aux vieillards, aux personnes d'un tempérament froid et phlegmatique, à ceux qui ne digèrent qu'avec peine à cause de la faiblesse et de la délicatesse de leur estomac ; mais les jeunes gens d'un tempérament chaud et bilieux, dont les humeurs sont déjà dans un assez grand mouvement, doivent s'en abstenir ou en user modérément. Les Espagnols, chez qui l'usage du chocolat est fort commun, boivent ordinairement un grand verre d'eau avant que d'en prendre ; ensuite ils s'abstiennent de boire de l'eau une heure et demie ou deux heures après. *Voy*. AZUCARILLOS.

CHOU. En général, il faut avoir une vigoureuse santé, celle des gens de la campagne, pour digérer facilement ce végétal. Les choux, tels qu'on les mange à Paris, en général, nourrissent peu, sont venteux, donnent des rapports désagréables. Il faut toujours y mêler du *sel*, du *poivre* et du *vinaigre*, ce qui aide à les faire digérer. Les personnes convalescentes et délicates doivent s'en abstenir. Si on le fait bouillir, dit TRAGUS, de façon toutefois que son suc ne soit point épuisé, il relâche le ventre ; mais si on le fait bouillir trois ou quatre fois, ou même davantage, le changeant autant de fois d'eau, qu'on l'aura fait bouillir de fois, et qu'on le mange ainsi préparé, il resserrera, ce qui ne doit point surprendre, parce que le suc du chou est détergent, et la substance est astringente ; il tend aussi à augmenter la bile noire, ainsi on en doit faire un usage très modéré.

CHOU-FLEUR. Les têtes de choux, qu'on nomme choux-fleurs, sont de beaucoup plus facile digestion que les autres choux, qu'on emploie communément ; ils nuisent très rarement ; les choux d'hiver sont moins venteux que ceux d'été. Ils sont aussi plus indigestes, quand on les mange sortant d'être cueillis ; mais si l'on sépare les feuilles, et qu'on donne pendant quelques jours le temps de sortir aux gaz délétères qu'elles contiennent, alors ils donneront beaucoup moins de rapports désagréables, de vents, et se digéreront bien plus facilement. Les choux et les poreaux, dit le docteur JACQUIN, ne sont pas aussi sains que bien des personnes voudraient le persuader.

CHOUSSET. C'est une boisson nourrissante, qui se fait en Turquie, avec de la pâte desséchée, et délayée dans de l'eau. On dit que cette liqueur enivre, quand on en boit beaucoup; on forme aussi, dit-on, une espèce de fard avec sa mousse. *Voy*. BOISSON.

CIBOULE, CIBOULETTE. On en connaît l'usage dans les cuisines; ces petites plantes fortifient l'estomac, pourvu qu'on en use modérément; elles sont aussi remplies d'un sel acide, volatil, sujet à enflammer la masse du sang, et à causer des maux de tête. Cet assaisonnement peut être bon aux vieillards et aux tempéramens phlegmatiques; mais les jeunes gens et ceux qui sont d'un tempérament sec doivent en éviter le fréquent usage.

CIDRE. Le cidre est le suc des pommes rendu spiritueux par la fermentation. Le cidre est une boisson fort bonne et fort salutaire, pourvu qu'on en use modérément. On pourrait même dire en général qu'il est plus convenable pour la santé que le vin, parce que ses esprits ne sont pas si impétueux ni si agités que ceux du vin, et qu'ils sont d'ailleurs retenus par une plus grande quantité de phlegmes un peu visqueux qui contribuent encore à rendre cette boisson humectante et ra-fraîchissante. La plupart de ceux qui ne boivent que de cette liqueur, sont plus forts et plus robustes, et ont un meilleur visage que ceux qui boivent du vin. Le cidre pris avec excès n'enivre pas tout-à-fait si vite que le vin, parce que ses esprits ne sont pas si violens ni si exaltés; mais l'ivresse qu'il cause dure davantage, parce que ces esprits charrient avec eux au cerveau beaucoup de particules lentes et visqueuses, qui se répandent insensiblement dans toute la substance, bouchent les canaux des nerfs, et accablent et appesantissent tellement les esprits animaux, qu'il leur faut beaucoup de temps pour se rétablir dans leur premier état, et pour chasser et repousser en dehors ce qui les tient dans une espèce d'inaction. C'est pour-quoi, après la grande fureur de l'ivresse causée par le mouvement tumultueux des esprits du cidre, on s'endort, et quelquefois même pour assez de temps. On met fermenter le marc exprimé des pommes dans de l'eau, et l'on en fait une boisson humectante et rafraîchissante, appelée communément *petit cidre;* elle est moins forte et moins piquante que le cidre. On fait aussi avec le suc des poires, exprimé et fermenté, une espèce de cidre et de liqueur vineuse appelée *poiré.* Cette liqueur approche beaucoup, pour la couleur et pour le goût, du vin blanc. On emploie, pour la faire, de certaines poires acerbes et âpres à la bouche. *Voy.* POIRÉ. Pour juger de la qualité du cidre, dit Andry, il faut avoir égard à la saveur, à la préparation et à l'âge. Quant à la saveur, le doux est plus nourrissant ; et comme il est en même temps modérément chaud, il convient aux tempéramens froids et secs. Celui qui tire sur l'acide, soit pour avoir été fait de pommes aigres, soit pour avoir contracté ce goût par le temps, est aqueux, rafraîchissant, et passe aisément, quoiqu'il ait un peu d'astriction : il convient aux bilieux et aux estomacs trop chauds. Celui qui est âpre humecte moins et refroidit davantage ; le doux piquant est agréable, mais il ne faut le boire ni trop nouveau ni trop vieux, car il fait alors beaucoup d'obstructions. Quant à la préparation, celui qui est fait de pommes médiocrement mûres, cueillies dans la saison propre, et qui n'ont point été gardées, est le meilleur de tous : il humecte, nourrit, ne porte point à la tête, et convient particulièrement aux convalescens et aux tempéramens mélancoliques. Celui qui est fait de pommes sauvages, grossièrement écrasées et enfermées ensuite dans un tonneau avec de l'eau, est fort malsain. *V.* BOISSON.

CIMIER. C'est la pièce de chair du bœuf qui fait partie de la cuisse, qui contient plusieurs tranches ; chaque tranche contient trois morceaux : le premier s'appelle la *pièce ronde ;* le second, *la semelle ;* et le troisième, *le tendre.* Le derrière de cimier est contenu depuis les tranches jusqu'à la queue : on le nomme à présent *culotte.*

CITRON. Le citron est cordial, rafraîchissant, bon pour précipiter la bile, et pour apaiser le trop grand mouvement du sang. L'*écorce* et le *suc* du citron ont une vertu différente : l'une échauffe, et l'autre rafraîchit. L'*écorce* de citron mâchée rend l'haleine agréable ; prise intérieurement, elle aide à la digestion, elle fortifie le cœur et le cerveau ; elle contient, surtout dans sa partie superficielle, beaucoup d'huile exaltée et de sel volatil ; elle échauffe beaucoup quand on s'en sert avec excès. Le *suc* de citron rafraîchit, désaltère, apaise le mouvement trop violent du sang et des autres humeurs. Il se digère difficilement, cause des vents et des rapports ; il abonde en sel acide et en phlegme, mais il contient peu d'huile. Le *suc* de citron convient, dans les temps chauds, aux jeunes gens bilieux ; son *écorce* convient en tout temps, pourvu qu'on en use modérément, et seulement pour aider à la digestion et ranimer le sang et les esprits. On mêle ordinairement le *suc* de citron avec du sucre, pour le rendre plus agréable et moins en état de produire de mauvais effets : les parties rameuses de l'huile du sucre lient et embarrassent les acides du citron, et les empêchent de picoter trop fortement l'estomac ou les autres parties du corps. Il faut choisir les citrons mûrs, assez gros, d'une odeur et d'un goût aromatique et piquant : les meilleurs sont ceux qui viennent dans les pays chauds. Il y a des citrons aigres et des citrons doux ; les doux ne se servent guère qu'aux fruits dans les repas. De grands médecins conseillent de larder un citron de clous de girofle, et de le porter toujours sur soi, dans les temps de peste ou de contagion.

CITROUILLE. La chair de citrouille est moins nourrissante qu'agréable ; elle est estimée à cause de sa qualité humectante, laxative, diurétique et rafraîchissante. Sans avoir la viscosité du concombre, elle en a tous les avantages ; elle engendre des humeurs aqueuses en abondance, surtout dans les personnes qui ont l'estomac froid. Les semences des citrouilles sont une des quatre grandes semences froides. On doit choisir les citrouilles grosses, charnues, d'une chair ferme, blanchâtre ou rougeâtre, et d'un goût doux et agréable. Les citrouilles contiennent peu

d'huile, beaucoup de phlegmes, et médiocrement de sel essen‑
tiel. Elles conviennent, dans les temps chauds, aux jeunes gens
bilieux ; mais les vieillards et ceux qui sont d'un tempérament
faible et phlegmatique doivent s'en abstenir. La citrouille, dit
Andry, n'est, à proprement parler, qu'une espèce d'eau figée,
mais une eau figée dont le propre est de rafraîchir extrême‑
ment : c'est pourquoi cet aliment ne convient guère avec le
poisson, et n'accommode nullement les tempéramens froids et
les estomacs humides ; mais les personnes naturellement sèches
et pleines de feu, s'en doivent bien trouver, surtout lorsque le
ventre est resserré. Ces fruits abondent en acide et en phlegme,
c'est pourquoi ils sont si rafraîchissans. La citrouille se prépare
de plusieurs manières ; mais les cuisiniers, à force d'y prodiguer
le sel et le poivre, aussi bien que l'ognon et la ciboule, en
font souvent, d'un mets rafraîchissant, le plus échauffant de
tous les mets. Ces fruits sont fort sains en *potage*, soit au
beurre, soit au lait, pourvu que l'assaisonnement n'y domine
pas ; ils sont encore assez sains apprêtés à part avec du beurre
ou de la crème. On mange des *tourtes* de citrouilles qui sont
d'autant meilleures, qu'il n'y entre que du beurre avec un peu
de sucre et très peu de sel pour tout assaisonnement. Quelques‑
uns y mêlent des amandes pilées ; ce mélange les rend plus
agréables, sans les rendre plus saines ; car l'amande en subs‑
tance est très difficile à digérer. Pour corriger ce que la ci‑
trouille a de trop aqueux, on peut y mêler un peu de thym
ou de sarriette.

CIVETTE, ou PETITE CIVETTE. Elle a les mêmes pro‑
priétés que l'ognon. *Voy*. Ognon.

CLAVAIRE. *Voy*. Champignon.

CLOUS DE GIROFLE. *Voy*. Girofle.

COCHLÉARIA : en anglais *spoon-wort* et *scurvy-graff*. Ces
plantes sont vulnéraires, détersives et apéritives, antiseptiques,
spécifiques pour le scorbut qu'elles ne manquent presque jamais
de guérir. On les mâche crues ; on s'en frotte les gencives.
L'eau dans laquelle ont infusé les feuilles, fait un gargarisme
très efficace contre la pourriture des gencives. Il faut, autant

qu'il est possible, se servir des feuilles fraîches. Cette plante raréfie le sang, procure l'écoulement des urines et des mois, et atténue la pierre. Pour produire ces divers effets, on met une poignée de l'herbe fraîche dans un bouillon de veau ; mais il est mieux de la faire infuser légèrement dans l'eau bouillante, sans la faire cuire, parce que la coction en dissipe les principes volatils, en qui consiste principalement la vertu de cette plante. On en fait une décoction légère, et l'on y ajoute souvent la sauge, le camphre, ou l'eau-de-vie camphrée, pour gargariser les malades dans le scorbut et la vérole, et pour leur nettoyer les gencives. Le cochléaria de Groënland est doux et bon à manger. Les personnes qui sont en santé le mangent en salade. Cette manière d'en user est très bonne aussi pour le scorbut. On dit qu'il devient âcre lorsqu'il est transplanté dans les pays chauds.

COCHON, *porcus*. Il y a deux espèces de cochons, le sauvage et le domestique. Pour le cochon sauvage, *voy*. Sanglier. On doit choisir la chair et les autres parties d'un cochon qui ne soit ni trop vieux ni trop jeune, qui soit gras, tendre, et qui ait été nourri de bons alimens, comme de glands de chêne, de hêtre, de fèves, de raves, etc. La chair et les autres parties du cochon nourrissent beaucoup, et fournissent un aliment qui ne se dissipe pas aisément, parce qu'elles contiennent des principes huileux, balsamiques et visqueux, qui s'attachent facilement aux fibres des parties, et qui s'y collent de façon qu'elles ne s'en séparent qu'avec peine : il se digère difficilement ; il produit beaucoup d'humeurs lentes, visqueuses et grossières, et passe pour être contraire aux goutteux. Le cochon lâche aussi le ventre, parce que les principes huileux et phlegmatiques dont il abonde, relâchent les fibres de l'estomac et des intestins, et délaient les humeurs grossières contenues dans ces parties. Il convient, principalement dans les temps froids, aux jeunes gens d'un tempérament chaud et bilieux, qui ont un bon estomac, et qui font un grand exercice de corps ; mais les vieillards et les personnes faibles, délicates et oisives, ne s'en accommodent point. La femelle du cochon, ou la *truie*, n'est pas d'un si grand usage, parmi les alimens, que le cochon, parce que sa chair n'a pas un goût aussi agréable. Pour le *cochon de lait*, plusieurs personnes s'en font un véritable ragoût étant bien rôti ; cependant le cochon qui n'est ni trop jeune ni trop vieux, est le plus convenable pour la santé, parce que cet animal étant d'un tempérament fort humide, cette humidité superflue est beaucoup plus abondante lorsqu'il est jeune, que quand il est dans un état moyen, où la fermentation qui est pour lors dans toute sa vigueur, dissipe et chasse insensiblement au dehors les humeurs lentes et visqueuses. On ne doit point non plus choisir le cochon trop vieux, parce qu'alors ses parties solides sont dures et coriaces, difficiles à digérer, et peu propres à produire de bons effets.

COCO. C'est le fruit de quelques palmiers des Indes, de l'Amérique et de l'Afrique, qui offre des coques grosses comme la tête d'un homme, qui contiennent dans leur intérieur une sorte de moelle blanchâtre, bonne à manger, d'un goût qui approche de la noisette et de l'amande ; aussi, on en fait des émulsions, et l'on en tire une huile très fine, et qui est d'un grand usage dans l'Inde : quand les cocos ne sont pas encore mûrs, on en obtient une grande quantité d'eau claire, odorante et fort agréable au goût. Il y a des cocos qui en contiennent jusqu'à trois ou quatre livres. Lorsque le fruit est cuit, il n'en reste presque plus. Lorsqu'on coupe l'extrémité des spathes encore jeunes du palmier, il en distille une liqueur blanche, douce, agréable, à laquelle on donne le nom de *vin de palmier,* qui est employé journellement et dont on peut tirer de l'eau-de-vie. Les palmiers ou les cocotiers sont, pour les pays où ils naissent, les arbres les plus utiles que la nature ait produits. *Voy.* FRUIT, MATURITÉ.

COEUR. Cette partie des animaux est assez connue ; c'est un muscle d'une substance fort solide et fort compacte, et qui, par conséquent, se digère un peu difficilement ; cependant, quand il est bien cuit, il nourrit beaucoup et produit un assez bon suc.

COGNAC (*eau-de-vie*). C'est un lieu où se fabrique, en

France, une eau-de-vie qui a la plus grande réputation. *Voy*. Eau-de-vie.

COING. Les coings réjouissent le cœur, fortifient l'estomac, arrêtent le cours de ventre, aident à la digestion ; mangés crus et avant le repas, ils causent des coliques, des vents et des indigestions ; ainsi, il est bon de les faire cuire avant de les manger, et de les mêler avec du sucre, et de cette manière ils produisent de bons effets. Ils contiennent beaucoup de sel acide, d'huile et de phlegme. Ils conviennent en tout temps, à toute sorte d'âge et de tempérament, pourvu qu'ils soient bien cuits et qu'on n'en prenne qu'une quantité médiocre. Quand les coings sont crus, ils contiennent un suc visqueux et grossier qui, fermentant dans l'estomac et dans les intestins, y excite des vents et des coliques ; on les confit avec le sucre, et de cette façon ils sont plus salutaires. On fait encore avec les coings plusieurs compositions stomachiques, comme le cotignac, le sirop de coing et plusieurs autres dont on se sert aussi tant en santé qu'en maladie. *Voy*. Fruit, Maturité.

COMPOTE, se dit de l'assaisonnement de certaines viandes qu'on fait cuire, comme *compote de pigeons*.

COMPOTES. Les compotes sont des fruits cuits légèrement au sucre, et qu'on sert communément au dessert. Les convalescens se trouvent bien de celles qu'on fait avec des fruits doux et bien mûrs.

CONCOMBRE. Les concombres humectent et rafraîchissent beaucoup, parce qu'ils contiennent un suc visqueux et épais, fort propre à apaiser le mouvement trop impétueux des humeurs. Cependant ce suc rend les concombres de difficile digestion, parce que ses parties ne se désunissent qu'avec peine ; c'est pourquoi on doit toujours bien faire cuire les concombres avant de les manger, afin que le phlegme visqueux dont ils abondent devienne, par la coction, moins indigeste. On peut encore les mêler avec quelques matières qui aident à les digérer, comme l'ognon, le sel, le poivre. Les concombres conviennent, dans les temps chauds, aux jeunes gens d'un tempérament chaud et bilieux ; mais les personnes faibles et délicates, qui ont un mauvais estomac, ou qui sont d'un tempérament phlegmatique, doivent s'en abstenir. M. Ray rapporte, d'après l'expérience qu'il en a faite, que les concombres sont très sains, pourvu qu'après les avoir coupés par petites tranches, et remués entre deux plats jusqu'à ce que toute la liqueur aqueuse en découle, on les assaisonne avec de l'huile, du vinaigre et du poivre. Les petits concombres confits dans du vinaigre, avec du sel, du poivre et de l'aneth, excitent l'appétit, lorsque la trop grande chaleur de l'estomac l'a rendu languissant. Les semences du concombre sont une des quatre semences froides majeures. *Voy.* Cornichons.

CONDIMENT. *Voy.* Assaisonnement.

CONFITURE. Les confitures sont des préparations faites avec du sucre et la pulpe des fruits qu'on fait cuire fortement, et en consistance assez solide pour pouvoir se conserver dans les saisons où la nature les refuse. On en fait des desserts très agréables et très sains. On en donne aux personnes délicates et convalescentes.

Confiture ou *extrait de genièvre.* Il faut en prendre de la grosseur d'une fève, le matin à jeun, et ne rien avaler de trois heures. On peut en prendre aussi le soir, pourvu qu'il y ait quatre heures qu'on ait mangé. C'est un remède fortifiant, et propre pour la gravelle, le mal de reins, la suffocation de matrice, les évanouissemens, le dévoiement d'estomac, la surdité, l'hydropisie, l'opilation du foie, le mauvais air, etc. On doit ne point en faire usage pendant l'été, à moins que la nécessité ne l'exige.

Confiture sèche de genièvre. Cette confiture guérit les maux de tête, fortifie le cerveau et la mémoire, conserve et éclaircit la vue, purifie l'estomac, nettoie le cœur, éclaircit la voix, facilite la digestion, fait bonne haleine, réveille les esprits, procure un sommeil réglé, brise la pierre, fait bien uriner, excite l'appétit, guérit le tremblement, donne de la gaieté, préserve de la paralysie, guérit toutes sortes de fièvres et particulièrement la fièvre quarte, expulse tout venin, est bonne pour les douleurs de ventre, fait passer celles de la matrice, rétablit et nourrit le foie gâté, calme les maux de reins, amortit le feu des plaies et les nettoie, chasse les vents, et garantit des effets du mauvais air.

CONGRE. Poisson de mer qui ressemble beaucoup à l'anguille d'eau douce ; sa chair est très estimée et d'un fort bon goût. On fait sécher les congres sans les saler. On les vend, ainsi préparés, à Bordeaux. *Voy*. POISSON.

CONSERVE. Confiture sèche qui se fait avec du sucre, de plusieurs pâtes, ou fruits ou fleurs, pour les rendre plus agréables au goût. Il y a plusieurs sortes de conserves.

CONSOMMÉ. On donne ce nom à du jus de viandes, ou à leurs extraits concentrés et rapprochés. En conséquence, les consommés sont beaucoup plus nourrissans que les bouillons, et se donnent aux personnes épuisées, et qui ont besoin de faire un emploi considérable de leurs forces.

COQ. C'est, comme on le sait assez, le mâle de la poule ; c'est un animal extrêmement lascif. Les fréquentes dissipations qu'il fait par la grande chaleur où il est continuellement, rendent sa chair sèche et difficile à digérer ; elle a peu de goût, étant dépouillée des parties les plus spiritueuses et les plus balsamiques ; aussi est-elle peu en usage, du moins sur les bonnes tables. Quoique le coq soit un assez mauvais aliment, les crêtes de cet animal sont cependant délicieuses. *Voy*. CRÊTE.

COQ-D'INDE. *Voy*. DINDON.

COQUILLAGE. On donne ce nom à de petites coquilles univalves et bivalves, qu'on trouve sur le bord de la mer et des fleuves ; les habitans des côtes maritimes en font beaucoup d'usage, et peut-être l'eau de mer en rend la nourriture assez saine ; cependant on croit qu'il n'y a que les estomacs forts à qui cet aliment cuit puisse convenir, car il passe pour pesant et visqueux. Les coquillages fluviatiles sont encore de plus difficile digestion que ceux de mer. La cuisson durcit en général, et rend coriaces ces chairs, qui auparavant étaient molles et demi-transparentes ; c'est pourquoi on voit des personnes manger dix fois plus d'huîtres, sans être cuites, que si elles l'étaient. Quoique les coquillages marinés soient plus aisés à digérer que ceux qui sont cuits, ils le sont bien moins que ceux que l'on mange frais et crus. On peut dire la même chose des vers et des polypes, dont les hommes peuvent faire usage pour leur nourriture.

CORBEAU. C'est un oiseau omnivore, qui aime les charognes, et dont la chair est dure, d'une mauvaise odeur, et d'un goût désagréable.

CORIACE. Qui est dur, et qui se tire en mangeant, comme du cuir ; rien n'est plus désagréable qu'une chair coriace, c'est pourquoi on la laisse mortifier avant de la manger ; elle en est plus saine, et d'un goût plus agréable.

CORIANDRE. La plante qui porte la coriandre est cultivée dans les jardins, à cause de ses *graines* dont on se sert assez communément dans les alimens, dans les confitures, dans les liqueurs spiritueuses et dans la bière ; elles sont vertes sur la plante, mais elles deviennent blanchâtres à mesure qu'elles sèchent. Elles sont d'un goût et d'une odeur aromatique et fort agréable, quoique le reste de la plante ait une odeur très désagréable. Elle corrige la mauvaise haleine, fortifie l'estomac, aide à la digestion ; étant prise après le repas, elle chasse les vents et résiste au mauvais air. L'usage trop fréquent de la coriandre enflamme les humeurs, et ne convient point aux personnes qui sont d'un tempérament chaud et bilieux. Elle convient, dans les temps froids, aux vieillards, aux personnes dont les humeurs sont grossières et peu en mouvement, et dont l'estomac ne digère pas facilement.

CORME ou SORBE. Les cormes ne mûrissent point sur l'arbre comme les autres fruits ; on est obligé de les cueillir en automne et de les étendre sur de la paille ; quand elles y ont été quelque temps, elles changent beaucoup de consistance et de goût ; de dures, acerbes et désagréables qu'elles étaient, elles deviennent molles, douces et délicieuses. Les sorbes sont astringentes, parce qu'elles contiennent des parties grossières et tartareuses, qui fixent et embarrassent les humeurs âcres et trop tenues, qui causent des diarrhées, des vomissemens et des hémorragies. L'usage immodéré de ce fruit est souvent pernicieux , parce que contenant un suc grossier et terrestre , il produit aussi beaucoup d'humeurs grossières ; de plus, ce suc demeurant long-temps à fermenter dans l'estomac et dans les intestins , s'aigrit , picote les fibres de ces parties , et cause des tranchées et des coliques. Les cormes conviennent en hiver aux jeunes gens bilieux , et à ceux qui ont l'estomac faible, pourvu qu'ils en usent modérément. Si l'on exprime le suc des cormes , et qu'on le laisse fermenter quelque temps , il devient vineux et semblable au poiré : cette liqueur se nomme *corme*. Voy. MATURITÉ.

CORNE DE CERF. C'est le bois du cerf , lorsqu'il est séparé de la tête de cet animal. On emploie cette corne en médecine; elle est astringente : on en fait de la gelée , que l'on nomme *gelée de corne de cerf*. Cette gelée est très nourrissante, et propre à modérer l'impétuosité des fluides.

CORNICHONS. C'est le fruit très jeune, très tendre des concombres, qu'on conserve dans du vinaigre, pour donner du piquant aux sauces, ou pour les manger avec la viande. Ils excitent l'appétit, conviennent aux pituiteux ; lorsqu'on en mange modérément, ils ne peuvent faire mal aux personnes bien portantes. *Voy*. CONCOMBRES.

COTELETTES. Les côtelettes de *veau* et de *mouton* sont susceptibles de bien des apprêts dans les cuisines.

COTIGNAC. Confiture ou pâte de coings. On appelle encore *cotignac*, certaine confiture qu'on fait avec du moût sortant de la cuve ou du pressoir. *Voy*. COING.

COULIS. Jus passé à l'étamine , servant aux liaisons et à donner une saveur agréable aux ragoûts. Il y en a de plusieurs façons.

COUMIER. C'est un arbre de Cayenne , qui donne un fruit très bon , très recherché , et qui est assez semblable à une poire. *Voy*. FRUIT.

COUPI. C'est un arbre de la Guiane, dont les fruits ont une amande plus agréable que celle des cerneaux , et qui fournit une huile très douce et très délicate. *Voy*. FRUIT.

COURGES. Les courges humectent , rafraîchissent , adoucissent l'âcreté des humeurs; et apaisent la soif; elles sont difficiles à digérer, affaiblissent l'estomac, et excitent des vents et des coliques. Elles conviennent, dans les temps chauds, aux jeunes gens bilieux; mais les personnes d'un tempérament froid et phlegmatique doivent s'en abstenir. On mêle ordinairement les courges avec des herbes aromatiques, avec le persil, l'origan, la moutarde, le poivre et plusieurs autres matières âcres et volatiles, capables d'aider à l'atténuation du phlegme visqueux de ce fruit, et de lui donner un goût plus relevé. On confit encore les courges avec du sucre, pour les rendre plus agréables et plus salutaires. En effet, on les raréfie en faisant bouillir leur substance grossière; et de plus, le sucre avec lequel on les mêle, leur donne un appétit piquant, qui les fait paraître moins fades, et les rend plus aisées à digérer. On apprête les courges comme les citrouilles.

COUROUPITE. C'est un fruit qui a la forme d'un boulet de canon de 36, qui croît à la Guiane, et dont la pulpe très agréable est fort recherchée. *Voy*. FRUIT.

COURT-BOUILLON. Manière particulière de faire cuire certains poissons dans une sauce faite avec eau, vinaigre, sel, et beurre; ou bien avec vin et peu d'eau, sel, poivre, etc.

CRABE. *Voy*. CANCRE.

CRÈME. C'est la plus grasse, la plus huileuse et la plus délicate partie du lait séparée du *serum*. *Voy*. au mot LAIT, ses propriétés.

CRESSON. Le cresson des *jardins* est d'un goût agréable, chaud, piquant. On fait assez communément entrer le cresson dans les salades; comme il est échauffant, il tempère la froideur de la laitue et des autres herbes auxquelles on le mêle, et aide la digestion. Le cresson *aquatique*, ainsi appelé parce qu'il croît le long des ruisseaux, dans les marais et près des fontaines, entre aussi dans les salades, ainsi que le cresson *alenois* ou de jardin; on le sert communément mariné sous les poulardes. On doit choisir l'un et l'autre nouveau, tendre, petit, et d'un bon goût. L'un et l'autre cresson purifient le sang, lèvent les obstructions, sont propres pour les maladies de la rate, et pour le scorbut; ils échauffent beaucoup, et mettent les humeurs dans une forte agitation quand on en use avec excès. Ils conviennent l'un et l'autre, en hiver, aux vieillards, aux personnes phlegmatiques, aux mélancoliques et à tous ceux dont les humeurs sont grossières et peu en mouvement. Le cresson *aquatique* est plus tendre en hiver qu'en été, et meilleur pour les salades. Le cresson *alenois* est plus âcre et plus piquant que l'aquatique, parce que ses sels sont moins étendus par des parties phlegmatiques et moins embarrassés par des parties huileuses. On ne l'emploie que dans les mêlures, à cause de sa trop grande âcreté, et l'on fait au contraire des salades avec le seul cresson aquatique. L'un et l'autre cresson contiennent un sel âcre, fort incisif, pénétrant, capable de raréfier les humeurs grossières, de dissoudre et d'atténuer les sucs visqueux, de les chasser au dehors, et de produire tous les bons effets dont nous avons parlé, quand on en use modérément.

CRESSON D'INDE.
CRESSON DU PÉROU. } *Voy*. Capucine.

CRETELLE. C'est une plante de la famille des graminées, qui offre une grande ressource aux Indiens, quand le riz leur manque.

CRÊTES DE COQ. Les crêtes de coq font un aliment aussi sain qu'agréable; elles entrent dans les meilleurs ragoûts, et dans les bisques. On en fait aussi de particulières pour entremets, surtout des crêtes farcies, ou avec des ris de veau, ou avec des foies gras, ou avec des champignons et morilles, ou seules.

CROQUET. Se dit d'une espèce de pain d'épice qui est fort mince, fort sec, et fort dur, et qui croque sous la dent. *Voy*. Pain d'épice à l'article Pain.

CRUSTACÉS. Ces sortes d'animaux sont de nature à se corrompre très facilement, lorsqu'il fait un peu chaud. Les *homars*, les *écrevisses*, les *salicoques* ou *chevrettes*, les *huîtres*, les *coquillages*, sont de ce nombre. La police doit surveiller, pour que les marchands ne vendent pas au public ces denrées lorsqu'elles sont suspectes.

CUISSEAU de *veau* ou d'*agneau*. C'est la même chose que la cuisse.

CULOTTE DE BOEUF. Gros morceau près de la queue, appelé autrement le *derrière du cimier ;* c'est la pièce la plus estimée du bœuf. *Voy.* au mot BOEUF, ses qualités et ses propriétés.

D

DAIM. Comme cet animal ne vit que de végétaux, ses sels ne sont pas fort exaltés ni sujets à la putréfaction alkaline ; mais l'exercice continuel qu'il se donne exalte et volatilise en quelque degré ces mêmes sels. La chair d'un daim qu'on a tué dans le temps qu'il était en repos, n'est pas la même que lorsqu'il est échauffé par l'exercice : les fibres de la première sont plus dures, sa chair plus serrée, et, par conséquent, plus difficile à digérer ; la seconde est plus tendre, plus aisée à digérer, mais elle tend davantage à la putréfaction alkaline, que l'on peut cependant prévenir en saignant cet animal. On regarde avec raison la chair du daim comme un excellent aliment pour toutes sortes de personnes. Les parties du daim les plus estimées par les personnes délicates sont celles du derrière. La chair du daim qu'on a châtré avant la sortie des cornes est beaucoup meilleure, parce qu'elle est beaucoup plus tempérée, tant à l'égard de la chaleur que de la sécheresse. On doit choisir le daim jeune, tendre, gras et bien nourri ; sa chair produit un bon suc et nourrit beaucoup ; quand il est trop vieux, elle est dure et difficile à digérer. Elle convient, principalement en hiver, aux vieillards et à ceux qui sont d'un tempérament phlegmatique, et qui abondent en humeurs pituiteuses ; elle contient beaucoup d'huile et de sel volatil.

DARIOLE. Cette espèce de pâtisserie est fort saine, et convient à tout le monde ; aucun des ingrédiens dont elle est composée ne peut produire de mauvais effets. *Voy.* PATISSERIE.

DAUBE. C'est un ragoût qui se mange froid, et qui est fort à la mode aujourd'hui. On sert des gigots de veau, de mouton, des poulets d'inde, canards, oisons, chapons gras, perdrix et autres viandes à la daube ; mais, en général, si on désire mettre à la daube de la chair de boucherie, par exemple, une tranche de bœuf épaisse de trois ou quatre doigts, on la laisse mortifier, puis on la bat avec un rouleau de bois pour l'attendrir ; on en ôte la peau, on fait des entailles profondes dans la chair, on la larde près à près en long et en travers, comme si c'était pour mettre en pâte, avec des lardons gros comme le doigt et assez longs, qui soient enfermés comme on l'a dit. Quand la viande est lardée, on peut l'envelopper d'un linge blanc, la mettre dans une terrine ou dans un pot avec de l'eau suffisamment, du sel, de fines herbes, du laurier, de la marjolaine, du clou de girofle, des marrons, si l'on veut un morceau de lard ou un quarteron de moelle. Cette viande se cuit jusqu'à ce que le bouillon soit consommé. On remplit le pot avec du vin qui ne soit pas froid. Si l'on veut que la sauce soit douce, on y ajoute du sucre et de la cannelle. Mais dans du bœuf à la daube, quand il est cuit, il faut se contenter d'y mettre un peu de verjus ou du vinaigre ; le vin le rendrait dur. Quand on mange cette daube dans sa sauce, c'est alors une compote. Cette manière d'assaisonner les viandes les rend ordinairement indigestes ; les tranches de lard et les lardons contribuent beaucoup à les rendre telles. Il est vrai que les épices et autres assaisonnemens peuvent en faciliter la digestion ; mais s'ils y sont prodigués, ils ne peuvent être que très préjudiciables à la santé, puisque, par leur nature, ils tendent à échauffer et à allumer le sang et les liqueurs, comme il est aisé de s'en convaincre par l'examen de chaque assaisonnement particulier. *Voy*. ASSAISONNEMENT, ÉPICES, etc.

DESSERT. Dernier service qu'on met sur la table ; il est ordinairement composé de fruits, de pâtisserie sucrée, fromages, etc. Il y a de grands et de petits desserts : ceux-ci sont ordinaires chez les bourgeois ; les autres s'y servent aussi quelquefois dans des repas de cérémonie, et sont composés, outre ce qu'on a dit, de confitures sèches et liquides, pâtes sucrées, compotes de plusieurs sortes, gelées, oranges, etc.

DIAVOLINI. Jolis petits bonbons qui nous viennent de Naples, et qu'on imite très bien chez Berthelmot. On les dit très propres à entretenir la paix en ménage, malgré leur nom un peu *diabolique. Voy.* Dragée.

DINDE. Sa chair a les mêmes propriétés et les mêmes qualités que celle du dindon; *voy.* ce mot; et, comme les autres volailles, on l'accommode en cuisine de différentes manières.

DINDON, *coq d'Inde.* Cet animal contient en toutes ses parties beaucoup d'huile et de sel volàtil; sa chair nourrit beaucoup, elle produit un aussi bon suc que celle du chapon et du poulet; mais, comme elle est plus ferme que la leur, elle fournit un aliment plus solide et plus durable; du reste, elle est à peu près de même nature; la femelle a la chair plus délicate que celle du mâle. On doit choisir le dindon jeune, tendre, gras et bien nourri; quand il est un peu trop vieux, sa chair est dure, coriace et difficile à digérer. Le dindon convient en tout temps, à toute sorte d'âge et de tempérament, pourvu qu'il ait les conditions dont nous venons de parler.

DORADE. C'est un très beau poisson de l'Océan et de la Méditerranée, dont la chair est de bon goût, mais assez sèche. On estime beaucoup les dorades qu'on trouve dans les étangs salés. *Voy.* Poisson.

DORÉE. C'est un poisson des îles Lucayes, dans la mer qui borde l'Amérique septentrionale, et dont la chair est fort estimée. *Voy.* Poisson.

DOUCETTE. *Voy.* Mache.

DRAGÉE. On donne le nom de dragée aux différentes préparations de sucre en petites parcelles, qu'on emploie à couvrir des semences aromatiques ou des fruits agréables. Il faut beaucoup se méfier de celles qui sont colorées, car souvent elles peuvent incommoder. Les dragées qui contiennent des substances chaudes et actives exigent qu'on soit réservé sur leur usage, sans quoi elles peuvent échauffer et irriter beaucoup. On doit surtout éviter celles qu'on fait avec les essences, telles que le *diavolini,* qu'on prétend aphrodisiaque, mais qui, à coup sûr, est très dangereux. *Voy.* Diavolini.

DRÈCHE. La drèche est une farine grossière faite avec de

l'orge qu'on a desséchée rapidement, au moment où elle commençait à germer. Les Anglais, et particulièrement Cook, en ont fait une espèce de bière douce nommée *work*, qu'ils ont regardée comme un des plus puissans antiscorbutiques, et dont ils ont, à cet égard, éprouvé les plus grands avantages sur mer. On en a donné à chaque individu malade jusqu'à trois pintes par jour. Pringle et Macbride ont remarqué que les succès de la drèche étaient dus particulièrement à la grande quantité d'air fixe qu'elle contient.

E

EAU. Rien ne contribue plus à la conservation de la santé que l'usage des bonnes eaux, comme rien n'est plus capable de l'altérer que celles qui possèdent de mauvaises qualités. L'eau la plus convenable pour l'usage est celle qui est légère à l'aréomètre, et qui ne produit pas un sentiment de pesanteur dans l'estomac ; qui est claire, limpide, sans couleur, sans odeur, sans saveur, et agréable au goût ; qui s'échauffe promptement et se refroidit de même ; qui dissout aisément le savon, et qui cuit et amollit les légumes. Une eau qui possède ces qualités ne donne à l'analyse que très peu de matières hétérogènes. On reconnaît encore qu'une eau est bonne, lorsque sur les rives de la fontaine, du ruisseau, de la rivière, il ne croît ni joncs, ni mousse, ni aucune plante aquatique ; lorsqu'elle sort de la fente d'un rocher claire et limpide, et qu'elle coule sur un lit de sable, sans bourbe, sans sédiment, ou sur un cailloutage bien net. Enfin, sa salubrité se confirme par la bonne santé de ceux qui en font usage, par la force et la vigueur des animaux et des plantes du pays. Quand on voit les habitans d'un canton conserver les yeux sains, les dents blanches, et n'être pas sujets aux maladies de la peau, c'est un indice qui doit faire juger favorablement des eaux que l'on y boit. En général, leurs bonnes qualités attestent presque toujours la pureté de l'air ; il est rare que celui-ci soit malsain dans un pays qui a l'avantage de posséder de bonnes eaux. L'eau pure et fraîche humecte, désaltère et rafraîchit ; elle donne du ton à l'estomac, et de là à tout le système ; elle aide la digestion, fournit un véhicule nécessaire aux humeurs, dissout les matières excrémentielles et les entraîne avec elle hors du corps. Les buveurs d'eau mangent ordinairement beaucoup, digèrent bien, et parviennent à une grande vieillesse, exempts des infirmités auxquelles sont sujets les autres hommes. L'usage de cette boisson, que la nature a destinée aux besoins des hommes et des animaux, convient à tous les âges et à toutes les constitutions ; elle possède la plupart des vertus médicales, selon les divers degrés de température qu'on lui donne ; ce qui lui a mérité le nom de *panacée, ou remède universel ;* et, en effet, il est peu de maladies où l'on ne puisse l'employer utilement, et à la guérison desquelles elle ne contribue, conjointement avec une diète convenable ; elle fait la base de la plupart des boissons médicinales, des potions, des mixtures, des décoctions, des apozèmes et autres préparations pharmaceutiques.

Il en est de l'eau comme des autres choses les plus salutaires ; *elle fait du bien tant qu'on en use sobrement, et devient nuisible dès qu'on en abuse.* L'eau bue avec excès en été, ainsi que l'a remarqué HIPPOCRATE, occasione quelquefois l'hydropisie. Elle décide des maladies aiguës de poitrine, telles que la pleurésie et la péripneumonie, lorsqu'on a l'imprudence d'en boire pendant que le corps est échauffé et en sueur, parce qu'elle décide brusquement le refoulement des forces vers l'intérieur, qui, se changeant en spasme, empêche la résorption des fluides perspirables, ou détermine un surcroît d'action dans la partie qui devient leur aboutissant. Telle est la cause la plus ordinaire de la plupart des maladies qui exercent les plus grands ravages dans les armées, parmi les gens de campagne et les artisans. On les préviendrait aisément, si l'on avait la sage précaution de ne se désaltérer qu'après quelques momens de repos, durant lesquels le corps se serait rafraîchi et aurait repris son état naturel. L'eau froide, dit HIPPOCRATE, est nuisible dans la toux et les inflammations de poitrine ; elle ne convient pas dans la fièvre, quand le malade a les pieds froids ; elle est très utile dans les affections bilieuses, dans les grandes douleurs de tête et dans les spasmes. *Il est préjudiciable à la digestion de boire beaucoup d'eau immédiatement ou peu de temps après le repas.* Il est très dangereux aussi de faire habituellement usage d'eau chaude ou des infusions théiformes ; outre qu'elles jettent les organes digestifs dans l'inertie, et qu'elles affaiblissent l'énergie des sucs digestifs, elles dissolvent encore et entraînent le mucus qui tapisse les parois intérieures du canal alimentaire, et mettent à nu les nerfs dont la sensibilité est violemment excitée par les alimens et les boissons. Il en résulte de mauvaises digestions, des cardialgies, des angoisses, des anxiétés ; et cette irritation soutenue des nerfs gastriques se portant habituellement sur le système nerveux, avec lequel les premières voies ont le plus grand *consensus,* décide cette extrême mobilité, de laquelle dépend cette multitude d'affections nerveuses qui prennent la forme de toutes sortes de maladies, et éludent obstinément tous les secours de l'art.

Doctrine du Docteur D'IHARCE (*Erreurs populaires sur la Médecine*).

L'eau pénètre toutes les parties des alimens que nous prenons, les humecte, les ramollit, les divise, les dissout, les atténue même ; et rien ne favorise mieux les organes de la digestion, pour en former un chyle doux et léger, capable de s'insinuer sans peine dans les vaisseaux les plus étroits, et de nourrir également toutes les parties du corps, pourvu que l'on évite les *excès* dans son usage. Si la sensualité fait trouver tant de délices à la plupart des hommes dans les vins de toutes les espèces et les liqueurs spiritueuses, dont l'abus est aussi funeste que facile, ceux qui savent se contenter de l'eau pure pour boisson ordinaire sont heureusement récompensés de leurs privations, s'il en est pour eux dans ce genre, par la fraîcheur de leur teint, par un tempérament robuste, une santé vigoureuse, par une entière liberté de l'esprit, qui les rend toujours si propres à tout, par une parfaite égalité dans le caractère, et par tous les avantages qui sont inséparables de ces dons précieux.

Dangers de l'abus de l'eau. Tout est susceptible d'abus, et l'erreur se glisse partout. Le relâchement des fibres de l'estomac, la diminution de leur ressort et de l'action de ce viscère, un chyle trop délayé, peu capable de réparer la perte des forces corporelles, un poids accablant, dont la poitrine même souffrirait, et les accidens attachés à ces inconvéniens, seraient les suites nécessaires d'une boisson trop abondante. Au contraire, si l'on n'en prenait pas assez, mille maux, les uns plus fâcheux que les autres, rendraient les victimes de leurs erreurs ceux qui les commettraient. Un chyle âcre et trop épais ne tarderait pas à ralentir la circulation du sang, à corrompre la masse des humeurs, à former des obstructions dans les viscères, à produire dans l'économie animale la sécheresse, l'inflammation, le dépérissement, la langueur; à former des tumeurs, des dépôts, des cancers dans les différentes parties du corps; à donner, en un mot, naissance aux maladies les plus cruelles.

Doctrine du Docteur Delamarre.

L'usage interne de l'eau est très bon, pourvu qu'il soit modéré. L'excès qu'on ferait en buvant de cette liqueur, particulièrement à jeun, accablerait et débiliterait souvent les viscères, et pourrait causer l'hydropisie et une infinité d'autres maladies. Mais d'habiles médecins (qui pensent que l'eau seule est un grand préservatif pour beaucoup de maladies) conseillent aux personnes d'un tempérament vif, de déjeuner avec deux ou trois onces de pain sec, et un ou deux verres d'eau fraîche. Cela, disent-ils, rafraîchit la masse du sang, et entretient le ventre dans la liberté qui lui est naturelle; le pain diminue alors l'action de l'eau. On conseille de ne point boire *d'eau trop froide*, de crainte d'arrêter le cours du sang et des autres liqueurs, et les congeler de manière qu'elles ne seraient plus propres à entretenir la circulation. *L'usage de l'eau est en général plus convenable aux bilieux et aux mélancoliques qu'aux sanguins et*

aux pituiteux. L'eau en général, dit LECAMUS, facilite la digestion, produit un chyle de très bonne qualité, donne de la
fluidité au sang et à nos autres humeurs, facilite le cours des
urines, procure souvent la liberté du ventre, et modère toujours l'ardeur du sang, de la bile et des humeurs. Il ajoute que
« cette boisson convient à tous les *sexes, âges, tempéramens,*
» *contrées,* dans l'état de *santé* et dans celui de *maladie.* »
L'ail, la sauge et quelques autres végétaux âcres passent pour
être de suffisans *correctifs des mauvaises eaux.* Il est nécessaire
d'avoir des vaisseaux propres à conserver l'eau : les meilleurs
sont ceux de *verre*, de *grès*, de *terre vernissée.* Les vaisseaux
de *bois* ne sont pas si bons, parce que l'eau en dissout des parties qui la corrompent fort promptement. Ceux de *cuivre* sont
dangereux ; ceux de *fer* lui donnent un goût désagréable et la
rendent rousse.

Doctrine du Docteur GEOFFROY.

L'eau est bonne, non-seulement pour apaiser parfaitement
la soif, mais encore pour faciliter la digestion des alimens ;
elle rend le chyle doux et fluide, elle le tempère, elle en corrige l'âcreté, et donne au sang et aux autres humeurs le degré
de fluidité qu'elles doivent avoir ; elle amollit et donne de la
flexibilité aux parties solides ; si elles sont trop roides, elle les
rend souples ; et s'il y a quelque âcreté dans les humeurs, elle
la corrige et tempère leur trop grande chaleur. Comme la santé
et la vie dépendent principalement de la circulation continuelle
du sang et des autres sucs à travers les différens conduits de
notre corps, même à travers les plus petits, tout ce qui peut
donc rendre et conserver le sang fluide est ce qu'il y a de plus
propre pour conserver la vie et la santé. C'est ce que l'eau fait
très bien par sa liquidité et par le moyen des parties aériennes
et éthérées qu'elle porte dans le sang. *Les buveurs d'eau se*
portent beaucoup mieux et vivent plus long-temps que ceux
qui boivent du vin et des liqueurs fermentées ; ils mangent
beaucoup plus ; car l'eau, qui pénètre tous les pores, est une

liqueur très propre pour dissoudre les alimens , pour former le
chyle , le sang , et pour transmettre le suc nourricier dans
toutes les parties du corps. Elle déterge très bien la mucosité
visqueuse et tenace qui couvre les membranes glanduleuses du
ventricule et des intestins ; elle occasione , par ce moyen ,
l'épanchement d'une plus grande quantité de salive stomacale
et intestinale , dont l'appétit et la digestion dépendent. C'est
par toutes ces raisons que les buveurs d'eau ont ordinairement
plus de santé et plus de force. Prenez bien garde de ne pas
vous laisser tromper par l'exemple des crocheteurs et des gens
de travail , à qui l'usage continuel du vin et des liqueurs spiritueuses semble donner des forces pour supporter des travaux
extrêmement rudes : s'ils ont de la force , ce n'est pas parce
qu'ils boivent du vin ; au contraire , ils ne digèrent le vin , ils
n'en soutiennent l'usage que parce qu'ils ont de la force. De là
vient qu'il arrive très souvent que le vin , au lieu de leur donner des forces , comme ils se l'imaginent , les affaiblit en très peu
de temps. On en voit peu , quoique très vigoureux , de ceux
qui boivent du vin et qui en font des excès , parvenir à un âge
avancé : le plus souvent c'est leur propre force qui les perd , et
une mort prématurée les enlève ; ou bien ils vivent dans les
souffrances , accablés de goutte , de gravelle , d'enflures et
d'autres infirmités.

L'usage de l'eau , pour boisson ordinaire , n'est pas moins
utile pour l'esprit que pour le corps : un buveur d'eau se possède toujours ; son esprit , moins sujet aux passions , fait bien
mieux ses fonctions ; l'ardeur , l'effervescence , l'âcreté des
humeurs , la trop grande tension , la trop grande sensibilité et
l'éréthisme des filets nerveux , excitent des tumultes dans l'esprit ; mais le calme du corps est bientôt suivi de la tranquillité
de l'esprit. Que les sucs soient doux , fluides , bien purs , sans
superfluités nuisibles , alors les fibres nerveuses ne seront point
irritées , et l'on n'aura aucune sensation fàcheuse. Si , tout d'un
coup , l'esprit frappé de quelque pensée met en mouvement
et en contraction les filets nerveux , ces mouvemens seront
bientôt apaisés , et les oscillations des filets nerveux devien-

dront douces et réglées comme auparavant , à cause que l'usage fréquent de l'eau rend ces fibres molles et flexibles. Il faut donc avoir soin de boire de l'eau, si l'on veut joindre à un corps bien sain un esprit sain et tranquille. L'eau mérite non-seulement le nom de *préservatif,* mais encore un titre plus grand : on peut la regarder comme un *remède universel,* propre pour toutes les maladies en général, spécifique pour chacune en particulier , facile à trouver et à préparer ; elle n'a d'autre défaut que celui d'être trop commune, trop connue, et par conséquent trop peu prisée.

Comme la santé dépend de la flexibilité des fibres et de l'égalité de leurs oscillations, de la fluidité, de la subtilité et de la douceur des humeurs ; ainsi, toutes les maladies ne dépendront que de la roideur, de la tension, de l'irritation, du frémissement et de l'éréthisme des fibres, de la viscosité, de l'épaississement et de l'âcreté des humeurs. Les causes qui troublent l'oscillation des fibres sont internes ou externes : les internes viennent ou de l'âme, comme les passions ; ou du corps, comme les sucs trop épais et embarrassés dans les vaisseaux capillaires, qui distendent trop les fibres, ou les sucs trop âcres qui leur causent de trop grandes irritations. On doit mettre parmi les causes externes tout ce qui peut affecter le corps, comme l'air, le froid, la chaleur, un coup, les alimens, les poisons, etc. Cependant, soit que la tension et l'irritation des fibres dépendent de l'âcreté, du séjour ou de l'abondance des humeurs, soit que le vice des humeurs dépende des fibres, il faut toujours avoir recours à l'eau : elle relâchera les fibres qui seront trop tendues ; elle délaiera les sucs épais et embarrassés ; elle adoucira leur âcreté ; elle calmera leur effervescence ; elle lèvera les obstructions ; elle se chargera des parties terrestres, salines et sulfureuses ; elle les entraînera avec elle, et les fera sortir des voies par les émonctoires convenables ; elle rétablira les fonctions, et guérira une infinité de maladies. Il n'est pas à propos de quitter tout d'un coup un mauvais régime de vivre, auquel on est accoutumé, pour en suivre un qui soit meilleur, parce qu'il n'y a point de

changement subit qui ne soit dangereux. Souvenez-vous de
préférer l'eau à toute autre boisson ; buvez-en quelques verres
le matin. Elle verse, pour ainsi dire, la santé dans le corps ;
elle délaie les restes de la digestion du jour précédent ; elle
lâche le ventre, fait uriner, nettoie les reins et conserve la
fluidité du sang et des autres humeurs, rend la bile plus douce,
aiguise l'appétit ; la digestion des alimens s'en fait ensuite beaucoup mieux ; les viscères font leurs fonctions sans trouble, sans
ardeur ; le corps devient plus dispos et plus agile pour le travail ; les opérations de l'âme se font avec plus de netteté et
d'une manière plus parfaite. Servez-vous à vos repas, pour
boisson ordinaire, de l'eau froide : c'est le meilleur véhicule
pour la distribution des alimens. *L'eau convient à tout le monde,
et en tout temps. Voy.* BOISSON.

Nous engageons ceux qui voudront s'instruire plus ample-
ment sur cet objet important, à lire l'excellent ouvrage de
M. ROWE, médecin de Londres, intitulé : *Histoire de l'efficacité de l'Eau, et de son influence sur la santé et la beauté du
corps, entremêlée d'anecdotes sur ses propriétés comme boisson,
comme moyens préservatifs et curatifs des maladies, et comme
avantages dans la génération et dans l'éducation physique des
enfans ;* d'après l'avis des plus célèbres médecins et philosophes
anciens et modernes, tels que, etc. Traduction de l'anglais,
augmentée et publiée par LE POULACRE DE VERNEUIL; un volume
in-18. Paris, 1824, Lugan, 2 fr. Ce livre est écrit d'un style
agréable et bien soutenu : il réunit tout ce qu'on peut dire
de mieux sur l'objet qu'il traite.

EAU-DE-VIE. L'eau-de-vie et l'*alcool* sont la base de
toutes les liqueurs douces, qui ne sont autre chose que l'un
ou l'autre de ces fluides chargé d'aromates et de sucre. Les
eaux-de-vie, et surtout celles d'ORLÉANS et du LANGUEDOC, sont
aujourd'hui très en usage ; beaucoup de personnes les préfèrent aux liqueurs douces. L'usage des *liqueurs* est en général
très préjudiciable, et c'est avec raison qu'on les a appelées *des
poisons lents;* néanmoins, lorsqu'on n'en prend pas habituellement et avec excès, *elles peuvent être utiles à la santé des*

personnes sujettes aux vents, et à celles dont l'estomac est paresseux et digère avec peine. Mais, lorsqu'on en prend chaque jour, ou immodérément, elles produisent des effets terribles : outre l'ivresse, elles donnent lieu à une multitude d'autres maux physiques et moraux, qui abrègent la durée de la vie, et ravalent l'homme au-dessous de la brute. On emploie encore l'eau-de-vie pour confire et conserver les fruits ; mais, par le plus funeste de tous les abus, on s'en sert aussi fréquemment de nos jours, comme assaisonnement alimentaire. *Voy.* Cognac (eau-de-vie de).

Doctrine du Docteur Delamarre.

Les *vertus de l'eau-de-vie* sont infinies : elle soulage beaucoup dans les accès d'apoplexie et d'épilepsie ; en sorte que ceux qui sont sujets à ces maux, font bien d'avaler tous les matins, en hiver, une cuillerée d'eau-de-vie bien sucrée, et manger un petit morceau de pain blanc. Elle chasse le venin, empêche le vin de s'éventer, de se corrompre, et de se troubler : elle guérit toutes les douleurs froides des nerfs, muscles et membres refroidis, s'ils en sont fomentés. Elle fait mourir les vers, adoucit la douleur des dents, nettoie les ulcères, et y fait revenir les chairs. Les ecchymoses simples se guérissent en les frottant d'eau-de-vie. Elle arrête l'hémorragie d'une dent arrachée. Si l'on en lave fréquemment la gale la plus opiniâtre, elle la guérit, sans autre remède. Pour les hémorroïdes douloureuses, accompagnées d'inflammation, on applique un cataplasme d'ognon cuit et d'eau-de-vie, et tout le mal cesse en deux jours.

L'eau-de-vie est la base de nos ratafias, du punch : on en arrose des tranches d'orange, et de quelques autres fruits, parmi nos desserts. On en imbibe le papier dont on couvre des confitures. On en met dans quelques pâtes à frire, et dans quelques ragoûts, ce qui attendrit la viande. *L'eau-de-vie brûlée, avec du sucre, est un grand restaurant, et un excellent remède pour les maladies de poitrine ou d'estomac, provenant de froid.* Voy. Liqueur, Vin, etc. *Voy.* aussi Boisson.

EAUX COMPOSÉES. *Eau de gentiane.* **Cette eau est recom-**
mandée contre la peste, toute sorte de venin, le gravier, tant
des reins que de la vessie; pour guérir les apostumes et ulcères
intérieurs. Elle purifie encore le sang, et guérit la fièvre.

Eau d'hysope. Elle est excellente pour les douleurs de dents;
pour provoquer les mois des femmes, pour la toux et autres
maladies du poumon.

Eau de mélisse. Cette eau, aromatique et spiritueuse, est
propre pour les maladies hystériques, pour les maladies du
cerveau, pour fortifier le cœur et l'estomac, pour les palpitations et les faiblesses, pour résister au venin. La dose en est
depuis une dragme jusqu'à une once.

Eau de fleurs d'orange. Cette eau est bonne pour les maladies hystériques, et pour faire venir les règles, fortifier l'estomac et le cerveau, et corriger la malignité des humeurs. On
peut en prendre depuis un scrupule jusqu'à une once.

Eau de persil. L'eau de persil des jardins fortifie l'estomac
et les reins.

Eau de pyrèthre. Cette eau est bonne pour apaiser la
douleur de dents, pour les fortifier et tenir nettes, si l'on en
gargarise la bouche le matin, ou en tout autre temps.

Eau de raves. Cette eau est bonne pour faire uriner, et pour
provoquer les sueurs.

Eau rose distillée. On se sert de l'eau rose pour fortifier la
poitrine, le cœur et l'estomac; arrêter le cours de ventre, le
crachement de sang, et les autres hémorragies : la dose est
depuis une once jusqu'à six. On l'emploie encore en injection
pour arrêter les gonorrhées. On en lave les yeux dans la petite
vérole, lorsqu'il y a inflammation : pour nettoyer la chassie,
on la mêle avec de l'eau de plantain. On regarde l'eau distillée
de *roses rouges* comme cordiale et restaurante; et celle de
roses blanches, comme rafraîchissante.

Eau de véronique. L'eau de véronique est utile pour guérir
les plaies, la gratelle et autres affections de la peau. L'usage de
cette eau est souverain pour les ladres, pour les fièvres pesti-

lentielles, les opilations du foie ou de rate, et **pour** les ulcères du poumon.

ÉCAILLER LE POISSON. Lui ôter l'écaille quand on veut l'apprêter. On n'écaille point le poisson qu'on met au court-bouillon. *Voy*. POISSON.

ÉCHALOTTE. Racine d'une espèce d'ognon. Elle a ses bonnes et ses mauvaises qualités : elle excite l'appétit, fortifie l'estomac, aide à la digestion, pourvu qu'on en use modérément. D'un autre côté, elle est remplie d'un sel acide, volatil, sujet à enflammer la masse du sang, et à causer des maux de tête. Cet assaisonnement peut être bon aux vieillards et aux tempéramens phlegmatiques, et à ceux dont l'estomac digère difficilement ; mais les jeunes gens et ceux qui sont d'un tempérament sec, en doivent éviter le fréquent usage.

ÉCHALOTTE D'ESPAGNE. *Voy*. ROCAMBOLE.

ÉCHAUDÉ. L'échaudé est une sorte de pâtisserie, le plus souvent détrempée dans du levain, du beurre et des œufs ; cet aliment est très agréable, mais convient peu aux estomacs délicats. *Voy*. PATISSERIE.

ÉCHAUFFANS. En Médecine, nous donnons l'épithète d'échauffans à toutes les substances et à toutes les causes qui peuvent exciter, dans le corps humain, une chaleur contre nature. Tels sont les corps échauffés au feu, comme l'eau et les autres boissons prises intérieurement, ou appliquées en topiques : le *vin*, les *liqueurs spiritueuses*, les *alkalis* volatils, animaux et végétaux ; les sucs et les eaux distillées des plantes aromatiques, dont la saveur est âcre et piquante, comme l'*ail*, le *cresson*, les *ognons*, etc. ; les baumes, les résines, les huiles essentielles ; tous les *sudorifiques*, les *aphrodisiaques*, tels que les cantharides, les épispastiques et les caustiques appliqués extérieurement : l'usage immodéré de toutes ces substances peut produire la chaleur fébrile. A toutes ces causes, il faut ajouter les *alimens trop épicés* ou *trop salés*, et l'abus des six choses appelées *non naturelles* : toutes les passions portées à un certain degré, l'amour irrité par des désirs qu'on ne peut satisfaire, l'ambition démesurée, le jeûne, les austérités, les études forcées, un exercice violent, etc., sont autant d'échauffans.

ÉCHINÉE. Pièce de chair d'un cochon, qui se coupe sur le dos. On mange l'échinée aux pois ; c'est un bon ragoût.

ÉCLANCHE. Partie charnue d'un mouton, qui tient aux quartiers de derrière ; on l'appelle communément *gigot*. Les meilleures éclanches sont celles qui ont le manche court.

ÉCREVISSE. La chair de l'écrevisse nourrit beaucoup, elle produit même un aliment assez solide ; elle fortifie ; le suc en est adoucissant, et convient particulièrement dans les chaleurs de poitrine, dans la toux et dans toutes les indispositions qui viennent d'une trop grande âcreté d'humeurs. La chair des écrevisses de *rivière* contient un suc huileux et balsamique, propre à nourrir, à humecter et à adoucir les âcretés de la poitrine ; mais, comme ce suc est d'une nature lente et visqueuse, ces poissons sont un peu difficiles à digérer. Les écrevisses de *mer* se digèrent encore moins facilement, parce qu'elles contiennent, pour l'ordinaire, un suc encore plus grossier ; à cela près, toutes les écrevisses de mer, les homards, les langoustes, les chevrettes ont les mêmes qualités que les écrevisses de rivière. Les salicoques ou chevrettes ont la chair d'un meilleur goût, plus fortifiante et plus aisée à digérer que celle des autres écrevisses de mer. L'écrevisse convient en tout temps aux jeunes gens d'un tempérament chaud et bilieux. L'usage des écrevisses est d'un grand secours contre l'excessive maigreur ; mais il ne faut pas qu'il soit trop continué, car leur suc renferme quelque chose de narcotique, qui, à la longue, peut faire du tort à la santé. On mange les écrevisses en ragoûts, en hachis, en tourtes, en salades ; il s'en fait des coulis excellens, et il n'y a point de bonnes bisques où elles n'entrent.

ÉLÉPHANT. Les Hottentots se régalent de la chair et de la graisse de l'éléphant. Vaillant assure que la trompe de cet animal, et encore plus ses pieds, sont un manger exquis. C'est un gibier dont peu de personnes, chez nous, peuvent dire le goût.

ENDIVE. Espèce de chicorée assez connue ; elle est rafraî-chissante et humectante ; on s'en sert souvent en salade, sur-tout quand, après avoir lié ses feuilles ensemble, on les a fait blanchir.

ENTRELARDÉ. On donne ce nom aux viandes bien fournies de graisse ; ce qui les rend plus tendres, plus savoureuses et plus succulentes. Il y a des estomacs à qui ces viandes grasses conviennent peu ; c'est à l'observation particulière à savoir ce qui réussit le mieux aux individus.

ÉPAUTRE. Espèce de blé. On compte l'épautre entre les alimens légers, lorsqu'après l'avoir bien mondé on le prépare en forme de panade. On fait du pain d'épautre ; mais il n'y a pas d'apparence qu'il fasse de bon sang, qu'il se digère facile-ment, ni qu'il fortifie suffisamment le corps.

ÉPERLAN. Il ressemble beaucoup au goujon par sa figure et par ses vertus ; mais sa chair est plus agréable à cause d'un goût de violette qui lui est propre. Cette différence de goût marque que les principes de l'éperlan sont plus exaltés que ceux du goujon ; c'est pourquoi ils produisent un sentiment plus délicat sur l'organe du goût. On assure que l'éperlan est d'un meilleur goût vers la fin de l'été ou au commencement de l'automne, qu'en un autre temps de l'année. On doit choisir l'éperlan, dit LEMERY, beau, luisant, couleur de perle, d'une chair tendre et délicate, et sentant la violette. Il nourrit mé-diocrement et se digère facilement ; il est estimé apéritif ; on ne dit point qu'il produise de mauvais effets. Il convient à toute sorte d'âge et de tempérament. On mange ordinairément les éperlans frits, ou en casserole, ou au court-bouillon.

ÉPICES. On comprend sous ce nom plusieurs aromates qui nous viennent de l'Orient, comme poivre, girofle, cannelle, muscade, macis, etc. On les emploie séparément ou mêlées ensemble ; on prend par exemple un gros de muscade, un gros de macis, un gros de girofle, une pincée de coriandre, une once de cannelle, un peu de basilic, thym et laurier ; on s'en sert pour les pâtés, les entremets de viande froide, et plusieurs autres choses. L'excès des épices échauffe beaucoup. *Voy*. les articles particuliers. *Voy*. aussi Assaisonnement.

ÉPINARD. On mange les épinards surtout au printemps ; ils sont bons pour tempérer la chaleur et l'âcreté des humeurs ; ils sont rafraîchissans, humectans et diurétiques, et rendent le ventre libre. Les épinards causent facilement des nausées, à moins qu'ils ne soient bien assaisonnés. Les épinards, dit Lemery, conviennent en tout temps aux jeunes gens d'un tempérament chaud et bilieux ; ils contiennent beaucoup d'huile, de phlegme, et peu de sel. On doit les choisir tendres, mous, succulens, qui aient été bien cultivés, et qui soient venus en terre grasse. Les épinards sont fort sains, dit Andry, pourvu qu'on en ait fait rendre la première eau, et qu'ils soient assaisonnés avec ce qu'il faut de sel, de beurre, de noix muscade ; car, comme ils abondent en humidité superflue, et qu'ils renferment beaucoup de sel nitreux, ils ont besoin de ces correctifs, sans quoi ils dévoient au lieu de nourrir ; mais, avec ces précautions, ils lâchent modérément le ventre, et nourrissent suffisamment. Leur premier bouillon, à qui voudrait se purger, pourrait presque tenir lieu de médecine ; ce même bouillon préparé avec un peu de beurre bien frais, et bu tout chaud, est un excellent remède contre l'enrouement. On fait des tourtes d'épinards qui sont fort saines ; mais elles le seraient encore davantage, si l'on en retranchait les amandes, que les cuisiniers ont coutume d'y mettre, et qui, en rendant ces tourtes plus agréables au goût, les rendent plus pesantes à l'estomac. Il faudrait encore que les épinards eussent été amortis dans du vin blanc avant que d'être hachés ; on leur ôterait beaucoup de crudité par cette préparation. Il y a peu de tourtes d'épinards où il n'entre de l'écorce de citron ; mais cet assaisonnement, à moins qu'il ne soit bien ménagé, ne sert qu'à rendre les épinards indigestes, l'écorce de citron étant par elle-même très difficile à digérer, et causant dans l'estomac une fermentation excessive qui ne tarde pas à se déclarer par des gonflemens et des rapports.

Cette plante, dit le docteur Demarque, est mise au rang des

nitreuses ; quand on l'a privée de son eau, en la pressant, elle forme un aliment très léger et très bon pour calmer les ardeurs d'entrailles , apaiser la toux , et dissiper les chaleurs d'estomac des gens bilieux. On en prescrit l'usage dans les cas où l'on interdit celui de la viande ; elle est utile dans la convalescence, dans les cas d'indigestion , et des diarrhées qui en sont la suite.

ERS. La farine d'ers est une des quatre farines résolutives. Nos paysans des provinces méridionales en font une soupe , en forme de bouillie, à laquelle ils donnent le nom de *gaudille*. C'est le mets ordinaire des gens de journée , et il y en a qui en mangent jusqu'à quatre, et même six écuellées énormes. J'ai vu des excès en ce genre ; et de très grands mangeurs de *gau-dilles*, jouir d'une très bonne santé. Cet aliment est néanmoins lourd , pesant et venteux ; il faut des estomacs robustes pour le digérer, des estomacs *à l'épreuve*. Je ne conseillerais pas à un des petits maîtres efféminés des grandes villes, de manger souvent la *gaudille* , et d'avaler ce cataplasme résolutif. La nécessité a quelquefois obligé les paysans à faire du pain avec de la farine d'ers ; mais ce pain est lourd sur l'estomac, et de mauvaise qualité.

ESCARGOT. Il est des pays où les gens du peuple sont dans l'habitude de manger des escargots. Si cette nourriture n'est pas délicate, au moins n'est-elle pas insalubre ; cependant elle est glaireuse , et peu convenable aux estomacs qui ne sont pas très vigoureux.

ESPRIT-DE-VIN. L'esprit-de-vin , ou *l'alcool*, est le ré-sidu de la distillation de l'eau-de-vie ; conséquemment il a bien plus d'activité. On en fait des liqueurs fines, dont on doit user avec une très grande sobriété. *Voy.* EAU-DE-VIE , LIQUEUR , VIN, BOISSON , etc.

Esprit de cresson. C'est un fort bon remède contre le scor-but, l'hydropisie, les rhumatismes , la pierre, la gravelle , la maladie hypocondriaque, les assoupissemens qui tendent à l'a-poplexie ou à la léthargie, les maladies qui proviennent d'hu-meurs grossières et tartareuses, la colique néphrétique, la jau-nisse, les écrouelles, les rétentions des mois. Il purifie et raréfie le sang, excite la semence, et fait uriner. La dose est depuis quinze gouttes jusqu'à une dragme, dans une liqueur appropriée.

Esprit de genièvre. Cet esprit fortifie l'estomac, et aide la digestion. On peut en prendre le quart d'un verre après le repas.

Esprit de roses. Cet esprit est stomachique et cordial. On le donne depuis demi-dragme jusqu'à deux dragmes, dans sa propre eau. On en use particulièrement dans les syncopes ou défaillances, et dans les palpitations des hommes. Il faut s'en servir avec beaucoup de ménagement dans les maladies des femmes, parce qu'il excite des vapeurs.

Esprit de sel. L'usage de cet acide est de le mêler avec quelque liqueur convenable, jusqu'à une agréable acidité. C'est un bon remède pour la rétention d'urine et la gravelle, et un préservatif contre la pierre si on le mêle avec de l'eau de raifort, ou de pariétaire, ou avec du vin d'alkekenge. Cet esprit est encore utile pour guérir la jaunisse, l'hydropisie, les obstructions du foie et du mésentère, causées par une matière visqueuse : on le mêle alors avec un peu de vin blanc.

Esprit de térébenthine. L'esprit volatil de térébenthine est propre pour dissoudre les viscosités, apaiser quelquefois les douleurs de la colique néphrétique, et chasser le sable qui s'arrête dans les uretères et les reins. Il est utile aussi pour la gonorrhée. La dose est depuis six gouttes, jusqu'à douze.

ESTRAGON. L'estragon est d'un goût âcre, aromatique et accompagné d'une douceur agréable, parce qu'il contient beaucoup de parties huileuses exaltées et de sels volatils. Il fortifie le cœur et l'estomac, excite l'appétit et aide à la digestion par ses principes volatils et exaltés ; il provoque les sueurs et les urines, en atténuant les sucs visqueux et grossiers, et en détruisant les obstacles qu'il rencontre dans les petits tuyaux, et qui empêchaient l'écoulement des liqueurs. Il convient, principalement en temps froid, aux vieillards et aux personnes phlegmatiques et mélancoliques ; mais comme il échauffe beaucoup, et qu'il met la masse du sang dans une forte agitation ; les personnes d'un tempérament chaud et bilieux doivent s'en abstenir, ou en user modérément.

On en mange beaucoup en salade, dit le docteur Buc'hoz ; on en met infuser dans le vinaigre, pour lui communiquer une bonne odeur. L'estragon mérite d'être rangé parmi les plantes incisives, apéritives et digestives ; il augmente l'appétit, fait couler les urines, les règles, dissipe les vents, détruit les obstructions, excite la sécrétion de la pituite et de la salive ; en tout, cette plante est d'un usage très sain.

ESTURGEON. Il contient en toutes ses parties beaucoup d'huile et de sel volatil. Sa chair est d'un goût excellent ; elle nourrit beaucoup, et si fort que quelques médecins prétendent que l'esturgeon est, à cet égard , parmi les poissons, ce qu'est le cochon parmi les quadrupèdes, parce qu'il contient des sucs épais et grossiers, qui, s'étant une fois attachés aux parties solides, ne s'en séparent ensuite que très difficilement. Ces mêmes sucs rendent cette chair difficile à digérer et propre à produire d'autres mauvais effets ; c'est pourquoi son usage est préjudiciable aux personnes faibles et délicates , aux malades et aux convalescens ; les gens de lettres surtout doivent éviter cette nourriture. On n'en permet l'usage qu'aux jeunes gens forts, robustes , qui ont un bon estomac , et qui sont accoutumés à faire beaucoup d'exercice. La chair de l'esturgeon lâche le ventre , parce qu'étant fort grasse , elle relâche et débilite les fibres de l'estomac et des intestins. L'esturgeon est fort rare en France ; on le sale dans les lieux où il se trouve en abondance, et on le transporte en différens endroits. On prétend que le ventre est la partie de ce poisson la plus délicate : le mâle est meilleur que la femelle ; mais quand celle-ci est pleine, on la préfère, non-seulement pour ses œufs , mais pour la bonté de sa chair. *Voy*. POISSON.

ÉTOURNEAU. Cet oiseau contient dans toutes ses parties beaucoup de sel volatil et d'huile. On doit choisir l'étourneau jeune, gras, tendre, et qui ait été nourri de bons alimens. Il est naturellement d'un tempérament sec ; ainsi, à moins qu'il ne soit bien jeune et bien gras, on ne doit point s'en servir parmi les alimens, parce qu'à mesure qu'il vieillit, ses parties les plus balsamiques et les plus spiritueuses s'échappent au-dehors; sa chair devient dure, difficile à digérer, et même d'une odeur forte et désagréable. Dans le temps des vendanges, l'étourneau est plus gras, plus délicat et d'un meilleur goût qu'en aucun autre temps de l'année, parce qu'il aime beaucoup le raisin, dont il mange même avec excès.

ÉTUVÉE. L'étuvée est une manière de cuire les alimens, surtout ceux qui sont tirés des animaux, dans des vaisseaux fermés, de sorte qu'ils soient pénétrés de leur propre suc; on y joint une petite quantité d'eau, de vin ou de bouillon, en sorte qu'ils se trouvent dans une espèce d'étuve. Les avantages de l'étuvée sont de pénétrer fortement la chair des vapeurs chaudes, de l'attendrir singulièrement, de la cuire parfaitement, sans l'épuiser et la dessécher, enfin de lui laisser tout son suc.

Les chairs ainsi cuites doivent être, de toutes, les plus dissolubles, les plus aisées à digérer, et les plus nourrissantes. C'est ainsi que l'on cuit les *daubes*, qu'on environne d'un suc gélatineux, et qu'on laisse ensuite refroidir. On en donne très peu aux estomacs délicats et convalescens, parce que l'assaisonnement serait trop relevé pour eux. Il est rare que l'étuvée se fasse sans addition d'eau, et par la seule vapeur du suc même de la chair. Les pâtés prouvent que la graisse, le sel et les aromates, peuvent suffire, et, en s'incorporant aux viandes, leur donner toutes les qualités dont ils sont eux-mêmes pourvus.

EXCITANS (alimens). *Voy*. AIL, CAFÉ, CANNELLE, CÉLERI, CERFEUIL, CHOCOLAT (chargé de vanille ou d'autres aromates), CITRON (écorce de), CRESSON (alénois et de fontaine), EAU-DE-VIE, ÉCHALOTTE, GINGEMBRE, GIROFLE, LAURIER, LIQUEURS SPIRITUEUSES, MACIS, MOUTARDE, MUSCADE, OGNON, ORANGE (écorce d'), PERSIL, POIVRE, POREAU, RADIS, RAIFORT, RUM, SEL (marin), THÉ, THYM, VANILLE, VIN, etc., etc. *Voyez aussi* ANGÉLIQUE, ANIS, CAMOMILLE, CARVI, COCHLÉARIA, CORIANDRE, CUMIN, FENOUIL, GENIÈVRE, HYSOPE, IMPÉRATOIRE, LAVANDE, MARJOLAINE, MÉLISSE, MENTHE, POULIOT, ROMARIN, SARRIETTE, SAUGE, etc., etc. *Voy*. encore ALIMENT.

EXTRAIT *de benoîte*. L'extrait de cette racine est bon dans
toutes sortes de flux de ventre, pertes de sang, palpitations
de cœur, et rhumatismes : on en concasse un gros, étant sec,
pour le faire infuser dans un verre de vin blanc, jusqu'à ce
que ce vin soit devenu rouge.

Extrait des trois noix. Cet extrait, composé des trois noix,
est sudorifique, apéritif, fébrifuge, propre à fortifier l'estomac et à résister au venin. On le prend en bol, ou délayé
dans sa propre eau. La dose est depuis un scrupule jusqu'à
une dragme.

Extrait de quinquina. C'est un fébrifuge. La dose est depuis
douze grains jusqu'à demi-dragme, en pilules ou délayé
dans du vin.

Extrait de rhubarbe. L'extrait de rhubarbe est bon pour les
affections du foie et de la rate. On l'ordonne depuis douze ou
quinze grains jusqu'à deux scrupules.

F

FAISAN. Il n'y a guère d'oiseaux qui aient un goût plus
exquis que le faisan; aussi est-il servi sur les tables les plus
délicates. Le faisan est distingué en mâle et en femelle; le mâle
est plus gros, plus beau, et d'un goût plus agréable que la
femelle; il vit dans les bois, de fruits, de semences, de baies, et
surtout d'avoine, qui sont de bons alimens, et qui contribuent
à rendre sa chair d'un bon suc. Il contient beaucoup d'huile et
de sel volatil; il convient, principalement en automne, où il est
plus gras qu'en tout autre temps, à toute sorte d'âge et de
tempérament. Il nourrit beaucoup, il fournit un bon suc, et
produit un aliment solide et durable; il fortifie, il restaure, il
rétablit les étiques et les personnes convalescentes, il se digère
facilement. Tous ces effets dépendent de la qualité de sa chair,
qui n'est ni trop humide, ni chargée de sucs visqueux et grossiers, mais médiocrement sèche, et de la proportion convenable
des parties huileuses et balsamiques, et des sels volatils qu'elle

contient. On doit choisir le faisan jeune, tendre, gras et bien nourri.

FAON. C'est le petit du daim et du cerf. Quelques-uns préfèrent les faons qui tettent encore à ceux qui sont plus vieux; c'est une friandise mal entendue que de rechercher les faons qui sont encore dans le ventre de leurs mères, car la viscosité de leur chair est si grande qu'on ne saurait en manger sans être dégoûté, outre que les sucs dont elle abonde sont si crus, qu'elle ne peut se digérer, ni se convertir en un aliment salutaire. *Voy.* aux articles CERF et DAIM.

FARCE. Se dit, en cuisine, des viandes ou autres choses qu'on hache pour en farcir après quelque volaille ou autres viandes, tant en gras qu'en maigre. En général, toutes les farces sont indigestes et pesantes à l'estomac; il est vrai qu'on les assaisonne et qu'on les épice beaucoup pour en faciliter la digestion; mais ces mêmes épices, en produisant ce bon effet auquel on les destine, peuvent en produire un autre bien différent. Tous ces ingrédiens échauffent considérablement; et quand ils sont prodigués, ils ne peuvent être que funestes à la santé, en allumant le sang et les liqueurs, surtout dans les tempéramens chauds et bilieux. *Voy.* ASSAISONNEMENT, ÉPICE.

FARINE. La farine est une substance pulvérulente, tirée des grains qu'on nomme *farineux.* La plus essentielle pour l'homme est celle de froment, qui renferme trois substances distinctes : 1° la fécule ou amidon; 2° la matière végéto-animale, découverte par Beccari et Kesser Mayer, qui ne peut être dissoute dans l'eau; 3° la substance extractive, muqueuse, dissoluble à l'eau froide, et qui n'est pas très abondante dans le froment. C'est l'union de ces substances, et surtout la présence du gluten animal, qui donne à la farine de froment cette supériorité qu'elle a pour faire du pain bien levé, léger, moelleux, le plus agréable et le plus salutaire à tous égards. La meilleure farine est celle qui offre la couleur jaune citron, qui est sèche, grenue, pesante, qui s'attache aux doigts, qui, pressée dans la main, reste en une espèce de pelote; avec un peu d'eau dans la main, elle doit donner une boulette qui s'allonge sans se séparer, et s'affermisse promptement à l'air. Il faut toujours sentir les farines : celles qui sont altérées ont ordinairement une odeur aigre, ou infecte. Si les farines contenaient de la craie ou du plâtre, en les délayant à grande eau, il serait bien facile de reconnaître la falsification par le dépôt subit qu'on obtiendrait. Une chose nécessaire à observer, c'est que la farine la plus propre à donner le pain le plus léger, fournira constamment la bouillie la plus pesante, parce que la viscosité du froment se trouve détruite par le travail du pain, et qu'elle n'est que plus apparente après la cuisson de la bouillie. C'est ce qui a engagé Parmentier à préférer l'orge, le blé de Turquie et le sarrasin pour les bouillies. Il recommande, pour que ces bouillies soient moins pesantes, de les tenir un peu de temps sur le feu, de les saler et de les faire fort peu épaisses. *Voy*. BOUILLIE, PAIN, SON.

Farines usitées en médecine. On emploie, à titre de résolutives, ce qu'on nomme *les quatre farines,* qui sont celles d'orge, fève, orobe et lupin, auxquelles on joint souvent les farines de froment, lin, fenugrec et lentilles.

FARINEUX. On appelle ainsi les semences et racines que nous avons dit fournir de la farine. *Voy*. AVOINE, CHATAIGNE, FÈVES, FROMENT, HARICOT, LENTILLE, MAÏS, MARRON, MILLET, ORGE, PANAIS, POIS, POIS-CHICHES, POMMES DE TERRE, RIZ, SAGOU, SALEP, SEIGLE, etc.

Les peuples, dit le docteur VENEL, qui font leur principale nourriture des farineux, ont l'air sain, le teint frais et fleuri ; ils sont gras, lourds, paresseux, peu propres aux exercices et aux travaux pénibles, sans vivacité, sans esprit, sans inquiétude.

FÉCULE. On donne le nom de fécule à une substance pulvérulente, gélatineuse, qui se dépose et se sépare des plantes, par le lavage, et qui est dissoluble dans l'eau, à l'aide de la chaleur. On doit regarder comme des fécules, les amidons qu'on tire des blés, les farines que fournissent les *pommes de terre,* la *cassave,* le *sagou,* le *salep,* etc. *Voy*. chacun de ces mots. Il paraît que la pomme de terre est la substance qui fournit le plus de parties féculentes. La fécule est la partie vraiment nourrissante des plantes, conséquemment celle qui, dans le règne végétal, fournit les plus grands avantages aux hommes.

FENOUIL. Toute la plante est analeptique et diaphorétique. Sa *racine* est diurétique et apéritive; on l'ordonne dans les vues de purifier le sang, et d'exciter l'écoulement des règles. C'est une des cinq racines apéritives majeures; on lui fait tenir un rang distingué parmi les remèdes alexitères. On l'ordonne contre la cachexie, la jaunisse, l'hydropisie, et les autres maladies qui dépendent des obstructions et de l'engorgement des viscères. On recommande d'en faire prendre la décoction dans la fièvre maligne, la petite-vérole, et le cas où il faut exciter la transpiration. Les *feuilles* de cette plante, prises en décoction, favorisent la sécrétion du lait aux nourrices. Les *semences* de fenouil sont rangées parmi les substances stomachiques et carminatives : elles sont une des quatre semences chaudes majeures, mêlées avec les béchiques. On les ordonne avec succès contre le hoquet et les maladies de poitrine, surtout l'enrouement, la toux et l'asthme. Elles sont très propres à faciliter les digestions, dans les cas de faiblesses d'estomac. On le prend en poudre dans le vin sucré, depuis un demi-gros jusqu'à un gros, avant ou après le repas. Quant à l'usage externe, le fenouil n'a pas moins de propriétés. Quand on dirige la vapeur de son infusion dans un œil enflammé, elle agit très efficacement et fortifie la vue; il suffit même d'en faire mâcher à une personne saine, et de la faire souffler dans l'œil malade. L'*eau de fenouil* entre dans la plupart des collyres.

Cette plante, cuite dans du bouillon ou dans de la bouillie, dit le docteur Buc'hoz, peut s'employer utilement pour faire maigrir ceux qui ont trop d'embonpoint. *Voy*. Vins médicinaux.

FENOUIL MARIN. *Voy*. Perce-Pierre.

FENOUILLETTE. C'est une liqueur composée d'eau-de-vie et de semence de fenouil; la meilleure et la plus agréable se fait avec une pinte d'essence de fenouil et une pinte de bon esprit-de-vin que l'on met dans une terrine en y ajoutant six pintes de la meilleure eau-de-vie, une pinte d'eau bouillie et une pinte de sucre clarifié. Si, après ce mélange, elle est encore trop violente, il faut y ajouter de l'eau bouillie et du sucre à proportion. On la clarifie avec un quarteron d'amandes douces un peu pilées et un poisson de lait ; on passe ensuite le tout deux ou trois fois à la chausse jusqu'à ce que la fenouillette soit bien claire. *Voy*. Boisson, Liqueur, etc.

FENOUILLETTE (*pomme de*). C'est une des meilleures pommes que nous possédions. *Voy*. Fruit, Pomme.

FEUILLANTINE. Espèce de pâtisserie. *Voy*. Patisserie.

FEUILLES. *Voy*. Céleri, Chicorée, Chou, Cresson, Épinard, Laitue, Mache, Oseille, Poreau. — PETITES HERBES. *Voy*. Baume, Capucine, Cerfeuil, Estragon, Ognon vert (petit), Perce-pierre, Pimprenelle, Pourpier, etc., etc.

FEUILLETAGE, feuilleter : on dit, en terme de pâtisserie, *feuilleter la pâte,* quand on la manie de telle sorte qu'elle se lève par feuillets. *Voy*. Pate, Patisserie.

FEUILLETÉE (*pâte*). On donne ce nom à des pâtes faites avec le beurre, les œufs, le sel et la farine de froment : plus elles sont pétries et battues, plus elles feuillent facilement, ce qui les rend plus faciles à digérer pour beaucoup d'estomacs ; cependant, j'en connais de fort délicats qui digèrent plus aisément les pâtes pesantes que celles qui sont feuilletées ; mais c'est une des mille et une bizarreries de cet organe. *Voy*. Patisserie.

FÈVES. L'on peut dire, en général, que toutes les fèves sont flatueuses et d'une très difficile digestion ; qualité qui leur vient de ce qu'elles renferment beaucoup de parties terrestres et sèches qui ne peuvent fournir qu'une nourriture très grossière ; aussi font-elles beaucoup de mal à ceux qui sont sujets à des coliques ou à des difficultés de respirer, ainsi qu'aux personnes faibles et sédentaires ; les jeunes gens bilieux et qui ont un bon estomac s'en accommodent mieux. On mange fréquemment des fèves en été lorsqu'elles sont nouvelles ; elles sont moins malsaines alors, elles engraissent beaucoup, mais elles excitent encore des vents et des coliques. Elles deviennent moins flatueuses lorsqu'on les fait frire avec quelques aromates ; mais elles en sont plus indigestes, et même alors elles resserrent davantage et engendrent un sang épais ; chacun peut s'en con—

vaincre par soi-même. On fait sécher les fèves pour les garder ; mais elles n'en sont pas plus saines, ni d'un aussi bon goût qu'elles l'étaient auparavant ; apparemment parce qu'en séchant elles perdent quelques parties les plus exaltées qui contribuaient à les rendre d'une saveur plus agréable. Les fèves, dit le docteur DEMARQUE, contiennent un sel ammoniacal qui les rend rafraîchissantes ; elles sont d'une digestion difficile et très venteuses ; celles qui sont sèches sont nourrissantes.

FIBREUX (*alimens*). *Voy*. BŒUF, COQ (vieux), MOUTON, PERDRIX, PIGEON, etc., etc.

FIGUES. Les figues, mangées à jeun avec du pain, tempèrent la trop grande chaleur des viscères. En général, elles étanchent la soif, adoucissent la poitrine, facilitent la respiration, désobstruent le foie et la rate, détachent les glaires et le sable des reins, lâchent le ventre, nourrissent et engraissent. Les gardiens des figuiers, au rapport de GALIEN, étaient fort gras, parce qu'ils ne mangeaient presque que des figues. Les figues *sèches*, dont on a fait un aliment, sont surtout usitées en médecine, tant à l'intérieur qu'à l'extérieur. On les emploie surtout en gargarisme, dans les abcès de la bouche et de la gorge, pour en avancer la maturité. On s'en sert encore dans les tisanes pectorales avec les jujubes et les sebestes : on en met cinq ou six sur chaque pinte d'eau. On peut aussi s'en servir utilement dans les fluxions sur la gorge et sur la luette, en gargarismes ou bouillies dans du lait. On fait pour les engelures, avec la poudre de figues rôties, incorporée dans du miel, un onguent qui passe pour avoir de bonnes qualités. On applique les figues sur les hémorroïdes pour en apaiser la douleur et l'inflammation. Les figues s'appliquent encore sur les tumeurs des gencives, les panaris, etc. Quelquefois on en boit la décoction comme remède adoucissant, dans les cas de toux sèche, d'enrouement, de colique néphrétique, de difficulté d'uriner. *Voy*. FRUIT, MATURITÉ.

FLAMMICHE. Espèce de pâtisserie. *Voy*. PATISSERIE.

FLAN ou FLANUET. Sorte de pâtisserie plate, faite avec de la crème cuite. *Voy*. PATISSERIE.

FLANCHET. Partie qu'on coupe au bas bout du bœuf, vers les cuisses, et qui fait une partie de la surlonge.

FLEUR D'ORANGE. Elle est employée dans les alimens et en médecine ; on la confit tout entière ou l'on en fait des *pâtes* et des *conserves;* on en tire par la distillation une *eau* de fort bonne odeur, et qui est très usitée dans les potions cordiales, hystériques et céphaliques. Son odeur agréable vient de ce que quelques soufres et quelques sels de la fleur d'orange se sont élevés avec l'eau et s'y sont mêlés ; elle réjouit le cœur et le cerveau ; elle fortifie l'estomac et aide à la digestion par ses principes volatils, qui divisent et qui atténuent les parties grossières des alimens, raniment la masse du sang et augmentent la quantité des esprits. L'usage immodéré de cette fleur échauffe, rend la bile plus âcre, et peut causer par ce moyen différentes maladies. La fleur d'orange convient en tout temps aux personnes âgées, aux phlegmatiques, aux mélancoliques, et à ceux dont l'estomac est faible et ne digère qu'avec peine. On doit choisir la fleur d'orange blanche, belle, d'une odeur agréable et nouvellement cueillie ; elle contient beaucoup d'huile exaltée et de sel volatil.

FLEZ et FLETELET. Le flez est couvert de petites écailles noirâtres marbrées de rouge ; il ressemble assez, par sa figure, au carrelet, mais il est plus petit. Le fletelet ne diffère du flez qu'en ce qu'il est plus petit : ces poissons sont assez employés parmi les alimens. On doit les choisir nouveaux, tendres, d'une chair blanche et agréable au goût. Ils contiennent beaucoup d'huile et de phlegme, et peu de sel volatil. Leur chair nourrit assez, et adoucit les âcretés de la poitrine, parce qu'elle contient un suc huileux et visqueux propre à s'attacher aux parties solides, et à embarrasser les sels âcres qui picotent les poumons. Elle relâche aussi le ventre par le secours de ce même suc, qui relâche les fibres de l'estomac et des intestins, qui rend les voies plus coulantes, et qui amollit et liquéfie les matières grossières contenues dans les intestins. Comme cette même chair est molle et aqueuse, elle convient assez aux jeunes gens d'un tempérament chaud et bilieux ; mais les estomacs faibles et pituiteux ne s'en accommodent point. *Voy*. POISSON.

FRAISE. Le fruit du fraisier rafraîchit, humecte, et est utile aux personnes bilieuses et altérées. Pour que les fraises n'incommodent pas, il convient d'abord d'en manger avec une certaine modération, et de les assaisonner avec un peu de *vin* et de *sucre*, afin d'en corriger la froideur et l'humidité, et la facilité qu'elles ont à se corrompre dans l'estomac. Ceux en qui il y a intempérie chaude, qui ont des boutons au visage, ou par tout le corps, et sont attaqués d'une gale sèche et prurigineuse, feront bien de prendre tous les jours environ une once d'eau de fraises. On peut en conseiller autant à ceux qui sont tourmentés de la pierre ; car elle rafraîchit les reins et en chasse les graviers. L'eau distillée de fraises passe pour fortifier le cœur, pour soulager dans les maladies de la poitrine, pour purifier le sang, et, prise en gargarisme, pour guérir les ulcères de la bouche et l'esquinancie. Il faut les choisir grosses, bien nourries, mûres, pleines de suc, de bonne odeur et d'un goût doux et vineux. La saison ordinaire des fraises commence au mois de mai jusqu'à la mi-juillet. *Voy*. FRUIT.

FRAISER, terme de cuisine, se dit des fèves quand on leur ôte une peau blanche qui les couvre. Quelques-uns disent *dérober les fèves*, leur ôter leur robe. Les fèves fraisées ont un tout autre goût que les autres. *Voy*. FÈVES.

FRAMBOISES. Il y a deux sortes de framboises dont on se sert communément, les *blanches* et les *rouges* ; on doit les choisir grosses, mûres et pleines d'un suc doux et vineux. Ce fruit a un goût et une odeur extrêmement agréables, provenant de son sel essentiel uni avec quelques parties huileuses un peu exaltées, qui, venant à picoter légèrement les nerfs du goût et de l'odorat, excite une sensation agréable. Les framboises sont humectantes ; elles rafraîchissent, sont cordiales, fortifient l'estomac, donnent bonne bouche et purifient le sang. Elles contiennent à peu près les mêmes principes que les fraises, et produisent à peu près les mêmes effets ; elles sont cependant plus humides et plus phlegmatiques, et moins resserrées en leurs parties , ce qui fait qu'elles se corrompent aisément dans l'estomac quand elles y demeurent trop long-temps. Les framboises, dit Lemery, conviennent, dans les temps chauds, aux jeunes gens bilieux et à ceux dont les humeurs sont trop âcres et trop agitées. On fait de ce fruit du *vin*, du *sirop*, du *ratafia*, de la *conserve*. On prépare encore avec le sucre, les framboises et l'eau commune, une boisson appelée *eau de framboises*, fort en usage dans les grandes chaleurs de l'été ; elle est aussi agréable que l'eau de fraises, et elle a les mêmes vertus. *Voy*. FRUIT.

FRANGIPANE. C'est une espèce de pâtisserie faite avec un mélange de crème, de jaunes d'œufs, de sucre , d'écorce de citron, de fleur d'orange et autres ingrédiens de cette espèce. Cette nourriture convient peu aux estomacs délicats. *Voy*. PATISSERIE.

FRESSURE se dit, à la boucherie, de ce qui comprend le mou, le foie, le cœur, la rate. (*Voy*. sous les articles particuliers les qualités et les propriétés de toutes ces parties.) On apprête, dans les cuisines, les fressures de bœuf, de mouton, de cochon, etc.

FRICANDEAU. C'est le plus ordinairement du veau par tranches, lardé, poivré, épicé , salé et cuit à petit feu ; c'est un aliment très agréable pour les personnes bien portantes, et qui, quoique relevé, convient peu aux convalescens et aux estomacs faibles. *Voy*. VEAU.

FRICASSÉE. Viande ou mets cuit promptement dans une poêle, et assaisonné avec beurre, lard ou autre graisse. Il y a différentes viandes et différens oiseaux qu'on met en fricassée. Le lard que l'on fait entrer dans toutes les fritures ne peut que leur communiquer une mauvaise qualité. Les graisses, comme nous l'avons dit bien souvent , les rendent plus indigestes. Les épices que l'on y prodigue pour en relever le goût en rendent à la vérité la digestion plus facile ; mais ces assaisonnemens, s'ils ne sont bien ménagés, peuvent nuire considérablement à la santé, puisqu'ils sont capables d'allumer le sang et les humeurs, et de produire , conséquemment, de très grands ravages dans le corps, quand on en use avec excès : on doit donc ménager ces assaisonnemens dans les fricassées.

FRITURE. Mets frit à l'huile, au beurre ou autrement. La friture, pour être bien faite, doit avoir belle couleur, c'est-à-dire une couleur jaunâtre ; elle doit être ferme et non mollasse, défaut qui vient de ce que l'huile ou le beurre dans lequel on frit de la viande ou autre chose n'est pas assez chaud. La plupart des viandes qu'on met en ragoût doivent être frites, de belle couleur dans la casserole, avant de l'assaisonner et d'en faire la sauce. On frit la farine pour en faire une liaison.

Effet des fritures. Le beurre qui éprouve trop le feu contracte une âcreté dangereuse, et devient plus propre à pervertir les alimens qu'à les assaisonner ; aussi remarque–t–on que les sauces au beurre roux et les fritures causent pour l'ordinaire beaucoup de rapports. Ces sortes de beurres brûlés se tournent tout d'un coup en bile, et excitent dans le sang des fermentations vicieuses dont les suites sont toujours mauvaises. Le beurre est une huile qui a été séparée du lait : or, tout ce qui est huileux s'enflamme aisément dans nos corps, pour peu qu'on l'ait laissé trop exalter sur le feu. Il faut donc que les assaisonnemens qui se font avec le beurre soient préparés de manière, ou que le feu qu'on y emploie soit très doux, ou que le feu, s'il est violent, se trouve corrigé par une suffisante quantité d'eau qui l'empêche d'agir trop immédiatement sur une substance aussi inflammable que le beurre. L'huile est plus susceptible d'exaltation par le feu que le beurre, comme il est aisé de le voir par la facilité avec laquelle elle s'enflamme ; ainsi, à ne consulter même que la raison, l'huile doit contracter une plus mauvaise qualité par le trop grand feu que le beurre, et c'est ce que l'expérience confirme. Les fritures à l'huile, quand on n'y est pas accoutumé, troublent plus la digestion, surtout si elles sont froides, que ne font les fritures au beurre, dans ceux qui n'y sont pas accoutumés non plus : c'est de quoi il est aisé de s'apercevoir, pour peu qu'on veuille être attentif, dans ces occasions, à ce qu'on sent qui se passe dans l'estomac. C'est ce que dit le célèbre HOFFMAN : « J'en at-

» teste ma propre expérience, dit-il ; je me suis trouvé tour-
» menté de rapports brûlans pendant dix jours entiers, pour
» avoir mangé des poissons frits à l'huile. »

FROMAGES. On doit regarder le fromage comme la partie la plus grossière et la plus compacte du lait : par-là on peut juger qu'il nourrit beaucoup et qu'il produit un aliment solide. Le fromage fait avec le lait de *vache* est d'un goût fort agréable ; il nourrit beaucoup, mais il se digère et se distribue un peu difficilement. Quelques-uns prétendent que le fromage de *brebis* est préférable à ce premier, parce qu'il se digère plus aisément, et qu'il n'est pas une substance si grossière ni si compacte ; cependant il ne nourrit pas autant que le fromage de vache. On fait encore, avec le lait de *chèvre*, un fromage qui est connu sous le nom de *chevretin* ; mais ce fromage est peu estimé. Cependant il se digère et s'assimile assez aisément. Il y a plusieurs autres laits dont on peut faire aussi d'autres sortes de fromages. De tous les fromages, le meilleur est celui que l'on fait à *Pergame* et dans la *Mysie*, au-dessous de Pergame ; il est fort agréable, fort ami de l'estomac, qui le digère sans peine. On l'estime beaucoup à Rome, où on le sert sur les meilleures tables sous le nom de *batys*. Le meilleur fromage d'*Angleterre* vient de *Cheshire*, de *Glocester* ou de *Warwikshire* ; il faut choisir celui qui a la croûte rude et humide ; cependant, si elle était trop humide, il s'y engendrerait des mites. Le plus excellent a toujours un bel œil jaunâtre et la pâte serrée. Le *Parmesan*, ou fromage de Milan, n'est communément d'usage que pour la cuisine, où on le râpe pour les sauces. Le bon fromage de *Roquefort* doit être frais, d'une saveur douce et agréable, bien persillé, c'est-à-dire parsemé de veines bleuâtres dans son intérieur. Les fromages du *Diois*, en Dauphiné, sont encore plus exquis et plus agréablement persillés que ceux de Roquefort. En général, quand le fromage est trop *nouveau*, il est mou, visqueux et chargé d'humidités : c'est pourquoi il est alors pesant à l'estomac, venteux et de difficile digestion ; cependant il nourrit beaucoup et lâche médiocrement le ventre. Quand, au contraire, le fromage est *vieux*, il est sec, piquant et brûlant sur la langue, d'une odeur forte et désagréable, et propre à produire plusieurs mauvais effets. Il faut donc conclure que le fromage qui n'est ni trop vieux ni trop nouveau est le plus salutaire de tous. L'œuf, dit-on, a la propriété de dissoudre le fromage, et de remédier par-là aux indigestions que celui-ci a causées. Tous les fromages ne sont pas également agréables au goût : le *Roquefort*, le *Parmesan*, ceux qui viennent de *Sassenage*, en Dauphiné, sont servis sur les tables les plus délicates. Les fromages de *Livaro*, en Normandie, ceux de *Marolles*, de *Brie*, de *Hollande* et de *Gruyère* sont encore assez estimés.

FROMENT. L'usage du froment est général ; c'est le meilleur grain que nous ayons : il n'y en a point dont on fasse du *pain* plus agréable au palais et plus nourrissant. Les personnes qui prennent habituellement de l'exercice doivent se nourrir du froment le plus solide ; la transpiration et la dissipation des esprits étant fort grande en eux, et se faisant de toutes les parties de leur corps, ils ont besoin d'une réparation proportionnée, et conséquemment des alimens les plus forts et les plus nourrissans. Quant à ceux qui mènent une vie tranquille et unie, qui sont sédentaires, et qui n'ont aucune occupation qui les exerce, il leur faut le froment le plus léger et le plus mûr ; car plus il sera léger et moins il sera nourrissant, et s'il n'était pas mûr, il serait malsain.

Le pain de froment, dit ANDRY, est le meilleur de tous, parce que les principes de ce grain sont plus déliés, moins terrestres, et par conséquent plus faciles à digérer ; mais il faut que le froment soit d'une bonne terre, qu'il soit pesant, difficile à rompre, bien mondé, sans être trop nouveau.

Le pain de blé trop nouveau est malsain, et cause quelquefois des cours de ventre, parce que les principes n'en ont pas été assez digérés et adoucis par la fermentation. *Voy*. PAIN. Le froment contient beaucoup d'huile et de sel essentiel.

FRUGALITÉ. Vertu économique, qui consiste surtout dans l'usage des alimens sains et communs, par opposition aux alimens voluptueux, contraires à la santé, rares et somptueux.

La frugalité est la marque d'un homme sage, qui ménage sa santé, comme étant le premier des biens sensibles, et qui n'est point prodigue et dissipateur. CORNARO, Vénitien, a été un grand exemple de frugalité, et en a publié de belles leçons. Cette frugalité sage et raisonnable dont je viens de parler, est très différente de l'espèce de proverbe qui veut que la frugalité de bien des gens ne soit qu'avarice ou pauvreté. Quand on aime la bonne chère, on regarde la frugalité comme une peine; mais on pourrait bien prendre le contre-poids, en disant que la sobriété, la tempérance, la frugalité, sont des raffinemens naturels d'un plaisir très utile et sans amertume; je veux dire que, par la sobriété, les sensations deviennent plus vives et se conservent mieux; et que dans les excès contraires on accable, on émousse et déprave les organes de nos sensations. C'est pourquoi les vertus (comme la sobriété et la frugalité) sont utiles à l'esprit et au corps. Aussi M. de SAINT-ÉVREMOND, juge non récusable en cette matière, dit-il, dans une lettre au comte d'Olonne, qui était exilé : « Accommodez, autant qu'il sera » possible, votre goût à votre santé. C'est un grand secret que » de pouvoir concilier l'agréable et le nécessaire en deux » choses qui ont été presque toujours opposées : pour cela, » néanmoins, il ne faut qu'être sobre et délicat. Et que ne » doit-on pas faire pour apprendre à manger délicieusement » aux heures des repas, ce qui tient l'esprit et le corps dans » une bonne disposition pour toutes les autres? On peut être » sobre sans être délicat, mais on ne peut jamais être délicat » sans être sobre : heureux qui a les deux qualités ensemble! » *Voy*. SOBRIÉTÉ.

FRUIT. C'est la production d'un arbre ou d'une plante, tant pour la multiplication de son espèce que pour la nourriture de l'homme.

Observations générales sur les Fruits.

Nous parlerons sous les articles particuliers des qualités et des propriétés de chaque espèce de fruits; il suffit de remarquer ici en passant, d'après le témoignage des plus célèbres médecins, qui ont particulièrement examiné la nature de ces alimens, que les fruits sont plus propres à flatter notre goût qu'à nous soutenir, et que leur saveur agréable est un appas souvent mortel ; qu'ils ont tous cela de commun, qu'ils fournissent à l'homme une nourriture très passagère; qu'ils tiennent presque tous plus du médicament que de l'aliment, et qu'ils causent, pour la plupart, des dyssenteries et des coliques. Il s'est pourtant trouvé des médecins qui ont prétendu accréditer les fruits par de très beaux raisonnemens, et les proposer à l'homme comme l'aliment le plus convenable et le plus salutaire : mais les plus beaux raisonnemens du monde ne tiennent point contre l'expérience journalière.

On distingue ordinairement les fruits, en fruits à *noyau* et fruits à *pepin,* en fruits *rouges,* en fruits d'*été,* en fruits d'*automne,* et en fruits d'*hiver.*

Les fruits à *noyau* sont les prunes, les cerises, les pêches, les abricots.

Les fruits à *pepin* sont les fraises, les framboises, les groseilles.

Les fruits d'*été* sont ceux qui viennent et qu'on mange en été.

Les fruits d'*automne* sont ceux qui viennent et que l'on mange en automne.

Les fruits d'*hiver* sont ceux qui viennent en automne, et que l'on mange en hiver.

En général, dit le docteur MACQUART, les fruits acides et succulens nourrissent d'autant moins, qu'ils sont plus aqueux, et contiennent moins de parties gélatineuses et mucilagineuses. Ainsi, les cerises, les pêches, les citrons, les oranges, les mûres, nourrissent moins que les abricots, les prunes, les raisins, les poires et pommes, les figues, etc., surtout lorsque ces fruits sont bien mûrs; mais s'ils sont trop acides, l'eau, le sucre et la cuisson les adoucissent. En général, les sucs visqueux ne conviennent pas aux estomacs délicats.

Le mauvais goût ou la mauvaise odeur qui se rencontrent

en certaines terres, peuvent passer aux fruits qui y viennent. Les fruits pris avec excès, surtout dans un pays humide, ainsi que ceux qui n'ont point atteint le degré de maturité convenable, peuvent occasioner dés indigestions, des ventosités, des diarrhées, des fièvres intermittentes, même des dyssenteries et d'autres maux. La beauté des fruits consiste dans leur grosseur et leur coloris ; et leur bonté, dans le juste degré de maturité qu'ils doivent avoir. *Voy*. MATURITÉ.

Poires. Les meilleurs fruits, et ceux qui sont le plus estimés, pour les poires, ce sont les bons chrétiens d'été et d'hiver, le muscat hâtif gros et petit, le portail, l'amadote, les bergamotes d'automne et d'hiver, le saint-lezin, la double-fleur, le bésideri, les beurrés des deux sortes, les messires-jean, gris et dorés, le figué, la rille, les mouille-bouches, la rouville, les oranges de diverses sortes, le caillot-rosat d'hiver, le rolend, la verte-longue, les rousselets, la virgouleuse, etc. *Voy*. POIRE.

Pommes. Parmi les pommes, ce sont les reinettes grosses de plusieurs sortes, les court-pendus, les calviles rouges et blanches, l'api gros et petit, les fenouillettes, les passe-pommes, etc. *Voy*. POMME.

Pêches. Les plus estimées entre les pêches et les pavies, sont les alberges, les pêches persiques, celles de Pau et de Narbonne, les violettes, les brignons musqués, l'admirable, la madeleine, la belle-chevreuse, le gros pavie, les mirli-cotons, etc. *Voy*. PÊCHE.

Prunes. Parmi les prunes, la mirabelle, les prunes de Sainte-Catherine, les impériales, les iflevertes, les alterses ou de monsieur, les d'andilli rouges et blanches, les damas noirs, sucrés, rouges et blancs. *Voy*. PRUNE.

Fruits acides. *Voy*. CERISES (acides), CITRON, ÉPINE-VINETTE, LIMON, RIBÉS (blancs et rouges), etc.

Fruits aigres-doux. *Voy*. ABRICOT, CERISES (douces), FRAISES, MURE, ORANGE, PÊCHE, POIRE, POMME, PRUNE, etc.

Fruits âpres. *Voy*. COING, ÉGLANTINE, GRENADE, NÈFLE, OLIVE, etc.

8

Fruits d'automne. Voy. ABRICOT , PÊCHE , PRUNE , RAI-
SIN , etc.

Fruits doux-aqueux. Voy. CITROUILLE, FIGUE, MELON, etc.

Fruits d'été. Voy. CERISE, FRAISE, GROSEILLE , etc.

Fruits étrangers. Voy. ANANAS, ANGOURIE, ANVALLIS, AVO-
CATIER , ARECK , BANANE , BADIAN , CATESBÉ , CHITZÉ , COCOS,
COUMIER, COUPI, COUROUPI, etc.

Fruits d'hiver. Voy. POIRE, POMME, etc.

Fruits oléagineux. Voy. AMANDE (douce), NOISETTE,
NOIX , etc.

FRUSTRATOIRE. C'est une *eau sucrée* simple, ou animée
d'un peu d'eau-de-vie, ou de quelques aromates, qu'on prend
quelquefois, faute de liqueurs, pour faciliter une digestion
laborieuse ; c'est un moyen dont il est moins dangereux de
faire usage , que des liqueurs mêmes. *Voy.* BOISSON.

FUMET. On donne ce nom à certains goûts particuliers au
gibier. Il y en a à qui ils sont fort désagréables , et à qui ils
répugnent. Il ne faut jamais contraindre personne à en manger ; car l'estomac repousse souvent ce que le goût n'a pas
appelé.

G

GALETTE. On donne le nom de galette à une espèce de
gâteau, de *pâte non levée,* pétrie avec du sel et du beurre,
qu'on fait cuire sous la cendre, ou au four. C'est un aliment
qui plaît beaucoup aux gens de la campagne, et qui convient
peu aux estomacs faibles et délicats. On a encore donné le nom
de galette à de très bons biscuits ronds, qu'on donne aux marins. *Voy.* PATISSERIE.

GARDON. Petit poisson d'eau douce qu'on met au rang des
poissons blancs. Il se pêche comme le goujon, et s'apprête en
cuisine comme la carpe. *Voy.* CARPE, POISSON.

GATEAU. Les gâteaux sont des espèces de *galettes,* dans
lesquelles, au beurre et au sel, on ajoute des œufs : il y en a
de pesans comme les galettes, d'autres qui sont plus pétris et
plus légers, qu'on nomme *feuilletés.* Ces gâteaux ne con-

viennent pas aux estomacs faibles et convalescens. On fait encore des gâteaux au *riz*, aux *amandes :* les premiers se digèrent aisément ; les seconds très difficilement pour beaucoup de personnes. *Voy*. PATISSERIE.

GAUDES. On nomme ainsi, en Bourgogne, une espèce de *bouillie* faite avec la farine de maïs, comme on en fait avec celles de riz ou de millet. Le paysan déjeune avec cette bouillie. Le pot est mis dès le matin devant le feu, et quand la bouillie est cuite, chacun en prend une ou deux grandes écuellées ; ce qui suffit pour remplir le plus dévorant estomac, sans qu'après cela il puisse manger du pain. Cette farine, ainsi apprêtée, foisonne beaucoup ; elle a une saveur agréable. *Voy*. BOUILLIE, FARINE.

GAUFRE. C'est une espèce de petite pâtisserie très mince, faite avec la fleur de farine, des œufs, du lait, du sel, très délayés, et qu'on fait cuire entre deux fers graissés et chauffés. On y met du sucre, de la fleur d'orange, de l'eau-de-vie, si l'on désire les avoir très délicates : les estomacs faibles ne doivent s'en permettre l'usage qu'avec circonspection. *Voy*. PA-TISSERIE.

GÉLATINE ou GELÉE. On donne le nom de gélatine à une substance animale que dissout l'eau bouillante en faisant des bouillons, et qui peut, par le refroidissement, se prendre en gelée molle et dissoluble dans l'eau chaude : lorsqu'elle est très épaisse et desséchée, on lui donne le nom de *colle*. Cette substance est très nourrissante, douce, relâchante, et doit être employée toutes les fois qu'on a des forces à réparer, et à rétablir une santé délabrée. Les parties les plus propres à faire les gelées, sont les os des pieds des jeunes animaux, et surtout de la volaille. On fait blanchir les gelées animales avec le lait des amandes douces, et jaunir avec les jaunes d'œufs ; on les rougit avec le suc de la betterave ; on les verdit avec celui de poirée. Les gelées doivent toujours être fraîchement faites, et éloignées de toute chaleur.

GÉLATINEUX, et VISQUEUX (*alimens*). *Voy*. AGNEAU, AVOINE, COCHON (de lait), FROMENT, GRENOUILLE, HUITRE,

Limaçon, Mouton (pieds de), Pois, Poissons (la plus grande partie des), Poulet, Riz, Tortue, Veau, etc., etc.

GELÉE ANIMALE. *Voy.* Gélatine.

GELÉE VÉGÉTALE. On prépare des gelées végétales avec des décoctions de croûte de pain, ou de biscuit de mer, bouillies à petit feu, jusqu'à ce qu'on arrive à la consistance d'une gelée.

On fait, dans nos climats, un grand usage des gelées qu'on extrait des fruits pulpeux ; lorsqu'ils sont bien nettoyés, on les fait cuire avec du sucre ; c'est le moyen de conserver long-temps des gelées, confitures ou marmelades, dont on sait tirer un grand parti l'hiver, pour les enfans, pour les convalescens, et pour ceux qui les aiment. On peut conserver ainsi, pendant des années entières, des substances savoureuses et très agréables ; celles qui sont acides peuvent être délayées dans l'eau, et remplacer momentanément les sirops qu'on n'a pas. Telle est surtout la gelée de groseille.

GELINOTTE DES BOIS. Elle a la chair extrêmement délicate, et très aisée à digérer, parce qu'elle n'est nullement fibreuse ; elle nourrit beaucoup et fournit les sucs les plus épurés : on la recommande pour guérir les douleurs néphrétiques. Cette poule sauvage ressemble à la perdrix. Il y en a qui appellent *gelinotte* la femelle du faisan. Tous ces oiseaux donnent un grand relief à un repas, dans leur saison. Il y a des gelinottes d'eau, qui sont moitié poule et moitié canne, de différens plumages et grandeurs.

GENIÈVRE. C'est le nom du fruit ou des baies du genévrier. On met les *baies* du genévrier au nombre des médicamens stomachiques, et propres à augmenter les forces : elles entrent dans les classes des remèdes incisifs, des apéritifs, des diurétiques et des béchiques : on les compte aussi dans la liste des médicamens calmans antihystériques, et elles sont reconnues pour antiscorbutiques. Ces baies s'emploient fréquemment pour remédier aux mauvaises digestions, aux coliques venteuses ; elles excitent la transpiration, et passent pour alexitères : elles sont utiles lorsqu'il s'est formé, dans les poumons, quelques embarras pituiteux ; font sortir des reins les glaires et graviers, et peuvent, par cet effet, empêcher la formation des pierres. Mais leur usage doit être proscrit quand il y a beaucoup de chaleur dans les entrailles. La dose des baies du genévrier est depuis un demi-gros jusqu'à un gros : il en entre davantage dans les infusions avec l'eau ou le vin.

L'*extrait* de genièvre est d'un usage très commun ; sa dose est depuis un demi-gros jusqu'à un gros.

Le *sirop* de genièvre est cordial, stomacal et hystérique : sa dose peut se prescrire depuis quatre gros jusqu'à une once.

Le *vin* de genièvre est cordial, et est estimé bon pour la gravelle : on le compose en mettant une bonne poignée de grains de genièvre bien mûrs, dans trois livres d'eau ou de vin ; on les fait bouillir ensemble pendant un quart-d'heure, et on laisse refroidir. *Voy*. Vins médicinaux.

GÉROFLE. *Voy*. Girofle.

GESSE. La gesse est une petite semence farineuse, qu'on mange comme les lentilles dans les pays méridionaux. Les gesses passent pour être nourrissantes, et en même temps relâchantes.

GIBIER. On entend par-là les animaux bons à manger, qu'on a pris à la chasse : il y a du gros et du menu gibier. Le gibier doit être mangé à propos, dans le temps que son fumet est le plus agréable : quand on l'apprête trop frais, il est insipide, et lorsque l'on tarde trop, il porte au nez. La haute venaison veut être un peu mortifiée pour être d'un bon goût.

Voyez, à l'article Animaux, les propriétés générales du gibier, et sous les noms particuliers, les qualités et les vertus particulières à chaque espèce.

GIGOT. On donne ce nom à l'*éclanche*, ou à la cuisse du mouton. Le gigot est un des mets les plus succulens et des plus substantiels. Lorsqu'il vient des Ardennes ou de Présalé, il est difficile de manger une viande plus agréable : aussi on les fait rôtir, tandis que ceux qui sont plus fermes et moins bons, sont cuits souvent à la braise, ou en étuvée avec des substances aromatiques. Cette viande, qui convient presque à tout le monde, et dans toutes les circonstances, restaure essentiellement les personnes qui ont coutume de faire de violens exercices, et qui ne sont pas dans la première convalescence. *Voy*. Éclanche.

GIMBLETTE. C'est une sorte de pâtisserie, dans laquelle on fait entrer du sucre et le goût de la fleur d'orange, ou de quelque autre substance aromatique; elle se digère facilement; on en donne beaucoup aux enfans, et même aux chiens gâtés des dames. *Voy*. Patisserie.

GINGEMBRE. Il chasse les vents, il pousse par les urines, il divise les humeurs grossières, il aide à la digestion; il provoque l'appétit, à cause de son sel âcre, fort incisif et pénétrant, capable de produire de semblables effets. Son usage trop fréquent enflamme les humeurs par la grande raréfaction que son sel y excite. Le gingembre convient dans les temps froids aux vieillards, aux phlegmatiques, à ceux dont les humeurs sont grossières et peu en mouvement, qui digèrent avec peine, et qui sont sujets aux vents; mais il est pernicieux aux jeunes gens d'un tempérament chaud et bilieux.

GINSENG. Cette racine, que les Chinois nomment encore *petsi*, est beaucoup employée par eux et les Japonais, dans l'état de santé, et contre les maladies; il passe pour être stomachique, et rendre les forces aux personnes épuisées. L'odeur agréable du ginseng, et sa saveur douce, un peu âcre, mêlée de quelque amertume, semblent la rapprocher du meum et de l'angélique pour ses vertus. Il est bien rare de s'en procurer du bon et sans vermoulure.

Suivant les médecins chinois, dit le docteur Nicolas, le ginseng est un remède souverain pour les épuisemens causés par des travaux excessifs; il dissout les phlegmes, fortifie le poumon, arrête les vomissemens, fortifie l'estomac et ouvre l'appétit; dissipe les vapeurs, les vertiges, les éblouissemens, et prolonge la vie aux vieillards. Ils lui attribuent aussi plusieurs autres propriétés.

Les *feuilles* et la *racine* du ginseng sont d'usage à la Chine. Les premières se prennent en infusion comme du thé. La couleur de cette infusion est, dit-on, agréable, et a un goût et une odeur qui font plaisir. Quant à la racine, il faut la faire bouillir un peu plus que le thé ; c'est la pratique des Chinois, quand ils en donnent aux malades.

GIRAUMON. Le giraumon est une espèce de petit potiron de la Guiane et de la Louisiane, qu'on mange jeune et en salade ; on le dit stomachique, et utile aux convalescens. On le prépare de toutes les manières. Les meilleurs sont ceux qui ont la forme d'un cor de chasse et très peu de graines. Ils sont sucrés, et on en fait de très bonnes confitures. On dit qu'il y a des espèces de giraumon qui sentent un peu le musc, ce qui relève leur saveur aqueuse. *Voy.* FRUIT.

GIROFLE, *gérofle* ou *clou de girofle*. Aromate que l'on nous apporte des Indes, qui a une odeur forte et balsamique, avec une saveur vive, chaude et onctueuse. Les clous de giroflé fortifient les parties, ils resserrent, ils arrêtent le vomissement, ils résistent à la malignité des humeurs, ils apaisent le mal de dents, ils atténuent les humeurs grossières et visqueuses, ils aident à la digestion et rendent l'haleine agréable. Ils sont fort usités dans les sauces, pour leur goût et leur odeur aromatique. Ils produisent les bons effets que nous leur avons attribués par leurs principes volatils et exaltés, qui divisent et atténuent les alimens grossiers contenus dans l'estomac, qui conservent les liqueurs dans une juste fluidité, et qui augmentent la quantité des esprits animaux. Ils échauffent beaucoup quand on en use avec excès ; ils contiennent beaucoup de sel essentiel et d'huile aromatique. L'huile qu'on en tire est plus grossière qu'aucune de celles qui se tirent des autres aromates, puisqu'elle va au fond de l'eau, et cette grossièreté même fait la qualité brûlante et caustique qu'on remarque dans le girofle ; c'est pourquoi cet assaisonnement demande encore plus de précautions que le poivre et le gingembre. Le girofle convient en hiver aux vieillards, aux phlegmatiques, et à ceux qui abondent en humeurs grossières ; mais les jeunes gens d'un tempérament chaud et bilieux doivent s'en abstenir, ou en user modérément.

Le girofle, dit le docteur Delamarre, est hépatique, astringent, cordial, stomacal, céphalique; il atténue la pituite grossière; on le met dans la bouche pour exciter la salive, et apaiser le mal de dents : ce qui conserve mieux les dents que ne fait la salivation excitée par la fumée du tabac et des diverses plantes aromatiques. Il corrige la mauvaise haleine et la puanteur de la bouche : il aide à la digestion; il resserre le ventre.

L'eau distillée des clous encore récens a une odeur très gracieuse. Elle est bonne pour les syncopes, ou défaillances de cœur.

Le girofle pris en infusion jusqu'à demi-gros, ou en poudre, à la dose de huit ou dix grains, est très utile dans la léthargie, l'apoplexie, la paralysie, les indigestions, maux d'estomac, syncopes, mouvemens convulsifs et vomissemens. L'huile qu'on en tire *per descensum* a les mêmes propriétés.

Le *girofle confit*, pour être bon, doit avoir été cueilli tendre; il doit aussi être d'une odeur agréable, et fort peu chargé de sirop. *Voy*. Aromats.

GLACE. De tous les tempéramens, ceux auxquels l'usage de la glace convient le mieux, sont particulièrement les bilieux, qui ont les humeurs subtiles et dissipables; les atrabilaires, qui ont les humeurs chaudes et faciles à s'enflammer; elle convient aussi aux sanguins, mais non jamais aux personnes pituiteuses, ni aux mélancoliques décidés. L'on a observé, depuis que l'on fait usage de la glace, que dans les lieux les plus chauds on est moins sujet à tant de périlleuses maladies, et aux fièvres malignes pendant l'été, et qu'il n'y meurt pas une si grande quantité de monde par les désordres que les chaleurs causent. Mais *il ne faut jamais boire à la glace lorsque l'estomac est vide,* à moins qu'on ne souffre par un excès de chaleur, *ni dans l'ardeur et la sueur qui suivent quelque grand exercice,* parce que tous les grands changemens subits qui arrivent dans le corps sont très dangereux, et ne manquent guère de produire de pernicieux effets. Enfin, la glace ou les boissons à la glace calment le mouvement intestin trop violent des parties du sang, et la chaleur qui en est la suite;

elles resserrent et rapprochent les fibres des solides, diminuent le calibre des vaisseaux, et augmentent le mouvement des liqueurs. Ainsi la boisson froide étant délayante, calmante et fortifiante, empêche la stagnation des humeurs, et les met en mouvement : ainsi elle peut prévenir et guérir les maladies.

Les maladies dont on attribue la guérison à l'usage de l'eau à la glace, sont les palpitations de cœur, les obstructions squirrheuses des viscères, les fièvres, même les malignes, la diarrhée, la dyssenterie, la petite-vérole, les chaleurs d'entrailles, les maux de tête, les indigestions, l'apoplexie, la goutte, le flux et les ardeurs d'urine, la colique néphrétique, les vertiges ; les faiblesses d'estomac, les hémorroïdes très abondantes, le pourpre, les maux des yeux, les ébullitions du sang. Il est d'expérience certaine que la boisson froide a fait mourir subitement plusieurs personnes, et fait tomber d'autres dans des défaillances très dangereuses, parce qu'elle arrête sur-le-champ le mouvement progressif du sang, surtout quand elle est prise en grande quantité et par un corps échauffé. La boisson froide nuit aux parties nerveuses, et aux viscères, dans les personnes échauffées par quelque mouvement excessif, ou par la chaleur de la fièvre.

On lit dans Hippocrate, que le froid extrême procuré par la neige et la glace, est le plus grand ennemi des poumons ; que même dans un degré moins violent, il est très pernicieux au cerveau, aux dents, aux os, aux membranes, et que le plus grand nombre des maux qui attaquent ces parties, ont pour cause principale le froid. Enfin, on peut dire que l'eau à la glace ne convient nullement aux vieillards, aux enfans, ni aux femmes, principalement quand elles sont grosses, nourrices, ou dans le temps de leurs règles ; elle n'est pas moins préjudiciable à la goutte, à la gravelle, au rhumatisme, aux maux de poitrine, aux obstructions du foie et de la rate, etc.

En un mot, l'expérience enseigne, comme l'observe Hoffman, que la boisson d'eau froide a causé beaucoup de maladies aiguës et chroniques. *Voy.* Boisson.

GLAIREUX (*alimens*). On donne le nom de glaireux à des

alimens capables de produire des glaires dans l'économie animale : tels sont les *fruits* non mûrs , et surtout les *amandes* de leurs noyaux (que nous ne connaissons pas assez); telles sont les *graines huileuses et émulsives,* qui, même après leur maturité , sont difficilement perméables aux sucs digestifs ; telles sont les *chairs* et surtout les parties tendineuses *des animaux jeunes et oisifs,* dont on tire si difficilement des extraits secs. Il est des personnes qui ont ce qu'on nomme une constitution glaireuse, chez qui les parties mucilagineuses s'accumulent dans l'estomac, qui vomissent quelquefois des glaires filantes et visqueuses : ces personnes doivent particulièrement éviter les substances alimentaires dont nous venons de parler ; elles augmenteraient un vice qu'elles doivent combattre par les acides , les sucs étendus d'eau , les substances toniques , stomachiques et aromatiques. *Voy.* ALIMENS.

GLANDE. Chair molle, spongieuse et grasse, qui sert à affermir et à conserver la séparation des vaisseaux , à boire les humeurs superflues et à en humecter d'autres. Les glandes sont presque toutes tendres , friables et agréables au goût , de bon suc , nourrissantes et aisées à digérer , principalement quand l'animal s'est bien porté , et qu'on lui a donné de bons alimens.

GODIVEAU. C'est une espèce de *pâté de veau haché* avec des champignons , des truffes , des écrevisses , etc. , et beaucoup d'assaisonnemens aromatiques. Il n'y a que les personnes qui ont un fort tempérament et un bon estomac qui puissent se permettre cette sorte d'aliment. *Voy.* PATISSERIE.

GOMME ARABIQUE. Cette gomme est très nourrissante et très pectorale ; on la prend dissoute dans l'eau , soit seule , soit mêlée avec d'autres substances adoucissantes. La dose est d'une once dans une pinte d'eau légèrement sucrée. Elle convient dans les rhumes, les maladies de poitrine , les dyssenteries , et à la suite des empoisonnemens.

GOUJON. Le goujon de mer et celui de rivière doivent être choisis longs et menus : le plus gros goujon est ordinairement œuvé , et n'a pas à beaucoup près une saveur si agréable que le petit. La chair du goujon est molle , peu serrée en ses parties , et peu chargée d'humeurs grossières et visqueuses ; c'est pourquoi il produit un assez bon suc et se digère facilement. Il ne nourrit que médiocrement ; il ne produit de mauvais effets qu'autant qu'on en use avec excès. Il convient en tout temps, à toute sorte d'âge et de tempérament. On frit le goujon, et on l'apprête de même que l'éperlan. *Voy*. Poisson.

GOURMANDISE. La gourmandise est un amour désordonné et quelquefois raffiné de la bonne chère. Horace, qui lui avait bien quelques obligations , l'appelle *ingrata ingluvies*. La gourmandise est un des vices les plus communs des nations riches et corrompues ; c'est le défaut habituel de l'opulence, aidée de toutes les richesses de l'art culinaire. Les anciens ont été plus gourmands que les modernes, et ce n'est pas peu dire. Les gourmands n'ont jamais fait attention que la chair la plus délicieuse est celle dont l'appétit fait les frais ; que tout moyen artificiel de l'exciter devient pernicieux , et que bientôt leur goût s'émousse et s'amortit sur les mets même les plus délicats. Les indigestions, les maux de tête , les insomnies, les vents et une foule d'infirmités de tout genre, finissent par tirer vengeance de tous les excès de la gourmandise et de la sensualité. Comme les vieillards et les enfans sont naturellement gourmands , il faut éloigner d'eux tout ce qui peut les incommoder, si l'on s'intéresse vraiment à leur conservation.

GOUROT. Espèce de gâteau rond fait avec du fromage. *Voy*. Patisserie.

GOUTER. Petit repas qu'on fait entre le dîner et le souper. Les personnes qui travaillent beaucoup, qui sont dans un exercice continuel, faisant beaucoup de dissipation , sont dans une espèce de nécessité de prendre quelques alimens dans l'intervalle du dîner au souper, pour réparer par-là les pertes qu'elles font ; mais ceux qui mènent une vie molle, oisive et paresseuse , et qui conséquemment dissipent peu, ne font par-là que surcharger leur estomac, peut-être encore chargé de viandes du dîner, et qui doit bientôt l'être par celles du souper.

GRAISSE. Cette partie des animaux est d'une substance insipide, difficile à digérer, propre à produire un suc épais, à rebuter l'estomac et à exciter des nausées. On ne laisse pas d'en faire un fréquent usage dans les cuisines ; mais les viandes ainsi assaisonnées n'en sont que plus indigestes. La graisse de *bœuf* sert à faire toutes sortes de farces, à cuire des cardons d'Espagne, etc. On n'emploie guère la graisse de *mouton*, parce qu'elle est sujette à sentir le suif. Ce mot s'entend aussi de la graisse de *rôt*, qui tombe dans la lèchefrite, et qu'on ramasse dans des pots pour servir au besoin. La graisse de *volaille* est la plus fine et la meilleure : on l'emploie pour quelque ragoût. On comprend sous ce genre la graisse de *chapon*, de *poularde* et même d'*oie*, qui sont toutes bonnes ; elles sont quelquefois mêlées d'un goût de perdrix ou d'autre gibier, mais elles n'en sont que meilleures. La graisse de *cochon* rôti plaît assez au goût, et plusieurs s'en servent volontiers, ainsi que des autres, dans les maisons où la dépense est bornée.

Les graisses salées et fumées, dit le docteur Macquart, comme les jambons, causent souvent des ardeurs d'estomac, des rapports, et se digèrent difficilement.

GRAMINÉES. La classe des plantes qu'on a nommées graminées ou céréales, fournit à l'homme les alimens les plus nombreux ; elle peut lui servir de nourriture dans tous les climats de la terre où la culture a lieu. Le *froment* d'abord, puis le *seigle*, le *riz*, l'*orge*, le *maïs*, l'*avoine*, sont des graminées très employées, propres à subir différentes préparations, toutes très avantageuses au maintien de l'existence. On trouve dans les graminées deux principes nutritifs : l'un amilacé, qui se dissout dans l'eau bouillante et tourne à l'acide ; l'autre sucré, fermentescible par le corps muqueux qu'il contient. Le froment renferme, de plus, la partie gélatineuse ou végéto-animale (*Voy.* Farine) : c'est ce qui fait qu'on peut en obtenir une nourriture si précieuse, que nulle autre ne lui peut être comparée. Les alimens farineux, bien cuits, sont très nourrissans, se digèrent avec facilité ; leur mucilage est propre pour combattre l'acescence vers laquelle tendent nos humeurs. Le pain bien fermenté se digère cependant bien plus aisément que les farineux non fermentés. Il faut, pour être aisément digérée, que la farine des graminées soit parfaitement cuite, ainsi que leurs graines, quand on les mange en gruau ; sans cela on risque des maux d'estomac, des indigestions, des engorgemens de viscères, etc.

GRAS-DOUBLE. Ces parties étant d'une substance membraneuse, sont aussi, comme les autres membranes, dures, visqueuses, glutineuses, difficiles à digérer, et propres à produire des obstructions.

GRAVE (*vin de*). Le vin de Grave vient d'un petit pays de ce nom, qui est aux environs de Bordeaux. C'est un vin fort estimé et très recherché des Hollandais et des Anglais ; il est cordial et se boit dans les meilleures tables, lorsqu'on est à l'entremets ; il convient aux personnes délicates et convalescentes, à petites doses ; il est utile à ceux qui font beaucoup d'exercice, mais il faut en boire modérément, et le plus souvent étendu d'eau. *Voy*. VIN.

GRENADE. Les grenades *douces* apaisent la toux, adoucissent les âcretés de la poitrine, humectent et rafraîchissent par leurs parties aqueuses et sulfureuses, propres à étendre et à embarrasser les sels âcres, et à calmer leur trop grand mouvement ; mais elles excitent des vents. Les *aigres* fortifient le cœur, excitent l'appétit, précipitent la bile ; elles conviennent dans les inflammations ; elles apaisent les ardeurs de la fièvre, en épaississant et coagulant un peu les liqueurs par les sels acides, et, de plus, en précipitant les sels âcres et exaltés, qui excitent dans les humeurs un bouillonnement et une fermentation extraordinaires ; mais elles incommodent la poitrine, les dents et les gencives, en picotant trop fortement ces parties. Les grenades *douces* et les *vineuses* conviennent en tout temps, à toute sorte d'âge et de tempérament, pourvu qu'on en use modérément. Les *aigres* sont salutaires, dans les grandes chaleurs, aux jeunes gens bilieux ; mais elles sont nuisibles aux vieillards, parce qu'elles resserrent et picotent un peu la poitrine, et qu'elles rendent la respiration plus difficile, qui ne se fait déjà chez eux qu'avec assez de peine. *Voy*. Fruit.

GRENADILLE, ou *fleur de la Passion*. Cette belle plante, qui vient de la Nouvelle-Espagne, donne un fruit charnu, ovale, gros comme une pomme moyenne : lorsqu'il est ouvert, on en boit avec délices le suc acide et visqueux, dans les pays chauds. *Voy*. Fruit.

GRENOUILLE. Les grenouilles aquatiques sont bonnes à manger ; elles doivent être choisies bien nourries, grasses, charnues, vertes, ayant le corps marqué de petites taches noires, et qui aient été prises dans une eau claire, pure et limpide. Elles contiennent beaucoup d'huile et de phlegme, et un peu de sel volatil. Plusieurs auteurs en condamnent l'usage, non-seulement par rapport à la manière de vivre de ces animaux, mais encore par rapport au lieu où ils habitent ; il est vrai que celles qui se trouvent dans les étangs et dans les marais, où elles vivent de mauvais alimens, ne sont pas si salutaires que celles des rivières : mais pour ces dernières, elles produisent un suc assez louable. Leur chair est chargée de principes huileux et balsamiques, propres à adoucir les âcretés de la poitrine et à nourrir. Cependant cette même chair a quelque viscosité qui la rend difficile à digérer ; mais, quand on a l'estomac bon, elle nourrit beaucoup. Quelques-uns conseillent aux étiques, aux phthisiques et à ceux que de longues maladies ont desséchés, de manger des grenouilles ; mais ce sont les bouillons de grenouilles et non les grenouilles en substance qui conviennent dans ces occasions. La chair de ces animaux est trop difficile à digérer pour être propre dans les maladies où l'on remarque que l'estomac est beaucoup plus débile que dans aucune autre. Les bouillons de grenouilles sont encore fort bons dans les toux invétérées ; ils humectent, ils rafraîchissent, ils font dormir. Quand on veut manger les grenouilles, il faut, après qu'elles sont écorchées, les jeter d'abord dans l'eau chaude, puis dans l'eau froide ; cela les attendrit et les rend plus faciles à digérer. Elles se mangent apprêtées de plusieurs façons différentes : on en prépare surtout des potages qui sont fort sains , et dont même quelques dames usent pour entretenir la fraîcheur de leur teint. Quelques-uns disent que le fréquent usage des grenouilles donne mauvais visage et cause la fièvre ; mais on a des expériences contraires. Les grenouilles conviennent en tout temps aux jeunes gens bilieux qui ont un bon estomac et qui s'exercent beaucoup ; mais les vieillards et les pituiteux doivent s'en abstenir, ou en user fort sobrement.

La chair des grenouilles, dit le docteur Sue , est estimée humectante , incrassante , et propre pour adoucir les âcretés de la poitrine ; elles sont aussi restaurantes et salutaires dans la consomption , propres pour dissiper les chaleurs d'entrailles , etc.

Il entre des *cuisses* de grenouilles , depuis deux paires jusqu'à dix , dans des bouillons rafraîchissans et adoucissans, dont on fait un fréquent usage pour soulager ceux qui sont attaqués de maladies chroniques de la vessie, des reins , de la poitrine , de la fièvre lente , de consomption, etc.

GRIBLETTES. Terme de cuisine : c'est une tranche de porc frais ou de mouton rôtie sur le gril. On les sert comme les côtelettes.

GRILLADE. On donne ce nom à une manière de préparer les viandes en les faisant cuire sur le gril. On les obtient, par ce moyen, fort succulentes , parce que le feu , en raccornissant brusquement l'extrémité des fibres musculaires, ne permet pas à tout le jus d'en sortir ; d'ailleurs, la partie graisseuse excédante se fond aisément par cette pratique , et rend l'aliment plus digestible pour beaucoup d'estomacs. C'est pourquoi on grille la *saucisse,* le *boudin* et les autres préparations du cochon.

GRIMPEREAU. C'est une espèce d'oiseau de passage , fort petit, et dont la chair, sans être mauvaise , n'est pas fort estimée.

GRIOTTE. C'est une cerise à courte queue, qui est ou douce ou aigre. *Voy*. Cerise.

GRIVE. Petit oiseau noir et blanc , un peu plus gros qu'une alouette. On la sert sur les tables les plus délicates à cause de

son bon goût. Les grives sont meilleures dans la saison des ven
danges, parce qu'elles s'engraissent de raisin. On doit les choisir tendres, jeunes, grasses, bien nourries, et qu'aient été
prises en temps froid ; car elles sont pour lors plus délicates et
d'un goût plus exquis. La grive vit de bons alimens ; elle jouit
d'une transpiration libre, et elle fait un exercice convenable ;
ses sucs sont aussi fort tempérés, à cause de l'union et de la
proportion exacte de leurs principes huileux et salins : c'est
pour cela que la chair de la grive est d'un goût exquis ; elle est
fort nourrissante, parce qu'elle contient beaucoup de parties
huileuses et balsamiques ; elle excite l'appétit et elle fortifie
l'estomac par ses principes volatils et exaltés ; elle produit un
bon aliment et elle est propre pour les convalescens, parce que
sa chair n'est ni trop grossière ni trop ténue, et qu'elle contient
peu de sucs visqueux ; parce qu'elle se digère facilement ; et,
enfin, parce qu'elle renferme des principes propres à rétablir
les parties solides et à augmenter la quantité des esprits animaux.

GROSEÏLLE. Le sel acide dont les groseilles abondent, est la
cause des principaux effets qu'elles produisent ; elles excitent
l'appétit, parce que ce sel picote légèrement les petites fibres
de l'estomac ; elles rafraîchissent et conviennent à ceux qui ont
la fièvre, parce que ce sel donne un peu plus de consistance
aux humeurs, et en arrête le mouvement trop violent et trop
impétueux. Les groseilles ne sont point bonnes aux mélancoliques ; elles incommodent quelquefois l'estomac en le picotant,
et le resserrent un peu trop ; elles conviennent, dans les temps
chauds, aux jeunes gens bilieux et sanguins, et à ceux dont les
humeurs sont trop âcres et trop agitées. Pour empêcher le picotement que les groseilles excitent dans l'estomac, on les mêle
avec un peu de *sucre :* de cette manière elles incommodent
moins ; le sucre, joint avec les groseilles, adoucit leur trop
grande aigreur par les parties sulfureuses qui lient et embarrassent les acides des groseilles. On fait, avec les groseilles, des
confitures fort saines et fort agréables. On prépare aussi une
boisson avec les groseilles, l'eau et le sucre, appelée *eau de*

groseilles, qui est en usage dans les grandes chaleurs de l'été, pour rafraîchir et pour humecter. Enfin, l'on fait avec les groseilles un *sirop* très usité en médecine, et même parmi les alimens ; il est rafraîchissant, humectant et fort agréable au goût : on le mêle dans de l'eau et on le fait boire aux fébricitans. *Voy*. FRUIT.

GROSSIERS (*alimens*). On donne ce nom à des substances communes qui, vu leur bon marché, font la nourriture la plus ordinaire des gens malaisés. Tels sont les *farineux*, les *choux*, l'*avoine*, les *fromages pourris*, les *fruits non mûrs*, les *poissons desséchés*, les *viandes boucanées* ou *fumées*, *avariées*, et surtout celles qui leur sont fournies à bas prix par des gens qui vont à la découverte des bêtes mortes, pour les vendre aux pauvres imprudens. En général, ce n'est pas des alimens qu'on a nommés grossiers, parce qu'ils sont très communs, pesans ou simplement assaisonnés, dont il faut le plus se méfier ; ils conviennent souvent aux estomacs vigoureux des personnes qui se livrent aux travaux les plus opiniâtres et les plus durs, aux gens de la campagne, aux journaliers : mais il faut que la police veille à ce qu'on ne puisse vendre des alimens malsains, et à ce que la cupidité grossière ne mette pas à prix la destruction de la classe ignorante et indigente du peuple. Puisque le pauvre a si peu de choix dans les alimens qui lui sont destinés, au moins faut-il qu'il puisse compter sur leur salubrité. *Voy*. ALIMENS.

GRUAU. Le gruau n'est autre chose que de l'*avoine* bien mondée de sa peau et de ses extrémités, et réduite en farine grossière par le moyen d'un moulin fait exprès. On apporte le meilleur gruau de la Touraine et de la Bretagne. On doit le choisir nouveau, bien mondé, net, blanc, sec, qui ne sente point le relan, et qui ait été fait avec de l'avoine bien nourrie. Il est humectant et adoucissant, propre pour embarrasser les sels âcres de la poitrine, du sang et des autres humeurs ; il excite le sommeil, il rafraîchit, il restaure dans les maladies de consomption, et donne une bonne nourriture aux parties ; il est un peu pesant sur l'estomac, et excite des vents. Il convient en tout temps, à tout âge et à toute sorte de tempéra-ment, principalement à ceux dont les humeurs sont trop sub-tiles, trop âcres et dans un mouvement extraordinaire. On s'en sert fort communément ici; on le prend en décoction dans de l'eau ou dans du lait; il produit les bons effets dont on vient de parler, parce qu'il contient, aussi bien que le riz, des parties huileuses, balsamiques et embarrassantes, qui agissent de la même manière que celles du riz. Une cuillerée de gruau suffit pour une chopine d'eau ou de lait que l'on fait bouillir ensem-ble : on peut y mettre un peu de sucre.

GUIGNARD. Le guignard est une espèce de petit pluvier, qui vient en grandes bandes du Nord dans le Loiret; sa chair est estimée comme un des mets les plus délicats qu'on puisse servir à la table de l'opulence. Tous ceux qui peuvent s'en procurer en mangent avec autant de plaisir que de sécurité.

GUIGNE. C'est une espèce de *cerise* noire, moins rafraîchis-sante, mais plus douce que la cerise rouge; elle est très agréa-ble à manger, et convient à toutes les personnes qui se portent bien, et dont l'estomac n'est pas très délicat. *Voy*. Bigarreau, Cerise.

H

HACHIS. Le hachis est un mets composé de viande coupée et hachée très menue, avec du beurre, du sel, du vinaigre, des épices, et autres substances aromatiques de haut goût; c'est un hors-d'œuvre commun, au moyen duquel on ne laisse perdre aucun reste des viandes dont on a fait usage auparavant; ce mets est ordinairement très assaisonné : on ne doit pas le permettre aux personnes dont l'estomac est délicat, ou qui sont convalescentes. On a observé que quelques personnes digéraient moins bien le hachis que les viandes entières, parce que cette préparation, en rendant le passage plus facile, ne nécessite pas le mélange de la salive et de l'air qui s'y trouve : c'est un point, dans la digestion, qui n'a pas encore été assez examiné; d'ailleurs, comme cette préparation est souvent fort grasse, c'est peut-être une raison pour qu'elle répugne, non au

goût, mais aux estomacs de beaucoup de personnes. *Voy*. Alimens, Assaisonnemens, Chair, Viande, etc.

HARENG. Il y a le hareng frais, le hareng salé, le hareng
pec et le hareng saur ou sauret. Le hareng *frais*, autrement dit
hareng blanc, est celui qu'on mange au sortir de la pêche : il
convient, en temps froid, à toute sorte d'âge et de tempérament ; il est agréable au goût, et produit aussi plusieurs bons
effets. La raison en est que sa chair est tendre, peu resserrée
en ses parties, peu visqueuse, et suffisamment chargée de principes huileux et balsamiques, et de sels volatils.

Pour le hareng *salé*, il est pernicieux aux jeunes gens d'un
tempérament chaud et bilieux, et il ne convient même à aucun
tempérament, à moins que l'on n'en use avec la dernière modération, et il ne peut convenir qu'à des estomacs forts et robustes. La raison en est que le sel l'a rendu âcre et propre à
produire des humeurs de la même nature; et ayant insensiblement perdu une bonne partie de ses humidités, il ne se digère
pas si aisément. Cependant il est moins pernicieux que le hareng
fumé ou *sauret*, parce que ce dernier est encore plus sec, plus
âcre et moins chargé d'humidité que l'autre. Le hareng *salé*
qu'on a fait dessaler est moins malsain ; mais, comme on ne
saurait, en le dépouillant de son sel, le rétablir dans son premier suc, il est toujours fort inférieur au hareng *frais*, et n'a
jamais la chair si moelleuse et si délicate. C'est un mauvais
aliment, comme on l'a déjà dit : il échauffe beaucoup ; il donne
des rapports désagréables ; il excite la soif et des humeurs âcres
et picotantes. *Voy*. Poisson.

HARICOT. On doit les choisir tendres, bien nourris, assez
gros, qui n'aient point été corrodés par les vers, et qui se
cuisent facilement.

Les féveroles *blanches* sont les plus communes, mais elles ne
sont pas les meilleures; les *rouges* valent mieux pour le goût
et pour la santé ; elles sont moins venteuses et moins indigestes,
parce que dans les féveroles rouges, dit Leméry, les principes
paraissent plus exaltés, ce que l'on reconnaît par leur couleur
rouge qui vient ordinairement d'une forte atténuation et raré-

faction des parties sulfureuses. Les féveroles qui se cuisent le plus facilement sont les moins nuisibles à la santé, parce que celles-là sont composées d'une substance médiocrement unie et resserrée dans ses parties, et qui se digère moins difficilement.

On emploie beaucoup, parmi les alimens, les haricots dans leur primeur; ils ont alors un assez bon goût, et sont moins nuisibles à la santé : mais, quand on les fait sécher pour les garder, ils n'ont plus la même saveur, parce qu'ils perdent quelques parties volatiles et exaltées qui contribuaient à les rendre d'une saveur plus agréable; alors ils produisent beaucoup de vents, chargent l'estomac, font un sang épais et grossier, qui, étant porté à la tête, l'appesantit considérablement. Il n'y a que des tempéramens forts et robustes qui puissent s'accommoder de l'usage fréquent de cette nourriture, et les personnes un peu délicates la doivent éviter. C'est la remarque de tous les médecins qui ont consulté l'expérience : à la vérité, les haricots, selon la remarque d'Hippocrate, sont un peu moins nuisibles à la santé que les fèves; ils sont moins venteux et ne se digèrent pas avec tant de peine : mais, pour être moins mauvais que les fèves, il n'en faut pas conclure qu'ils soient sains.

Les haricots abondent en parties grossières et terrestres; ils contiennent surtout un sel fixe, peu convenable aux personnes qui mènent une vie sédentaire, et il n'y a guère que ceux qui sont accoutumés à un grand exercice de corps, qui puissent s'en nourrir utilement. *Voy.* LÉGUMES.

HARICOT. Terme de cuisine. C'est un ragoût fait avec du mouton ou du veau coupé par morceaux. On fait des haricots de brochets, de canards, d'esturgeon et de macreuse.

HATELETTES. Ce sont des mets qui tirent leur nom de petites broches de bois appelées *hâtelettes,* diminutif de hâte, mot synonyme de broche. Les hâtelettes sont des espèces d'entremets; elles servent aussi de garniture pour les plats de rôti.

HERBES POTAGÈRES. Les herbes potagères sont celles qu'on

cultive pour l'usage de la cuisine. *Voy*. AIL, ARROCHE, BASILIC, BOURRACHE, BUGLOSE, CAPUCINE, CÉLERI, CERFEUIL, CHICORÉE, CHOU, CIBOULE, CORNE-DE-CERF, CRESSON, ÉCHALOTTE, ÉPINARD, LAITUE, MACHE, OSEILLE, PERSIL, PIMPRENELLE, POIRÉE, POREAU, POURPIER, SARRIETTE, TRIQUE-MADAME, etc., etc. *Voy*. aussi INSIPIDES (alimens).

HOCHEPOT. Sorte de ragoût. *Voy*. RAGOUT.

HOCKIAC ou *peau d'âne de la Chine*. Préparation gélatineuse faite par les Chinois, et qui a une grande réputation pour la pulmonie et les crachemens de sang. On prend ce remède, qui est fort cher, à la dose d'un demi-gros dans une tasse de bouillon.

HORS-D'ŒUVRES. On appelle hors-d'œuvres, en fait de cuisine, tous les plats qu'on sert sur une table, et dont on pourrait se passer pour rendre un repas complet. On ne met guère de hors-d'œuvres, si ce n'est dans ceux où il y a beaucoup de plats à servir; ou bien dans un petit repas, pour épargner les entrées qui coûtent plus.

HUILE. Suc gras et onctueux tiré des olives par expression. L'huile est plus susceptible d'exaltation par le feu que le beurre, comme il est aisé de le voir par la facilité avec laquelle elle s'enflamme. Ainsi, à ne consulter que la raison, l'huile doit contracter une plus mauvaise qualité par le trop grand feu que le beurre, et c'est ce que l'expérience confirme. *Voy*. au mot FRITURE, ce que l'on dit des fritures à l'huile.

L'huile se conserve d'elle-même, et elle sert à conserver plusieurs autres substances; elle est, outre cela, pour le moins aussi adoucissante que le beurre; et pour cette raison, elle ne convient pas moins que le beurre aux asthmatiques, aux graveleux, et à tous ceux dont les humeurs sont trop âcres et trop salées; mais il en faut user modérément, sans quoi elle pourrait produire un trop grand relâchement dans les organes. Aussi remarque-t-on que ceux qui en font un trop grand usage, sont pour la plupart incommodés de descentes.

L'huile est composée de parties sulfureuses, mêlées d'un sel acide fixe. Or, ces soufres et ces acides embarrassent aisément la masse du sang, et de là peuvent naître quantité d'obstructions : outre cela, cet acide étant coagulant comme il est, sépare de la masse plusieurs sérosités qui relâchent les parties ; d'où s'ensuivent des descentes et autres accidens. Il est aisé de voir de là que l'huile est un assaisonnement dont il faut prendre garde d'abuser.

L'huile la plus nouvelle est la meilleure ; celle d'un an est encore bonne, pourvu qu'elle ait été conservée dans des vaisseaux de terre ou de verre, et fraîchement. *Voy*. OLIVE.

HUILEUX et GRAS (alimens). *Voy*. AMANDE (douce), BEURRE, CACAO, GRAISSE, HUILE, LARD, NOISETTE, NOIX, OLIVE, PAVOT (graines de), VIANDES GRASSES, etc., etc.

HUITRE. On doit les choisir nouvelles, d'une grandeur médiocre, tendres, humides, délicates, d'un bon goût, et qui n'aient point été prises dans des eaux sales et bourbeuses. Ce poisson nourrit peu, et la digestion qui s'en fait dans l'estomac est plutôt une simple dissolution qu'une parfaite digestion ; c'est-à-dire que l'huître se consume dans l'estomac sans y produire que très peu de chyle ; elle se résout presque toute en eau, et cette eau qui est de la nature de celle dont l'huître se nourrit dans la coquille, c'est-à-dire un peu piquante, irrite doucement les fibres de l'estomac et des intestins ; ce qui l'empêche de séjourner long-temps, et ce qui est cause en même temps qu'on en peut manger un assez grand nombre sans en être incommodé ; aussi voit-on une infinité de gens en manger soir et matin une très grande quantité, sans en ressentir aucun mal. On croit communémen' qu'elles sont plus saines crues ; mais il y a bien des estomacs qui ne peuvent les supporter de la sorte. Elles sont fort saines cuites sur les charbons dans leur propre coquille, avec un peu de beurre et de pain râpé, et elles conviennent alors à toutes sortes d'estomacs, aussi bien que celles que l'on accommode sur le réchaud, avec une sauce au beurre et quelques légers assaisonnemens. Mais celles qui ont passé par la poêle ou qui sont frites, soit simplement, soit avec de la pâte, sont fort malsaines. Au reste, de quelque façon qu'on les mange, elles nuisent à ceux qui abondent en pituite ; c'est la remarque de plusieurs savans médecins, et cela est aussi confirmé par l'expérience. On mange ordinairement les huîtres crues avec un peu de poivre. *Voy*. POISSON.

HURE. On appelle *hure* la tête de quelques animaux qui sont le cochon, le sanglier, le saumon et l'esturgeon.

HYACINTHE (*confection d'*). Cet électuaire est cordial et stomachique. Il absorbe les aigreurs de l'estomac et excite la transpiration. On le donne à la dose d'un gros dans les dévoiemens, et à la suite des empoisonnemens et des indigestions. Il est employé dans la petite vérole, la rougeole, et en général dans les éruptions cutanées.

HYDROMEL. Liqueur faite avec de l'eau et du miel. Il y en a de deux sortes, l'hydromel vineux et l'hydromel ordinaire.

Hydromel vineux. Dans bien des pays froids où le raisin ne peut acquérir la maturité nécessaire pour servir à faire de bon vin, et où il se trouve beaucoup de miel, les peuples se font une liqueur spiritueuse avec l'eau et le miel, appelée *hydromel*. On choisit ordinairement le miel blanc pour faire l'hydromel, parce qu'il est plus pur et d'un meilleur goût que le jaune. On pourrait y employer le miel de Narbonne, l'hydromel n'en serait que meilleur. L'hydromel fortifie l'estomac et le cœur ; il ranime les esprits ; il aide à la transpiration ; il excite l'appétit ; il lâche un peu le ventre ; il est salutaire aux personnes qui toussent et aux phthisiques : il enivre étant pris en certaine quantité ; il est pernicieux dans les fièvres ardentes ; il pèse sur l'estomac, et il excite des envies de vomir quand il est trop nouvellement fait. L'hydromel convient en tout temps, principalement aux vieillards et à ceux qui sont d'un tempérament phlegmatique et mélancolique. L'hydromel étant fait avec le miel, qui est la partie des fleurs la plus essentielle, ne peut être qu'une boisson fort salutaire. Elle fortifie le cœur et l'estomac, et elle augmente la quantité des esprits animaux par ses parties volatiles et exaltées. Elle adoucit aussi les âcretés de la poitrine par ses principes huileux et balsamiques. L'hydromel est pernicieux dans les fièvres ardentes, parce qu'il contient beaucoup de principes spiritueux qui ne feraient qu'augmenter encore le mouvement violent et impétueux des humeurs. Il ne convient pas non plus aux bilieux, parce que le miel dont il est composé se tourne facilement en bile. *Voy.* l'article Miel.

Hydromel ordinaire. On le prépare de la même manière que celui dont nous venons de parler, excepté qu'on ne le laisse point fermenter. L'hydromel qui n'a point souffert de fermentation est chargé de principes huileux, qui ne sont ni trop subtils, ni trop grossiers, et enfin qui demeurent tels dans l'hydromel qu'ils étaient dans le miel même, qui est un aliment excellent pour adoucir et pour tempérer l'action des sels âcres. Il faut encore remarquer que l'hydromel vineux, quoique fait avec le miel, ne lâche pas tant le ventre que l'hydromel commun, parce que les parties du premier étant devenues plus subtiles et plus exaltées par la fermentation, il ne demeure pas dans les premières voies autant de temps que l'autre, pour y produire cet effet. *Voy.* Boisson, Liqueurs, etc.

HYPOCRAS. Liqueur excellente. *Voy.* Boisson, Liqueurs, Liquides. *Voy.* aussi le *supplément* à la fin du volume.

I

IGNAME. L'igname est un genre de plante exotique de la famille des asperges, qui porte une racine tubéreuse, et dont plusieurs variétés sont employées à la nourriture des hommes. L'igname nommé, par Linné, *dioscorea alta,* est la plus intéressante des espèces de ce genre, à cause de sa racine qu'on mange dans les deux Indes, en Afrique, et même dans les îles de la mer du Sud. Son pays natif est dans les Indes Orientales, entre les tropiques ; on la cultive au Jardin du Roi. La bulbe de cet igname est grosse, longue d'un pied et demi à trois pieds, noirâtre à l'extérieur, blanche ou rougeâtre en dedans ; visqueuse et un peu âcre lorsqu'elle est crue, elle devient douce quand elle est cuite à l'eau. Cette racine pèse quelquefois jusqu'à trente livres. On la mange en guise de pain ; quelquefois on la fait rôtir, on en compose des bouillies agréables et très saines, ainsi que d'autres préparations alimentaires, particulières à chaque pays où cet excellent et utile végétal est cultivé.

IGUR (boisson des Turcs). *Voy*. Oxigale.

INDIGÈNES (*alimens*). On donne ce nom aux nourritures que les hommes tirent des substances qui naissent dans les pays qu'ils habitent. La nature a donné à chaque sol de quoi nourrir ses habitans; mais le luxe et l'industrie qui existent dans nos climats, nous font aller chercher au loin des substances dites *exotiques*, pour augmenter nos jouissances, et plus souvent pour les réduire au néant par la destruction de notre santé. *Voy*. Alimens, Aromates, Épices, etc.

INSIPIDES (*alimens*). On donne le nom d'insipides à des substances fades qui n'affectent que très peu l'organe du goût; tels sont beaucoup de *végétaux*, qui, cuits ou crus, sont très aqueux, comme les *concombres*, les *bettes*, les *épinards*, etc. C'est pour ces sortes d'alimens qu'on a employé avec le plus de succès l'art des assaisonnemens. Ces alimens sont peu nourrissans, et conviennent médiocrement aux personnes qui font de violens exercices. *Voy*. Alimens.

ISSUE. Terme de cuisine ou de boucherie; c'est la petite oie, les extrémités ou les tripes de quelques animaux. L'issue d'agneau comprend la tête, le foie, le cœur, le mou et les pieds. *Voy*. sous chaque article particulier, les qualités et les propriétés de toutes ces parties.

J

JAMBON. On donne le nom de jambon aux cuisses et aux épaules de cochon, salées, fumées, épicées, de manière à se conserver long-temps. Les meilleurs sont ceux de Mayence et de Bayonne. Les jambonneaux les plus délicats viennent de Reims. La viande du jambon est compacte, serrée et de difficile digestion pour les estomacs paresseux ou faibles; elle convient particulièrement à ceux qui font beaucoup d'exercice, et surtout qui se livrent aux travaux de la campagne. *Voy*. Cochon, Lard.

JARRET DE VEAU. Le jarret de veau s'emploie dans les cuisines pour faire des bouillons, comme les autres parties qui sont toutes composées de ligamens, de tendrons, de vecins, d'artères et de cartilages; il produit un suc visqueux, glutineux, rafraîchissant et humectant. On l'accommode aussi à la boiteuse. *Voy*. VEAU.

JUJUBE. L'arbre qui porte ce fruit croît partout dans les pays chauds, comme en Languedoc, en Provence et dans les îles d'Yères. On cueille les jujubes sur la fin du mois de septembre, lorsqu'elles sont mûres; ce fruit se mange pendant quelque temps et se conserve dans un lieu sec. Les jujubes sont bonnes pour les électuaires et pour la boisson de ceux qui ont la toux; elles adoucissent l'acrimonie du sang et font un bon suc. Au reste, elles nourrissent peu et sont contraires à l'estomac, à cause qu'elles sont malaisées à digérer. On les emploie dans les tisanes pectorales; on y ajoute les dattes, les sebestes et autres fruits béchiques. On met une douzaine de jujubes sur chaque pinte de tisane, et les autres fruits à proportion; il ne faut pas faire une décoction trop épaisse, parce qu'elle ne se distribuerait pas aisément dans le sang, et nuirait beaucoup à l'estomac; et au lieu d'adoucir et de dégager la poitrine, elle augmenterait encore l'oppression. *Voy*. FRUIT.

JULIENNE. Terme de cuisine qui se dit d'un potage de conséquence. *Voy*. POTAGE.

JUS. Substance liquide qu'on tire de la *viande* de boucherie ou de la *volaille*, ou du *poisson*, soit par expression, soit par coction, soit par infusion; ainsi le jus a différentes propriétés suivant la nature des viandes différentes d'où il est tiré. On se sert beaucoup de ce jus dans les cuisines pour nourrir les ragoûts et les potages. Le jus n'est que du bouillon rapproché, et ce jus lui-même concentré deviendrait un extrait, qui, évaporé à siccité, donnerait des tablettes de *viande* qui sont de la plus grande ressource en voyage. On a donné le nom de jus aux sucs pilés et exprimés des végétaux, tels que les sucs de *chicorée*, *d'oseille*, qu'on emploie ordinairement épurés, c'est-à-dire séparés des parties féculentes des plantes. On donne le nom de jus aux sucs concentrés des *fruits* acides, tels que les *citrons*, les *oranges*, les *groseilles*, les *cerises*. Ces sucs, mêlés avec du sucre, forment des sirops qui se conservent très bien pour fournir des boissons rafraîchissantes dans les grandes chaleurs et dans les maladies où l'on a à dompter l'inflammation et l'exaltation des humeurs. On donne encore le nom de jus, ou suc de *réglisse*, à l'extrait concentré noir de la racine de réglisse, qui est utilement employé dans les toux opiniâtres.

K

KINO. Le kino est une *gomme résine rouge* de Gambia, ou vraie gomme du Sénégal, qui se dissout aisément dans la bouche en y laissant une saveur astringente bien marquée, mais agréable. Il a été employé très avantageusement en Angleterre, dans les dyssenteries et les diarrhées invétérées. Le célèbre pharmacien et chimiste PELLETIER en a fait venir pour en former des pilules qui sont très utiles aux personnes qui ont l'estomac faible et la digestion difficile et lente.

L

LAIT. On a vu des personnes qui, n'ayant vécu que de lait pendant toute leur vie, sont parvenues, par ce régime, à un âge très avancé. Les habitans des montagnes en font un usage journalier. Il semble, au premier coup d'œil, qu'on devrait déduire de ces faits, que le lait est un excellent aliment ; néanmoins, il ne convient pas à tout le monde en général : il y a autant d'estomacs qui en sont incommodés, qu'il y en a qui le soutiennent. Il n'est pas rare de voir ceux qui en font un usage habituel, devenir gras, lourds, stupides : souvent il arrive que ceux que les médecins mettent à la diète blanche deviennent mélancoliques. Ordinairement le lait lâche le ventre, donne des coliques, ou bien il constipe. Malgré ces inconvéniens qu'on peut reprocher au lait, il y a beaucoup de personnes qui lui ont dû la conservation de leur vie : combien de fois n'a-t-on pas reconnu son efficacité contre l'action des venins corrosifs sur l'estomac et les intestins ; contre celle des cantharides sur les voies urinaires ; contre la phthisie commençante, le marasme, la consomption, les grandes hémorragies, les éruptions extraordinaires de sang par les vaisseaux du poumon ? Plusieurs médecins pensent que c'est un préjugé de redouter son usage dans les maladies aiguës. En Angleterre, on se sert très communément, dans ces espèces de maladies, du zythologa, c'est-à-dire, d'un mélange de bière et de lait. Le grand Sydenham conseille l'usage du lait dans lequel on aura écrasé des pommes cuites, dans la petite vérole. Nous voyons tous les jours, sous nos yeux, des médecins éclairés ordonner le lait pour la toux, la goutte, le rhumatisme, les dartres, les maladies vénériennes. Jean Costoeus en était si enthousiaste, qu'il le propose comme remède universel dans un livre qui a pour titre : *de Medicinâ facili*. Wepter, médecin suisse, soutient que le lait est quelque chose de divin. Cheyne, qui exerça la médecine en Angleterre, publia hautement qu'il fallait mettre à la diète blanche toutes les personnes parvenues à un certain âge, persuadé que c'était le seul moyen d'éloigner l'instant de la mort.

Cette façon de penser, à l'égard du lait, adoptée par beaucoup de gens d'un rare mérite, n'est pas celle de tous les médecins éclairés ; plusieurs auteurs, tant anciens que modernes, s'élèvent avec force contre son usage. Bennet, médecin anglais, nous avertit expressément dans son livre intitulé : *Theatrum Tabidorum*, qu'il est nuisible aux vrais phthisiques. Raulin, dans un livre qui a pour titre : *Observations de Médecine*, nous déclare que ses remarques lui ont fait connaître qu'il était pernicieux en pareil cas. Sydenham nous défend de l'ordonner dans le traitement prophylactique de la goutte. Morton nous dit que cet aliment ne vaut rien dans les maladies chroniques de la poitrine. Desaut n'en fait pas même mention dans sa belle *Dissertation sur la Phthisie*. Hoffman, qui en dit tant de bien dans sa *Dissertation sur le Lait d'ânesse*, ne l'ordonne jamais dans sa pratique. Malgré ce contraste que nous apercevons au sujet du lait, dans les plus grands auteurs, il est bon cependant de fixer nos idées et de savoir quelles sont les occasions où l'on doit en faire usage, ou s'en abstenir.

Il ne procure aucun bien dans les phthisies décidées, l'expérience l'a toujours constamment démontré ; on n'en retire presque aucun avantage dans les rhumatismes, dans le traitement des ulcères intérieurs, dans les maladies de la peau. Quand le pus a une issue, comme dans les ulcères du poumon ou de la matrice, souvent il en supprime l'excrétion, et par-là accélère la mort.

Quand on a envie de prendre le lait, c'est au printemps qu'il faut le faire, à moins que la nécessité ne fût pressante ; il est bon d'éviter tout ce qui aurait de la disposition à le corrompre. C'est ordinairement le matin qu'on choisit pour prendre le lait ; et, dans ce cas, il faut être à jeun, ou bien le boire le soir en se couchant ; alors il faut que ce soit au moins trois heures après le repas. Ce qu'il faut bien observer pendant l'usage du lait, c'est de s'abstenir des choses éminemment indigestes, des excès à l'égard de la veille, de l'air froid ou trop humide.

Il faut renoncer à l'usage du lait quand on voit que les excrémens sont mêlés d'une matière coagulée très dense, blanchâtre, verte ou jaune, et qu'en même temps les hypocondres sont gonflés, qu'on se sent lourd et très constipé ; c'est aussi un avertissement pour le quitter, surtout chez les vaporeux des deux sexes.

On peut prendre le lait de bien des manières : plusieurs médecins soutiennent que pur et chaud, sortant du pis, il n'entraîne presque jamais après lui les inconvéniens particuliers au lait : souvent on le prend bouilli ou froid, seul ou mêlé avec différentes liqueurs ; de l'eau pure, par exemple, les décoctions des semences farineuses, comme de l'orge ; les sucs, infusions ou décoctions des plantes vulnéraires, astringentes, adoucissantes, antiscorbutiques, sudorifiques ; l'infusion de mille-pertuis, de violette, de bouillon blanc, le suc de cresson, la décoction d'esquine ; le sucre, le sel, le miel, divers sirops et le fer rouillé, peuvent servir d'assaisonnement au lait : il est employé lui-même comme assaisonnement dans les crèmes de riz, de gruau, d'orge mondé. Quand il est dépouillé de la partie grasse, nommée beurre, il s'appelle *lait crémé;* quand il est privé de la substance caseuse, et de cette même partie grasse subtile, il prend le nom de *petit-lait.*

On a observé que le lait écrémé passe mieux que le lait entier; assaisonné de sucre, de sel, etc., il est préservé, par ces additions, des altérations auxquelles il est sujet.

Le lait de *femme* est celui qu'on a le plus célébré, à cause de sa grande analogie avec nos organes; on dit qu'il opère des prodiges, surtout dans le marasme; TISSOT rapporte l'exemple de plusieurs personnes attaquées de consomption, qui se sont rétablies en couchant avec de jeunes nourrices qu'elles tétaient. Il importe peu d'approfondir ici si c'est le lait ou le desir continué de l'acte vénérien qui a produit ces cures admirables; toujours est-il vrai de dire qu'elles sont très constatées; reste à savoir si ce moyen de guérison est permis, et si l'on peut, sans renverser l'ordre naturel, sacrifier une personne saine à la santé d'une personne malade; car il est bon d'observer que le rétablissement du sujet malade se fait au détriment des forces de la nourrice.

Le lait de *vache* passe ordinairement chez les médecins pour le lait par excellence; c'est celui dont on se sert le plus communément en France; il possède les principes que nous avons détaillés, au degré le plus exact. Le lait de *chèvre* en approche beaucoup; celui de *brebis* peut leur être suppléé; on prétend même que ce dernier est celui qui convient éminemment aux vieillards. On soutint, il y a quelque temps, à l'École de Médecine de Paris, une thèse qui a pour but de le prouver. Le lait de brebis, dit-on, est très agréable au goût; il fortifie et rétablit l'estomac, augmente le ressort des solides, et le mouvement des fluides; souvent il empêche qu'on ne maigrisse; comme il nourrit beaucoup, il est par conséquent très bon dans la vieillesse.

Le lait *d'ânesse* a été préconisé par bien des médecins. Le célèbre Frédéric HOFFMAN nous a laissé une belle *Dissertation,* dans laquelle il détaille ses avantages. Hippocrate le regarde comme préférable aux autres, parce que, dit-il, il lâche le ventre doucement, et passe plus aisément par les selles ; il abonde en substance sucrée, ce qui le rend très nourrissant, puisque cette substance est dans le lait la matière nutritive par excellence. Le lait d'ânesse se prend ordinairement une fois par jour seulement, le matin ou le soir en se couchant ; la dose est depuis huit onces jusqu'à une livre.

On tire un *sucre* du lait, qui se nomme *sucre de lait*, et qui se vend sous la forme de tablettes. Voici la manière de le faire : on écrème le lait ; on le fait prendre ensuite avec de la pressure pour en tirer le petit-lait, que l'on filtre à travers un linge propre, et que l'on fait évaporer sur un feu lent, en le remuant doucement, jusqu'à ce qu'il soit réduit en consistance de miel ; quand il est épaissi de cette façon, on le moule, on lui donne différentes formes, et on le fait sécher au soleil ; c'est ce qu'on nomme *sucre de lait en tablettes*.

J'ai connu un laboureur, dit Galien, qui avait passé cent ans, et qui ne se nourrissait presque que de lait de chèvre, dans lequel il mettait tantôt de la mie de pain, tantôt un peu de miel, où quelquefois aussi il faisait cuire des sommités de thym. Un de ses voisins, s'imaginant que c'était à l'usage du lait qu'il devait une si longue vie, voulut s'en nourrir à son exemple ; mais, de quelque manière qu'il le prît, il en était incommodé : premièrement il lui pesait sur l'estomac, ensuite il lui causait une enflure au côté gauche. Un autre qui voulut faire la même expérience, ne s'aperçut d'aucune incommodité jusqu'au septième jour qu'il lui vint une tumeur dure au côté gauche, laquelle occasiona une tension avec des spasmes, et ne permit pas de douter qu'il n'eût le foie obstrué. J'ai encore connu deux autres personnes ; l'une, à qui un long usage du lait produisit la pierre dans les reins, et l'autre qui en perdit ses dents', pendant que plusieurs y trouvèrent une source de santé et de prolongation de vie.

Café au lait. Voy. Café.

Petit-lait. En France, on ne se sert presque que du petit-lait de *vache*. En général, le petit-lait est un doux laxatif; on le charge quelquefois de matières purgatives ou diurétiques; on le mêle, si l'on veut, avec les tamarins, et les sucs acidules des fruits. Une légère limonade préparée avec le petit-lait, au lieu d'eau, est excellente, toutes les fois qu'on se propose de rafraîchir et de relâcher. Une décoction de tamarins avec le petit-lait, fait des merveilles dans les ardeurs d'entrailles et des voies urinaires, menacées d'inflammation. On se sert du petit-lait dans toutes les affections des viscères du bas-ventre, qui dépendent de la tension spontanée ou nerveuse, ou d'irritation; de la présence de quelque humeur âcre, ou de quelque poison.

LAITE ou **LAITANCE.** C'est l'organe de la reproduction chez les poissons mâles. On sait que les gourmands sont jaloux de ce manger délicat. Les laites de carpe sont les plus recherchées, parce qu'elles sont plus fermes et ont plus de goût que les autres. Cet aliment convient à tout le monde, même aux convalescens.

Andry prétend qu'on a vu des étiques guérir par l'usage des laitances de carpe. Il serait avantageux d'en bien rechercher les principes; sa substance, par ses caractères extérieurs, paraît analogue à celle du cerveau. *Voy*. Poisson.

LAITUE. La laitue est humide et froide, elle fait un sang clair et vermeil; si elle est bien digérée, elle procure le sommeil, en humectant et en rafraîchissant le cerveau. Il ne faut pas cependant en faire un usage immodéré, de peur qu'elle ne porte à la tête trop de fraîcheur et d'humidité, qu'elle ne détruise le ton convenable aux fibres, et que le cerveau ne remplisse pas avec vigueur ses fonctions.

Il ne faut user de cet herbage qu'avec précaution, dit Andry; cette précaution, c'est d'en manger peu, de la manger rarement seule, et de ne la jamais mêler avec le poisson ou autres alimens froids, et de n'en extraire jamais le suc pour le boire cru. La laitue est saine; cette qualité est fondée sur ce qu'elle rafraîchit et humecte, qu'elle corrige la trop grande âcreté de la bile, et qu'elle entretient le ventre libre. C'est par són phlegme laiteux et visqueux qu'elle calme ou tempère le mouvement des humeurs ; aussi convient-elle, principalement dans les grandes chaleurs, aux jeunes gens bilieux et aux personnes qui ont l'estomac fort échauffé. La laitue est bonne à ceux que la bile incommode, et qui ont l'estomac trop actif ; elle se peut manger cuite ou crue, mais elle convient mieux cuite aux personnes qui ont l'estomac faible. Comme la laitue est très froide, on a cru long-temps qu'elle rendait stériles les hommes et les femmes, et c'est ce qui la fit nommer anciennement *la nourriture des morts*, nom qui la fit regarder chez plusieurs peuples avec une espèce d'horreur. De toutes les laitues, la romaine est la plus saine ; les autres ont un suc qui est un peu trop narcotique. *Voy*. SALADE.

LAMANTIN ou VACHE MARINE. Mammifère qui vit habituellement dans l'eau, et qui habite aussi sur terre ; ce qui l'a fait placer au rang des amphibies. La chair du lamantin a le goût de celle du thon ; sa graisse ou son lard, étant fondu, se mange comme du beurre.

LAMPROIE. La chair de ce poisson est fort nourrissante, parce qu'elle contient beaucoup de parties huileuses et balsamiques, propres à s'attacher aux parties solides et à en réparer les pertes. Mais elle contient aussi un suc lent, visqueux et grossier, qui la rend difficile à digérer, et convenable seulement aux bons estomacs. Elle ne vaut rien aux goutteux, aux graveleux, ni à aucun de ceux qui abondent en humeurs gluantes et visqueuses.

On a remarqué que les lamproies, dans le printemps, étaient tendres, délicates et d'un bon goût ; mais que dans tout autre temps elles étaient dures, coriaces et de peu de goût ; c'est ce qu'on appelle *lamproie cordée*. Le vin et les aromates conviennent fort pour l'assaisonnement de ce poisson, parce qu'ils servent à rendre la lamproie plus facile à digérer, en atténuant ses sucs grossiers et visqueux. *Voy*. POISSON, FRITURE.

LANGOUSTE. Espèce d'écrevisse de mer. Elle a les mêmes vertus et les mêmes propriétés que les autres écrevisses ; aussi nous ne répéterons point ici ce que l'on a dit à cet article. *Voy*. Écrevisse.

LANGUE. Cette partie du corps des animaux surpasse toutes les autres par son goût excellent; elle produit un bon suc. Les langues d'agneau, de cochon, de veau et de mouton sont fort aisées à digérer; celle de bœuf produit un aliment un peu plus grossier, mais elle est d'une saveur très agréable, et elle nourrit beaucoup. *Voy*. Animaux.

LAPIN. Les lapins sont ou sauvages ou domestiques; les sauvages sont les plus délicats et les plus agréables au goût, non-seulement parce qu'ils sont dans un plus grand mouvement, et qu'ils contiennent moins d'humidités superflues, mais encore parce qu'ils se nourrissent de plusieurs plantes aromatiques, comme du thym, du serpolet, qui donnent à leur chair une saveur plus relevée et plus fine. Quand on veut manger le lapin, on doit le choisir gras et bien nourri, d'un âge moyen. Trop jeune il produit beaucoup d'humeurs visqueuses; trop vieux, au contraire, sa chair est sèche, dure et difficile à digérer; il est meilleur en hiver qu'en été, parce que sa chair est pour lors plus tendre et plus délicate. Quoique le lapin ait beaucoup de rapport avec le lièvre en plusieurs choses, cependant sa chair est d'un goût un peu différent; elle est aussi plus humide, plus tendre, plus succulente. L'usage du lapin, quand il est très jeune, n'est pas aussi salutaire que quand il est dans un âge moyen, parce que dans le premier état il abonde en humeurs visqueuses; le lièvre, au contraire, étant d'un tempérament plus sec que le lapin, doit être choisi plus jeune que lui.

LARD. Graisse blanche qui se trouve entre la couenne et la chair du cochon. Ceux dont l'estomac est faible et paresseux, doivent faire peu usage du lard; il leur causerait des indigestions, dont les suites sont toujours fâcheuses; les estomacs forts et robustes le soutiennent très bien; le lard fondu a toutes les propriétés médicamenteuses des graisses.

LARDER. Terme de cuisine; passer des lardons à travers une viande avec une lardoire. Pour larder proprement une viande ; il faut que les lardons soient gros comme la moitié du petit doigt, et bien assaisonnés de sel et de poivre, puis avec une grosse lardoire on les passe à travers cette viande. On larde le bœuf, pour le mettre à la mode et à la royale. On larde aussi les langues fourrées et les viandes qu'on met en pâté. Pour la volaille et autres, on dit *piquer*, et non pas *larder*.

LARDON. Petit morceau de lard, dont on garnit la chair avec une lardoire, soit qu'on veuille la rôtir, soit qu'on veuille la cuire d'une autre façon. Il y a de gros et de petits lardons; ceux-ci s'emploient pour les viandes roties, et les autres pour le bœuf à la mode, et autres apprêts où il faut que les viandes soient lardées, pour avoir plus de goût, comme les pâtés et les daubes.

LAURIER. Le laurier franc, dont on parle ici, est un arbre dont la tige qui est unie et sans nœuds, s'élève à une hauteur médiocre dans les pays tempérés. Ses feuilles sont un peu longues, larges de deux doigts, toujours vertes, attachées par des queues courtes; d'un goût âcre, aromatique et un peu amer. On les emploie dans les sauces pour en relever le goût, et pour le jambon. *Voy*. Vins médicinaux.

LAYE. Femelle du sanglier. Elle s'apprête de même que le sanglier. *Voy*. cet article.

LÉGUME. On entend par légumes, les grains qui viennent en gousses, et qu'on cueille avec la main, à la différence des blés, des avoines et de plusieurs autres qui se scient ou se fauchent. C'est là le vrai sens de légumes; ainsi nous ne mettrons point au rang des légumes le millet, l'orge, le gruau, le riz, comme font quelques-uns, et nous n'entendons par-là que les pois, les fèves, les lentilles et les haricots, qui sont des légumes proprement dits.

C'est quelque chose de singulier que les éloges que quelques auteurs ont donnés aux légumes pour élever ces alimens au-dessus de la viande, et les proposer comme la nourriture la plus convenable à l'homme; mais, à consulter l'expérience, on trouve que cet aliment est si pesant et si indigeste, qu'il ne convient qu'aux estomacs les plus vigoureux, et qu'il n'y a guère que les ouvriers et les gens de la campagne, accoutumés à une vie laborieuse et pénible, qui en puissent impunément faire leur nourriture ordinaire. On en sera pleinement convaincu en examinant les qualités de chaque légume en particulier. Ainsi, les personnes délicates ne doivent en manger que très peu ou point du tout ; et HIPPOCRATE remarque que, de quelque manière qu'on les mange, soit frits, soit bouillis, soit verts, soit dans leur maturité, ils sont toujours flatueux, à moins que, pour en corriger la mauvaise qualité, on n'en use avec d'autres alimens ; ce qui fait dire à un savant moderne que les légumes, tels que les pois, les lentilles, les fèves, les haricots, etc., ne peuvent convenir qu'à ceux qui ont le ventre trop abattu. SANCTORIUS remarque aussi que l'usage de ces sortes d'alimens empêche la transpiration, et cela seul doit faire redouter les légumes à tous ceux qui ne sont pas d'une forte complexion et qui mènent une vie sédentaire.

Ne faites pas un grand usage de légumes, dit M. le docteur J. COSTER, surtout si votre estomac est faible ; car ils dégagent dans les intestins une grande quantité de flatuosités.....

LEVAIN. On donne ce nom au résidu de la dernière *pâte* qu'on a fait cuire ; on y ajoute encore un peu de farine et d'eau froide, pour avoir une pâte ferme qu'on laisse à l'air dans les temps chauds, et qu'on enveloppe bien dans le froid. Le levain sert à faire du nouveau pain. *Voy*. PAIN.

LEVRAUT. C'est le petit d'un lièvre : pour ses propriétés *voyez* l'article LIÈVRE. Les meilleurs levrauts sont ceux qui naissent en janvier.

LIE. La lie est la partie sédimenteuse et impure qui se précipite au fond des vaisseaux qui contiennent les liqueurs, à mesure qu'elles s'éclaircissent. On ne doit pas faire usage des vins, huiles, bières, cidres et autres boissons qui n'ont pas encore déposé leur lie et qui restent troubles, parce que ces liqueurs étant moins homogènes, sont conséquemment moins salubres. La lie la plus importante est celle du vin ; lorsqu'elle fournit beaucoup de tartre, on peut assurer que le vin est bon et généreux. *Voy*. Liqueur, etc.

LIÈVRE. On doit choisir le lièvre assez jeune, tendre, gras, bien nourri, et qui ait été fortement couru à la chasse; il nourrit médiocrement et produit un assez bon suc; il contient en toutes ses parties beaucoup d'huile, de sel volatil et de terre. Quoique la chair du lièvre soit d'une saveur assez agréable, ce n'est pas toujours un aliment fort convenable pour la santé, principalement quand cet animal est un peu trop vieux, parce que comme il est d'un tempérament sec et mélancolique, plus il est avancé en âge et plus sa chair est compacte et difficile à digérer, et propre à causer des humeurs grossières et mélancoliques. Il est donc à propos de choisir le lièvre assez jeune, parce que sa chair est pour lors plus humide, plus tendre et plus agréable au goût. On estime assez les lièvres jusqu'à six, sept, ou tout au plus jusqu'à huit mois; mais, quand ils ont un an, on en fait beaucoup moins de cas. Il y a des gens qui les aiment quand ils viennent de sortir tout nouvellement du ventre de la mère; mais ils sont alors trop visqueux. Les lièvres qui habitent dans les lieux humides ne sont pas à beaucoup près si bons à manger que ceux qui vivent dans les plaines et dans les montagnes, parce que ces derniers se nourrissent d'herbes aromatiques qui rendent leur chair d'un goût plus exquis et plus relevé. Il faut encore remarquer que le lièvre est meilleur en hiver qu'en été, parce que le froid mortifie et attendrit sa chair, qui est naturellement un peu dure et compacte. Le lièvre convient, principalement en hiver, aux jeunes gens sanguins, aux personnes grasses; mais les mélancoliques et ceux qui abondent en humeurs terrestres doivent s'en abstenir ou en user modérément.

LIMAÇON. Animal enfermé dans une coquille faite en forme de spirale. Il y a des limaçons de jardins et des limaçons de vignes, des limaçons de mer et des limaçons de rivières. Les Romains en composaient différens mets, après les avoir nourris et engraissés d'une façon particulière dans des espèces de souterrains destinés à cet usage. On en mange encore dans bien des endroits. Les Italiens, dit HENRI MUNDIUS, et ceux qui entendent le mieux la cuisine, préparent avec des limaçons, du vin, des aromates et de l'huile, un mets qui est extrêmement recherché des personnes délicates. On préfère en France les petits limaçons blancs que l'on trouve dans les vignobles et dans les pépinières; on les mange surtout au printemps et durant le carême. Dès que les vignes ont commencé à bourgeonner, on ne s'en soucie plus. Tous les médecins conviennent que la chair des limaçons est extrêmement pesante et difficile à digérer; elle nourrit pourtant beaucoup, mais le trop grand usage qu'on en fait engendre de la bile noire. On peut dire, en général, que les limaçons conviennent à ceux qui ont besoin d'une diète mucilagineuse et gluante, et par conséquent aux personnes d'un tempérament fort et robuste; mais cette circonstance fait douter qu'ils soient propres pour les phthisiques, pour ceux qui ont une maladie de consomption, et qui sont exténués. On doit apporter beaucoup de soin dans le choix que l'on fait des limaçons.

Ces animaux, dit ANDRY, sont d'une substance visqueuse et gluante, qui, malgré tous les soins qu'on se donne, soit de les laver et de les faire cuire dans plusieurs eaux, soit de les assaisonner avec le poivre, le sel, le vin, l'huile et les aromates, ne peut produire dans le corps que des humeurs grossières et mélancoliques, capables d'embarrasser le cours du sang et de faire des obstructions considérables dans les principaux viscères.

Les moins malfaisans sont ceux qui se trouvent dans les vignes et dans les buissons. Au reste, si les limaçons ne sont pas sains en aliment, ils ont leur utilité comme médicament, et on en prépare des *bouillons* qui sont fort propres pour adoucir les âcretés de la poitrine, pour épaissir les humeurs trop exaltées, et pour procurer le sommeil. *Voy.* ESCARGOT.

LIMANDE. Elle a une chair molle et aqueuse, peu convenable aux estomacs froids et pituiteux; mais on en corrige en partie la mauvaise qualité en la faisant cuire dans le vin blanc avec un peu de sel et de fines herbes. Ces poissons quittent souvent la mer pour entrer dans l'eau douce; mais ils valent beaucoup mieux péchés dans la mer. On fait frire les limandes pour les manger, mais elles boivent beaucoup de friture, ce qui les rend moins saines et plus difficiles à digérer ; elles sont plus saines rôties et accommodées ensuite avec des sauces blanches. *Voy*. Poisson, Friture.

LIMON. Fruit du limonier, qui est une espèce de citronnier. Il y a deux sortes de limons, savoir : des doux et des aigres. Les doux sont peu en usage, si ce n'est l'écorce, que l'on confit; les aigres sont beaucoup employés. On doit choisir les limons assez mûrs, bien colorés, d'une odeur agréable, ressemblant à celle du citron. L'*écorce* des limons aide à la digestion, donne une bonne bouche, ranime la masse du sang et les esprits ; elle produit les mêmes mauvais effets que l'écorce de citron. Le *suc* des limons aigres rafraîchit, abat la fougue des humeurs, apaise la soif, excite l'appétit, fortifie le cœur ; mais ce suc incommode quelquefois l'estomac, cause des coliques et picote assez fortement les parties où il se rencontre. Pour éviter cet inconvénient, on doit le mêler avec du sucre, afin d'embarrasser et de modérer un peu l'action de ses pointes. Le *suc* du limon convient, dans les temps chauds, aux jeunes gens bilieux, à ceux dont les humeurs sont âcres et trop agitées ; mais il ne convient point aux vieillards. L'*écorce* du limon bien confite convient en tout temps, à toute sorte d'âge et de tempérament, pourvu que l'on n'en prenne que pour aider à la digestion et pour se fortifier l'estomac. On fait avec le sucre, l'eau et le suc de limon, une boisson agréable qu'on appelle communément *li-monade* : elle est très rafraîchissante. *Voy*. Limonade. On fait, avec le suc de limons, un *sirop* qui donne de la force à l'estomac et tempère l'ardeur de la bile. On le donne heureusement dans les lipothymies et dans les vomissemens qui suivent les fièvres ardentes. *Voy*. Sirop.

LIMONADE. C'est une liqueur qu'on prépare ordinairement avec le jus du citron. Pour faire une pinte de bonne limonade, il faut prendre un fort citron, frotter son écorce avec un morceau de sucre, qui, en s'emparant de quelques gouttes d'huile essentielle, les rendra facilement miscibles à l'eau, en formant un *oléosaccharum;* on jette le morceau de sucre dans l'eau, on exprime tout le jus du citron, après l'avoir écorcé; on doit mettre deux ou trois onces de sucre pour la pinte d'eau, et on passe le tout à travers un linge. Dans les pays chauds, on fait une boisson presque habituelle de la limonade, excepté lorsqu'on est en sueur; elle convient essentiellement aux personnes bilieuses, phlegmatiques, aux constitutions grasses; c'est une boisson un peu chère pour le commun des hommes, et qu'on vend souvent falsifiée (dans les cafés bâtards) avec l'acide sulfurique et un peu d'huile essentielle de l'écorce. Cette limonade, à un peu d'âcreté près, ressemble beaucoup à l'autre pour le goût : on reconnaît aisément la falsification en y mêlant quelques gouttes de la dissolution de muriate de baryte : si la liqueur ne contient que de l'acide citrique, elle restera limpide; si c'est l'acide sulfurique, on verra sur-le-champ se former un précipité blanc et pesant. Il ne faut pas qu'on se croie empoisonné pour avoir bu de la limonade d'acide sulfurique : on est seulement trompé; car souvent, quoiqu'un peu moins avantageuse que l'autre, on l'emploie aux mêmes usages et dans les mêmes circonstances, quand la pénurie de citrons force d'y avoir recours. On la met fréquemment en usage dans les hôpitaux, contre les maladies putrides et inflammatoires, surtout lorsqu'il fait bien chaud. Comme cet acide minéral a plus d'activité que le végétal, on doit en faire la limonade fort légère, et même ne pas la donner aux personnes délicates. On prépare des *sirops* faits avec le jus des limons et le sucre, qui sont très commodes pour avoir à volonté de la limonade; mais elle est moins agréable que la première.

Pour avoir une limonade qu'on soit bien sûr de conserver dans les voyages, surtout sur mer, on prend trois gros de sel essentiel d'oseille en poudre fine, qu'on mêle avec du sucre, aussi en poudre; on ajoute dans les bouteilles huit à dix gouttes d'huile essentielle de citron. La poudre suivante peut remplir la même vue; les proportions sont : de trois gros de tartrite acidule de potasse, ou même de tartre; d'oléosaccharum de citron, un gros; de sucre en poudre, trois onces. On obtient ainsi temporairement une limonade sèche qu'on place dans un flacon, et dont on se sert à volonté, partout où l'on trouve de l'eau. *Voy.* LIMON.

LIQUEUR. On comprend sous ce nom généralement toutes sortes de *boissons*, c'est-à-dire tout corps fluide et liquide dont nous nous servons principalement pour nous désaltérer, pour aider à la digestion et à la distribution des alimens solides, et enfin pour réparer la perte qui se fait à chaque instant des parties humides et aqueuses de notre corps. Il y a deux sortes de liqueurs en usage parmi nous : l'une simple et purement aqueuse, et que la nature nous fournit libéralement, *voy.* EAU ; l'autre qui est factice et composée, *voy.* VIN, etc., etc. La seconde espèce, qui est factice, est de plusieurs sortes, comme le vin, la bière, le cidre, etc., qui ont été inventés pour satisfaire à la délicatesse du goût, qui commençait à se lasser d'une liqueur qui lui paraissait insipide. *Voyez,* sous les articles particuliers, les différens effets que ces sortes de liqueurs peuvent produire.

Liqueurs ardentes et spiritueuses. Les parties huileuses du vin et des autres liqueurs vineuses, qui avant la fermentation sont grossières, deviennent, par le secours de la fermentation, subtiles et spiritueuses. On a trouvé le moyen de séparer les parties spiritueuses du reste de la liqueur. Les esprits-de-vin ou des autres liqueurs vineuses étant pris modérément, et plutôt par nécessité que pour le plaisir, peuvent beaucoup contribuer à la santé ; ils aident à la digestion en brisant et en atténuant les parties grossières des alimens ; ils se distribuent aisément partout, étant fort légers ; ils rétablissent les forces, et ils donnent une nouvelle vigueur au sang, en réparant promptement, par leurs parties volatiles et exaltées, la dissipation des esprits, causée par un trop grand travail ou par des veilles continues, ou par quelque autre épuisement. C'est pourquoi ils sont fort convenables aux vieillards, aux personnes cassées et à ceux qui sont d'un tempérament froid et phlegmatique. Les esprits inflammables pris avec excès et trop fréquemment, produisent des effets tout opposés, et sont très pernicieux pour la santé ; ils jettent les humeurs dans une agitation si forte , par le mouvement excessif qu'ils leur communiquent, que leurs parties onctueuses et balsamiques, qui étaient destinées à nourrir et à entretenir les solides, deviennent incapables de produire ce bon effet, à cause de la trop grande raréfaction qu'elles ont soufferte , d'où il s'ensuit une mauvaise disposition de tout le corps, parce que ses parties solides n'étant pas humectées et rafraîchies par ce baume, qui leur est si nécessaire, elles deviennent arides, sèches, et incapables de bien faire leurs fonctions. Ces esprits causent encore d'autres maux, car étant reçus en grande abondance dans le cerveau, outre qu'ils y excitent l'ivresse, comme on l'explique à l'article vin , ils délaient aussi trop la pituite, qui, venant à se répandre dans les canaux du cerveau, les affaiblit et accable les esprits animaux. Les canaux qui ont communication avec toutes les parties du corps, étant de plus en plus abreuvés de cette pituite par l'usage continuel des liqueurs inflammables , et les esprits animaux étant, par conséquent, de plus en plus appesantis, la personne devient hébêtée, exposée à des catarrhes, à la goutte ou à des maladies plus dangereuses, comme l'apoplexie, la paralysie et plusieurs autres.

Liqueurs composées. Les esprits inflammables ont un goût un peu âcre qui déplaît beaucoup à la plupart de ceux qui en boivent; c'est pour leur ôter ce goût désagréable, qu'on a inventé plusieurs compositions auxquelles on a donné le nom de *ratafiat,* et qui ne sont autre chose que de l'eau-de-vie ou de l'esprit-de-vin, chargée de différens ingrédiens qu'on y a mêlés. Ces ratafiats ont un goût, une odeur, et des propriétés différentes , suivant les matières qui sont entrées dans leur composition. On en fait en France de plusieurs sortes, qui sont fort estimés; on les trouvera sous les noms particuliers : on nous en apporte de différens endroits. On peut observer, en général , que, quoique ces liqueurs aient un meilleur goût que l'eau-de-vie ou l'esprit-de-vin, elles n'en sont pas pour cela moins pernicieuses pour la santé, quand on en use avec excès.

Ceux, dit le docteur CHEYNE, qui, par un usage habituel et outré des liqueurs spiritueuses, ont affaibli ou détruit quelques-unes des parties solides de leur estomac, ne peuvent jamais recouvrer un bon appétit, ni espérer une louable digestion, puisque la membrane veloutée ne se peut pas rétablir, lorsqu'elle a été une fois détruite : c'est pour cette raison que les *buveurs de profession*, particulièrement les buveurs d'eau-de-vie, sont exténués et ressemblent à des étiques.

Les liqueurs bien fermentées échauffent, provoquent les urines, détruisent l'appétit, enivrent et augmentent la transpiration, si l'on en boit avec excès. Elles contiennent beaucoup de sels volatils huileux, qui les rendent assez agréables à l'estomac, parce qu'elles chatouillent légèrement ses membranes, et relâchent tout le système de l'économie animale, d'où suit nécessairement l'augmentation de la transpiration; qui occasionne ensuite une chaleur brûlante et une soif insupportable. Ces sels huileux des liquides ainsi fermentés, raréfient le sang, dilatent les artères, et empêchent le cours régulier d'une grande partie des esprits destinés pour le cœur, qui, privé de ce secours, ne se peut pas contracter avec assez de force pour pousser le sang destiné à la circulation jusqu'aux extrémités. C'est là ce qui fait paraître les gens ivres, si pâles et si défaits : de plus, tant qu'ils restent en cet état, le sang se porte en abondance au cerveau et dans le voisinage du cœur, dont il affaiblit les fibres, et les met hors d'état de soutenir un juste équilibre dans la circulation : voilà pourquoi les *ivrognes de profession* sont sujets à la paralysie, à l'apoplexie, aux vertiges, à perdre la mémoire, aux tremblemens, à la jaunisse, à l'hydropisie, etc.

D'entre toutes les liqueurs, il faut surtout choisir les plus claires et les plus transparentes, qui laissent une certaine sécheresse sur la langue, parce qu'elles ont plus de disposition à passer par les urines. Elles ne doivent point non plus être relâchantes. En effet, ce n'est que par la vertu astringente du vin, que l'excès de cette liqueur est moins pernicieux que celui de toutes les autres. Tout dangereux qu'il est de trop boire de quelque liqueur que ce soit, elles sont cependant salutaires, lorsqu'on en use avec discrétion. Elles raniment les esprits languissans après quelque exercice violent, ou un travail trop pénible; elles adoucissent les peines et les chagrins, chassent la mélancolie, et suppléent au défaut d'alimens, pour amortir les rigueurs de la faim. *Elles sont* aussi *d'un grand avantage à ceux qui ont le pouls faible et languissant,* pourvu qu'ils se bornent à un usage modéré. *Voy*. BOISSON, LIQUIDES (usage des), SOIF, etc.

Liqueurs spiritueuses. Voy. ABSINTHE, ALKERMÈS, ANIS (vin d'), CAFÉ, CHOCOLAT, CIDRE, EAU-DE-VIE, EAUX COMPOSÉES, HYDROMEL, HYPOCRAS, POIRÉ, PUNCH, RATAFIAT, RUM, THÉ, VIN, etc., etc.

Liqueurs rafraîchissantes. Voy. BAVAROISE, BIÈRE, EAU, LAIT, LIMONADE, ORANGEADE, ORGEAT, OXYCRAT, OXYGALE, OXYMEL, PIQUETTE, SIROPS, etc., etc.

LIQUIDES (*usage des*). *Voy*. ABSINTHE, AILE ou ALE (espèce de bière des Anglais), ALCOOL, ALICANTE (vin d'), ALKERMÈS (liqueur), ANIS (vin d'), ARACK (espèce d'eau-de-vie), AZU-CARILLOS, BAVAROISE, BIÈRE, BOUILLON, BRULEAU, CACIS ou CASSIS, CAFÉ, CAMOMILLE (infusion de), CHAUDEAU (bouillon chaud, et composé avec du lait, du vin, du sucre, des jaunes d'œufs, des aromates), CHOCOLAT, CHOUSSET (boisson des Turcs), CIDRE, COGNAC (eau-de-vie de), CONSOMMÉ, CRÈME, EAU, EAUX COMPO-SÉES, EAU-DE-VIE, ESPRIT-DE-VIN, ÉTHER, FENOUILLETTE, FRUSTRA-TOIRE (eau sucrée simple, ou animée d'un peu d'eau-de-vie ou de quelques aromates), GLACE, GRAVE (vin de), HUILE, HYDRO-MEL, HYPOCRAS, IGUR (boisson des Turcs), JUS, LAIT, LIE, LI-MONADE, LIQUEURS, MADÈRE (vin de), MALAGA (vin de), MALVOISIE (vin de), MARASQUIN (liqueur des Italiens), MÉLISSE (infusion de), MENTHE (infusion de), MÉTEL (vin, vinaigre, eau-de-vie de), MOLLE (liqueur vineuse), MOUSSEUX (vin), MOUT (de rai-sins), MUM (espèce de bière), MUSC (liqueur), MUSCAT (vin), MYRRHE (liqueur résineuse), NECTAR, NÉROLI, OLÉOSACCHARUM, ORANGEADE, ORGEAT, OXYCRAT, OXYGALE (lait aigre, boisson des Turcs), OXYMEL (mélange de miel et de vinaigre), PICACE (bois-son faite avec des pommes et de l'eau), PIQUETTE (petit vin),

Poiré, Populo, Porter (bière des Anglais), Punch, Quas (liqueur des Russes), Quitsera (boisson faite avec du sucre et de la farine, etc.), Rack (liqueur des Indous), Ratafiat, Rossoli, Rota (vin de), Rum, Sauge (infusion de), Sirops *d'absinthe, d'acacia, d'alléluia, d'althéa* ou de *guimauve, de berbéris* ou *d'épine-vinette, de capillaire, de cerises, de chicorée, de jus de citrons* ou de *limons, de coings, de consoude, de fraises, de genièvre, de grenades, de groseilles rouges, de joubarbe, de jujubes, de lierre-terrestre, de menthe, de muguet, de mûres, de nénufar, de nerprun, de nicotiane* ou *tabac, d'œillet, de pavot rheas* ou *coquelicot, de fleurs de pêcher, de plantain, de pommes, de roses pâles, de roses sèches, de scammonée, de séné, de sureau, de tortue, de fleurs de tussilage, de verjus, de vinaigre, de violette,* etc. ; Sorbet (boisson des Turcs), Suc, Tafia, Thé (infusion de), Tokai (vin de), Véronique (infusion de); Vin, Vins médicinaux, *d'ache, d'aluine* ou *absinthe, d'ananas, d'aneth, d'anis, d'aunée, de chiendent, de conyze, de corinthe, de fenouil, de fenugrec, de genièvre, d'hysope, de baies de laurier, de molle* ou *moly, d'origan, de pastenailles sauvages, de persil, de renouée, de roses, de sauge, de thym,* etc., etc. ; Vinace (petit vin) Vinaigre, etc. , etc.

Voyez aussi Boisson, Soif, etc.

LOCHE. Petit poisson de la taille d'un éperlan, qu'on trouve dans les petites rivières et dans les ruisseaux. Il y en a de deux sortes. Ce poisson se plaît parmi les herbes, et dans la bourbe. La loche est fort vive et fort délicate. Le meilleur temps pour la manger, est le mois d'avril et de mai. On l'apprête en cuisine comme l'éperlan. *Voy.* Poisson, Friture.

LONGE DE BOEUF. C'est toute la partie qui est depuis l'aloyau jusque vers la cuisse, qu'on divise en plusieurs morceaux, où sont le flanchet et la pièce parée. *Voy.* Boeuf.

LONGE DE VEAU. C'est la partie du veau qui est depuis les côtes jusqu'à la queue, et où le rognon est attaché. Cette pièce est susceptible de bien des apprêts en cuisine. *Voy.* Veau.

LOTTE. Poisson bon et friand, ressemblant assez à la lam-

proie. Il a la queue en manière d'épée et le corps rond et brun.
On l'apprête dans les cuisines comme l'anguille. Plusieurs
confondent les lottes avec les barbottes. *Voy*. Poisson, Friture.

LOUTRE. C'est un quadrupède amphibie, très vorace, qui
vit sur le bord des étangs, et dont la chair a un avant-goût
de marécage assez mauvais. Parmi les gens qui croient qu'il
faut se mortifier, la loutre se mange en maigre; il est sûr
qu'ils font maigre chère.

M

MACARON. C'est une friandise qui se fait avec du sucre,
du blanc d'œuf, des amandes douces pilées, et quelques amères ; on y joint un peu de farine fine. Les macarons ne conviennent pas aux estomacs paresseux ; ils sont très recherchés
des friands. *Voy*. Patisserie.

MACARONI. Le macaroni est une *pâte* faite avec de la farine
de riz, et qui ne diffère du vermicelle que par la grosseur. Il
fournit un aliment très sain et très léger, qui, sans fromage,
convient à tout le monde. Les Italiens accommodent le macaroni avec le fromage de Parmesan, et en font un mets gras,
filandreux, et très agréable aux personnes qui peuvent s'y accoutumer ; c'est le mets favori du Bergamasque : ce ne doit
pas être celui des convalescens.

MACE. Seconde écorce de la muscade, fruit du muscadier.
Le nom de *mace* a été donné par quelques auteurs au *macis*.
Voy. Macis.

MACERON. Cette plante porte aussi le nom de gros persil
de Macédoine, *hipposelinum Theophrasti*. Sa racine est blanche,
longue, et a un petit goût de myrte. On la mange en salade dans
quelques endroits ; son âcreté fait qu'on la rejette dans beaucoup d'autres ; cependant, cette substance ne peut être regardée comme dangereuse.

MACHE. Herbe potagère qui vient de semence. C'est la
première salade du printemps. Cette herbe ne craint point le
froid. Les mâches sont des salades que la campagne produit

naturellement dans les climats tempérés ; mais ces plantes deviennent plus vigoureuses par la culture, et ainsi fournissent plus abondamment. On les coupe à fleur de la racine, pour les manger tantôt seules, tantôt avec des raiponces, du céleri, de la chicorée, de la betterave, des anchois, etc. Les mâches sont regardées comme détersives, vulnéraires, apéritives, rafraîchissantes, et un peu laxatives. On les emploie avec succès dans les bouillons de veau et de poules, pour apaiser l'ardeur de la fièvre, adoucir les douleurs de la néphrétique, pour la goutte, le scorbut, les rhumatismes, l'affection hypocondriaque. En général, elles sont propres à corriger l'âcreté des humeurs, et émousser les acides qui dominent trop dans le sang. *Voy* SALADE.

MACIS. C'est une substance d'une odeur très aromatique, et fort agréable ; elle a la même propriété que la noix muscade ; c'est une de ses enveloppes ; quelques-uns la nomment *fleur de muscade*. Elle entre dans diverses recettes.

MACOQUIER. C'est un fruit commun dans les Indes-Occidentales, qui a la forme de nos courges, la saveur du vin cuit, et qui est très agréable ; il relâche un peu ; il est encore très rafraîchissant et très tempérant. Les Indiens en font une sorte de petit tambour, en le vidant et en y plaçant des petits cailloux. *Voy*. FRUIT, MATURITÉ.

MACREUSE. C'est un oiseau de mer, d'une couleur brune, qui vole avec peine. La chair de macreuse est dure, coriace et d'un suc grossier, et dont le goût est fort marin et sauvage ; elle renferme beaucoup d'huile, comme on peut s'en convaincre aisément en examinant ce qui en découle quand on la fait rôtir ; son foie surtout abonde en huile. La macreuse noire passe pour la meilleure ; la grise, qui est la femelle, et qu'on appelle communément *bisette*, est plus coriace. On a trouvé l'art de corriger par le moyen des assaisonnemens, sinon en tout, du moins en partie, le mauvais goût et la mauvaise qualité de la macreuse. On la fait cuire quatre ou cinq heures à petit feu, avec de l'eau, du beurre et du vin blanc mêlé de sel, fines herbes, de laurier, de clous de girofle et de poivre, puis on la mange avec une sauce au beurre blanc, relevée d'un peu de vinaigre. Comme la chair de cet animal n'est pas fort agréable par elle-même, il est certain que cet assaisonnement doit un peu la corriger. La macreuse apprêtée au chocolat perd encore beaucoup de son mauvais goût et de sa mauvaise qualité. On la lave bien après l'avoir vidée, et on la fait blanchir sur la braise; ensuite on la met avec un peu d'eau dans un vaisseau de terre, où on la fait cuire avec du sel, du poivre, du laurier et des fines herbes; après quoi on prépare un peu de chocolat de la même manière que si c'était pour le boire, et on le jette dedans la macreuse. Étant cuite de cette façon, on la mange avec tel ragoût que l'on veut. On remarque qu'elle est beaucoup moins coriace, ainsi préparée, que d'aucune autre manière; ce qui vient de la substance fine et sulfureuse du chocolat, qui, en pénétrant la chair de la macreuse, en attendrit les fibres. On fait encore de cet amphibie un mets assez innocent, en le faisant rôtir à la broche, après en avoir rempli le corps d'une pâte composée de mie de pain, de sel, de poivre, de clous de girofle, de feuilles de laurier, de thym, d'écorce d'orange, de persil, de vin rouge et de beurre.

MADÈRE (*vin de*). Ce vin est en général stomachique, très cordial et très utile lorsqu'on en boit modérément, après un bon repas. On fait à Madère un vin sucré ou la malvoisie, qui est bien préférable au vin sec, et qui coûte quatre fois davantage. L'île de Madère est encore renommée pour la bonté de ses citrons et de ses bananes. *Voy*. Vin.

MAIGRE. On dit donner un repas en *maigre*; c'est-à-dire, où l'on ne sert point de viande, où il n'y a que du poisson ou des légumes apprêtés de différentes manières. C'est une erreur de regarder le maigre ou l'abstinence de la viande comme incompatible avec la santé : ce régime n'a rien de contraire à la nature de nos corps, et pourvu qu'on veuille apporter quelque attention dans le choix des alimens, et qu'on n'en pervertisse point la qualité par l'abus des assaisonnemens, on peut vivre sainement de racines, d'herbages, de fruits, de poissons, etc.; l'expérience nous l'apprend. Mais ce n'est pas une moindre erreur de prétendre que l'usage du maigre est plus salutaire que celui de la viande ; que les alimens maigres se digèrent mieux, qu'ils sont plus nourrissans, qu'ils engraissent et fortifient davantage ; qu'ils produisent un sang plus gras, plus lacteux, plus abondant, et donnent par conséquent plus d'embonpoint : cette opinion n'est pas moins opposée aux principes de la bonne physique qu'à l'expérience.

Le propre de l'aliment, dit ANDRY avec tous les médecins, est de réparer la substance du corps, à mesure qu'elle se dissipe ; et une nourriture qui remplacerait sans déchet cette perte, nous rendrait immortels, puisque nous ne vieillissons que parce que nous perdons plus que nous ne réparons. Sur ce principe, l'aliment le plus parfait sera celui dont les parties auront plus de disposition à se tourner en notre substance ; non en cette substance superflue qui ne va souvent qu'à grossir inutilement le volume du corps, et qui loin d'augmenter ou d'entretenir les forces, ne sert qu'à les accabler ; mais en cette humeur balsamique, qui fait le soutien de la vie, et d'où les sucs qui nous composent tirent toute leur vertu. Un aliment, pour être propre à réparer en nous ce baume de vie, ne doit être ni trop terrestre, ni trop aqueux : s'il est trop terrestre, il ne saurait fournir aux dissolvans de notre corps des parties assez souples pour pouvoir être mises en œuvre ; s'il est trop aqueux, il n'en saurait donner qui aient assez de consistance pour recevoir les impressions nécessaires. Il ne doit pas non plus avoir des principes trop actifs ; autrement il agit lui-même sur les principes qui le doivent changer ; il ne passe en nôtre nature qu'après l'avoir considérablement altérée.

Suivant ces réflexions, il est aisé d'apercevoir que la nourriture la plus convenable à l'homme, considéré dans son état présent (car avant le déluge il était plus sain), ne saurait être les légumes, les herbages, les racines, les fruits, les poissons. La terre domine dans les légumes ; l'eau, dans les herbages et dans les poissons ; la terre et l'eau dans les racines ; la terre dans quelques fruits, l'eau dans quelques autres, ainsi que l'analyse nous l'apprend ; et entre les végétaux qui servent à

notre nourriture, il y en a plusieurs dont les principes actifs
sont plus développés qu'il ne faut pour la perfection d'un aliment convenable à l'homme, ainsi qu'on le voit par l'extrême
acidité de quelques-uns, par l'extrême âcreté de quelques-
autres, etc. L'aliment, donc, le plus sain et le plus nourrissant
pour l'homme, est celui qui ne renferme ni trop de terre, ni
trop de phlegmes, et dont les principes actifs ne sont pas trop développés. Ces conditions, qui manquent dans la plupart des
alimens maigres, se trouvent dans la chair des oiseaux et
des quadrupèdes qui nous servent de nourriture. Cette chair,
comme l'analyse nous l'apprend encore, n'est ni trop terrestre, ni trop aqueuse : d'un autre côté, les principes actifs
qu'elle contient sont si concentrés et si intimement mêlés,
qu'elle n'a rien d'âcre ni de piquant, et qu'elle n'excite sur
la langue qu'une saveur telle qu'il la faut pour détacher la
salive qui doit préparer l'aliment dans la bouche.

Les médecins, même les plus déclarés en faveur du maigre,
ne nous disent-ils pas que les herbes, de quelque manière qu'on
les apprête, produisent dans nous, les unes des sucs trop aqueux,
les autres des sucs trop grossiers, et les autres des sucs trop
âcres ; que les fruits sont plus propres à flatter notre goût
qu'à nous soutenir ; qu'ils ont tous cela de commun, qu'ils
fournissent à l'homme une nourriture très passagère; que les
légumes et les racines sont des alimens flatueux ; que le poisson,
quoique plus salutaire, nourrit faiblement; que la viande au
contraire est la plus parfaite de toutes les nourritures qui conviennent à l'homme; qu'il n'y en a point qui répare mieux que
celle-là la substance balsamique de nos corps; qu'elle est plus
saine et plus nourrissante que les herbages et les fruits ; enfin,
que si les hommes ont préféré aux fruits et aux herbes la chair
des animaux, c'est qu'ils ont trouvé dans celle-ci une nourriture plus complète et plus convenable ? Outre cela, si le
maigre est plus nourrissant que la viande, s'il engraisse, s'il
fortifie davantage, s'il fait plus de sang, comment l'Église a-t-elle
pu ordonner l'usage du maigre pendant le carême ? N'a-t-elle
pas supposé que le maigre soutenait moins, qu'il faisait moins

de sang, qu'il contribuait moins à l'embonpoint? On ne nie
point que la plupart des alimens maigres, et surtout de poissons, ne soient de bons alimens ; mais il ne s'ensuit pas de là
qu'ils soient meilleurs que la viande, et qu'ils nourrissent
davantage.

Le savant Nonnius, qui a fait un traité exprès pour justifier
le poisson, convient pourtant que la viande est l'aliment le
plus sain, et celui qui produit le meilleur sang, parce que,
dit-il, elle a plus de rapport avec les principes de notre corps,
et que les principes qui la composent sont plus analogues aux
nôtres ; et les hommes, ajoute-t-il, n'ont abandonné les fruits
et les herbes, que parce qu'ils ont trouvé par expérience que
la chair des animaux les soutenait davantage. Les personnes
qui font maigre choisiront les alimens les plus sains, et auront soin de les faire apprêter et assaisonner comme il faut ;
sans cette précaution, les meilleurs pourraient être fort nuisibles à la santé. Si ce régime occasionne des aigreurs et des
crudités dans l'estomac des personnes pituiteuses et phlegmatiques, elles avaleront à dîner, dans les premières cuillerées
de soupe, cinq ou six grains de *poivre* blanc sans être écrasés ;
ce secours facilitera la digestion sans causer aucune chaleur
extraordinaire. *Voy. les articles* ALIMENS, MANGER, NOURRITURE,
RÉGIME, etc.

MAÏS. Le maïs est une plante infiniment utile, qui est originaire des Indes. On en distingue deux espèces : le *précoce*,
et le *tardif*. C'est le maïs tardif qu'on cultive en France, et
dans beaucoup d'autres endroits. La tige fraîche de cette
plante contient un suc assez analogue à celui de la canne à sucre ;
il serait très bon de savoir s'il ne serait pas susceptible de cris-
talliser ainsi que l'autre. Le maïs renferme trois substances
bien distinctes : une matière aqueuse approchante de la gomme,
du sucre et de l'amidon ; il ne contient point de substance glutineuse, comme le froment. Il faut renoncer à l'emploi de
chacun de ces principes séparés ; l'usage que procure leur réunion est aussi essentiel qu'économique. Le grain de maïs ne
doit être que concassé, quand on le destine à des *potages* ; il

sera plus atténué , plus sec pour la bouillie , et le plus divisé possible , lorsqu'on en voudra faire du pain. Les avantages que les hommes retirent du maïs sont infinis. Il peut remplacer presque toutes les préparations alimentaires que l'on obtient avec les farineux ordinaires. On en fait d'excellentes *pâtisseries*. Le *pain* en est pesant, venteux, et ne convient pas aux estomacs délicats. On dit que si l'on mêle un huitième de farine de maïs avec celle de froment, le pain en devient plus savoureux. C'est particulièrement sous la forme de *bouillie* que le maïs est le plus propre à la nourriture; elle vaut mieux que celle de froment. On lui donne le nom de *polenta*, dans l'Inde ; de *milliasse*, dans nos provinces méridionales. On a appliqué, avec succès, tous les procédés de la brasserie au maïs, et on en a obtenu de l'excellente *bière ;* c'est le meilleur engrais des animaux de basse-cour. Les Indiens mangent les grains verts du maïs, comme nous mangeons les petits pois ; on les fait *frire,* on les *confit* au vinaigre ; enfin, on en retire une *liqueur* vineuse qui enivre ; on en fait encore de l'*alcool*. En parcourant les lieux où l'on vit particulièrement de maïs, comme à la Chine, on voit que cette nourriture, qu'on préfère aux autres, donne aux habitans une vigueur et une population qui attestent incontestablement sa salubrité.

MALAGA (*vin de*). C'est une liqueur fort estimée, qui est le produit des vignes situées sur le territoire de Malaga, ville d'Espagne. Ce vin est cordial, stomachique, très bon, à petite dose, pour rétablir les estomacs délicats et convalescens, pour donner de la force aux personnes qui supportent des travaux considérables par les grandes chaleurs, et quelquefois à la fin des repas extraordinaires. *Voy*. Vin.

MALAGUETTE ou MANIGUETTE. C'est une *graine* ronde, grosse comme le chenevis, qui donne son nom au pays où elle croît, et dont le goût approche de celui du poivre ; aussi l'emploie-t-on comme assaisonnement. On lui a encore donné le nom de *poivre de Guinée*.

MALT. C'est une *farine* grossière, qu'on obtient de l'orge qui a été séchée rapidement, au moment où elle commençait à germer. On la dit tres utile pour prévenir les suites fâcheuses du scorbut et du cancer. *Voy*. ORGE.

MALVOISIE (*vin de*). Dans une petite île de la Grèce, qui porte le nom de Malvoisie, on fait des vins sucrés d'une qualité supérieure, et qui forment le *nectar* des tables recher-chées ; ces vins sont encore excellens pour rétablir des estomacs délabrés, par leurs qualités toniques et cordiales ; mais il faut en user très sobrement. Souvent les vins qu'on nous donne comme Malvoisie, sont des vins muscats du royaume de Naples, de Madère ou de Provence. Le duc de Clarence, condamné à mort par son frère Édouard IV, roi d'Angleterre, lui demanda, et obtint de se noyer dans un tonneau de ce vin qu'il aimait beaucoup. *Voy*. VIN.

MANGER. Comme nous sommes dans la nécessité de prendre de temps en temps des alimens solides, pour réparer les pertes que nous faisons, la nature nous fait sentir le besoin que nous en avons par la faim : elle attache même à le satisfaire un certain plaisir, afin de nous porter plus volontiers à rechercher ce qui concourt si nécessairement à la conservation de notre vie. C'est le chyle qui nourrit et qui fortifie le corps. Ce suc formé des alimens que nous prenons, transpire sans cesse, tandis que le sang qui le porte aux différentes parties, se conserve presque sans déchet dans les vaisseaux où il circule. Cette dissipation ou transpiration se fait si promptement, et si abondamment, qu'encore que les yeux ne l'aperçoivent pas, elle est plus grande en un jour que ne le sont toutes les autres en plusieurs. De là vient qu'on a si souvent faim et si souvent soif, et que lorsque l'on a été un certain temps sans nourriture, on devient faible et languissant. A peine peut-on se passer d'aliment pendant un jour sans tomber dans un abattement extrême ; et comme le remarque HIPPOCRATE, si l'on veut se retrancher un repas, lorsqu'on a besoin d'en faire deux, la santé en souffre quelquefois beaucoup : témoin, dit-il, les défaillances de tout le corps, les chaleurs d'urine, la pâleur des yeux, l'amertume de la bouche, les tiraillemens d'entrailles, la tristesse de l'esprit, les vertiges et plusieurs autres accidens qui arrivent dans ces rencontres ; en sorte que s'il est quelquefois salutaire de souffrir la faim, rien aussi quelquefois ne peut être plus pernicieux ; et que si la réplétion a ses dangers, l'inanition a aussi les siens, qui ne sont pas moins grands : et ce grand homme a même laissé pour maxime, qu'il y a plus de péril à se nourrir trop peu qu'à se nourrir trop. La faim et la soif sont innocentes, pourvu qu'on s'en tienne à certaines bornes ; mais si l'inanition est poussée trop loin, le corps s'altère jusqu'à altérer quelquefois l'esprit ; les sucs nourriciers se consument, le baume du sang se dissipe, la substance la plus intime se résout en sérosités qui causent même quelquefois des enflures en différentes parties, et surtout aux extrémités inférieures. La bile qui n'est plus tempérée par aucun nouveau suc qu'elle reçoit, fermente jusqu'à regorger dans l'estomac, où la rencontre d'une pituite extrêmement âcre la fait bouillir encore avec plus de violence ; les intestins dépourvus de chyle ne fournissent plus aux vaisseaux lactés que des sucs grossiers et impurs ; tout cela est conforme aux expériences des meilleurs anatomistes.

Pour vivre agréablement et sans incommodité, il faut principalement faire attention à se tenir toujours dans les bornes de la médiocrité, et à ne se servir d'alimens qu'autant que nous en avons besoin pour notre subsistance. Il n'est pas possible de déterminer la quantité des alimens que chaque personne doit prendre. Celles qui sont faibles et délicates ne doivent pas tant manger que celles qui sont robustes, et accoutumées à faire beaucoup d'exercice. La même quantité qui serait modérée pour ces dernières, serait excessive pour les premières.

On vient de voir les suites fâcheuses d'une diète trop exacte dans les personnes qui se portent bien. Les inconvéniens qui arrivent de l'excès opposé à la diète, c'est-à-dire quand on prend trop d'alimens, sont assez connus : il rend les hommes lourds et pesans ; il cause des crudités et des obstructions, et la plupart des maladies en tirent leur première origine ; de façon que l'on peut dire que l'intempérance est la mère nournce des médecins. Parmi les alimens, il y en a qui ont besoin de préparation, comme la chair des quadrupèdes, des volatiles et de plusieurs poissons. Il y en a d'autres que l'on mange tels que la nature nous les présente, comme les fruits qui ont acquis toute la maturité, les huîtres, etc. La préparation des alimens consiste dans la coction et dans les différens assaisonnemens qu'on mêle avec eux. On les fait cuire de trois manières, qui sont : frire, rôtir et bouillir ; ces trois manières sont très salutaires, puisque sans elles nous ne pourrions digérer que très difficilement la plupart des alimens dont nous nous servons, et chacune de ces manières peut convenir plus particulièrement à de certains tempéramens qu'à d'autres. *Voy.* Viande. Pour ce qui est des assaisonnemens, ils sont quelquefois nécessaires pour aider à la digestion des alimens et à leur distribution ; mais on ne devrait jamais s'en servir que dans cette vue, et non pas dans un si grand excès, et uniquement pour donner aux alimens un goût plus relevé et plus attrayant, et exciter, comme on dit, l'appétit. Cet usage ne peut être que très pernicieux, puisqu'il cause chez nous des fermentations extraordinaires qui donnent à nos humeurs une fort grande àcreté, et qui les corrompent en peu de temps. Aussi ne voyons-nous pas que les personnes qui ont les meilleures tables et les plus délicates se portent mieux, ou vivent plus long-temps que les autres ; mais bien plutôt ceux qui se contentent d'alimens simples, et qui ne les assaisonnent qu'autant qu'ils en ont besoin pour leur santé. *Voy.* Assaisonnemens.

On ne saurait absolument déterminer à quelles heures et combien de repas on doit faire par jour : l'appétit et l'habitude doivent en décider. Quand on a coutume de prendre deux ou trois fois par jour des alimens à certaines heures, et qu'on s'en trouve bien, on doit continuer cette manière de vivre jusqu'à ce que quelque chose oblige à la faire changer ; cependant on peut dire, en général, que l'usage le plus universellement reçu, et dont on s'accommode le mieux, est de faire deux repas par jour ; savoir : le *déjeuner* et le *dîner*. Plusieurs, et principalement les enfans et les vieillards, ajoutent encore à ces deux repas le *goûter*, par la raison que les enfans, dissipant beaucoup par la grande fermentation de leurs humeurs, ont plus souvent besoin que d'autres de réparation; et les vieillards, mangeant peu à chaque repas, en doivent faire de plus fréquens. Il y a une grande dispute entre les médecins, pour savoir si l'on doit, en général, manger davantage le soir que le matin, ou le matin que le soir. HIPPOCRATE, CELSE et GALIEN prétendent qu'il est plus salutaire de dîner peu, de souper davantage, parce qu'ils prétendent que le sommeil hâte la digestion; à quoi ils ajoutent qu'il y a plus loin du souper au dîner, que du dîner au souper. ACTUARIUS, AVICENNE, CARDAN, etc., prétendent qu'il vaut mieux faire son meilleur repas à midi. A consulter l'expérience et la raison, il vaut mieux souper légèrement, principalement pour les gens d'une santé faible et délicate. Quelques-uns croient que c'est pendant le sommeil que les parties solides ont fort peu besoin de réparation, et qu'une grande nourriture, par conséquent, ne pourrait que surcharger la masse du sang; et, pour prouver que les parties solides ont moins besoin de réparation quand on dort que quand on veille, ils remarquent que le sommeil ôte la faim.

Il est vrai que pendant le sommeil de la nuit, et même quelque temps après le réveil, on ne ressent point de faim, quoique néanmoins il se soit passé plus de dix ou douze heures après le souper. Il est vrai encore que ceux qui veillent la nuit ressentent plus tôt et plus vivement la faim que les autres; mais la cause de tout cela n'est point que, pendant le sommeil, le corps ait moins besoin de réparation, puisque, au contraire, il paraît en avoir un si grand besoin que, lorsqu'on lui ôte celle qu'il reçoit du sommeil, il tombe dans l'abattement. La vraie raison donc pour laquelle il est plus à propos de manger plus légèrement le soir, c'est que le sommeil convertit presque tout en nourriture (ce qui est même cause qu'on défend ordinairement de dormir après une médecine), en sorte que quatre onces d'alimens donnent plus de sucs nourriciers pendant le sommeil que huit pendant la veille. Si donc l'on

s'accoutume à faire son meilleur repas le soir, sans laisser ensuite un grand intervalle entre le repas et son coucher, les
parties du corps recélant alors trop de sucs nourriciers, en
seront surchargées, ce qui à la longue produira un embarras
général dans les vaisseaux, et, ralentissant par ce moyen le
mouvement des sucs, exposera le corps à un danger évident ;
au lieu que, pendant la veille, les alimens se digérant moins,
et fournissant plus de marc aux intestins, le corps peut, sans
risque, prendre une plus abondante nourriture vers le milieu
du jour. Au reste, que le sommeil soit plus favorable à la digestion que la veille, la nature l'enseigne elle-même quand elle
assoupit les petits des animaux et les enfans aussitôt après qu'ils
ont pris leur nourriture. Pour ce qui est de l'ordre qu'on doit
se prescrire parmi les alimens : premièrement, il ne faut pas
trop donner dans la grande variété des mets en un même repas ;
car, outre qu'elle nous oblige toujours à manger plus qu'il ne
nous est nécessaire, il arrive encore que tous ces alimens différens interrompent la coction les uns des autres.

En second lieu, l'on doit toujours manger, au commencement du repas, les alimens les plus liquides et les plus aisés à
digérer, ensuite les plus durs, afin que les premiers, sortant
bientôt de l'estomac et passant dans les veines lactées, laissent
un libre espace aux derniers, qui doivent demeurer plus long-
temps dans le ventricule et dans les intestins. Enfin, il faut
éviter tout ce qui peut interrompre la DIGESTION des alimens,
comme, par exemple, une chaleur immodérée et un exercice
trop violent, qui font dissiper beaucoup d'esprits ; une boisson
trop abondante, qui fait flotter les alimens dans l'estomac ; de
dormir immédiatement après avoir mangé : car quoique, dans
la plupart des gens, la coction des alimens se fasse mieux pendant le sommeil que pendant la veille, il est cependant à
propos de s'égayer quelque temps après le repas, et de faire
quelques tours de promenade afin de rappeler, par ce moyen,
la chaleur naturelle, et de la mettre en action. On doit encore
éviter, pendant le temps de la coction, toutes les applications
d'esprit trop sérieuses, et en un mot tout ce qui est capable de

causer chez nous des distractions violentes dans les esprits animaux, et d'empêcher la chaleur naturelle de continuer l'ouvrage qu'elle avait commencé. *Voy.* les articles DIGESTION (en
tête de cet Ouvrage), MAIGRE, NOURRITURE, RÉGIME, TEMPÉ-
RAMENT (en tête de cet Ouvrage), etc.

MANGER (blanc). C'est une sorte de pâte qui se fait avec
des œufs, du blanc de volaille et de la mie de pain, pilés et
assaisonnés. On en fait des mets très délicats. Il est peu d'estomacs qui ne s'en accommodent volontiers.

MANGOUSTAN. C'est un fruit délicieux des Indes-Orientales,
qui ne le cède à aucun de ceux que nous possédons en Europe.
Voy. FRUIT, MATURITÉ.

MANIHOC. Cassave. *Voy.* MANIOC.

MANIOC. C'est un arbrisseau d'Amérique, des racines duquel
on tire une farine qui sert à faire du pain, et qu'on nomme
cassave. Les Américains préfèrent la cassave au maïs, qu'ils
ont en grande abondance. Les feuilles de manioc se mangent à
la manière de nos épinards. La racine crue de cette plante serait
un poison mortel; elle contient une sorte de lait meurtrier,
dont on est obligé de la dépouiller pour obtenir la farine sèche,
avec laquelle on fait une galette, que souvent les Européens
préfèrent au pain de froment, quoiqu'elle lui soit inférieure.
On prétend que le suc de roucou est un contre-poison pour
ceux qui auraient avalé du manioc qui n'aurait pas subi la
préparation indispensable.

On a lu, en 1764, à l'Académie de Berlin, des expériences
faites par le docteur FERMIN, d'après lesquelles il paraît que
le poison du manioc n'est pas âcre et corrosif, mais qu'il porte
essentiellement son action sur le genre nerveux. Indépendamment des expériences qu'il fit sur des animaux, il eut à sa
disposition un esclave empoisonneur, qu'il empoisonna à son
tour, pour l'empêcher de donner un libre cours à ses talens.
Il lui fit prendre 35 gouttes de lait de manioc, qui furent à
peine descendues dans son estomac, qu'il poussa des hurlemens
affreux; après six minutes de contorsions épouvantables, d'é-
vacuations et de mouvemens convulsifs, il expira. Son estomac

n'était pas enflammé, mais seulement rétréci de plus de la moitié.

D'après ce que nous venons de dire, on voit que le manioc est peut-être la plante la plus utile, et en même temps la plus dangereuse que nous connaissions.

MAQUEREAU. On doit le choisir frais, gros et d'un bon goût. Le maquereau nourrit beaucoup, et sa chair passe pour être apéritive et résolutive ; mais elle échauffe, produit des sucs grossiers et visqueux, et se digère un peu difficilement ; elle contient beaucoup d'huile, de sel volatil et de phlegme. Bellonius blâme la méthode de ceux qui le font bouillir pour le manger ; il dit qu'on doit le rôtir et y mêler des assaisonne-mens qui aident à le digérer ; il est certain qu'en le rôtissant, on le dépouille davantage des sucs visqueux et grossiers qu'il contient naturellement. Il convient, dit Lemery, dans le prin-temps et dans l'été, aux jeunes gens d'un bon tempérament, et dont l'estomac digère facilement. On le sale afin de le garder, mais il n'en est que plus nuisible et d'une saveur moins agréable. *Voy*. Poisson.

MARASQUIN. C'est une *liqueur* très fine et très agréable, qui se fait à Bologne, en Italie. Quant à ses propriétés, comme liqueur, *voy*. Liqueur, Boisson, Liquides, etc.

MARCASSIN. C'est le petit du sanglier. Pour ses qualités et ses propriétés, *voy*. Sanglier. Pour le servir, piquez-le par tout le corps, à la réserve du cou, de la tête, des pieds et de la queue, que vous laissez avec leur foie tout comme ils sont ordinairement ; faites-le cuire à la broche, et servez pour rôt.

MARINADE. Ragoût, préparation de viandes qu'on fait en les laissant tremper dans une sauce de vinaigre, poivre, sel, épices, clous de girofle, citron, orange, ognons, romarin, sauge, etc., pour en relever la saveur et les rendre plus agréables au goût. On met différentes choses en marinade, ou pour garnir d'autres plats, ou pour en faire de cela même. La marinade de veau sert à garnir des poitrines de veau farcies, ou des longes de veau rôties, et ainsi du reste, comme pigeons, perdrix et autres dont on peut aussi faire des plats séparés pour entremets. On garnit des fricassées de poulets avec d'autres poulets en marinade, etc.

MARINER. Préparation de viandes, du poisson, en sorte qu'on lui donne un goût de marine. On marine aussi le poisson, frais que l'on veut garder quelque temps, et on le conserve dans l'huile ou dans le vinaigre, avec des herbes fortes. On marine des huîtres, des champignons, etc.

MARJOLAINE. Plante odoriférante dont on se sert dans les sauces pour donner aux viandes une saveur plus relevée. La marjolaine contient un peu de phlegme, beaucoup de sel volatil et d'huile exaltée ; elle convient, dans les temps froids, aux mélancoliques, aux phlegmatiques, et à ceux dont l'estomac ne digère qu'avec peine. Son goût, et son odeur forte et aromatique, proviennent de ses sels volatils et de ses parties huileuses exaltées. Ces deux principes la rendent encore céphalique et propre pour fortifier les nerfs, pour l'apoplexie, et pour les autres maladies du cerveau, parce qu'ils divisent et atténuent les sucs visqueux et grossiers qui débilitaient les fibres du cerveau, et que d'ailleurs ils augmentent la quantité des esprits animaux. La marjolaine échauffe beaucoup quand on en use avec excès, parce qu'alors elle raréfie trop les humeurs et les jette dans une agitation immodérée. Il y a deux espèces de marjolaine, qui sont toutes deux cultivées dans les jardins ; la première ne diffère de la seconde qu'en ce que ses feuilles sont un peu plus grandes. On doit choisir les feuilles de la seconde espèce, parce qu'elles sont plus odorantes, qu'elles ont un goût plus aromatique, et qu'en un mot elles ont plus de vertu.

La marjolaine est vulnéraire, céphalique, hystérique, carminative, pectorale, stomacale, sternutatoire, et utile aux nerfs. On se sert ordinairement de ses feuilles, soit en masticatoires, soit en gargarisme, et même en errhine ou sternutatoire, tant pour jeter dehors ce qui incommode le cerveau, que pour le fortifier : on se sert aussi de sa graine pour les mêmes effets. Sa décoction, prise en breuvage, est utile à ceux qui commencent à devenir hydropiques, à la difficulté d'uriner, et aux tranchées de ventre. Les feuilles sèches appliquées avec du miel, guérissent les meurtrissures. On mêle aussi la marjolaine dans les médicamens qui servent à délasser, et dans les emplâtres échauffans. *Voy*. ASSAISONNEMENT.

MARMELADE. C'est une espèce de pulpe molle, qu'on tire des *fruits*, et qu'on fait cuire avec du sucre, pour pouvoir la conserver. Elle convient beaucoup aux personnes convalescentes et aux enfans.

Marmelade de coing. Cette conserve, ordinairement préparée par les confiseurs, resserre les entrailles et convient à la fin des dévoiemens. Il faut en prendre peu d'abord, et augmenter graduellement jusqu'à ce qu'elle agisse.

MARRON ou CHATAIGNE. Les châtaignes sont ou cultivées ou sauvages ; les cultivées se nomment *marrons*, du mot italien *marone;* ce sont les meilleures : les sauvages retiennent le nom de *châtaignes*. Les uns et les autres viennent sur un grand arbre dont les feuilles sont longues et larges, minces, un peu rudes, nerveuses sur le dos, et dentelées dans leur circonférence. Les châtaignes, sans en excepter les marrons, contiennent un suc gras et terrestre qui les rend très difficiles à digérer ; elles abondent surtout en un sel tartreux fort contraire aux mélancoliques et à tous ceux dont les humeurs trop grossières ont peine à circuler ; elles sont très nourrissantes lorsqu'on les digère ; mais il en faut manger peu, sans quoi elles chargent l'estomac, et peuvent causer des coliques, à moins qu'on ne soit d'une constitution forte et robuste, comme la plupart des Limosins qui mangent du pain de châtaignes, et qui n'en sont point incommodés. Ce fruit n'est jamais bon cru ; on prétend même qu'il est alors dangereux, et qu'il peut produire la maladie pédiculaire. On fait cuire le marron ou à la vapeur de l'eau, ou dans l'eau même, ou sous la cendre, ou à un feu clair, dans une poêle criblée. Il est plus sain cuit à la vapeur de l'eau ou dans l'eau, parce que l'humidité de l'eau en délaie les principes et les rend plus capables de se détacher ; il incommode moins alors l'estomac, et il nourrit davantage. Les marrons cuits sous la cendre sont plus savoureux, plus délicats et même plus sains que ceux qui sont rôtis dans la poêle, et cela par deux raisons : la première, parce que la cendre qui couvre les marrons empêche que les parties volatiles ne s'en exaltent si vite ; et la seconde, parce que cette cendre fournit un sel qui entre dans le marron et qui en divise les principes : deux effets qui rendent ce fruit moins indigeste. C'est un mets délicieux que des marrons rôtis, bien dépouillés de leur membrane intérieure, et assaisonnés avec du jus d'orange et du sucre ; mais il s'en faut bien que ce soit un mets salutaire. Les marrons se mêlent avec plusieurs sortes d'alimens ; ils conviennent surtout avec le poisson, dont ils corrigent la trop grande humidité. Les gens de lettres et toutes les personnes appliquées doivent manger peu de ce fruit, qui fait toujours un sang grossier. Il faut, quand on mange des marrons cuits à l'eau, n'en point trop presser l'écorce entre les dents, de peur d'en extraire un certain suc astringent qui se trouve dans l'écorce intérieure, et qui est si stiptique, qu'il pourrait resserrer le ventre outre mesure. *Voy*. CHATAIGNE.

Marrons à la limosine. Faites cuire des marrons à l'ordinaire ; étant cuits, pelez-les et les aplatissez entre les mains ; accommodez-les sur une assiette, et prenez de l'eau, du sucre, du jus de citron ou de l'eau de fleurs d'orange, faites-en un sirop ; étant fait, versez le tout bouillant sur vos marrons, et servez chaud ou froid. On peut, et c'est pour le mieux, laisser prendre un bouillon aux marrons dans le sirop, avant de les servir.

MASSEPAIN. Pâtisserie ou confiture faite d'amandes pilées avec du beurre. Ce mot vient de l'italien *marca pane*, c'est-à-dire, *pan del signor Marco*, qui en fut l'inventeur. Il y a long-temps que le massepain est en usage dans les tables ; il s'y sert encore aujourd'hui pour l'ornement et le plaisir qu'il y a d'en manger : on le met sous plusieurs formes ; on en fait des tourtes et d'autres petites pièces de pâtisserie différentes, et l'on en fait des manières de petits rochers, des forteresses et autres choses semblables, que le génie peut inspirer, et que l'industrie et l'art de celui qui l'entreprend rendent parfaites.

MATELOTTE. Manière d'apprêter le poisson passé au roux,

et cuit avec un peu d'eau, de vin, sel, poivre et farine frite. *Voy*. Poisson.

MATURITÉ (*des fruits*). Ce nom se donne à l'état dans lequel se trouvent les fruits qui, bons à manger, se détachent facilement de l'arbre. La maturité d'une poire qui tomba devant Newton, lui fit imaginer le système de la gravitation ; il était réservé à Amoreux de découvrir la cause qui les sépare de l'arbre. Sans entrer dans ces détails, nous dirons que la maturité est accompagnée de plusieurs phénomènes curieux. A mesure qu'un fruit mûrit, il perd son âpreté, et les substances sucrées et aromatiques s'y développent. L'exposition à la lumière, au soleil, hâte évidemment sa maturité. *Lorsqu'en touchant un fruit il se détache, faute de sève, que son odeur et sa couleur sont exaltées, alors seulement il est bon à manger.* Les fruits mûrs tempèrent l'effervescence des humeurs, et se marient utilement dans l'homme à l'usage habituel des animaux. Autant un fruit bien mûr est utile, autant il est dangereux quand on le mange avant sa maturité. Les parens doivent être très attentifs à ce que les enfans ne touchent point aux fruits verts ou tombés dans les jardins, et la police doit surveiller les marchandes de fruits, pour les empêcher de vendre des fruits non mûrs ou piqués, qui causent une foule d'incommodités à la classe imprudente du peuple, qui ne calcule que le bon marché. *Voy*. Fruits.

MAUSARD. C'est un des surnoms que l'on donne au pigeon ramier. *Voy*. Pigeon.

MAUVE. On en mâche les *feuilles* pour dissiper l'enrouement ; on les mange aussi, apprêtées avec du sel et de l'huile, ou du beurre frais, pour amollir le ventre. Ces plantes peuvent être employées à presque tous les mêmes usages que la guimauve. Les *jeunes pousses* sont particulièrement propres à calmer les maux de reins, et faire uriner. On applique le suc avec de l'huile sur les piqûres de guêpes et d'abeilles. On pile les *feuilles* avec celles de saule, pour arrêter le progrès des inflammations. La décoction de mauve lâche le ventre. La raclure des *racines* est aussi laxative, emménagogue et hystérique. L'infusion des *fleurs,* prise tous les matins à la manière du thé, mais sans sucre, est un excellent remède contre l'ardeur habituelle d'urine, et pour faire écouler la gonorrhée. La dose est d'une chopine, qu'il faut prendre à deux fois, le matin à jeun.

MAUVIETTE. On nomme ainsi, à Paris, l'alouette qu'on mange communément rôtie. *Voy*. ALOUETTE.

La vraie mauviette, qu'on nomme aussi *mauviard, mauvis* ou *grive de vigne,* et qu'on apprête comme l'alouette, est une petite grive qui a les côtés et le dessous des ailes rougeâtres.

MAYENNE. *Voy*. AUBERGINE.

MAZARINES. On appelle mazarines certaines petites pièces de pâtisserie. *Voy*. PATISSERIE.

MEDIANOCHE. Terme venu d'Italie, qui signifie un repas qui se fait au milieu de la nuit, particulièrement dans le passage d'un jour maigre à un jour gras, après quelque bal ou quelque réjouissance. Chez le bourgeois on l'appelle *Réveillon*. Ces sortes de repas nocturnes sont fort contraires à la santé, principalement quand on mange des viandes indigestes, comme cela arrive assez souvent, et qu'on va se coucher peu de temps après avoir mangé.

MÉLASSE. On a nommé ainsi *l'écume du sucre,* dont se servent les pauvres gens. Elle contient beaucoup de parties étrangères au sucre, qui la rendent dangereuse lorsqu'on en mange une grande quantité, à moins qu'elle ne purge, ce qui arrive souvent.

On l'emploie, dit LEMERY, dans les lavemens ; on en fait des sirops colorés, des caramels ; on en mange sur du pain ; on en prépare une liqueur alcoolique ou espèce d'eau-de-vie, connue sous le nom de *rum* ou *tafia*. La mélasse est légèrement purgative. *Voy*. CASSONADE, SUCRE.

MÉLISSE. *Herbe de citron, citronnelle.* On cultive la mélisse dans les jardins ; elle est stimulante, nervale, anti spasmodique, emménagogue. On s'en sert dans l'hystérie, les palpitations, le chlorosis, en infusion dans l'eau. On en fait une eau distillée, un alcool de mélisse simple et composé ; on en obtient une huile volatile. On la conserve sèche; on fait une conserve avec ses fleurs.

Doctrine du Docteur DEMARQUE.

La mélisse des jardins est rangée dans la classe des médicamens anti spasmodiques, céphaliques et analeptiques; on peut aussi la placer parmi les stomachiques carminatifs et les cordiaux; on s'en sert avec succès dans l'apoplexie, l'épilepsie, les affections hystériques et hypocondriaques, la paralysie, les affections soporeuses, la suppression des règles, etc. On prend l'infusion des feuilles de mélisse comme du thé; on en met une pincée de sèches, ou une petite poignée de fraîches, pour un demi-setier d'eau. On trouve dans les boutiques des apothicaires une eau de mélisse dont on fait prendre depuis deux onces jusqu'à quatre, et qu'il ne faut pas confondre avec l'eau de mélisse composée, appelée *eau des carmes,* qui n'est autre chose qu'une teinture spiritueuse de mélisse, d'écorce de citron, de coriandre, de girofle, de cannelle et d'angélique.

GEOFFROI dit qu'on fait avec les jeunes pousses de la mélisse cultivée, pilées et mêlées avec des œufs et du sucre, des espèces de *gâteaux* qu'on fait manger aux femmes dont les lochies ne coulent point assez abondamment; et que la décoction de cette plante, mêlée avec du nitre, est un excellent remède pour remédier aux indigestions ou suffocations qui arrivent pour avoir trop mangé de champignons. La *mélisse sauvage* ou *bâtarde,* autrement dite mélisse des montagnes ou des bois, croît dans les bois, et presque partout aux environs de Paris. Les propriétés de cette espèce de mélisse sont analogues, mais inférieures à celles de la mélisse officinale.

MELON. Il rafraîchit et humecte, il excite l'appétit, et apaise la soif; il est venteux et produit quelquefois des coliques dans le bas-ventre; c'est pourquoi il ne convient pas aux personnes sujettes à cette indisposition. On voit encore des dyssenteries et des fièvres, mais principalement des quartes, naître de l'usage du melon. Il contient beaucoup de phlegme, d'huile et de sel essentiel et volatil. Il convient, dans les temps chauds, aux jeunes gens qui ont un bon estomac, et qui sont d'un tempérament chaud et bilieux ; mais il est pernicieux aux vieillards, aux phlegmatiques et aux mélancoliques. Pour empêcher le melon de se corrompre dans l'estomac, il faut le manger avec du sel et du poivre, ou au moins avec du sel, et boire par-dessus une quantité suffisante de vin. Il y en a qui le mangent seulement avec du sucre ; mais ils n'en font pas mieux. La semence du melon est une des quatre grandes semences froides. Le melon doit être d'une odeur très agréable et d'un goût exquis, récemment cueilli et assez mûr ; il doit avoir une chair tendre, moelleuse, délicieuse, rougeâtre ou jaunâtre ; en un mot, c'est le goût seul qui peut faire différence des bons melons d'avec les mauvais.

MELONGÈNE. Les fruits de cette plante se mangent en salade ou cuits comme des concombres, dans nos provinces méridionales. Les habitans des Antilles et les Égyptiens les regardent aussi comme un aliment agréable. Les médecins conseillent de faire entrer cette plante dans les cataplasmes anodins et résolutifs qu'on applique sur les hémorroïdes, les cancers, les brûlures et les parties externes du corps qui sont enflammées. *Voy.* Aubergine, Fruit, Maturité.

MENTHE ou Baume. Le sel volatil, huileux, aromatique qui est contenu dans cette plante, la rend très diurétique ; et l'on peut s'en servir à la manière du Thé, selon Tournefort. Elle est usitée en médecine comme stomachique échauffant, propre à chasser les vents de l'estomac, et soulager la colique venteuse. En général, on regarde toutes les plantes de ce genre comme antiseptiques. Leur odeur est propre à donner du ton aux fibres du cerveau ; elles sont si salutaires, qu'à Minorque leur nom est *herba sana.* Le suc mêlé avec du vinaigre, et pris intérieurement, arrête le flux du sang, guérit le dégoût et l'innapétence pour les alimens, et fait mourir les vers. On met ensemble autant de poignées de menthe rouge, à demi sèches, que de pots de vin sortant du pressoir ; et on laisse épurer cette liqueur dans un tonneau. C'est un bon remède pour les poisons froids ; pour préserver des maladies contagieuses, guérir la colique, fortifier l'estomac, le cerveau, etc. Cueillies vers les mois de juin et juillet, elles ont plus de force qu'en d'autres temps. On les pile pour les mettre en cataplasme sur un estomac débile, et qui ne digère que difficilement. En les flairant souvent, on peut recouvrer l'odorat affaibli. Les feuilles sèches, pulvérisées et bues avec du vin, font mourir les vers des enfans. Nombre d'auteurs conseillent de mâcher des feuilles de menthe aussitôt après avoir bu du lait, pour empêcher qu'il ne se caille dans l'estomac ; ils prétendent même qu'on préserve le fromage de toute corruption et pourriture, si on l'arrose de jus ou de décoction de menthe. *Voy*. BAUME, SIROP.

MENUS, chez les rôtisseurs, sont les foies, bouts d'aile, gésiers et autres choses dont on fait des ragoûts, fricassées, etc.

MENUS-DROITS, ou MINDROITS. On fait des plats ou hors-d'œuvres de menus-droits, pour entremets de différentes choses, entre autres de palais de bœuf.

MERINGUES. C'est une espèce de pâtisserie faite avec des jaunes d'œufs, de la râpure de citron et du sucre en poudre. On les divise en deux hémisphères, au milieu desquels on place de la crème soufflée ou des fruits confits. Il y a très peu d'estomacs qui ne se trouvent bien de la plus délicate des friandises. *Voy*. PATISSERIE.

MERISE. Espèce de cerise sauvage, petite, noire, à longue queue, d'un suc agréable, et qui teint en noir ou en purpurin. On n'emploie les merises à aucun usage ; on s'en sert dans quelques endroits pour donner de la couleur au vin. On les emploie quelquefois dans les maladies du cerveau, dans l'apoplexie, dans la paralysie. Il faut manger ces fruits à jeun et après le repas. *Voy*. CERISE.

MERLAN. Quoiqu'il soit fort commun, il ne laisse pas d'être estimé pour son bon goût ; sa chair est salutaire, parce qu'elle n'est point chargée de sucs visqueux, que ses principes sont suffisamment exaltés, et que ses parties sont peu serrées, ce qui fait qu'elle est friable, légère, et facile à digérer. C'est de tous les poissons connus, dit LEMERY, celui qui produit le moins de mauvais effets : on a vu des personnes en manger avec excès sans en être incommodées ; c'est ce qui fait qu'on en peut permettre l'usage à tout le monde, même aux malades et aux convalescens. Le merlan nourrit peu ; encore cette nourriture n'est-elle pas de durée, ce qui fait dire à Hippocrate que si la chair de ce poisson est d'un bon suc, si elle se digère facilement, si elle nourrit, le suc qu'elle donne s'échappe néanmoins si vite, que la nature n'a presque pas le temps d'en disposer pour le soutien de notre corps. On sert le merlan non-seulement frit ou rôti, mais de plusieurs autres manières : on l'accommode en casserole, comme plusieurs autres poissons ; on le farcit ; on sert des filets de merlan comme des filets de sole, de brochet et autres ; on le sert en salade et en ragoût de plusieurs sortes. On fait encore, avec ce poisson, des tourtes, des pâtés, des potages, comme avec les poissons les plus exquis ; mais de quelque façon qu'il soit apprêté, il est toujours très peu nourrissant, sans être malsain. *Voy*. Poisson, Friture.

MERLUCHE ou STOCK-FISCH. C'est de la morue salée et desséchée ; c'est un bon aliment pour les estomacs vigoureux, et ceux qui font beaucoup d'exercice ; elle ne convient pas aux personnes délicates, parce qu'en général elle est dure et coriace. *Voy*. Morue, Mustelle.

MÉSANGE. Petit oiseau très joli et bon chanteur, dont la chair n'a rien d'agréable, et dont on mange beaucoup en Lorraine, après l'avoir pris à la pipée, avec une foule d'autres.

MÉTEL. C'est un arbrisseau précieux du Mexique ; ses *feuilles* très jeunes se font confire ; plus âgées, on en fait du papier, des nattes, des étoffes, des souliers, des cordes, du vin, du vinaigre, de l'eau-de-vie, et même des scies propres à scier le bois, tant les épines en deviennent fortes. Lorsque la plante a six ans, on ôte les feuilles du milieu de la tige ; il se forme un creux où l'on recueille tous les jours, de bon matin, une liqueur douce comme le miel, dont on tire une espèce de vin nommé *pulcre* ou *pulcré,* dont les Indiens boivent avec excès.

METS. Ce nom se donne aux alimens qu'on prépare pour l'usage des tables. *Voy*. Alimens, Boisson, Maigre, Manger,

Nourriture, Régime, etc. — *Voy.* aussi, au commencement de cet Ouvrage, les chapitres Digestion, Tempérament.

MEUNIER. Poisson ainsi appelé, parce qu'il est ordinairement près des moulins des rivières; autrement dit, *vilain*, à cause qu'il se plaît dans la bourbe; et *têtu* ou *têtard*, à cause de sa tête qui est fort grosse. Il a le corps assez semblable à celui du barbot; du reste, il n'a rien de recommandable, ni par son goût, ni par la qualité de sa substance; il est tout-à-fait insipide, il se digère à peine et ne nourrit presque pas : ce qui fait dire avec raison à Querutan, fameux médecin, que ce poisson ne mérite pas même qu'on en parle. *Voy.* Poisson..

MIEL. Plusieurs choses contribuent à faire de bon miel, telles que la bonté des abeilles, la nature des plantes qui émaillent les endroits où elles se trouvent, la chaleur et la pureté de l'air. Le miel qui a été fait dans le *printemps* est plus estimé que celui qui a été fait en *automne,* parce que les abeilles sucent dans le printemps des fleurs tendres et nouvelles, qui fournissent alors un très bon suc. Le miel d'*été* est aussi regardé, et à juste titre, comme moins bon que celui du printemps, parce qu'étant plus sujet à fermenter, à cause de la chaleur brûlante de la saison, il acquiert une certaine âcreté. On distingue communément deux sortes de miels : l'un *blanc,* l'autre *jaune.* Le blanc est le meilleur. Le meilleur miel *blanc* que nous ayons en France, vient de certains cantons du Dauphiné et du Languedoc. Le plus estimé se fait dans un petit bourg nommé *Corbière,* situé à trois lieues de *Narbonne.* Plusieurs ont avancé que l'excellence de ce miel venait des romarins qui sont très communs dans cet endroit; ce qui prouve que cela ne vient pas plutôt des romarins que des autres plantes odorantes qui s'y trouvent, c'est que l'on a observé que dans certaines années où les fortes gelées faisaient périr tous les romarins, le miel n'en était pas moins excellent.

Comme l'odeur et la saveur des miels ne sont pas toujours les mêmes, il est assez probable que ces différences sont dues à la diverse nature des fleurs sur lesquelles ils ont été récoltés. Les pays abondans en serpolets, romarins, genêts et autres herbes aromatiques, fournissent un miel balsamique agréable au goût, tandis que les contrées fertiles en plantes amères, telles que l'absinthe, donnent un miel dont la saveur participe de celle de ces plantes.

Les vieillards, ceux qui sont d'un tempérament froid, et les personnes affectées de catarrhe, feront très bien de faire usage du miel comme aliment; il leur convient, il redonne de la force à l'estomac, est utile contre la toux et l'asthme, favorise l'écoulement des urines, lâche le ventre; les bilieux et les jeunes gens doivent s'en abstenir. L'observation a montré que le miel ne convient pas à tous les tempéramens; il y en a de tels, que la plus petite quantité de ce liquide produit en eux des tranchées excessives, des vomissemens, et d'autres indispositions très fâcheuses. Toutes les fois que l'usage du miel cause, des tranchées et des diarrhées, on remédie à ces désordres en mangeant du lard maigre cuit. DIOSCORIDE, AETIUS, ORIBAZE, PAUL ÉGINETTE, ACTUARIUS, s'accordent à dire que les alimens salés conviennent dans ces cas. Le miel, considéré comme médicament, jouit d'un grand nombre de propriétés. Les plus habiles praticiens regardent le miel blanc comme un remède adoucissant et détersif; son usage est salutaire dans les maladies de la poitrine, des reins, de la vessie, accompagnées de beaucoup de chaleur et d'ulcération. On le mêle ordinairement avec du jus de bourrache, ou du blanc de baleine; mais il faut l'avoir écumé auparavant; ce qu'on pratique en le faisant cuire avec un peu d'eau, que l'on doit régler sur le huitième du miel qu'on emploie; et après l'avoir écumé au feu, on le passe pour s'en servir. La dose est depuis une demi-once jusqu'à une once. Il lâche le ventre quand on en fait prendre jusqu'à deux ou trois onces. Plusieurs assurent que le miel pris dans du lait, tue les vers.

Le miel *jaune,* ou le miel commun, entre dans les gargarismes, comme médicament détersif, ainsi que dans les lavemens détersifs et laxatifs; on en fait des cataplasmes, comme étant résolutif et maturatif; enfin, au moyen de la cuisson, on lui donne une forme solide pour en faire des suppositoires.

Il faut le choisir nouveau, épais, grenu, clair et transparent, d'un goût doux et piquant, d'une odeur douce et un peu aromatique. On remarque que les bilieux doivent s'en abstenir, parce qu'il se convertit aisément en bile.

On fait avec le miel, dans les pays où il est commun, une boisson que l'on nomme *hydromel vineux*. *Voy*. HYDROMEL.

Le miel cru, dit le docteur DELAMARRE, lâche le ventre et engendre des ventosités; mais, après qu'on l'a fait bouillir dans de l'eau jusqu'à ce qu'il soit bien écumé et bien cuit, il nourrit plus qu'il ne lâche; il se digère mieux et n'est plus venteux, et même provoque l'urine. Ce miel cuit est bon aux vieillards et à toutes personnes de tempérament froid; mais il est contraire et nuisible aux jeunes gens, d'autant que dans les corps chauds il se convertit en bile. *Voy*. OXYMEL.

MILLET. Le millet est venteux, il se digère difficilement et pèse sur l'estomac; il ne convient qu'aux personnes d'une constitution robuste et qui digèrent bien. Les mélancoliques et ceux qui abondent en humeurs grossières, doivent s'en abstenir. On en fait une espèce de bouillie dans plusieurs endroits, dont la qualité propre est de dessécher le corps, sans fournir presque aucun suc capable de le soutenir; aussi le millet est-il le plus sec de tous les grains, quoiqu'il croisse dans des lieux sombres et humides. On fait du pain de millet, qui est très difficile à digérer, quoique ce soit le plus friable de tous les pains.

MIRABELLE. C'est une petite *prune* jaune, très sucrée, et d'un goût excellent, qui se digère très facilement; on en fait des pruneaux, et une bonne marmelade, qui exige bien moins de sucre que celle d'abricots, lorsqu'elles sont bien mûres. *Voy*. PRUNE, FRUIT, MARMELADE, MATURITÉ.

MIROTON. Manière d'apprêter certaines viandes ou poissons en gras et en maigre; on en fait de plusieurs façons qu'on sert pour entrée.

MOELLE. Dans les grands et jeunes animaux, les os reçoivent leur accroissement et leur souplesse, de la moelle qui y abonde. Elle fournit une nourriture agréable aux personnes qui aiment les graisses animales; mais il faut en manger avec sobriété, parce qu'*elle pèse beaucoup sur l'estomac.* Les bilieux et les mélancoliques, ceux à qui la graisse fait mal, doivent se la refuser. *Voy.* Animaux.

MOLLE ou MOLY. Arbre du Pérou, plus connu sous le nom de *poivrier du Pérou.* Les baies de cet arbre contiennent un principe sucré, dont les habitans du Pérou préparaient une liqueur vineuse qui était le *moly* des anciens, lequel était recommandé pour les maladies des reins. On offrait cette liqueur aux étrangers, comme le présent le plus précieux qu'on pouvait leur faire. *Voy.* Vins Médicinaux.

MONACHELLE ou CASTAGNE. C'est un poisson de mer, de la couleur de la châtaigne, dont la chair est humide et malsaine. *Voy.* Poisson.

MONTANS. On se sert des montans de cardes et des montans de laitues romaines.

MORILLE. Espèce de champignon printanier, gros comme une noix, oblong, pyramidal ou ovale, tendre, ridé, poreux, caverneux ou percé de grands trous, de couleur blanchâtre ou jaunâtre, ou d'un blanc qui tire sur le rougeâtre, quelquefois noirâtre. Il diffère du champignon ordinaire en ce qu'il est naturellement percé de plusieurs grands trous, au lieu que le champignon ordinaire est feuilleté ou fistuleux. La morille contient beaucoup d'huile, de phlegme et de sel volatil, peu de terre ; elle croît dans les lieux herbeux, humides, dans les bois, au pied des arbres. Les morilles sont délicieuses dans les sauces ; elles fortifient, restaurent, et sont propres pour exciter l'appétit : l'usage fréquent qu'on en fait, échauffe beaucoup, et rend les humeurs âcres. Elles conviennent dans un temps froid aux phlegmatiques et à ceux en général dont les humeurs sont grossières et peu en mouvement ; mais les personnes d'un tempérament chaud et bilieux doivent s'en abstenir. On fait un grand usage des morilles dans les ragoûts ; on en fait aussi des plats particuliers pour hors-d'œuvres d'entremets. *Voy.* Champignon, Mousseron.

MORILLON. Espèce de raisin. On distingue le morillon *hâtif*, le morillon *meunier*, le morillon *noir*, et le morillon *blanc*.

Le morillon hâtif et noir est plus curieux que bon ; la peau en est fort dure : le morillon appelé *meunier*, parce qu'il a les feuilles blanches et farineuses, mûrit ensuite ; il vaut mieux que le précédent. Le morillon noir est plus ordinaire ; il est doux, sucré et très bon à manger ; c'est celui avec lequel on fait le meilleur vin.

En Bourgogne on l'appelle *pineau*, et à Orléans, *auvernat*. Il y a encore du morillon blanc, qui est des meilleurs tant à manger qu'à faire du vin ; c'est celui dont les vignobles sont ordinairement plantés. Pour les qualités, *voy*. Raisin.

MORTADELLE. Gros saucisson qui vient de Bologne. Les mortadelles sont de fort haut goût : on y trouve des grains de poivre tout entiers ; quelques marchands les appellent *moustardelles*. Pour les qualités et les propriétés des mortadelles, *Voy*. les articles Saucisse et Saucisson.

MORUE. Ce poisson se mange frais ou sec ; on l'appelle *morue* quand il est frais, et il retient le nom de *merluche* quand il a été séché. La morue est pour ainsi dire le bœuf des jours maigres, et c'est un fort bon manger, quand elle n'a pas été salée ; quand elle a été salée, le sel marin a fixé et appesanti les parties les plus volatiles et les plus propres à exciter une saveur agréable ; et outre cela, s'étant introduit dans les pores de cette même chair, il l'a rendue plus solide, plus dure et plus compacte, et conséquemment plus difficile à digérer. La meilleure est celle de Terre-Neuve : elle s'apprête de plusieurs façons ; mais la manière la plus saine est celle dont les cuisiniers l'accommodent le plus communément, lorsqu'ils la font cuire dans une chaudière avec de l'eau, et qu'après l'avoir écumée, ils l'ôtent de dessus le feu, et la couvrent de quelque linge pour l'attendrir, puis l'essuient, et y font une sauce avec du beurre seulement, et un peu de persil par-dessus. La morue est encore fort saine au demi-court-bouillon, apprêtée avec du beurre bien frais ; mais pour la morue en ragoût, la morue frite ou rôtie, ce n'est pas ce que doivent chercher ceux qui consultent plus leur santé que leur goût. La merluche, c'est-à-dire, la morue sèche, n'est plus d'un si bon goût ; elle est plus solide, plus dure et plus compacte ; aussi elle ne convient qu'à de forts estomacs : cependant, quand elle a été bien battue, et qu'elle est bien apprêtée, soit à l'huile, soit au beurre, elle ne laisse pas que d'être presque aussi bonne que la morue fraîche. *Voy.* Merluche, Mustelle, Poisson, Salaison.

MOUETTE. Oiseau palmipède serrirostre. *Voy.* Macreuse.

MOULE, MOUCLE ou CAYEU. Il y a des moules de *mer* et de *rivière;* ceux de mer sont meilleurs ; ceux de rivière se digèrent difficilement, à cause d'un suc visqueux, gluant et insipide dont ils sont chargés. Les moules de mer sont assez nourrissans et agréables au goût ; ils s'apprêtent de plusieurs manières. Ils sont fort sains accommodés avec le beurre frais, le persil, la ciboule et la chapelure de pain. On fait des potages de moules qui sont aussi fort sains, surtout pour les tempéramens chauds et bilieux. Il en est de même des tourtes.

La moule, dit le docteur Buc'hoz, nourrit peu ; elle est tendre et délicate ; elle convient particulièrement aux tempéramens chauds et bilieux. Il y a des personnes chez qui cet aliment produit une ébullition de vingt-quatre heures ; c'est surtout lorsque les moules renferment de petits crabes, et qu'on n'a pas soin de les ôter. La moule de mer est beaucoup meilleure que celle de rivière et d'étang.

MOUSSERON. Petite espèce de champignon qui naît au printemps sur la mousse. On les reconnaît à leurs petits pédicules cylindriques, crépus, ridés à leur base, très courts, qui soutiennent des petites têtes de la grosseur d'un pois. Toute la substance de ce champignon est blanche, tant à l'intérieur qu'à l'extérieur, d'une odeur et d'une saveur agréables. On s'en sert dans l'assaisonnement des cuisines. *Voy.* Champignon, Morille.

MOUSSEUX (*vin*). Le vin mousseux offre une liqueur très recherchée. On sait que pour le rendte mousseux, on le renferme dans des bouteilles, avant qu'il ait complètement subi sa fermentation. C'est pourquoi il conserve une si grande quantité de gaz acide carbonique ; et ce gaz, mortifère pour qui le respire, non-seulement ne produit en l'avalant aucun mauvais effet, mais au contraire il est cordial, et a l'avantage de faire naître la gaîté ; c'est ce fluide élastique qui, combiné avec le vin, donne une mousse écumeuse et brillante, lorsqu'adroitement on le verse de haut dans des cristaux bien coniques et bien transparens ; c'est lui qui fait sauter avec fracas les bouchons qui le tenaient comprimé dans sa prison ; c'est lui qui donne au vin ce montant fin et agréable, qui le fait ardemment désirer dans nos grands repas ; enfin c'est lui qui a fait dire à Voltaire :

> Du vin d'Aï la mousse pétillante,
> En chatouillant les fibres des cerveaux,
> Y porte un feu qui s'exhale en bons mots.

En effet, dans ce canton dont La Fontaine vante le sexe, dans le pays Remois, pays fertile en bons vins de plus d'un genre, Aï et ses environs fournissent le mousseux qui mérite le plus sa réputation, non parce qu'il pétille, mais parce qu'en même temps il est fin, vineux et délicat. En général, *ce vin pris modérément, et de temps en temps, est cordial, diurétique et stomachique;* mais son trop grand usage irrite et agace les nerfs. Celui qu'on boit à Paris est souvent vert, et d'un piquant désagréable. *Voy*. Vin.

MOUT. Vin doux qui n'a pas encore bouilli. *Voy*. l'article Vin.

On emploie le moût pour faire du cotignac. *Voy*. l'article Cotignac.

On prend aussi du moût pour faire du vin doux. *Voy*. l'article du vin doux, au mot Vin.

Le mout est indigeste, donne des gonflemens, des vents et des coliques aux estomacs délicats, parce qu'il laisse dégager beaucoup de gaz. *Il est dangereux de rester quelque temps dans les lieux où l'on a mis le moût en fermentation,* et où l'acide carbonique, qui s'en dégage, pourrait ou déranger les fonctions, ou causer l'asphyxie.

MOUTARDE ou SÉNEVÉ. On a poussé fort loin l'art de donner aux moutardes des goûts très variés ; on en a fait à l'estragon, à l'ail, aux anchois, etc. La moutarde est saine, elle aide la digestion chez les personnes qui ont l'estomac paresseux ; elle convient surtout aux pituiteux, aux phlegmatiques, et non aux jeunes gens, et aux personnes bilieuses et mélancoliques, chez qui tous les irritans peuvent être nuisibles.

On fait avaler cette graine dans du vin, dit le docteur DELA-MARRE, à ceux qui ont mangé de mauvais champignons. Mâchée, elle fait cesser la douleur de dents. Elle est utile aux asthmatiques ; purge les phlegmes, provoque l'urine et les mois. Elle est fort utile aux vieillards et pituiteux, pendant l'hiver ; singulièrement bonne pour le scorbut. Mise dans les alimens, elle excite l'appétit, fortifie l'estomac, et empêche les indigestions ; distillée avec du vin blanc et des clous de girofle, elle guérit presque infailliblement la migraine provenant de cause froide.

MOUTON. Quand l'agneau est parvenu à une certaine grandeur, on le châtre, et on l'appelle alors *mouton*. Si on ne le châtrait point, on le nommerait *bélier*. On doit choisir la chair et les autres parties du mouton qui soit jeune, médiocrement gras, tendre, qui ait été nourri de bons alimens, et élevé dans un air pur et sec. Les plus estimés sont ceux qui viennent de Normandie, communément appelés *moutons de Prés-Salés*, des *Ardennes*, du *Berry* et de *Beauvais*. Le mouton nourrit beaucoup et fournit un bon aliment, et il se digère facilement. Il contient en toutes ses parties beaucoup d'huile et de sel volatil. Il convient en tout temps et à toute sorte d'âge et de tempérament. Comme la chair du mouton est tendre, tempérée, chargée de beaucoup de parties huileuses, balsamiques, et de beaucoup de sels volatils, elle est très propre à produire les bons effets que nous lui avons attribués. Toutes les parties du mouton s'apprêtent de différentes manières.

MUCILAGE. Ce mot peut être pris dans un sens général, et comme synonyme de corps *muqueux*, mot adopté par les nouveaux nomenclateurs ; mais dans une acception plus particulière, on peut le regarder comme le muqueux, *gluant*, *filant*, *visqueux*, *fade* au goût, sans cependant avoir la consistance de la gelée, dont il est très voisin ; c'est positivement l'état *mucilagineux* des chairs des jeunes animaux, surtout dans l'intervalle des muscles. Le degré de combinaison du mucilage, dans toutes les substances où on le trouve, le rend plus ou moins nourrissant. Lorsque le mucilage animal est parvenu à l'état de gelée, de quelque manière qu'il y soit arrivé, il nourrit très bien, et ne fournit presque plus d'excrémens ; avant de parvenir à ce point, il se digère souvent avec difficulté, et relâche plus ou moins le canal intestinal. Ces effets sont d'autant plus marqués, que le mucilage est plus éloigné du point où il devient parfaitement *gélatineux*. Les mucilages végétaux contiennent plus ou moins de viscosité ; les plantes douces en ont beaucoup : ce qui exige qu'on les cuise d'autant plus, pour les rendre moins pesantes et plus digestives, comme les chairs des jeunes animaux ; sans cela, ces alimens produiraient des glaires qui ne manquent pas d'incommoder. Il est possible que, dans les mucilages animaux, la décoction continuée de la chaleur, et peut-être sa combinaison, forment des substances gélatineuses avec des mucilages dont la viscosité est très grande. Le mélange et la combinaison de certains corps diminuent cette viscosité ; tel est le mélange de l'eau, des acides, du sucre, des alliacées, des crucifères, des aromates et des parties extractives savonneuses de presque toutes les plantes. Les aulx sont de très bons *correctifs* de la disposition glaireuse ; ils accélèrent la digestion, et donnent aux vents une fétidité pareille et encore plus grande que celle des crucifères ; ce qui les différencie le plus, c'est leur activité supérieure et leur propriété de pénétrer dans les voies de la transpiration, ce que ne font pas les autres.

Alimens mucilagineux. Voy. ARTICHAUT, ASPERGE, BETTERAVE, CARDON (ou CARDON d'Espagne), CAROTTE, CHICORÉE, CHOU, CONCOMBRE, ÉPINARD, HARICOTS (verts), LAITUE, MACHE, MELON, NAVET, PANAIS, POIS (verts), POTIRON (ou COURGE), SALSIFIS, SCORSONÈRE, TOPINAMBOUR, etc.

MULET ou CABOT. C'est une sorte de poisson de mer écailleux, qu'on trouve à l'embouchure des fleuves et des étangs qui avoisinent la mer. Les mulets de mer sont les meilleurs ; ceux d'étang sont plus gras. En général, la chair de ce poisson est d'une qualité médiocre, et fort souvent elle sent la vase. *Voy.* Poisson.

MUM (espèce de bière.) *Voy.* Bière.

MURE. Fruit oblong et composé d'un grand nombre de grains disposés circulairement, et remplis d'un suc de couleur rouge. Les mûres rafraîchissent, apaisent la soif, et excitent l'appétit ; mais elles chargent l'estomac quand on les mange après le repas. Il y a deux sortes de mûres ; savoir, de *blanches* et de *noires*. On ne se sert point des blanches parmi les alimens. Pour les noires, elles sont très en usage. On doit les choisir grosses, bien nourries, très mûres, cueillies avant le lever du soleil, d'un goût doux et agréable, et qui n'aient point été gâtées par les approches de quelques petits animaux. Elles sont propres pour adoucir les âcretés de la poitrine ; elles ôtent la soif, elles donnent de l'appétit, et elles excitent le cracher. Elles sont aussi venteuses, et on ne doit point en user quand on est sujet à la colique. Elles contiennent beaucoup d'huile, de phlegme et de sel essentiel. Elles sont convenables, dans les grandes chaleurs, aux jeunes gens bilieux et sanguins. Les mûres sont remplies d'un suc doux, et teignent une couleur de sang. Ce suc est pectoral et humectant, et il apaise les évacuations immodérées, causées par des humeurs âcres, parce qu'il contient beaucoup de parties huileuses, embarrassantes, et propres à produire ces bons effets. *Voy.* Sirop.

MUSC. Liqueur d'un genre particulier, qui se trouve dans une vessie ou capsule située près des aines, dans le ventre de l'animal qui le porte. Le musc fortifie le cœur, rétablit les forces abattues, et raréfie les humeurs grossières. Le fréquent usage du musc est capable d'enflammer le sang et les liqueurs. Cette substance sulfureuse, chargée d'un sel âcre, volatil, est très capable de mettre en mouvement celui de la bile, et par conséquent de causer beaucoup de désordre dans les corps où cette humeur domine. *Voy.* Boisson, Liqueurs, Liquides.

MUSCADE. C'est le fruit d'un arbre qui croît particulièrement à Banda, île des Indes Orientales. La meilleure muscade
est ferme, pesante, et a une substance oléagineuse lorsqu'on la
perce avec une épingle ou avec une aiguille. Les muscades sont
tant soit peu astringentes, stomachiques, céphaliques; elles
aident la coction, corrigent l'haleine, soulagent dans la défail-
lance et la palpitation de cœur. Leurs vertus aromatiques qui
consistent en un esprit éthéré pénètrent et fortifient les
parties nobles.

Ce fruit, dit ANDRY, est le plus tempéré de tous les aromates,
et un des plus stomachiques. Elle convient particulièrement
avec le poisson, étant râpée par-dessus, et elle en corrige singulièrement la crudité. Elle est bonne contre les débilités d'estomac, et contre les diarrhées; elle réjouit le cerveau, elle
arrête le vomissement, elle corrige la mauvaise haleine, et
elle est d'un grand secours contre les défaillances et les palpitations; elle échauffe quand on en use avec excès. On confit les
muscades dans les lieux où elles viennent, comme nous con-
fisons ici les noix. Elles sont d'un grand usage pour ceux qui
vont sur mer; on en envoie par tout le monde; elles sont fort
stomacales. On doit choisir les plus grosses et les plus nouvelles.

MUSCAT. On donne le nom de muscat à d'excellens raisins
qui ont un petit goût enfumé très agréable, et qui sont très
sucrés lorsqu'ils ont acquis leur maturité. Tels sont ceux de
Frontignan et de *Lunel.* On a coutume, pour faire les fameux
vins de ces cantons, de laisser les grappes mûres encore quelque temps sur le cep, jusqu'à ce qu'en perdant leur eau elles
se dessèchent en partie. Alors on en fait un vin très délicat,
très sucré, et très recherché des personnes qui aiment les vins
cuits et liquoreux. Il est stomachique, facilite la digestion;
pris à petite dose, il peut être utile pour restaurer les forces
des convalescens. *Voy.* VIN.

Muscat blanc de Frontignan. Il a la grappe longue, grosse
et pressée de grains; il est excellent à manger et à faire des
confitures, de bon vin dans les pays chauds, et à mettre au
four et au soleil.

Muscat blanc de Piémont. Il a la grappe plus longue, le grain moins serré, et plus onctueux que le précédent.

Muscat de Rivesalte. Il a le grain plus petit; son suc est doux, agréable et des plus musqués; il est sujet à couler. Il est ainsi appelé du bourg de Rivesalte, dans le Roussillon.

Muscat rouge. Il a le grain plus ferme que le précédent; il lui faut beaucoup de soleil pour mûrir.

Muscat noir. Il est plus gros que le précédent, ses grains sont serrés, son goût est moins relevé; il est cependant fort estimé, parce qu'il charge beaucoup, et qu'il est moins hâtif.

Muscat violet. Il est d'un noir plus clair, et a la couleur violette; ses grappes sont fort longues et garnies de grains qui sont gros, très musqués, et des meilleurs.

Muscat de Malvoisie, autrement la malvoisie musquée. C'est un très bon raisin, et bien musqué; il est fort commun à Turin, et n'est pas si bon dans les climats plus tempérés.

Muscat long, autrement dit passe-musqué d'Italie. Il est fort gros et très musqué, excellent en confiture et à manger cru; il a les grappes grosses et longues, il est rare et curieux.

Muscat de Jésus. Le grain en est gros et rond, des plus musqués et des plus rares.

Pour les propriétés et les qualités de ces muscats, *Voy.* RAISIN.

MUSTELLE. C'est une espèce de *morue* qui aime les lieux marécageux; aussi sa chair, qui est ferme et visqueuse, a un assez mauvais goût; elle ne convient pas aux estomacs faibles et délicats. On préfère la mustelle de rivière; mais elle est beaucoup plus rare que l'autre; elle est aussi plus tendre et plus salubre. Ce que les gourmands en estiment le plus, c'est le *foie,* qu'ils regardent comme un mets exquis. *Voy.* POISSON, FRITURE, etc.

MYRRHE LIQUIDE ou STACTÉ. La véritable myrrhe liquide est une *liqueur* résineuse qu'on ramassait autrefois sur les jeunes arbres qui portent la myrrhe, et qui en exsudait sans incision. Cette liqueur était fort estimée comme vulnéraire, intérieurement et extérieurement. Mais celle qu'on trouve dans le commerce, n'est autre chose que de la myrrhe dissoute dans de l'huile d'olives. *Voy.* LIQUEUR.

N

NAVET. Les meilleurs navets sont ceux qui sont tendres, d'un bon goût, et qui sont venus dans un terrain gras et humide. Les navets se digèrent un peu difficilement, sont venteux, et causent quelquefois des obstructions, parce que leur substance étant compacte et serrée, ils séjournent long-temps dans l'estomac avant d'y être dissous; ils y fermentent et s'arrêtent aisément dans les passages étroits où sont les petits canaux; ils sont nourrissans et amollissans, à cause de leur suc huileux, balsamique, propre à corriger les sels aigres des humeurs, et à réparer les pertes des parties solides.

Ils conviennent, dit LEMERY, dans tous les temps, aux jeunes personnes d'une complexion bilieuse, et à celles dont les humeurs sont âcres et ténues, pourvu pourtant qu'elles aient l'estomac bon.

Le navet, dit ANDRY, abonde en un sel acide, qui tient le milieu entre le fixe et le volatil, et qui est assez doux. Cette racine n'a rien de malsain, pourvu qu'on n'en mange que médiocrement, sans quoi elle cause des coliques.

Les meilleurs navets, pour l'usage des tables, sont ceux de Vaugirard et de la plaine Saint-Denis; on les mange apprêtés de différentes manières : quelques-uns les aiment frits; mais ils sont plus sains simplement bouillis dans l'eau, et accommodés avec du beurre bien frais. Ils sont encore assez sains en potage, tant en gras qu'en maigre. Cependant, de quelque manière qu'on les apprête, ils ne laissent pas d'être fort flatueux. C'est le vice général des raves, parmi lesquelles on sait que le navet doit être compris. *Voy.* RAVE.

NECTAR. C'est le nom que donne la Fable à la boisson qu'on servait à la table des dieux, et qui les rendait immortels. Nous donnons ce nom aujourd'hui à des liqueurs très agréables et très fines, qui ne nous rendent que plus mortels, et dont il faut en conséquence user avec beaucoup de ménagement. *Voy.* BOISSON, LIQUEURS, LIQUIDES.

NÈFLE. Fruit que produit le néflier, et qu'on cueille avant qu'il soit mûr, pour le faire mûrir sur la paille. Les nèfles sont rafraîchissantes, dessiccatives et astringentes, d'un goût âcre, surtout quand elles ne sont pas mûres. Elles sont moins astringentes, moins nuisibles à l'estomac et plus aisées à digérer, quand elles ont atteint leur maturité. On doit les choisir grosses, bien mûres, d'une bonne chair, tendres et moelleuses, d'un goût doux et agréable. Elles arrêtent le cours de ventre ; elles fortifient l'estomac, et apaisent les vomissemens. Les nèfles prises avec excès ne se digèrent pas facilement ; elles accablent l'estomac, et empêchent la coction des alimens. Elles contiennent beaucoup d'huile, de sel acide terrestre, et de phlegme ; elles conviennent en hiver aux jeunes gens d'un tempérament bilieux, et à ceux qui ont l'estomac faible, pourvu qu'on en use modérément. *Voy.* FRUIT, MATURITÉ.

NÉRITE. Ver mollusque. Deux espèces, l'une de *mer*, l'autre fluviatile, ou de *rivière*. La nérite de mer est de plusieurs sortes : il y en a dont la forme du test ressemble à un cornet ou au buccin ; d'autres qui ressemblent au colimaçon : souvent la columelle transverse en est dentée. La nérite fluviatile, qui se trouve dans le sable de nos rivières, est blanche ou grise, avec des écailles brunes. On mange l'animal que renferme ce coquillage, comme nos colimaçons de vigne. On l'estime propre pour la faiblesse de poitrine. *Voy.* COQUILLAGE.

NÉROLI. Le néroli est une huile volatile d'une odeur très agréable, de fleurs d'oranger, que l'on obtient par la distillation des fleurs de cet arbuste. Elle est d'une couleur légèrement ambrée lorsqu'elle est nouvelle, et elle se fonce en couleur en vieillissant. C'est principalement à *Cette* et à *Montpellier* qu'on la distille en grand, et d'où on la distribue dans le commerce. Le néroli entre dans la composition des *pastilles* odorantes pour la fumigation, et il est d'un grand usage dans les *parfums*, dans les *essences* odorantes à l'alcool ou esprit-de-vin.

NID D'OISEAU (*Assaisonnement*). Les nids d'oiseau forment une espèce d'épicerie fort estimée à la Chine et dans les Indes Orientales. Ils sont fournis par des oiseaux assez semblables aux hirondelles ; on les dit fort propres à donner un excellent goût aux alimens dans lesquels on les place : nous les connaissons bien peu en Europe. *Voy*. AROMATES, ASSAISONNEMENT, ÉPICES, etc.

NOGAT. Composition ou espèce de confiture, fort commune en Provence. *Voy*. NOUGAT.

NOISETTE. C'est le fruit du noisetier ou coudrier, dont l'amande inodore a une saveur douce, qui nourrit peu, pèse sur l'estomac, et se digère difficilement, surtout quand elle est fraîche ; la pellicule qui la recouvre excite un picotement dans le gosier, et même la toux, ainsi que la noix ; on peut en obtenir une *huile* douce et tempérante. *Voy*. NOIX, AVELINE, FRUIT, MATURITÉ.

NOIX. On les mange vertes ou sèches. Les noix, surtout les *sèches*, sont de difficile digestion ; elles nuisent à l'estomac, engendrent de la bile, donnent des maux de tête, et sont malfaisantes dans la toux. Les estomacs froids les digèrent assez bien ; elles se tournent en bile dans les estomacs chauds. Les noix *vertes* sont plus agréables au goût et moins nuisibles ; mais on en doit user sobrement. On prétend que les noix mangées après le poisson, hâtent la digestion. Les noix prises en alimens, sont contraires aux infections vénéneuses : c'est pourquoi tout le monde, dans le temps de la peste, depuis la populace jusqu'aux personnes les plus distinguées, tant à la ville qu'à la campagne, en font griller le matin et en prennent à jeun. Les noix *vertes* cueillies en mai ou juin, avant que leurs coques soient dures, et confites dans du sucre, sont bonnes pour l'estomac. Les meilleures noix sont celles qui ont la coquille longue, blanchâtre, aisée à rompre, et dont le noyau n'est point adhérent.

Les noix ont une chair friable, mais compacte, dure et serrée, sur laquelle les levains de l'estomac ne font que glisser, ce qui les rend très difficiles à digérer.

13..

'Les noix, dit ANDRY, sont assez nourrissantes quand on les digère bien ; mais leur substance résiste beaucoup à la digestion. Lorsqu'on en mange beaucoup, elles allument la bile et nuisent considérablement à la santé, principalement si elles sont *sèches;* car, comme la chair de celles-ci est devenue compacte, massive, et plus serrée en ses parties, elle ne cède qu'avec peine à l'action du ferment de l'estomac. *Voy*. CERNEAU, NOISETTE, etc.

NOIX D'ACAJOU, ou ANACARDE ANTARCTIQUE. Fruit de l'arbre appelé *acajou*, lequel croît dans les Indes Occidentales. Ce fruit a la forme d'un rein de mouton : il est bon à manger. *Voy*. FRUIT, MATURITÉ.

NOIX DE COCO. Fruit d'une espèce de palmier des Indes. *Voy*. COCO, FRUIT, MATURITÉ.

NOIX DE GIROFLE. Fruit de l'arbre nommé *ravendsara*, lequel croît dans l'île de Saint-Laurent. Ce fruit est gros comme une noix de galle, rond, léger, d'une couleur obscure, ayant l'odeur et la saveur du girofle, mais plus faible : c'est la raison pour laquelle on lui a donné le nom de *noix de girofle;* il est aussi connu sous celui de *noix de Madagascar*, parce qu'il nous est apporté de ce pays. Ce fruit est céphalique, stomachique et carminatif. *Voy*. GIROFLE, FRUIT, MATURITÉ.

NOIX IGASUR DES PHILIPPINES. Surnom que l'on a donné à la *fève de Saint-Ignace*, parce que ce fruit a la forme d'une noix, et qu'il nous est apporté des îles Philippines. *Voy*. FRUIT, MATURITÉ.

NOIX MUSCADE. Fruit du muscadier, en latin *myristica aromatica*. On lui a donné ce nom à cause de sa forme, qui ressemble à celle d'une noix. *Voy*. MUSCADE, FRUIT, MATURITÉ.

NOIX DE PISTACHE. Fruit du pistachier, espèce de térébinthe. *Voy*. PISTACHE, FRUIT, MATURITÉ.

NOIX DE VEAU. Elle se trouve dans le cuisseau, et compose ce que nous appelons *rouelle de veau*. On distingue trois noix, qui sont : la dure, la ronde et la tendre ; elles ne sont pas d'un meilleur goût que la rouelle que l'on coupe en tranches;

mais elles ont meilleure mine. On en fait des fricandeaux et beaucoup d'autres mets.

NOUGAT. Espèce de gâteau fait d'amandes ou de noix, au caramel. *Voy*. NOGAT.

NOURRITURE. Nous avons déjà dit, dans plus d'un endroit, pourquoi la nourriture est nécessaire à l'homme, et quelle est la plus convenable pour lui. Il est évident que la nourriture des *enfans* doit être extrêmement ténue, et telle qu'elle étende les fibres sans les rompre. Cependant, lorsque les solides sont trop lâches, ce qui est le cas des enfans rachitiques, elle doit être légèrement astringente, même dans les jeunes personnes. Il paraît, par la même doctrine, combien les alimens acrimonieux doivent être préjudiciables dans les plaies et les ulcères, parce que leur cure s'exécute par l'alongement des fibres, et celles-ci sont détruites par l'acrimonie. Les alimens doivent différer aussi, suivant l'état des solides dans les *adultes*. Quoiqu'une personne arrive à son parfait accroissement, à un certain âge, elle ne parvient peut-être jamais à son entière grosseur qu'au dernier période de la vie. Les membranes adipeuses enveloppent presque toutes les parties du corps, de manière qu'il n'y a presque aucune fibre à laquelle elles ne fournissent une graine. Cette membrane sépare un suc huileux appelé *graisse*, nécessaire à plusieurs usages de la vie. Lorsque les fibres sont lâches et la nourriture trop abondante, une partie de celle-ci se change en cette liqueur huileuse : tout le poids du corps, outre les vaisseaux, les os et les muscles, n'est que graisse. Le changement des alimens en cette substance n'est point proprement nutrition ; car celle-ci est la réparation des solides et des fluides, et la graisse, à proprement parler, n'est ni l'une ni l'autre.

NOURRITURE VÉGÉTALE. Les qualités spécifiques des plantes résident dans leur esprit naturel, leur huile et leur sel essentiel ; car l'eau, le sel fixe et la terre, paraissent être les mêmes dans toutes les plantes.

Les effets des ingrédiens des PLANTES dont on vient de parler, sont aisés à expliquer ; les sels végétaux résolvent et atténuent les humeurs par la pénétration des fluides et l'irritation des solides : ils aident aussi les sécrétions.

Les Huiles sont adoucissantes, balsamiques, relâchent les fibres, et tempèrent l'acrimonie du sang. Cette huile extraite par la digestion, comme dans une émulsion, constitue la qualité nourrissante des végétaux ; elle abonde dans les plantes parfaites pendant leur accroissement, et lorsque les sels et l'eau y dominent moins.

Les Plantes aromatiques, quoiqu'elles abondent en huile, ne sont ni si douces ni si nourrissantes, parce qu'elles échauffent à proportion de ce qu'elles contiennent d'esprits.

L'Esprit et le Sel volatil des végétaux sont pénétrans, actifs, échauffans et contraires aux propriétés des acides.

Les effets des Végétaux sur le corps humain étant très différens, selon qu'ils sont de nature acide ou alcaline, on doit faire usage des uns et des autres, suivant les différentes constitutions. *Voy.* le chapitre TEMPÉRAMENT, au commencement de cet ouvrage. Il y a plusieurs substances végétales dont on se sert en assaisonnement, lesquelles abondent en une huile aromatique extrêmement exaltée, comme les épiceries, le thym, la marjolaine, etc. Ces substances sont échauffantes, et la plupart de difficile digestion. La plus amie de l'estomac est le fenouil ; la moutarde abonde en un sel et une huile très piquans, extrêmement actifs et échauffans.

Nourriture animale. Les animaux sont composés de parties solides et de fluides, à moins qu'on n'en voulût distinguer quelques-unes d'une nature moyenne, comme la graisse et le phlegme.

Le Sang est le fluide du corps le plus universel qui donne origine à tous les autres : sa partie rouge diffère de la sérosité ; la sérosité, de la lymphe ; la lymphe, du suc nerveux ; et le suc nerveux, de plusieurs autres humeurs séparées dans les glandes.

Les qualités des alimens tirés du Règne animal dépendent de la nature, de l'âge, de la nourriture et des autres circonstances des animaux dont nous nous nourrissons.

Les sucs animaux et végétaux sont dans leur plus grande

perfection lorsque l'animal et la plante sont dans leur parfait accroissement. Les jeunes animaux participent de la nature de leurs alimens, comme ceux qui tettent de celle du lait, etc. La nourriture tirée des animaux diffère considérablement, suivant que ceux-ci sont terrestres, amphibies ou aquatiques. Les poissons contiennent plus de sel et d'huile que les animaux terrestres ; car ils se corrompent plus tôt que ceux-ci. Quelques-uns, comme la raie, ont le goût de sel ammoniac lorsqu'ils ont été séchés. Les fibres musculaires des poissons sont généralement plus grêles et plus tendres que celles des animaux terrestres, et toute leur substance plus aqueuse. Quelques poissons, comme le merlan, peuvent être presque entièrement dissous et réduits en eau.

Les Poissons, nonobstant la surabondance de leur huile, n'engraissent pas autant que la chair, à cause de leur qualité aqueuse. L'huile dont les poissons abondent est sujette à rancir ou à se corrompre ; elle pèse souvent sur l'estomac, et communique l'odeur de rance à la sueur même ; ce qui se trouve vérifié dans quelques endroits où les habitans se nourrissent entièrement de poisson. Les oiseaux aquatiques regorgent de la même huile. Le poisson, étant de nature très alcaline, a besoin d'être corrigé par le sel et par le vinaigre. Une autre différence de la chair des animaux, dépend de la diversité de leur nourriture, du lieu qu'ils habitent, du plus ou du moins d'exercice qu'ils se donnent, et de quantité d'autres circonstances qui ont été détaillées à l'article Animaux. Comme les fibres des animaux gras sont ordinairement plus tendres et plus succulentes que celles des animaux maigres, ce sont ceux-là qui font plus de plaisir ; la volaille qui a ces qualités, semble être la nourriture naturelle de l'homme. La dureté des fibres musculaires et nerveuses des animaux vieux et adultes, en rend la chair moins agréable à manger que celle des jeunes ; mais aussi, comme elle contient un suc plus exalté et plus spiritueux, elle fournit en décoction des sucs plus nourrissans que cette dernière.

La différence de la chair des muscles, prise en substance,

dépend de la dureté, de la tendresse, de la succulence et de la sécheresse des fibres.

Les diverses parties du même animal diffèrent aussi dans leurs qualités ; le FOIE est tendre et aisé à se corrompre, à cause du suc qu'il contient. Toutes les parties, mais principalement les glandes, participent des qualités des sucs qu'elles préparent ; les intestins et les parties des environs du mésentère sont relâchans ; les *os* et la *corne* contiennent beaucoup de sel volatil ; les *pieds,* parce qu'ils sont remplis de tendons et de ligamens, fournissent un aliment visqueux. Le *sang* des animaux est laxatif par ses sels, et difficile à digérer.

Effets des différentes Substances alimenteuses sur les fluides et les solides.

La première espèce de ces substances est d'une nature très douce, et n'agit que légèrement sur les solides ; et comme l'action et la réaction sont égales, le moindre degré de force dans ces derniers opère la digestion et l'assimilation de cette sorte d'aliment. De cette espèce sont le lait et les bouillons faits de parties charnues des animaux, lesquels étant déjà préparés et aisés à se changer en substances animales, sont la nourriture propre des corps faibles, et leur conviennent parfaitement, à moins qu'il n'y ait quelque acrimonie dans l'estomac, qui les rend quelquefois nuisibles ; mais la coutume la surmonte à la fin. Les matières qui irritent les solides produisent les plus grandes altérations dans le corps humain. Plusieurs exemples prouvent ce fait ; l'éternuement violent cause des convulsions dans tous les muscles de la respiration, et une sécrétion universelle de toutes les humeurs, les larmes, la salive, la sueur, l'urine, etc. Une pareille altération peut être causée par le seul chatouillement d'une plume. L'action de l'éternuement, continuée par quelque substance fort âcre, produirait enfin le mal de tête, des convulsions universelles, la fièvre et la mort. Les matières par conséquent, qui, prises en une certaine quantité, causent des altérations considérables dans les fluides, doivent produire cet effet par leur qualité stimulante.

Les SUBSTANCES ACRES qui sont assez ténues pour passer dans des tuyaux capillaires, doivent nécessairement en irriter les fibres, y produire des contractions plus considérables et des vibrations plus fortes. Plusieurs choses que nous prenons comme alimens, ou avec nos alimens, possèdent cette qualité dans quelque degré; tels sont, 1° les sucs végétaux acides ; 2° les esprits et les liqueurs fermentées, particulièrement les vins piquans ; 3° les végétaux aromatiques, comme le fenouil, la sarriette, le thym, l'ail, les ognons, les porreaux, etc. ; 4° toutes les épices en général ; 5° tous les végétaux qui, par la putréfaction, se résolvent en une substance fétide, huileuse, alcaline. Les ognons, l'ail, le poivre, le sel, le vinaigre, pris en quantité, excitent, par leur *stimulus,* une chaleur et une fièvre momentanées : c'est pourquoi ils paraissent être très favorables dans quelques cas, dont on parlera par la suite. Les solides peuvent se contracter de plusieurs manières : 1° par la solution de continuité, car une fibre entièrement coupée se retire par ses deux bouts ; tout ce qui est par conséquent assez pénétrant pour détruire les petites fibres, doit les contracter ; 2° tout ce qui désemplit les vaisseaux donne aussi lieu à la contraction des fibres ; c'est pourquoi l'abstinence produit le plus convenablement cet effet ; 3° tout ce qui raccourcit les fibres en s'insinuant dans leur tissu, comme l'eau dans une corde ; les esprits fermentés possèdent cette qualité à un haut degré. Plus un esprit est huileux, plus il est nuisible, à cause de sa difficulté à se détacher du sang ; l'eau-de-vie l'abandonne plus aisément que l'esprit de genièvre, et celui-ci plus que l'esprit d'anis. Les esprits aromatiques composés nuisent : 1° par leur chaleur fermentative ; 2° par leur tenacité huileuse ; 3° par leur causticité, qualités pourtant qui les rendent propres, dans quelques cas, pris en petite quantité.

Les ESPRITS FERMENTÉS contractent, durcissent et consolident plusieurs fibres vasculaires ensemble, particulièrement où elles se trouvent les plus tendres, comme dans le cerveau; d'où vient que ces esprits détruisent la mémoire et les facultés intellectuelles.

Les VÉGÉTAUX ACIDES AUSTÈRES contractent et fortifient les fibres sans avoir aucun des mauvais effets des esprits fermentés; tels sont les espèces d'oseilles, dont les vertus résident dans un sel acide, astringent, antidote, souverain contre l'acide bilieux; plusieurs espèces de fruits, comme les coings; quelques espèces de poires avec leur marmelade; les nèfles, les câpres, le fruit de l'épine-vinette, les grenades, le pourpier. Parmi les boissons, les vins austères sont de ce genre; les fruits verts ont aussi la même qualité, mais ils sont sujets à occasionner des éruptions sales sur la peau, à obstruer les nerfs et à causer des paralysies. On verra aux articles RÉGIME et TEMPÉRAMENT (ce dernier article en tête de l'ouvrage) les alimens qui conviennent aux différens *âges* et aux différentes *constitutions*.

En général, dit M. le docteur COSTER, on peut établir, 1° que la NOURRITURE VÉGÉTALE convient à ceux qui ont un bon estomac et qui se livrent à des travaux pénibles, tandis que la CHAIR DES ANIMAUX convient mieux à ceux qui digèrent difficilement et qui commencent à vieillir; 2° que les végétaux sont une nourriture très saine dans la saison du printemps; 3° enfin, qu'il est très utile de mélanger ces deux genres d'alimens, ou, si l'on préfère, de les prendre alternativement. *Voy*. les articles ALIMENS, BOISSON, DIGESTION (en tête de cet ouvrage), FRITURE, MAIGRE, MANGER, RÔT, etc.

NOUVEAUTÉ ou PRIMEUR. Se dit de toutes sortes de fruits et légumes qui, par le soin et l'industrie du jardinier, viennent à leur perfection ou maturité avant la saison ordinaire, surtout en hiver et au printemps. Ainsi ce sont des nouveautés, que des fraises ou des concombres au commencement d'avril; des pois, au commencement de mars; des asperges vertes, en novembre, décembre, janvier, février, mars; des cerises précoces, à la mi-mai; des laitues pommées, au mois de mars, etc. Un bon jardinier doit avoir une sorte de passion pour les nouveautés.

NOYAU. C'est le centre et la partie la plus dure de certains *fruits*, qui sont recouverts de pulpe. Les noyaux contiennent des amandes le plus souvent amères ; ceux de pêche, d'abricot, etc., ont une amertume et un goût peu agréables ; ils sont malsains. Nous n'avons que les amandes douces qui soient bonnes, quoiqu'un peu pesantes. *Voy*. AMANDE, FRUIT.

O

OEIL DE CHAT ou POIS NU. Fruit de l'Amérique, appelé par les Indiens *pois nu*, et par les Portugais *œil de chat*. Ce fruit appartient à une plante de la décandrie monogynie de *Linneus* ; il est comme une aveline, presque orbiculaire, un peu aplati, dur comme de la corne, lisse, luisant, de couleur cendrée ; il naît dans une gousse grosse comme le pouce, rougeâtre, entourée d'épines assez longues et piquantes, lisse en dedans ; chaque gousse contient deux de ces fruits, et chaque fruit renferme une amande grosse comme une noisette, blanchâtre, émulsive, d'une saveur qui n'est point agréable. Cette amande, en se séchant dans la gousse, forme un vide qui lui fait faire la sonnette en l'agitant. La gousse est soutenue par un pédicule rougeâtre, gros à peu près comme une plume à écrire. L'arbre qui produit ce fruit est fort commun dans les Indes ; les Indiens font cuire son fruit vert et en mangent ; il est astringent. *Voy*. FRUIT, MATURITÉ.

OEUF. L'œuf a deux parties, le blanc et le jaune, qui, prises séparément, ont différentes vertus. Le *blanc* est rempli de principes huileux et balsamiques, qui le rendent humectant, rafraîchissant, nourrissant et propre à tempérer la violence des fluides ; le *jaune* a plus de principes volatils et exaltés, au moyen desquels il fortifie les parties solides, engendre des esprits et conserve aux humeurs une louable fluidité. Ces deux différentes parties de l'œuf, quoiqu'elles possèdent chacune différentes vertus, ne laissent pas de concourir ensemble à produire de très bons effets. Les œufs sont nourrissans et sont un très bon aliment ; ils augmentent les sucs séminaux, rectifient les humeurs âcres de la poitrine, se digèrent facilement et sont bons pour les phthisiques. Les œufs les plus frais sont les meilleurs et les plus sains, parce qu'ils ont une plus grande quantité de principes volatils et exaltés. De plus, leurs parties huileuses et salines étant plus étroitement unies l'une à l'autre, elles procurent un meilleur aliment. Au contraire, les œufs vieux ont essuyé une espèce d'effervescence qui non-seulement dissipe les parties les plus volatiles, mais détruit aussi l'union entre les principes huileux et salins; c'est pourquoi ils échauffent; souvent d'un goût et d'une odeur désagréable, ils produisent de mauvais sucs. En général, pour que les œufs produisent de bons effets, il faut qu'ils soient suffisamment cuits; car quand ils ne le sont pas assez, ils restent glaireux, et par conséquent sont de difficile digestion; mais s'ils sont trop cuits, ils sont durs et pesans à l'estomac, parce que la chaleur en ayant dissipé les principes les plus volatils et les plus exaltés, n'y a laissé que les parties les plus grossières, qui, étant étroitement liées ensemble, font que les œufs sont durs et compactes. C'est pourquoi il faut que les œufs ne soient ni glaireux, ni durcis, mais d'une substance molle et un peu fluide.

Quand les œufs ont toutes les conditions dont nous venons de parler, ils conviennent à tous les âges et à tous les tempéramens. On peut mêler les œufs, dit ANDRY, avec les légumes, et les légumes alors en seront moins lourds sur l'estomac : on peut les mêler avec le poisson, et le poisson en sera moins phlegmatique et plus nourrissant; on peut enfin les mêler dans les bouillons et dans les potages, et suppléer en partie, par ce moyen, aux bouillons et aux potages à la viande. Les meilleures sortes d'œufs dont on puisse user, sont les œufs à la *coque*, les œufs au *miroir*, les œufs *pochés* à l'eau, les œufs *brouillés*, les *omelettes* à la crème; pour ce qui est de la plupart des autres, comme sont les œufs au *beurre noir*, les œufs *perdus*, les œufs *fricassés* en tranches, autrement dit à la *tripe*, les œufs à la *portugaise*, à la *neige*, au *lait*, les œufs *mignons*, les œufs *sélés*, ce sont des mets fort malsains. C'est une mauvaise coutume d'avaler le *jaune* de l'œuf sans le *blanc*, comme font quelques personnes, qui croient par-là se nourrir davantage. Le jaune tout seul s'enflamme aisément dans un estomac trop chaud, et quand il y rencontre trop d'humeurs impures, il s'y corrompt bientôt ; au lieu que quand il est accompagné du blanc, il a un correctif qui le modère et qui lui sert comme de frein ; ce qui fait dire à un savant moderne que les œufs sont très tempérés, et qu'il ne faut point imiter ceux qui, les croyant trop chauds, n'osent les permettre aux fébricitans. On dit qu'à Tunquin on conserve les œufs pendant deux ou trois ans, par le moyen d'une pâte dont on les enveloppe, laquelle est faite de cendres et de saumure. Il y a lieu de croire que des œufs conservés de cette manière doivent être plus sains et de meilleur goût que d'autres d'une semaine, conservés dans de l'eau. *Voy.* Omelette.

OEUFS DE MORUE. On est dans l'usage de saler les œufs de morue, pour en faire un objet d'aliment et de commerce. Les œufs de morue salés se préparent dans la Bretagne. *Voy.* Morue, Poisson.

OEUFS DE MUGE SALÉS. C'est la boutarque des Provençaux. *Voy.* Boutarque, Muge, etc.

OEUFS DE PAON. C'est l'œuf de l'oiseau de ce nom. On assure que l'œuf de paon est propre pour la goutte sciatique, pour les rhumatismes, étant appliqué extérieurement. *Voy.* Paon.

OEUFS DE TORTUE SALÉS. C'est particulièrement dans les îles françaises, hollandaises, anglaises et celles de l'Amérique, que l'on s'occupe de la salaison des œufs de tortue. On en fait un objet d'aliment. *Voy.* Tortue.

OGNON. Cette racine n'a point de grosseur déterminée ; il y a des ognons gros comme des pommes médiocres, et d'autres qui ne le sont pas plus que des noix. Les uns et les autres ont un goût âcre, très piquant, et une odeur si forte qu'elle pénètre les yeux jusqu'à en exprimer des larmes. Il y a des ognons *rouges* et des ognons *blancs* ; ces derniers sont les moins forts. L'ognon a ses bonnes et ses mauvaises qualités ; il fortifie l'estomac, pourvu qu'on en use modérément ; mais il est rempli d'un sel acide volatil, sujet à enflammer la masse du sang, et à causer des maux de tête. Cet assaisonnement peut être bon aux vieillards et aux tempéramens phlegmatiques ; mais les jeunes gens et ceux qui sont d'un tempérament sec en doivent éviter le fréquent usage. Les ognons cuits et mêlés avec des figues grasses, dit le docteur FRIER, font mûrir les abcès. Cuits et appliqués sur le ventre, ils font uriner les enfans attaqués de rétention d'urine. Cuits ou rôtis sur la braise et mangés en salade, ils forment un remède pour faire cracher, dans les vieux rhumes. Un hydropique guérit par ce seul usage, pour toute nourriture, et en buvant du vin blanc à sa soif. On fait avec l'ognon cuit dans l'eau, dit LEMERY, un *sirop* qui est antiscorbutique et propre pour l'asthme.

OISEAUX. Les oiseaux fournissent à l'homme des alimens agréables, sains et très nourrissans ; les fibres musculaires des oiseaux sont en général plus sèches que celles des autres animaux, parce qu'ils sont plus chauds. Pour les rendre plus gras, plus savoureux, dans nos basses-cours, on les resserre de façon à leur empêcher tout exercice ; on les réduit à l'impossibilité d'avoir aucune sensation d'amour ; bientôt leurs fibres s'abreuvant de sucs abondans, deviennent ainsi artificiellement plus tendres que celles de tous les autres animaux. Les oiseaux qu'on n'engraisse pas de cette manière, mais qui sont encore jeunes, sont moins agréables au goût, mais se digèrent plus facilement ; aussi on les donne de préférence aux convalescens. Les oiseaux des *champs*, qui font un exercice continuel, qui sont sujets à toutes les vicissitudes de l'atmosphère, sont plus vigoureux ; mais ils ont les chairs bien plus fermes, bien plus sèches que ceux qu'on élève chez soi ; on ne doit rechercher que ceux qui sont jeunes, et dans le temps où ils trouvent une nourriture abondante. Les oiseaux qui vivent particulièrement d'insectes sont bien plus durs et plus coriaces que les autres : tels sont les oiseaux aquatiques qui vivent dans les marais, dans les étangs, etc.

Oiseaux de rivière. Voyez CANARD, OIE, PLONGEON, SARCELLE, etc.

Oiseaux de bois. **Voy**. FAISAN, GÉLINOTTE, etc.

Oiseaux passagers ou *de passage.* **Voy**. ALOUETTE, BÉCASSE, BÉCASSINE, CAILLE, CANARD (sauvage), GRIVE, HÉRON, OIE (sauvage), ORTOLAN, PLUVIER, etc.

Oiseaux de pays ou *domiciliés.* **Voy**. FAISAN, MERLE, PERDRIX, POULE D'EAU, etc.

Oiseaux de volière. **Voy**. PIGEONS PATTUS, etc.

Petits oiseaux. **Voy**. BEC-FIGUE, MOINEAU, etc.

OLÉAGINEUX. Qui tient de la nature de l'huile.

OLÉOSACCHARUM. C'est l'union de l'eau à des substances qui ne lui sont pas miscibles sans intermède. Pour donner à la *limonade* le goût agréable de l'huile essentielle qui se trouve dans l'écorce de citron, on frotte cette écorce avec un morceau de sucre; on le met fondre ensuite dans l'eau, ce qu'on ne peut faire sans oléosaccharum; on se sert encore utilement des jaunes d'œufs pour le même objet.

OLIVE. Nous faisons un plus fréquent usage des olives de la *Provence* et du *Languedoc,* que de celles qui nous viennent d'*Espagne;* les premières sont petites et de figure ovale; les secondes sont plus grosses et rondes. On confit les olives tandis qu'elles sont encore vertes; quelquefois aussi on en sale de mûres. On se sert d'olives confites pour assaisonner les viandes rôties, surtout le mouton; on les mange aussi en salade; les Italiens les mangent au second service avec du pain; elles sont bonnes pour exciter l'appétit, pour fortifier l'estomac et pour en consumer l'humidité superflue qui relâchait les fibres de cette partie. On fait des entrées de poulardes, bécasses, perdrix, sarcelles, canards et autres gibiers aux olives. Il faut choisir les olives bien confites, assez grosses et charnues.

OMBRE. Espèce de truite ainsi nommée parce qu'elle a une odeur de thym. Sa chair est délicieuse et facile à digérer, d'un bon suc, et si salutaire qu'on en permet l'usage même aux malades. Elle ressemble assez par sa figure aux truites ordinaires; elle habite, comme elles, dans les eaux pures et nettes, elle vit des mêmes alimens, mais on l'estime plus que les autres truites, à cause de son bon goût. *Voy*. TRUITE, POISSON, FRITURE.

OMELETTE. Les omelettes sont des préparations fort simples, qu'on fait avec des œufs et du beurre ou de l'huile, auxquels on mêle quelquefois d'autres substances; elles sont fort
nourrissantes et conviennent lorsqu'on manque de viande. Il
y a des estomacs qui ont de la peine à en faire la digestion;
mais l'addition du vinaigre la favorise souvent dans cette circonstance; chacun doit s'observer sur ce point. *Voy*. OEuf.

OPSOMANE. Ce nom se donne aux personnes qui aiment
singulièrement, ou à la folie, certains alimens.

ORANGE. Il y a deux espèces générales d'oranges: les unes
sont *amères*, acides, petites, jaunâtres et verdâtres, ayant une
odeur fort agréable; les autres sont *douces*, plus grosses que
les amères, d'un jaune doré et d'une bonne odeur. On se sert
de ces deux espèces parmi les alimens; on choisit les unes et
les autres nouvelles, remplies de suc, d'une odeur agréable et
ayant une écorce mince. L'*écorce* d'orange amère sert beaucoup
dans les alimens et en médecine; on la confit, on en fait des
zestes; elle est stomacale, elle réjouit le cœur et le cerveau, elle
ranime la masse du sang et donne de l'appétit. On confit aussi
l'écorce d'orange douce; mais elle n'est pas si stomacale que
l'autre. Le *jus* d'orange douce et amère rafraîchit, humecte,
fortifie le cœur et excite l'appétit; mais il en faut user sobrement, sans quoi il peut incommoder l'estomac et la poitrine,
en les picotant un peu trop rudement. L'écorce d'orange amère
échauffe beaucoup et jette les humeurs dans une forte agitation, quand on s'en sert avec excès. L'écorce d'orange amère
contient beaucoup d'huile exaltée et de sel volatil. L'écorce
d'orange douce abonde moins en ces principes. Les écorces
d'oranges douces et amères conviennent en tout temps et à
toute sorte d'âge, aux personnes qui ont l'estomac faible et à
ceux qui sont d'un tempérament phlegmatique et mélancolique. Pour les *sucs* de ces fruits, ils sont excellens, dans les
temps chauds, aux personnes bilieuses et à celles dont les humeurs
sont âcres et trop agitées.

On nous apporte les oranges de la Provence, de la Sioutat,
de Nice, du Portugal, de l'Amérique, de la Chine et de plu-

sieurs autres endroits. Les meilleures et les plus estimées pour leur bon goût, sont celles qui croissent aux pays chauds, non-seulement parce que le terrain de ces lieux étant chargé de beaucoup de soufres exaltés et de sels volatils, en communique une grande quantité à ces fruits, et leur donne une odeur agréable, mais encore parce que la chaleur du soleil y digère et y mûrit plus parfaitement leur suc, et le rend d'un goût plus délicieux. On exprime le suc de l'orange amère, on le mêle avec du sucre et de l'eau, et l'on en fait une boisson fort agréable, appelée communément *orangeade,* qui peut être donnée aux fébricitans dans le chaud de la fièvre. *Voy.* FRUIT, MATURITÉ, ORANGEADE.

ORANGEADE. Boisson faite en exprimant le jus des oranges dans l'eau, et y ajoutant un peu de sucre. C'est une tisane qui convient, par ses qualités délayantes, rafraîchissantes et adoucissantes, dans les fièvres, les maladies inflammatoires, etc. Elle est peu agréable à boire, à cause de sa fadeur, et en général les malades s'en lassent bientôt, outre qu'elle aigrit facilement, surtout lorsque la température est un peu élevée. *Voy.* BOISSON.

OREILLE. Trois sortes de quadrupèdes ont des oreilles d'un très bon goût; ce sont les *agneaux,* les *veaux* et les *cochons.*

ORGE. Il y a de l'orge *blanche* et de l'orge *rouge,* et de plusieurs autres sortes suivant les lieux. L'orge contient beaucoup d'huile et un peu de sel essentiel. *L'orge mondé* est une très bonne nourriture, soit pour les sains, soit pour les infirmes; il n'a rien de visqueux et de gluant, il passe aisément, il humecte beaucoup, il apaise la soif, il n'excite aucune flatuosité et ne resserre point. Quelque sain que soit *l'orge passé,* il s'en faut bien que le pain qu'on en fait le soit autant. Ce pain est pourtant rafraîchissant; mais il nourrit beaucoup moins que le pain de blé. En général le grain des diverses espèces d'orge passe pour être astringent, et bon pour le cours de ventre.

La *tisane d'orge* est utile dans les maladies aiguës et bilieuses; elle fait revenir le lait, surtout si on y met un peu de fenouil : elle est bonne pour les étiques et les phthisiques, parce qu'elle nourrit et qu'elle est aisée à digérer, outre qu'elle n'est point toujours aussi venteuse que quelques-uns ont pensé. Cette tisane est rafraîchissante, émolliente, un peu détersive, et légèrement apéritive; on s'en sert particulièrement dans les maux de gorge, dans lesquels on peut l'employer aussi pour délayer les remèdes qu'on ordonne en gargarisme.

La *farine d'orge* est maturative; étant cuite avec du vinaigre, et appliquée en cataplasme, chaude, elle guérit la grattelle. Les brasseurs emploient le grain pour faire la bière, après l'avoir fait germer pour en corriger la viscosité. On appelle *orge mondé* les grains d'orge dont on a séparé l'écorce. Une des meilleures est celle qui vient de Vitry-le-Français; celle qui est apportée de *Souabe* et d'autres endroits d'Allemagne, est dure, presque ronde, blanche, assez polie, et guère plus grosse que du millet, à cause que le moulin l'a comprimée et arrondie; on l'appelle *orge perlé*. Comme l'écorce ne subsiste plus, ce grain ne communique point d'âcreté aux tisanes que l'on en fait. On le mange aussi comme du riz.

La *tisane d'orge mondé* est plus nourrissante et plus adoucissante que la tisane commune d'orge. L'usage ordinaire de cette tisane est d'en boire une chopine, dans laquelle on fait dissoudre environ une once de sucre : on prend cette quantité, en une ou plusieurs fois, à volonté. Ce remède est excellent pour rafraîchir la poitrine et les entrailles échauffées.

Comme cette préparation d'orge est adoucissante et émolliente, elle sert à provoquer le sommeil, à exciter les crachats et à tempérer les âcretés qui tombent dans la poitrine.

L'*orgeat* est une liqueur dont on use en été, autant à cause de sa délicatesse, que parce qu'elle contribue à la santé en rafraîchissant. Il y a plusieurs manières de préparer l'orgeat. *Voy.* ORGEAT, MALT, POLENTA, SUCRE D'ORGE, etc.

ORGEAT. C'est une boisson rafraîchissante faite avec de l'eau, du sucre, des amandes et des semences froides pilées. On employait autrefois, pour faire cette boisson, la décoction d'orge; c'est de là qu'est venu le nom d'orgeat; mais on l'a aujourd'hui totalement bannie de cette préparation. Le sirop d'orgeat est rafraîchissant, humectant, adoucissant et pectoral. On l'emploie avec succès dans les ardeurs d'urine et dans plusieurs maladies inflammatoires; la manière de s'en servir est d'en délayer une cuillerée dans un verre d'eau. *Voy*. Boisson, Liquides.

ORGÉE. *Voy*. Eau de Cannelle.

ORIGAN. Ces plantes sont alexipharmaques. Leurs fleurs, mêlées dans les salades, fortifient l'estomac, ôtent le mal de cœur, aiguisent l'appétit, et passent pour être fort utiles quand on a mangé des champignons dangereux. La *décoction* d'origan dans de l'eau est bonne pour les douleurs d'estomac et la cardialgie. Cette plante, prise avec de l'hydromel, lâche le ventre fort doucement, purge par bas la mélancolie, et provoque le flux des règles; mangée avec des figues, elle est utile à l'hydropisie et aux convulsions.

OROBE. Les montagnards de l'Écosse en font usage dans toutes les maladies de la poitrine où la réglisse convient; ils s'en servent aussi en les humectant d'eau, pour supporter plus long-temps la faim et la soif. Les semences de l'orobe sont souvent demandées en pharmacie; mais on leur substitue celles de l'ers ou de la vesce, parce qu'elles sont plus grosses et mieux nourries, et qu'elles ont même plus de vertu; cependant elles sont détersives, apéritives et résolutives.

ORPHE. C'est une très belle *carpe d'Allemagne*, qui ressemble beaucoup à la dorade de la Chine, qui a un excellent goût, et se digère facilement. *Voy*. Poisson, Friture.

ORPHIE ou AIGUILLETTE. C'est une espèce de poisson de mer de l'Océan, qui est alongé et vorace, et qui, étant cuit, offre des arêtes d'un beau vert. Sa chair donne un mets très délicat. *Voy*. Poisson, Friture.

ORTOLAN. C'est un petit oiseau plus petit qu'une alouette, fort gras, et dont le plumage est de différentes couleurs. On le trouve dans les pays chauds, comme dans le Dauphiné, la Provence, le Languedoc, etc. Sa chair est tendre, délicate, succulente et d'un goût exquis. Comme il a peu d'humeurs vis queuses et grossières, et qu'il abonde en sucs huileux et balsamiques, et en sels volatils, il passe pour restaurant, fortifiant et nourrissant. Les sucs qu'il engendre sont sains; il est facile à digérer, et convient à tout le monde. *Voy*. Oiseaux.

OS. Dans un cas extrême, les os des animaux sains pourraient servir de nourriture; il suffirait de les exposer au feu dans le digesteur de Papin, qui les réduit très aisément en pulpe friable et douce. *Voy*. Animaux.

OSEILLE. Il y en a de trois espèces principales : la *longue*, la *ronde* et la *petite*. La grande oseille, soit la longue ou la ronde, est fort rafraîchissante; elle modère l'ardeur de la bile, apaise la soif, excite l'appétit, fortifie le cœur, résiste au venin, et arrête le cours de ventre; mais il faut savoir en faire usage : elle n'est bonne sur les tables que mêlée dans les alimens; et qui voudrait la manger seule, ne manquerait pas, s'il en mangeait beaucoup, de se trouver considérablement incommodé par le sel acide fixe qu'elle contient, qui, venant à picoter rudement l'estomac, causerait du désordre dans la digestion; mais étant sagement mêlée avec les alimens, elle ne peut faire que du bien, surtout dans le temps où les humeurs, fermentant plus que de coutume, ont besoin de quelque correctif qui en calme la trop grande effervescence; car c'est une des propriétés de l'oseille de modérer le bouillonnement du sang.

Les feuilles d'oseille jeunes et tendres, dit Buc'hoz, sont d'un meilleur goût que les grandes qui sont prêtes à monter en graine : elles sont apéritives, rafraîchissantes, purifient le sang; mais elles lâchent le ventre et se digèrent lentement. Pour diminuer son acidité, qui picote l'estomac, on la mêle avec de la poirée, du cerfeuil et de la laitue.

OUBLIE. C'est une pâte déliée et légère, mêlée de sucre, d'œuf et quelquefois de miel, qu'on cuit entre deux fers; ce sont ces oublies très minces, qu'on nomme à Paris *le plaisir des dames*; c'est encore plus celui des enfans, auxquels elles conviennent assez, parce qu'elles tiennent le ventre libre. *Voy*. Patisserie.

OUILLE ou **OIL**. Potage que l'on sert en maigre ou bien en gras. *Voy*. Potage, Soupe.

OURS. La chair des ours est trop grasse pour être bonne ; cependant, on dit que celle des pieds, qui est plus maigre, n'est pas mauvaise. Les jeunes ours ont la chair assez agréable.

Duprat, dans l'*Histoire de la Louisiane*, dit qu'on peut faire, avec de la graisse d'ours, une huile aussi bonne que celle d'olive, et qu'on l'emploie aux mêmes usages : elle fournit un sain-doux qui sert également dans les cuisines.

OUTARDE. C'est un oiseau fort gros et fort grand, qui ressemble beaucoup à l'oie. La chair de l'outarde est assez nourrissante, mais plus dure que celle de l'oie ; elle ne laisse pourtant pas d'être d'un bon goût, et même délicate, quand l'outarde est jeune : il faut la prendre en automne, ou en hiver. Comme elle est difficile à digérer, il faut la laisser mortifier assez long-temps. Les estomacs faibles doivent s'en abstenir ou n'en pas faire grand usage. *Voy*. Oiseaux.

OXYCRAT. C'est un mélange d'eau et de vinaigre ; c'est une boisson rafraîchissante, tempérante : on s'en sert en gargarisme dans l'esquinancie et le mal de gorge. *Voy*. Vinaigre.

OXYGALE ou **LAIT AIGRE**. C'est une boisson qui plaît beaucoup aux Turcs, qui l'étendent d'eau, et la regardent comme plus fraîche que le lait seul : ils l'appellent *igur*. *Voy*. Boisson, Liquides.

OXYMEL. L'oxymel est un *mélange de miel et de vinaigre*, qu'on fait bouillir jusqu'à consistance de sirop. On distingue deux sortes d'oxymels, l'un *simple*, et l'autre *composé*. L'oxymel simple est fait avec deux parties de miel, sur une de vinaigre blanc ; l'autre n'est employé que dans la pharmacie. On se sert particulièrement de l'oxymel, pour gargariser la gorge lorsqu'elle est irritée ou enflammée. On peut boire aussi l'oxymel étendu d'eau ; c'est un liquide très salutaire et très tempérant. *Voy*. Boisson, Miel, Liquides, etc.

P

PAIN. Le pain est le premier, le plus universel, et le plus essentiel des alimens. Les matières dont on fait plus ordinairement le pain, sont : le froment, le seigle, l'orge, l'avoine, le blé noir ou sarrasin, le maïs ou blé de Turquie.

Le pain de *froment* est le meilleur; il est le plus sain et le plus agréable au goût.

Le pain de *seigle* ne nourrit pas tant que celui de froment, et il lâche un peu le ventre.

Le pain d'*orge* est rafraîchissant; mais il nourrit moins que celui de froment et de seigle.

Le pain d'*avoine* nourrit beaucoup, mais est très pesant.

Le *blé noir* ou *sarrasin,* sert aussi dans plusieurs endroits, à faire du pain, qui se digère facilement, mais qui nourrit peu.

On ne fait, avec le *blé de Turquie,* qu'un pain lourd et de difficile digestion.

Chacun sait que les mauvaises et difficiles digestions sont la source d'une infinité de maladies auxquelles on serait exposé, si l'on faisait usage d'un pain préparé avec une pâte mal levée, mal pétrie, mal cuite. Le bon pain doit être bien cuit; il faut pourtant éviter les excès. S'il est trop cuit, il devient trop dur; s'il n'est pas assez cuit, il reste pâteux, pesant sur l'estomac, et difficile à digérer. On ne doit point le manger trop tendre, parce qu'alors il gonfle l'estomac; il vaut mieux attendre qu'il soit rassis, un aliment étant d'autant meilleur, que le mucilage qui le compose est plus élaboré; il s'ensuit que la *croûte* du pain est préférable à la *mie,* parce qu'elle a été plus travaillée par le feu dans la cuisson : aussi la donne-t-on toujours par préférence aux malades. Elle convient surtout aux pituiteux, aux hydropiques, à ceux dont l'estomac est trop relâché; et même on ne ferait pas mal de la leur donner rôtie. La croûte de pain rôtie resserre, parce qu'étant devenue fort poreuse et fort spongieuse, elle absorbe les humidités abondantes qui relâchaient les parties. Le pain dans lequel il y a du sel, du lait ou du beurre, n'est pas aussi sain que le pain ordinaire : ce n'est qu'aux dépens de l'estomac qu'on flatte ainsi le palais. L'excès du pain produit beaucoup de sang, et cause des maladies funestes. L'indigestion de pain est très dangereuse.

Le meilleur pain est celui qui est privé de son humidité; c'est ce qui fait que le biscuit bien fait est plus sain, ou, pour le moins, autant que quelque pain que ce soit. Le pain de pâte ferme mérite, suivant bien des gens, la préférence sur le pain mollet, surtout sur celui dans lequel on fait entrer du lait.

Une autre observation, qui n'est pas moins essentielle, c'est qu'on doit *éviter de manger le pain tout tendre*, c'est-à-dire, presque sortant du four; la cause des indigestions dépend souvent de ce qu'on n'observe pas les précautions que nous venons d'indiquer. En effet, la mie du pain tendre se pelote dans l'estomac, y pèse et ne s'y digère pas; au contraire, le pain rassis, c'est-à-dire cuit de la veille, reprend la forme d'une nouvelle farine, laquelle, détrempée par la salive et par les sucs de l'estomac, devient une bouillie bienfaisante.

On prétend, dit le docteur Delamarre, que le pain empêche les autres alimens de se corrompre, de gâter l'estomac, et de rendre par conséquent l'haleine mauvaise.

Le pain, rôti et arrosé d'huile et de sucre, est bon pour apaiser la faim excessive causée par le froid. Les rôties au vin et au sucre fortifient bien l'estomac. On met des rôties seules sous les bécasses qu'on fait rôtir.

Le pain de *méteil,* c'est-à-dire, le pain fait de farine de seigle et de froment, a un goût agréable; mais il est moins nourrissant que celui de froment. Comme le seigle est rafraîchissant, le pain de méteil tient le ventre libre.

Le pain de *seigle* est encore plus rafraîchissant que celui de méteil; mais il est moins sain et moins nourrissant : il convient aux bilieux, parce qu'il tient le ventre fort libre; et nullement aux mélancoliques, étant rempli de sucs grossiers, qui épaississent beaucoup le sang. Il empâte les dents, et est ford lourd sur l'estomac. Cependant, il y a des personnes qui en aiment l'usage, surtout dans les endroits où l'on sait le bien préparer, comme dans le Gâtinais et en Poitou, où le pain de seigle est fort bon et fort estimé, même des personnes les plus délicates. On peut en user, surtout à la fin du repas, pour se tenir le ventre libre. *Voy*. AZYME, SEIGLE, etc.

PAIN AZYME. Ce nom se donne à une *pâte* qui ne contient plus de substance glutineuse, parce qu'elle n'a pas fermenté avant d'être cuite ; c'est un médiocre aliment ; on en fait de grandes lames blanches, dont les usages les plus raisonnables sont d'envelopper les pilules dont on ne veut pas sentir le goût, et de servir à cacheter. *Voy*. AZYME.

PAIN D'ÉPICE. On appelle *pain d'épice* un mélange de farine de seigle, de miel et d'eau. Le meilleur se fabrique à Reims ; on lui donne toutes sortes de formes : c'est un aliment agréable et laxatif en général. On y mêle avantageusement le jalap, pour purger les personnes qui répugnent beaucoup à prendre des médecines, et surtout les enfans. Le pain d'épice des rues est lourd, pesant, et souvent indigeste.

PAIN DE MADAGASCAR. Espèce de *gâteau* mince et long, préparé avec la fécule de la racine du manioc. *Voy*. PATISSERIE, MANIOC.

PALAIS DE BOEUF. On les apprête de plusieurs façons.

PALMIER. *Voy*. COCO, DATTE.

PALOMBE. *Voy*. PIGEON.

PANACHE DE PORC. Faites cuire des oreilles de cochon comme les pieds de cochon à la Sainte-Menehould ; panez-les pour les griller, et les servez à sec pour entremets ; ou bien, si vous voulez les servir pour hors-d'œuvres, mettez dessus une sauce Robert.

PANADE. C'est du pain bien mitonné dans du bouillon gras ou maigre. C'est une sorte de potage ou de soupe moins légère que celle qu'on ne fait que tremper. On peut faire une tisane adoucissante et agréable, à laquelle on a donné le nom d'*eau panée*, avec des croûtes de pain grillées et trempées dans de l'eau. Quelquefois on rend cette tisane plus agréable et tonique, en y mêlant quelque peu de vin et de sucre.

PANAIS ou PASTENADE. On fait un grand usage des panais dans les cuisines ; ils sont agréables au goût et nourrissans, mais un peu flatueux.

L'odeur et le goût du panais, dit J. Bauhin, prouvent qu'il possède une qualité incisive, atténuante, détersive et désopilative.

On divise les panais en deux espèces, l'une cultivée et l'autre sauvage : la première, qui est plus grosse, plus charnue et plus tendre, est la meilleure à manger ; l'autre, qui est plus menue, plus dure, est plus ligneuse et la moins saine ; elles sont, l'une et l'autre, d'une longueur médiocre, d'une odeur qui n'est point désagréable, et elles ont au milieu un petit nerf qui s'étend jusqu'à leur extrémité. Ces racines sont moins venteuses que les navets : on les mange dans le potage, ou apprêtées à part avec du beurre ; mais il faut prendre garde de les trop assaisonner, car elles sont par elles-mêmes fort incisives, en sorte que le grand assaisonnement peut les rendre fort dangereuses à la santé : elles ne conviennent qu'aux tempéramens froids et pituiteux. Quelques-uns prétendent que l'usage des panais est bon pour augmenter le lait aux nourrices, et pour procurer la fécondité aux femmes ; mais ces faits-là ne sont pas bien certains.

PANIS ou PANIC. Espèce de grain ; il est semblable au millet par le chaume, la feuille et la racine. Le panis a à peu près les mêmes vertus que le millet ; il nourrit peu ; on en fait du pain ; on en fait aussi du gâteau : on le mange en tourte, et ainsi que le riz. Pour cela, on l'écrase sous une meule de pierre, et pour lors on l'appelle du *panis pilé*. De quelque façon qu'on l'apprête, c'est un mauvais mets.

PANNE. Graisse de cochon qui s'attache particulièrement au ventre ; on la coupe par petits morceaux, pour en faire des saucisses, du boudin ; elle entre aussi dans différentes farces. Enfin, on en fait du sain-doux ; elle a les propriétés des autres graisses. *Voy.* Graisse.

PAON. La chair du paon est dure , sèche et médiocrement estimée, quoiqu'on prétende que, dans les îles de l'Amérique, on la préfère à celle du faisan. On trouve sur cet aliment une observation singulière , dans les auteurs d'Histoire naturelle et de diète ; c'est qu'il se conserve bien plus long-temps que les autres sans se corrompre.

ALDROVANDE dit qu'un morceau de paon , cuit en 1672 , lui fut présenté en 1698 , et qu'il avait une odeur agréable , approchant de celle du fenouil, quoiqu'elle fût un peu vermoulue. On n'a pas dit à ALDROVANDE les moyens, peut-être bien simples, qu'on avait employés pour le conserver. Il faudrait faire de nouvelles expériences pour se convaincre sur ce point.

PAPAYE. Ce fruit des Indes est de la forme et de la grosseur d'un melon médiocre , de couleur verte avant sa maturité , et fournissant un suc laiteux si on le coupe. Détaché de l'arbre et placé sur du sable, ce fruit mûrit de lui-même , et il devient jaune extérieurement. Sa pulpe est jaune et bonne à manger , mais moins délicieuse que celle du melon. Ce fruit fortifie l'estomac ; son *suc* exprimé est, dit-on , propre contre le ver solitaire. *Voy*. FRUIT , MATURITÉ.

PARMESAN (*Fromage de*). C'est un fromage très renommé en Italie , pour faire le bon macaroni. *Voy*. FROMAGE.

PASTENADE. *Voy*. PANAIS.

PASTENAILLES SAUVAGES. *Voy*. VINS MÉDICINAUX.

PASTÈQUE. C'est une espèce de cucurbitacée ou de citrouille , qui ne diffère des autres qu'en ce que ses feuilles sont profondément découpées. Son fruit est bon à cuire. *Voy*. CITROUILLE.

PATATE ou BATATE (*convolvulus batatas*). C'est une plante de l'Inde et de la Guiane, connue sous le nom de *patate d'Espagne,* dont on mange les racines. On doit les choisir grosses, bien nourries, rougeâtres en dehors, blanches en dedans , et d'un goût approchant de celui de l'artichaut : elles nourrissent bien, et humectent les humeurs ; elles conviennent aux personnes bilieuses et qui font beaucoup d'exercice. Ces racines, qui viennent d'une espèce de liseron, ne doivent pas être confondues avec les pommes de terre et les topinambours, ainsi qu'on l'a fait plus d'une fois.

On prétend qu'on peut obtenir du pain très bon avec les patates, en mêlant la pulpe avec une quantité égale de farine de froment. On en tire aussi une fécule, comme de la pomme de terre. On fait cuire la patate pour en préparer des mets diversement assaisonnés.

ELLIS, auteur anglais, donne à cette racine le nom d'*admirable;* il la croit propre à garantir du scorbut et de l'acrimonie ses concitoyens, grands mangeurs de viande.

PATE. C'est de la farine pétrie et préparée comme du pain ; on la fait lever avec du levain d'ancienne pâte, si c'est pour du gros pain; avec de la levure ou écume de bière, si l'on veut avoir du pain léger et mollet. En terme de pâtisserie, on nomme *pâte,* de la farine pétrie avec de l'eau, du lait, du beurre, du sel, des œufs, dont on fait des *gâteaux,* des *brioches,* des *tourtes,* des *pâtés,* et autres ouvrages de pâtisserie. *Voy.* les mots qui leur sont propres.

Les pâtes sont, ou légères, ou pesantes; on les rend d'autant plus légères, qu'on les pétrit plus long-temps, et qu'on y renferme plus d'air dilatable. L'estomac, en général, digère mieux les pâtes légères que celles qui sont pesantes, quoiqu'on rencontre souvent des exemples du contraire. *Voy.* LEVAIN, MACARONI, PATISSERIE, etc., etc.

PATE DE FRUITS. Les pâtes de fruits sont d'un grand secours pour les desserts, dont elles font un des principaux ornemens; elles ont différentes vertus, selon la différente nature des fruits. *Voy.* MARMELADE, etc.

PATÉS. Les pâtés sont faits avec la pâte dont nous venons de parler, à laquelle on fait recouvrir du veau, du bœuf, du gibier, de la volaille, etc. Il y en a qu'on mange chauds, d'autres qu'on mange froids. En général, les pâtés ne doivent pas être permis aux estomacs délicats, ni aux personnes convalescentes. La croûte, qui est très agréable à manger, ne convient pas aux estomacs qui ne peuvent digérer les corps gras, et pèse beaucoup sur ceux qui en reçoivent une trop grande quantité. *Voy.* Patisserie.

PATISSERIE. Préparation de pâte, avec plusieurs assaisonnemens de viandes. On peut dire, en général, que l'on ne doit pas s'accoutumer à l'usage des pâtisseries, non-seulement parce qu'elles sont presque toutes pesantes sur l'estomac et difficiles à digérer, mais encore parce qu'il faut toujours préférer, autant qu'on le peut, les alimens les plus simples, aux composés. Outre cela les épices et les assaisonnemens que l'on y prodigue pour l'ordinaire, pour en relever le goût, sont extrêmement préjudiciables à la santé. Rien n'est plus capable d'allumer le sang et les humeurs, comme on le dit dans plusieurs endroits. Il est donc de la prudence d'en faire rarement usage.

Les personnes, dit Babur, qui vivent de régime, ne doivent point faire usage de la pâtisserie de pâte ferme, que l'on mange froide, ni de celle que l'on fait avec des amandes, parce que l'une et l'autre sont indigestes ; mais elles peuvent manger de la pâtisserie légère, comme biscuits, échaudés, ramequins, talmouses, etc., et aussi des gâteaux en feuilletage, des petits-pâtés, même des tourtes ; tout cela est bien moins pesant sur l'estomac, et plus aisé à digérer. Cependant il faut qu'elles observent d'en user sobrement. *Voy.* Croquet, Dariole, Diavolini, Dragée, Galette, Gateau, Gaufre, Gimblette, Godiveau, Gourot, Macaron, Meringue, Oublie, Pate, Paté, etc., etc.

PATTA. Fruit du Pérou, plus gros que nos poires, dont la chair est épaisse, saine et d'un bon goût. On lui trouve particulièrement celui du beurre et de la noisette ; on en fait servir aux malades avec du sucre. On mange encore la patta avec le sel et le jus de citron. *Voy.* Fruit, Maturité.

PÊCHES. Comme les pêches sont d'une substance molle et humide, elles se corrompent aisément dans les premières voies ; elles y excitent des vents, et causent des vers. Elles sont plus salutaires si on les mange avec du sucre, parce que le sucre corrige et raréfie leur phlegme vicieux. On mange ordinairement les pêches dans du vin ; et comme le vin perd presque toute sa force quand elles y ont trempé, cette circonstance avait donné lieu aux anciens de croire que ce fruit était mauvais, et qu'il déposait dans le vin une certaine qualité maligne ; mais ils ne faisaient pas attention que la pêche étant d'une nature poreuse et spongieuse, elle absorbe les esprits du vin, et le rend aqueux, sans lui communiquer cette prétendue malignité. Les pêches conviennent, en temps chaud, aux jeunes gens bilieux et sanguins ; mais elles sont nuisibles aux vieillards, aux phlegmatiques, et à ceux qui ont l'estomac faible. On doit les choisir d'une odeur agréable, d'une chair moelleuse, succulente, vineuse, qui soient bien colorées, bien mûres, et qui se séparent aisément de leur noyau. Les pêches confites sont extrêmement agréables aux malades, surtout à ceux qui sont altérés et qui ont la langue sèche ; car elles fortifient et rafraîchissent en même temps, et par-là elles sont extrêmement salutaires dans les maladies chaudes.

Les *pêches que l'on mange avec du sucre sont plus aisées à digérer,* parce qu'elles sont dégagées du phlegme visqueux qu'elles contiennent, de même que beaucoup d'autres fruits. *Voy.* Sirop.

PÉNIDE. C'est une espèce de *sucre tors,* cuit au caramel, avec une décoction d'orge, et tiré en bâtons entortillés en forme de corde : le peuple le nomme *sucre d'orge. Voy.* Sucre.

PÉPIN (*fruits à*). *Voy.* Fruit, Maturité.

PERCE-PIERRE. Petite plante ainsi nommée, parce qu'elle croît entre les fentes des pierres. Elle croît environ de la hauteur de la main ; elle pousse plusieurs petites tiges rondes, velues et revêtues de feuilles presque rondes, découpées en trois parties. Ses feuilles et ses tiges sont d'un goût un peu âcre et amer. On fait avec la perce-pierre et le pourpier des compotes au sel et au vinaigre, fort usitées, surtout pendant le carême. Ces sortes de salades confites sont bonnes dès l'entrée du repas. La perce-pierre fortifie l'estomac, et convient aux tempéramens phlegmatiques ; mais il en faut user sobrement, car elle dessèche à l'excès.

PERCE-PIERRE. C'est un poisson de mer, lisse et sans

écailles, dont la chair est molle et de mauvais goût. *Voy*. Friture, Poisson.

PERCHE. Il y en a de deux espèces, l'une de *rivière* et l'autre
de *mer*. Celle de mer est d'une couleur rouge, brune ou noirâtre ; elle a une chair dure, coriace, visqueuse, difficile à digérer, et d'un mauvais goût. On ne s'en sert point en aliment.
La perche de rivière se divise aussi en deux espèces, en grande
et en petite, qui sont l'une et l'autre excellentes à manger.
On prétend que quand elle est trop grasse et trop vieille, elle
est d'un mauvais goût, et difficile à digérer ; on dit la même
chose de celles qui habitent les lieux bourbeux ou fangeux.

On peut dire en général, dit Andry, que la perche contient
peu d'humeurs grossières, et qu'elle produit beaucoup de bons
effets, et peu de mauvais, parce qu'elle habite ordinairement,
et même plus volontiers, dans les eaux pures, limpides et qui
coulent avec plus de rapidité, que dans celles qui sont bourbeuses et qui coulent lentement ; de plus, elle se nourrit de
bons alimens, et elle s'agite fortement, ce qui contribue à
rendre sa chair plus délicate et plus salutaire. Elle nourrit
beaucoup et fournit un bon aliment, parce qu'elle contient
beaucoup de parties balsamiques et de sucs épurés ; elle se digère encore facilement, quand elle est dans un âge moyen, parce
qu'alors sa chair est d'une consistance médiocre ; au contraire,
quand elle est trop jeune ou trop vieille, sa chair est molle
et visqueuse, ou bien dure et coriace. La perche convient à
toute sorte d'âge, à toute sorte de tempérament, et en tout
temps ; moins cependant dans les mois de mars et d'avril, où
l'on assure qu'elle fait ses œufs, et où, par conséquent, elle
n'est pas à beaucoup près si bonne. Les œufs de la perche sont
fort bons, et ils se mangent ordinairement rôtis sur le gril.
Voy. Poisson, Friture.

PERDRIX. Il y a deux espèces de perdrix, l'une *grise* et
l'autre *rouge* ; la première est celle dont on a plus communément, et que l'on trouve dans les plaines ; la seconde, qui a le
bec, les paupières et les pattes rouges, habite vers les montagnes, et elle a la chair plus délicate. Les jeunes perdrix se

nomment *perdreaux*. Ils sont bons à manger dès le mois d'août.
On les distingue des perdrix par l'aile, où ils ont la première
et la plus grande plume pointue, au lieu que les perdrix ont
cette plume ronde. Cette distinction a lieu dans les deux espèces, et elle est suffisante. La perdrix a une chair ferme et
peu remplie d'humidités visqueuses et étrangères; c'est pour
cela qu'elle est d'un goût fort agréable, qu'elle est propre dans
les diarrhées, et qu'elle convient aux pituiteux et aux phlegmatiques; cette même chair fortifie, restaure, nourrit beaucoup, et est très salutaire aux personnes convalescentes, non-
seulement parce qu'elle contient beaucoup de parties huileuses
et balsamiques propres à s'attacher aux parties solides, et à
les rétablir, mais encore par le secours de ses sels volatils qui
entretiennent les liqueurs dans une juste fluidité, et qui augmentent la quantité des esprits. Il faut choisir les perdrix jeunes,
tendres, bien nourries, et d'un fumet agréable. Quand la perdrix est vieille, sa chair est dure, coriace, difficile à digérer,
et peu agréable au goût. Les perdrix conviennent dans les temps
froids à toute sorte d'âge et de tempérament, mais particulièrement aux personnes convalescentes, et à celles qui sont d'un
tempérament froid et phlegmatique. *Voy*. Oiseaux.

PERGAME (*fromage de*). *Voy*. Fromage.

PERROQUET. On en mange beaucoup dans les îles de l'Amérique; leur chair est brune, grasse, d'un goût approchant du
pigeon. On en fait de très bonnes soupes, des daubes, des
pâtés. Comme ceux qu'on nous apporte ne sont jamais fort
jeunes, ils sont toujours coriaces, et ne sont vraiment bons
qu'à nous étourdir. *Voy*. Oiseaux.

PERSIL *des jardins*, ou *persil vulgaire*. Le persil a une
odeur agréable et aromatique. Il provoque l'urine, lève les
obstructions, chasse les vents, corrige les mauvaises haleines,
et résiste au venin; il est propre contre la pierre de la vessie
et des reins. Il convient aux vieillards, aux phlegmatiques et
aux mélancoliques. Le persil échauffe beaucoup; il est dangereux aux bilieux et aux tempéramens chauds. On dit qu'il est
très contraire à ceux qui sont sujets à tomber en épilepsie,

parce qu'il rend les accès plus fréquens. On trouve à ce sujet une observation curieuse dans les Éphémérides d'Allemagne. L'eau de persil de jardin fortifie l'estomac et les reins. *Voy*. Eaux composées, Maceron, Vins médicinaux, etc.

PERSILLADE. On donne le nom de *persillade* aux assaisonnemens de viandes avec le persil et autres ingrédiens. *Voy*. Assaisonnement, etc.

PERSILLÉ (*fromage*). On nomme *persillé*, du fromage dont l'intérieur est parsemé de points ou de taches d'un vert de persil. Il ne convient pas aux personnes qui ne doivent faire usage que d'alimens doux, et qui ont les humeurs disposées à l'acrimonie; mais les personnes qui ont un tempérament pituiteux ou phlegmatique, se le permettront avec quelque avantage, ainsi que celles qui sont accoutumées à de violens exercices. *Voy*. Fromage.

PETIT-LAIT. *Voy*. Lait.

PHASÉOLE. *Voy*. Haricot.

PICACE. Espèce de boisson, faite avec des *pommes* et de *l'eau*. On écrase des pommes, avant ou dans le temps de leur maturité. On en remplit presque tout-à-fait un tonneau par le bondon ; on y verse ensuite de l'eau jusqu'à deux doigts de la bonde, pour la laisser bouillir. A mesure que cette picace bout, on remplit d'eau le tonneau, jusqu'à ce que la liqueur s'affaiblisse. On fait aussi de la picace avec des poires, des cormes ; on en fait même de cerises, de groseilles rouges, de prunes, d'alises, de cornouilles. Ces sortes de liqueurs sont d'autant moins mauvaises qu'il y a moins d'eau. *Voy*. Boisson.

PIE ou AGACE. C'est un oiseau dont la chair est sèche, dure et peu recherchée. *Voy*. Oiseaux.

PIEDS. Cette partie des animaux, composée de membranes, de ligamens, de tendons, de veines, d'artères et de cartilages, produit un suc visqueux, glutineux, rafraîchissant et humectant. Elle est naturellement difficile à digérer; c'est pourquoi on n'emploie en alimens que les pieds d'un animal jeune. On apprête, dans les cuisines, les pieds de *veau*, les pieds de *mouton*, les pieds d'*agneau*, et les pieds de *cochon*. *Voy*. Animaux.

PIGEON. Il y a plusieurs espèces de pigeons que l'on peut distinguer en deux classes générales, savoir, en *domestiques* et en *sauvages*; les uns et les autres doivent être choisis jeunes, tendres, gras, charnus, bien nourris, et qui aient été élevés dans un air pur et serein. On appelle *pigeonneaux*, les pigeons domestiques qui sont encore jeunes. Leur chair est alors succulente, facile à digérer; mais, à mesure qu'ils avancent en âge, elle devient massive et pesante : elle est nourrissante, parce qu'elle contient beaucoup de parties huileuses et balsamiques; elle produit un aliment assez solide et durable, parce qu'étant compacte et massive, elle s'attache aux parties solides, de manière qu'elle ne s'en sépare ensuite que très difficilement. Le pigeon convient en tout temps, à toute sorte d'âge et de tempérament, surtout à ceux qui digèrent facilement, qui sont dans un exercice continuel, et qui dissipent beaucoup. Les mélancoliques doivent en user plus sobrement que les autres. La chair du pigeon resserre aussi le ventre, parce qu'étant peu humide et chargée de quelques parties terrestres, elle absorbe les humidités superflues qui relâchent les fibres des intestins.

PIGNONS. On les trouve dans les pommes écailleuses du *pin*, et on ne les en sépare qu'en mettant au four ces pommes, qui, étant ensuite échauffées, s'ouvrent d'elles-mêmes, et laissent voir les coques qu'elles contiennent. On doit les choisir assez gros, blancs, tendres, agréables au goût, et nouveaux; car ils acquièrent en vieillissant une saveur fade et huileuse. *Les meilleurs nous viennent des pays chauds*, comme de Catalogne, de la Provence et du Languedoc. Les pignons nourrissent beaucoup, ils adoucissent les âcretés de la poitrine, ils conviennent aux étiques et aux phthisiques; ils apaisent les ardeurs d'urine, causées par des humeurs âcres et picotantes : ces fruits, par leur substance onctueuse, fournissent dans les vaisseaux sanguins un suc chyleux propre à réparer les parties solides, et à tempérer l'âcreté des humeurs; cependant, comme

ils ont une substance un peu massive, ils ne sont pas aisés à
digérer, et ils produisent beaucoup d'humeurs grossières ; c'est
pourquoi on ne doit en user que modérément. Ils contiennent
beaucoup d'huile et peu de sel. Ils conviennent en tout temps
aux jeunes gens d'un tempérament sec et bilieux.

PIMENT. C'est une plante aromatique d'une odeur forte,
mais agréable. Elle croît en Guinée, dans le Brésil, et dans
nos provinces méridionales. On lui a donné le nom de *poivre*
d'Inde ou de *Guinée*. Les gousses ont une saveur âcre et brûlante dans leur maturité, ou lorsqu'elles sont rouges. On dit
que les sauvages les mangent ainsi, apparemment comme assaisonnement ; car il ne paraît pas probable qu'on fasse un aliment innocent d'une substance aussi active. On cueille les
gousses vertes, pour les avoir moins âcres, et elles le sont
encore beaucoup ; on les fait ensuite macérer dans du fort vinaigre. Le piment excite l'appétit, et convient aux personnes
vigoureuses et livrées à des exercices violens : dans les grandes
chaleurs, dans les climats brûlans, il peut relever le ton des
estomacs affaiblis.

PIMPRENELLE. Elle pousse par les urines, elle atténue la
pierre des reins et de la vessie, elle réjouit le cœur ; elle passe
pour détersive, dessiccative et vulnéraire ; elle se digère difficilement et rend le ventre paresseux, quand on s'en sert avec excès ; elle contient beaucoup d'huile et de sel essentiel.

Quelques médecins, dit ANDRY, ont mis la pimprenelle au
rang des plantes astringentes, mais mal à propos ; elle abonde
en un sel âcre qui la rend très apéritive.

L'usage de la pimprenelle est très bon à ceux qui ont les
poumons embarrassés de pituite. Il convient encore dans les
obstructions des reins et dans presque toutes les maladies qui
viennent d'embarras d'humeurs.

PIN (*Pomme de*). Ce fruit ne vient bon que dans les pays
chauds ; il corrige l'âcreté des humeurs de la poitrine, et est
très salutaire aux phthisiques et aux pulmoniques ; il est nourrissant, bon à calmer la chaleur des urines, causée ou entre-

anime par la trop grande acrimonie des humeurs ; il fait venir
le lait, *semenque copiosius suppeditat.*

PINANGUE. *Voy.* ARECK.

PINTADE. La pintade vient d'Afrique ; elle est de la grosseur d'un faisan, et fournit un aliment très succulent, très délicat et très recherché. Nous n'en connaissons pas beaucoup
son goût, à cause de sa rareté. *Voy.* Oiseaux.

PIQUETTE. Mauvais vin qu'on donne, à la campagne, aux
domestiques. C'est une boisson faite avec du marc de pressure sur lequel on a jeté de l'eau, qu'on laisse fermenter avec
ce qu'il peut rester d'esprit-de-vin qu'on en a tiré. C'est en hiver que la piquette se doit boire ; si on la gardait jusqu'en été,
elle s'aigrirait. On appelle encore *piquette* un petit vin usé et
qui est bas percé. *Voy.* Boisson , etc.

PISSENLIT ou DENT DE LION. *Voy.* Chicorée sauvage à
fleurs jaunes, à l'article Chicorée, où l'on explique les qualités et les propriétés de cette espèce de chicorée.

PISTACHE. Fruit du pistachier, grand arbre qui croît dans
nos contrées orientales de la Perse et de la Turquie. Ce fruit
passe pour nourrissant, restaurant et bienfaisant aux personnes
faibles et menacées de consomption ; on en fait beaucoup de
cas , et presque tous les médecins français, espagnols et italiens, les recommandent dans les desserts, avec d'autres ingrédiens d'une nature restaurante et corroborative. Les pistaches,
dit Lemery, sont humectantes , pectorales et convenables aux
phthisiques et aux néphrétiques, par leurs parties huileuses et
balsamiques propres à produire ces bons effets ; elles fortifient
encore l'estomac, elles excitent l'appétit et l'humeur séminale,
parce qu'elles contiennent quelques sels volatils qui communiquent une chaleur douce et agréable dans les endroits où ils
se rencontrent. Quand on use des pistaches avec excès, elles
échauffent beaucoup et causent d'autres accidens, parce que
la chaleur que leurs sels volatils excitent s'augmente à proportion de la qualité de ces sels , et devient ensuite incommode. On doit choisir les pistaches pesantes, bien pleines ,
nouvelles , d'une odeur agréable et d'un bon goût. Elles con-

viennent en tout temps, à toute sorte d'âge et de tempérament, pourvu qu'on en use modérément. Les confiseurs couvrent de sucre les pistaches, après les avoir bien mondées; quand elles ont été accommodées de cette manière, on les appelle pistaches en *dragées*; elles sont d'un goût excellent. *Voy*. FRUIT, MATURITÉ.

PLAISIR DES DAMES. *Voy*. OUBLIE.

PLANTES POTAGÈRES. *Voy*. ASPERGE, BETTE, CAROTTE, CÉLERI, CHICORÉE, CHOU, CONCOMBRE, COURGE, CRESSON, ÉPINARD, HOUBLON, LAITUE, OSEILLE, PERSIL, POIREAU, RAIFORT, RAVE, etc., etc. *Voy*. aussi le SUPPLÉMENT.

PLIE. Il y en a de deux espèces, savoir, le *grand* et le *petit*. Le grand est celui qu'on nomme *plie*; le petit, qui est presque carré, est connu sous le nom de *carrelet*; l'un et l'autre ont une chair blanche et mollasse. Ces poissons, dit LEMERY, contiennent beaucoup d'huile, de phlegme, et médiocrement de sels volatils. Leur chair nourrit beaucoup, et elle adoucit les âcretés de la poitrine, parce qu'elle contient un suc huileux, visqueux et balsamique, propre à s'attacher aux parties solides, et à embarrasser les sels âcres qui picotent les poumons; elle lâche aussi le ventre, par le secours de ce même suc, qui relâche un peu les fibres de l'estomac et des intestins, qui rend les voies plus coulantes et qui amollit et liquéfie les matières grossières contenues dans les intestins. Ils conviennent, ajoute le même auteur, en tout temps, à toute sorte d'âge et de tempérament, et principalement aux jeunes gens d'un tempérament chaud et bilieux. La plie et le carrelet, dit ANDRY, ont une chair molle et aqueuse, peu convenable aux estomacs froids et pituiteux; mais on en corrige en partie la mauvaise qualité en les faisant cuire dans le vin blanc, avec un peu de sel et de fines herbes. Bien des gens estiment les œufs de la plie et les trouvent d'un meilleur goût que sa chair. On fait frire ces poissons comme la plupart des autres; mais ils boivent beaucoup de friture, ce qui les rend plus difficiles à digérer. *Voy*. POISSON, FRITURE.

PLONGEON. Oiseau qu'on trouve sur la mer et sur les rivières ; il a le dos noir, le ventre blanc, le bec long et rouge ; il est excellent à manger ; il approche assez du canard sauvage ; on l'apprête et on le sert comme lui. *Voy.* OISEAUX.

PLUVIER. Oiseau de la grosseur d'un pigeon ; il est d'un goût exquis et délicat. Il y a des auteurs qui ont confondu le vanneau et le pluvier, parce que ces deux oiseaux habitent les mêmes lieux, vivent des mêmes alimens et ont une chair assez semblable par le goût et les effets qu'elle produit. Le pluvier excite l'appétit, il se digère facilement ; mais comme il produit un aliment peu solide, les personnes accoutumées à un grand exercice de corps ne s'accommodent point de son usage ; il contient dans toutes ses parties beaucoup d'huile et de sel volatil. Comme cet oiseau est presque toujours en mouvement, et jouit par conséquent d'une transpiration libre et aisée, il amasse peu d'humeurs grossières, et les principes de ses humeurs s'exaltent et se volatilisent continuellement ; c'est pour cela que sa chair est fort légère, facile à digérer et d'un bon goût. Le pluvier convient en tout temps, à toute sorte d'âge et de tempérament. *Voy.* OISEAUX.

POIRE. Les poires sont plus amies de l'estomac que les pommes. Elles sont toutes astringentes, les unes plus, les autres moins ; cette astriction est cause qu'elles conviennent mieux après le repas que devant, à moins qu'il ne soit à propos de resserrer le ventre. Quand on en mange avant le repas, il n'en faut manger que très peu, de peur qu'elles ne resserrent trop l'orifice inférieur de l'estomac, qu'elles n'empêchent les matières du bas-ventre de descendre, et qu'elles ne causent des vents et des coliques. Quand on les prend après le repas, elles obligent l'orifice supérieur de l'estomac à se fermer plus étroitement, et en rétrécissant ainsi le haut de ce viscère, elles empêchent les rapports des viandes et favorisent en même temps la descente des alimens digérés ; en sorte qu'elles lâchent le ventre, étant mangées après le repas, et qu'elles le resserrent étant mangées un peu auparavant. On fait cuire les poires de plusieurs manières, comme les pommes ; elles ont moins besoin de sucre que les pommes, et on y en met ordinairement trop; on les rend par-là plus propres à allumer la bile qu'à fortifier l'estomac, surtout lorsqu'on y mêle du vin, comme on le fait d'ordinaire. La poire cuite est déjà par elle-même d'un goût assez sucré et vineux. Les meilleures poires sont celles qui sont douces, bien mûres, bien nourries, et qui ne sont ni âpres, ni stiptiques. L'usage des poires est mauvais pour ceux qui sont sujets à la colique; elles conviennent assez à toute sorte d'âge et de tempérament, pourvu que l'on en use modérément. *Voy*. FRUIT, MATURITÉ.

POIRE DE TERRE. Cette plante est généralement connue sous le nom de *topinambour*. *Voy*. TOPINAMBOUR.

POIRÉ. On fait avec le *suc des poires*, exprimé et fermenté, une espèce de cidre ou de liqueur vineuse appelée *poiré*. Cette liqueur approche beaucoup, en couleur et en goût, du vin blanc; on emploie pour le faire de certaines poires acerbes et âpres à la bouche. Comme il arrive dans sa fermentation la même chose que dans celle du suc des pommes, et que le poiré a à peu près les mêmes vertus que le *cidre*, *voyez* cet article. Le poiré fortifie l'estomac par une légère astriction, et la plupart de ceux qui ont de la peine à digérer se trouvent mieux de l'usage du poiré que de celui du pommé. Le poiré fait avec des poires sauvages se garde quelquefois deux et trois ans; il est plus savoureux que l'autre, mais il n'en est pas plus sain. *Voy*. BOISSON.

POIREAU. Il est fort employé parmi les alimens. La plupart des auteurs qui en ont parlé le regardent comme fort pernicieux; cependant nous ne remarquons point ici, où il est fort en usage, qu'il produise tous les mauvais effets qu'on lui attribue. A la vérité, il se digère un peu difficilement et excite quelquefois des vents, à cause d'un phlegme visqueux et gluant qu'il contient; c'est pourquoi on le fait toujours bien cuire avant de le manger, afin d'atténuer, par la coction, ce mauvais suc. Le poireau est apéritif, incisif et pénétrant; il échauffe et atténue; il est propre pour évacuer le phlegme des poumons, pour rendre la respiration libre et pour lever les obstructions de l'estomac. Il convient, dans les temps froids, aux vieillards, aux phlegmatiques et à ceux qui ont des humeurs grossières et peu en mouvement.

POIRÉE. *Voy*. BETTE.

POIRIER BERGAMOTE. Arbre que l'on cultive en Italie, et qui tient de la nature du poirier et du citronnier. Cet arbre porte un fruit connu sous le nom de *bergamote. Voy*. BERGAMOTE.

POIS. Il y a un très grand nombre d'espèces de pois, et peut-être encore plus de variétés. Ceux qu'on estime le plus, tant pour les usages diététiques que pharmaceutiques, sont le pois carré, le pois blanc, le petit pois, le pois chiche. Les pois sont trop connus des habitans de la campagne pour que nous nous arrêtions ici à en donner la description. Le tableau de leurs propriétés diététiques et de leurs vertus médicinales fera seul l'objet de cet article.

De tous les pois qui se servent ordinairement sur nos tables, les meilleurs sont ceux qui, dans leur maturité, sont durs et secs; on peut dire, en général, que ces légumes, bien cuits et réduits en purée, fournissent un aliment sain; cependant il faut être réservé sur leur usage, car ils se digèrent avec un peu de peine, causent des flatuosités et des obstructions; d'où il suit que ceux dont l'estomac est faible et délicat doivent abandonner ce mets aux personnes robustes et qui s'exercent à des travaux rudes. Quoiqu'on soit d'une constitution très forte, il ne faut cependant pas se hasarder à manger les pois avec leur gousse, comme cela n'arrive que trop souvent dans les campagnes; ils sont alors beaucoup plus nuisibles. La décoction de pois a la propriété de lâcher un peu le ventre. On assigne beaucoup de vertus aux *pois chiches* : 1°. on dit qu'ils sont diurétiques, et qu'il faut les employer avec beaucoup de précaution, dans les accès de néphrétique ; 2°. que c'est avec succès qu'on peut y avoir recours dans le traitement de la petite vérole, en en prescrivant depuis une demi-once jusqu'à une once dans un bouillon, ou dans deux livres d'eau ; 3°. plusieurs praticiens soutiennent que la farine de ce légume fait des cataplasmes résolutifs très estimés pour dissiper la disposition inflammatoire des testicules et des mamelles, et les embarras accompagnés d'inflammation ; 4°. on les regarde comme propres à rendre ardent aux plaisirs de l'amour.

POIS CHICHE ou POIS BÉCU. Le nom *bécu* lui vient de ce que le pois est relevé d'une petite bosse qui a la forme d'un bec. La couleur de ce pois est rouge, rousse ou noire. On préfère les pois chiches rouges en médecine ; ils entrent dans la composition du sirop de guimauve composé ; quelques personnes en mangent ; mais, pour les faire cuire, on les fait macérer dans une lessive de cendre de bois neuf, qui les amollit et leur enlève leur saveur âcre. Les pois chiches d'Espagne sont, de tous les grains légumineux, ceux qui approchent le plus de la saveur du café lorsqu'ils on été brûlés comme ce dernier. *Voy*. Légumes.

POISSON. Le poisson nourrit plus abondamment et plus sainement que les herbages, les racines, les fruits ; mais il s'en faut beaucoup qu'il puisse être comparé là-dessus à la viande. En effet, l'aliment le plus convenable au corps humain est celui qui renferme des principes actifs et volatils, mais tempérés et adoucis par un mélange modéré de parties huileuses et de parties aqueuses, en sorte que ces principes puissent entretenir en nous la fermentation douce et tranquille qui excite les levains de l'estomac, et qui tend à une entière et parfaite digestion. Or, telle est la chair de la plupart des quadrupèdes et des oiseaux qui servent à notre nourriture ; au lieu que celle des poissons contient peu de volatil, et abonde en huile grossière et en eau, ce qui la rend moins propre à se convertir en notre substance.

La chair des poissons est aqueuse ; personne n'en doute, dit Andry ; elle est aussi très huileuse, puisqu'on tire de l'huile généralement de tous les poissons, et même en assez grande quantité ; et ceux qui voudront se convaincre par une expérience bien facile combien la chair du poisson est huileuse, n'ont qu'à faire rôtir tel poisson qu'il leur plaira, un hareng, par exemple, une limande, une vive, etc., le manger tout chaud, sans sauce ; ils ne manqueront pas d'y apercevoir une saveur d'huile très facile à distinguer. Or, cette huile et cette eau y concentrent tellement les esprits, qu'ils y demeurent comme ensevelis, ce qui les empêche de se développer dans notre corps avec la même facilité que ceux de la viande, lesquels ayant moins d'obstacles à vaincre, se dégagent plus aisément, et contribuent par ce moyen d'une manière plus efficace à notre nourriture.

Aussi, suivant la remarque d'Hippocrate, le poisson, de quelque manière qu'on l'apprête, est une nourriture peu substantielle; et tout aliment qui a ce défaut est incapable de fournir au corps beaucoup de sucs et de forces; c'est pourquoi, continue ce savant médecin, on doit donner des alimens de ce caractère à ceux qui ont besoin d'un régime atténuant; en un mot, le poisson est naturellement froid et humide, et ne peut produire en nous que des sucs de la même nature; c'est-à-dire des sucs aqueux, et par conséquent peu propres à nourrir et à fortifier le corps : on observe même que ceux qui ne vivent que de poisson ont le sang plus aqueux que les autres; cette raison doit faire préférer l'usage du poisson à celui de la viande, dans les cas où le sang venant à fermenter, on ne peut que se bien trouver d'une nourriture froide et humide.

On voit aussi des personnes à qui le poisson convient mieux, et qui pour cette raison se portent beaucoup mieux en carême : tels sont, par exemple, ceux dont le corps abonde trop en sucs nourriciers, et qui font trop de chyle et de sang; il se trouve même des maladies où le poisson peut convenir, et où les médecins, non-seulement le permettent, mais le conseillent; celles par exemple, où les nourritures succulentes peuvent donner lieu à des inflammations; ce n'est que dans ces occasions qu'on peut dire que cet aliment est préférable à la viande.

Le poisson est de deux sortes, ou *d'eau douce*, ou de *mer*. Celui d'eau douce est ou de *lac*, ou d'*étang*, ou de *rivière*; le poisson d'étang ou de lac est malfaisant, parce qu'il se nourrit ordinairement d'une eau bourbeuse, ou qui n'a pas de cours.

Celui de *rivière* est fort sain, pourvu qu'il soit de quelque rivière rapide, comme du Rhône, de la Garonne, de la Loire, etc.

Ainsi le poisson de Seine, de Saône, vaut moins, parce que ces rivières coulent très lentement; on vante cependant beaucoup les carpes de Saône et de Seine, mais c'est parce qu'elles sont grasses et de bon goût, et on ne prend pas garde que cette graisse même les doit rendre moins saines; car, selon la remarque de P. GONTIER, savant médecin, il n'y a pas de graisse plus ennemie de l'estomac que celle du poisson. Les poissons qu'on prend dans les rivières qui arrosent de grandes villes, sont toujours moins bons au-dessous de ces villes, à cause des immondices qui les y attirent, et dont ils se nourrissent.

Le poisson de *mer* est le meilleur de tous, parce que la salure de la mer en corrige l'humidité. Parmi les poissons de mer les plus sains sont les *saxatiles*, c'est-à-dire ceux qui se nourrissent dans des lieux pleins de rochers: on estime ensuite ceux qui habitent le fond de la mer; mais pour les poissons qui vivent sur les bords, on leur donne avec raison le dernier rang, à cause que l'eau où ils sont est moins pure. Il y a des poissons de mer qui entrent dans les fleuves; et on remarque que lorsqu'ils ont habité dans l'eau douce quelque temps, ils en sont beaucoup plus agréables au goût; mais il n'est pas bien décidé qu'ils en soient plus sains. Plusieurs savans médecins prétendent que le poisson de mer perd beaucoup de sa bonne qualité dans l'eau douce. On dit ordinairement par manière de proverbe: *jeune chair et vieux poisson;* mais la maxime n'est pas véritable. Le vieux poisson est pour l'ordinaire plus mollasse et plus coriace. On connaît le vieux poisson à la dureté et à la grandeur de l'écaille. On demande lequel est le meilleur poisson, du poisson *mâle,* ou du poisson *femelle.* Le mâle est ordinairement préféré à cause de ses laitances, surtout parmi les carpes; mais pour ce qui est de la délicatesse de la chair, les femelles valent mieux, surtout parmi les anguilles.

Le poisson se mange ou *frit,* ou *rôti,* ou *bouilli.* Le poisson frit, dit ANDRY, soit au beurre, soit à l'huile, est un peu difficile à digérer, à cause de la mauvaise qualité que l'huile et le beurre ne manquent point de contracter par la trop grande action du feu qui les rend toujours âcres et brûlans.

Le poisson *rôti*, soit sur le gril, soit à la broche, n'est point sujet à cet inconvénient; et il convient mieux à l'estomac.

Le poisson qui est *bouilli*, soit à l'étuvée, soit au court-bouillon ou d'autre manière, est plus propre pour les santés délicates, pourvu que l'assaisonnement n'y domine point. Le poisson est plus sain bouilli dans le vin que dans l'eau; et à parler en général, le poisson étant aqueux, a besoin, quand on le fait bouillir, d'être un peu corrigé par le vin, sur quoi il faut remarquer que le vin blanc vaut ordinairement mieux ici que le rouge: premièrement, parce qu'il rend le poisson plus blanc et plus ferme; secondement, parce qu'il lui donne une qualité diurétique dont l'effet n'est pas à mépriser, principalement quand on a fait un long usage de poisson. On sale certains poissons pour les conserver, ou on les fait sécher à la fumée; mais cette préparation les rend très difficiles à digérer. Le poisson fumé, surtout, est malfaisant; et en général tout aliment qui a été long-temps exposé à la fumée contracte une qualité âcre, peu convenable à l'estomac, ce qui ne doit s'entendre pourtant que des personnes délicates; car les corps robustes ayant les organes plus forts, bien loin de se sentir incommodés de l'usage des alimens salés ou fumés, y trouvent au contraire de quoi réparer leurs forces et conserver leur santé, parce qu'il leur faut quelque chose qui agisse rudement sur les fibres trop massives de leur langue et de leur estomac, qui, sans cela, demeureraient comme engourdies. On a trouvé le moyen de préparer, avec le poisson, plusieurs sortes de mets exquis; et on en a fait des *soupresses* avec lesquelles on imite toutes sortes de viandes grasses; mais ce n'est que pour tromper les yeux; et de quelque manière qu'on s'y prenne, on ne parviendra jamais à rendre le poisson aussi nourrissant que la viande.

Voilà pour le poisson en général. On trouvera, sous les *articles particuliers*, les qualités qui conviennent à chaque espèce, avec les différentes manières de les apprêter. *Voy*. COURT-BOUILLON, FRITURE, LAITE.

Poissons de mer. Voy. ARAIGNÉE, BAGRE, BARBIER, BARBUE,

Cabilleau, Cancres, Carrelet, Congre, Coquillage, Crabe, Crustacés, Éperlan, Hareng, Huitre, Limande, Maquereau, Merlan, Monachelle, Morue, Mulet, Orphie, Perce-pierre, Pôle, Raie, Rouget, Salicoque, Sardine, Sole, Turbot, Vive, etc.

Poissons d'eau douce. Voy. Able, Barbeau, Brochet, Carpe, Éperlan, Goujon, Lotte, Perche, Plie, Tanche, Truite, etc.

Poissons d'eau douce et de mer. Voy. Alose, Anguille, Écrevisse, Esturgeon, Lamproie, Moule, Saumon, Thon, Tortué, etc., etc.

Salines. Voy. Anchois, Hareng, Maquereau, Morue, Saumon, Thon, etc.

POITRINE. Quatre sortes de poitrines s'emploient séparées des autres parties des animaux dont elles proviennent. Ce sont les poitrines de bœuf, celles de veau, de mouton et de cochon. Les poitrines de *bœuf* se mettent dans la marmite pour faire un bouilli; elles sont très bonnes à manger, mais léur bouillon est médiocrement bon. La poitrine et le tendron de poitrine sont les pièces les plus estimées, après la culotte, pour servir sur une table; elles se peuvent accommoder de même façon que la culotte. La poitrine de *veau* est fort bonne en ragoût, surtout aux petits pois, ou bien comme des poulets avec une liaison. La poitrine de *mouton* est bonne dans le pot; quand elle y a été cuite, on la fait griller avec du sel, du gros poivre et du verjus si l'on veut. La poitrine de *cochon* ne sert qu'à faire du petit lard; c'est le meilleur morceau de la bête pour cet usage, parce qu'il est bon entrelardé, c'est-à-dire bien mélé de chair et de graisse; on l'emploie partout où il y a besoin de petit lard.

POITRINE DE BOEUF. La poitrine et le tendron de poitrine sont les pièces les plus estimées, après la culotte, pour servir sur une table; elles se peuvent accommoder de la même façon que la culotte.

POIVRADE. C'est une *sauce* qu'on fait avec du vinaigre, du sel, de l'ognon ou de la ciboule, du poivre, et, si l'on veut, de l'écorce de citron ou d'orange. On s'en sert pour manger des viandes froides, des artichauts, etc. Cette sauce ne convient qu'aux estomacs bien constitués.

POIVRE. Le poivre est chaud, dessiccatif, carminatif, incisif, atténuatif et résolutif; il fortifie le cerveau, les nerfs et la vue. Il est *bon contre les froideurs et les flatuosités de l'estomac*; il résiste à la malignité des humeurs; il est propre *aux vieillards, aux phlegmatiques, aux mélancoliques,* et à tous ceux qui ont des humeurs visqueuses. Il sert aussi à replacer la luette quand elle est relâchée. Le poivre est pernicieux aux tempéramens bilieux et chauds, parce qu'il enflamme le sang; tous les tempéramens doivent même en user sobrement.

Il favorise la digestion des alimens, dit NICOLAS, et on le recommande comme un cordial contre les poisons coagulans. *Voy.* MALAGUETTE.

POLE. C'est un poisson de *mer* qui ressemble à la sole, mais qui est plus épais, moins alongé. Il a un goût désagréable qui doit le faire rejeter. *Voy.* FRITURE, POISSON.

POLENTA. C'est de *l'orge* nouvelle, rôtie médiocrement, et ensuite moulue. Les anciens s'en servaient beaucoup, et la mélangeaient souvent avec d'autres grains pour en former différens mets; ils y ajoutaient souvent de la coriandre, du moût, de l'hydromel. C'était une nourriture essentielle du peuple et des soldats. *Voy.* ORGE.

POMME. Les propriétés des pommes varient selon la différence de leur goût; celles qui sont *acides, âcres* et *austères,* sont astringentes, et par conséquent resserrent le ventre; les pommes *douces* sont d'une nature plus chaude, et relâchent; les *sûres* ou vineuses tiennent le milieu entre les âcres et les douces, et sont agréables à l'estomac.

Le temps le plus propre, dit RAY, pour manger les pommes, n'est ni le matin avant dîner, lorsque l'estomac est vide, à cause de l'acidité qu'elles portent, et des crudités qu'elles peuvent engendrer; ni avant le souper, par la même raison; ni immédiatement après le dîner ou le souper, mais deux ou trois quarts d'heure après l'un ou l'autre de ces repas, lorsque l'estomac n'est ni trop plein, ni tout-à-fait vide. Les pommes sont fongueuses et spongieuses, nagent sur l'eau, ce qui les rend de difficile digestion.

Toutes les pommes, dit ANDRY, causent des vents, et se digèrent difficilement ; mais elles perdent beaucoup de leur mauvaise qualité lorsqu'on les fait cuire. Les pommes qui ont passé l'hiver sont moins venteuses. Les meilleures pommes qu'on mange en hiver sont la calville, la reinette, le court-pendu et la pomme d'api. Les autres pommes sont fort bonnes cuites : on les fait cuire à la braise, ou au four, ou en *compote ;* on les accommode quelquefois avec un peu de beurre et de sucre ; quelquefois on les fait rôtir sur l'assiette. Elles sont moins saines cuites au four qu'autrement ; mais il vaut encore mieux les manger de cette manière, que de les manger crues ; car tout le monde convient qu'en général la pomme crue est malfaisante. On fait avec les pommes une confiture aussi délicieuse que salutaire, appelée *gelée* de pommes. On s'en sert beaucoup ; elle est humectante, rafraîchissante et pectorale. On fait aussi avec les pommes une boisson qu'on appelle cidre. *Voy*. CIDRE.

On doit en général regarder comme les plus saines, dit le docteur LASERVOLE, celles qui flattent le goût et l'odorat. Il est très important de les choisir bien mûres ; celles qui sont insipides, inodores, ne doivent point faire partie des alimens, car elles fatiguent l'estomac, et causent des vents. On doit regarder comme pernicieuses celles qui sont tombées des arbres, et qui sont rongées de vers. Comme la chair des pommes est compacte, il faut bien les mâcher, car sans cela on les digérerait avec beaucoup de peine. On doit en manger avec beaucoup de sobriété ; car l'expérience a fait connaître que, lorsqu'on en mangeait en trop grande quantité, elles causaient quelquefois des palpitations et le cochemar ; cuites ou en compote, ou sous la forme de gelée, elles sont plus saines et d'une digestion plus facile que lorsqu'elles sont crues. On fait peu de cas des pommes hâtives et d'été.

Ceux qui ont l'estomac faible, dit le docteur BUC'HOZ, doivent en user avec modération ; *celles qui sont cuites doivent être préférées pour la santé à celles qui sont crues. Voy*. FRUIT, MATURITÉ.

POMME D'ADAM. Fruit d'une espèce de limonier qui croît dans l'Assyrie, dans la Perse, et que l'on cultive dans les pays chauds. Ce fruit est fait comme une orange, mais beaucoup plus gros, d'un jaune plus foncé, et d'une odeur moins forte : son écorce est médiocrement épaisse, inégale et crevassée; sa pulpe est semblable à celle du citron, remplie de suc, d'un goût approchant de celui de l'orange, mais qui n'est point agréable. La pomme d'Adam n'est point employée en médecine, à cause de sa rareté. Ses propriétés sont analogues à celles de la bigarade. On la place au rang des antiscorbutiques. *Voy*. FRUIT, MATURITÉ.

POMME D'AMOUR, POMME DORÉE, TOMATE. Cette plante a une odeur vireuse, désagréable; on la cultive dans les jardins : les Italiens mangent son fruit en salade. Les feuilles sont narcotiques, assoupissantes ; on les fait cuire dans l'eau, et on les applique extérieurement, pour apaiser les douleurs, pour arrêter les fluxions. On prépare, avec son fruit, une huile par infusion. En France, on exprime le suc de ce fruit, et l'on y ajoute un peu de sel et de vinaigre : il en résulte une sauce qui est d'un très bon goût, et que l'on mange avec le bouilli. On connaît le suc de ce fruit sous le nom de *suc* ou *jus de tomate*. *Voy*. TOMATE.

POMME RAINETTE. Elle est rafraîchissante et adoucissante ; s'emploie pour faire une tisane qui passe pour être très bonne dans les cas de soif, de toux et de sécheresse du gosier. Cuite dans de l'eau de roses, de plantain et d'euphraise, elle forme un cataplasme excellent pour les maux d'yeux accompagnés de douleur, d'inflammation, etc. *Voy*. SIROP, SUCRE DE POMME, etc.

POPULO. C'est un petit rossolis fort léger, délicat, doux et aisé à boire. *Voy*. LIQUEUR, ROSSOLIS.

PORC. Mammifère pachyderme, c'est-à-dire qui a plusieurs sabots. Cet animal est généralement connu sous le nom de *cochon*. *Voy*. l'article COCHON, où l'on explique les propriétés et les usages de la chair de cet animal.

PORC SAUVAGE. Mammifère pachyderme, qui habite les

bois et les campagnes, et qui est connu plus généralement sous le nom de *sanglier*. *Voy*. SANGLIER.

PORREAU. *Voy*. POIREAU.

PORRETTE ou OGNONNETTE. Ses racines se fendent sous terre en plusieurs petits ognons, d'où ils ont pris leurs noms de *porrette* en quelques pays, et *ognonnette* en d'autres. Pour ses propriétés, *voy*. OGNON.

PORTER (*bière forte des Anglais*). *Voy*. BIÈRE.

POTABLE. Ce qui est bon à boire.

POTAGE. Jus de viandes cuites, dans lequel on met tremper ou mitonner du pain coupé par tranches ; on a déjà parlé de divers potages tant en gras qu'en maigre, sous les noms de *bisque*, d'*oil* et de *julienne*, et sous plusieurs articles particuliers ; on a vu aussi ce qui regarde les bouillons, qui sont le corps de tous les potages, et les coulis qu'on fait pour les bien nourrir.

POTIRON. C'est une espèce de citrouille unie, quelquefois tubéreuse, intérieurement jaune et très douce, spongieuse et aqueuse. On en fait des potages, des tourtes et différentes autres préparations pour la cuisine. Cette substance passe pour être assez digestible, pour tempérer l'ardeur du sang, et relâcher le ventre. Je ne la crois point favorable aux estomacs faibles et aux convalescens.

POUDING. C'est une sorte de *gâteau anglais*, qui est composé de mie de pain, d'œuf, de lait, de farine, de raisins de Corinthe, etc., etc. Ce mets est en même temps fort agréable au goût, et extrêmement nourrissant. On modifie cet aliment, en Angleterre, de mille manières différentes. Il est trop pesant pour les estomacs faibles et convalescens. *Voy*. PATISSERIE.

POULARDE. Jeune poule qu'on a engraissée comme un chapon ; elle a les mêmes propriétés que la poule et le poulet ; mais la chair en est plus délicate, plus succulente et plus nourrissante. *Voy*. POULE, POULET.

POULE. Femelle du coq. Il faut choisir les poules bien nourries, tendres, jeunes, et qui n'aient point encore pondu.

Leur chair est pectorale; elle se digère facilement; elle produit un bon suc; elle nourrit beaucoup; elle augmente les esprits; elle humecte et rafraîchit; elle est très salutaire et très convenable aux personnes exténuées et convalescentes. Cependant, quand la poule est vieille, elle se digère difficilement; elle est dure, sèche et coriace, parce que les parties huileuses et balsamiques ont été insensiblement dissipées et épuisées par la fermentation continuelle où sont ses humeurs. La poule convient à toute sorte d'âge et de tempérament; cependant, son usage est plus salutaire et plus convenable aux personnes délicates et qui mènent une vie oisive, qu'à ceux qui sont forts, robustes et accoutumés à un violent exercice de corps, parce que ces derniers ont besoin d'un aliment plus solide, et qui se dissipe moins facilement. On mange ordinairement la poule bouillie. *Voy.* Coq.

POULE ou POULETTE D'EAU. Les poulettes d'eau, surtout quand elles sont jeunes et bien grasses, sont servies sur les meilleures tables; cependant, elles ne sont pas toutes également bonnes : il y en a qui sentent le limon et le poisson, et qui sont d'un goût assez désagréable; d'autres, au contraire, sont d'une saveur exquise. Cependant on peut dire, en général, que, comme ces oiseaux ne vivent que d'alimens grossiers qu'ils trouvent autour des marais, des étangs et des rivières, leur chair est aussi chargée de sucs grossiers, et est par conséquent difficile à digérer. Ces sucs grossiers la rendent pourtant propre à nourrir beaucoup, et à produire un aliment solide et convenable aux personnes qui digèrent aisément, et qui font un grand exercice de corps. *Voy.* MACREUSE.

POULE-D'INDE. *Voy.* DINDON.

POULE GRASSE. C'est la plante potagère généralement connue sous le nom de *mâche*. *Voy.* MACHE.

POULET. Petit de la poule. La chair du poulet a beaucoup de rapport avec celle de la poule, et elle est même encore plus délicate et plus succulente; c'est pourquoi on mange ordinairement la poule bouillie, et le poulet rôti. Le poulet doit être choisi assez jeune, parce qu'à mesure qu'il avance en âge, sa chair devient plus sèche et moins aisée à digérer. Le poulet est un aliment très salutaire, et dont on se sert en santé comme en maladie; il est aisé à digérer, parce que sa chair est peu resserrée en ses parties; il est pectoral, humectant et nourrissant, à cause des parties huileuses et balsamiques qu'il contient en abondance. Enfin, il est d'un bon suc, parce que ses principes huileux et salins sont dans une proportion et dans une liaison convenable les uns aux autres; ce qui contribue à rendre les sucs de cet animal tempérés et propres à produire des humeurs louables. Le poulet étant d'une substance moins compacte et moins grossière que la poule, on conçoit aisément pourquoi il est encore moins convenable que la poule, aux personnes laborieuses, accoutumées à la fatigue, et qui ont besoin d'un aliment solide. *Voy.* Coq.

POULIOT. On connaît deux espèces de pouliot; l'une, qui est le pouliot à *larges feuilles*, et l'autre à *feuilles étroites*. Toute la plante a une odeur aromatique, une saveur âcre, un peu brûlante. Cette plante est hystérique, apéritive, très bonne dans la toux opiniâtre et les rhumes invétérés; son suc passe pour un excellent remède quand il s'agit d'apaiser la toux convulsive des enfans; sa décoction, adoucie avec un peu de sucre, fait beaucoup de bien dans l'enrouement, surtout si l'on en fait usage en se couchant. Le pouliot commun est encore très efficace dans l'asthme; on peut en faire usage comme du thé; s'il est sec, on en met une pincée dans un demi-setier d'eau; s'il est récent, on en met une demi-poignée; bouilli dans du vin blanc, il devient un remède assez utile dans les fleurs-blanches et les pâles-couleurs; sa décoction s'emploie aussi à l'extérieur, pour calmer la douleur de la goutte, nettoyer les dents, apaiser la démangeaison de la peau, etc., etc. *Voy.* MENTHE.

POUMON. Cette partie des animaux est d'une substance molle, humide, succulente, légère, facile à digérer et assez nourrissante. Il peut passer pour un assez bon aliment. *V.* ANIMAUX.

POUPARD. C'est une espèce de crabe. *Voy.* CRABE.

POUPELIN. Pièce de four, pâtisserie délicate, faite avec du beurre, du lait et des œufs frais, pétris avec de la fleur de farine; on y mêle du sucre et de l'écorce de citron; il en est d'un meilleur goût, mais il n'en est pas plus sain. *Voy.* PÂTIS-SERIE.

POUPETON. Espèce de hachis, qu'on fait tant en gras qu'en maigre. *Voy.* HACHIS.

POUPIETTES. Plat particulier, qu'on fait avec des tranches de veau et des bardes de lard, et une farce au milieu.

POURCEAU. *Voy.* COCHON.

POURPIER. Il y a deux espèces de pourpier, le *sauvage* et le *domestique;* ce dernier est le meilleur: ils ont l'un et l'autre un goût visqueux qui tire un peu sur l'acide; aussi abondent-ils en acides; ce qui fait qu'ils ne conviennent point à ceux dont le sang a de la disposition à se coaguler. On mange les feuilles de cette plante en salade; elles sont rafraîchissantes. Le pourpier convient assez, dans les saisons chaudes de l'année, aux jeunes gens d'un tempérament chaud et bilieux. Le suc phlegmatique du pourpier est propre à embarrasser les sels âcres des humeurs, et à calmer leur trop grand mouvement. Il se digère difficilement, et il excite des vents, parce que ce même suc est un peu grossier et visqueux. On confit aussi le pourpier dans du vinaigre et du sel, pour le conserver plus long-temps: on en fait des salades; elles sont assez rafraîchis-santes et excitent l'appétit.

PRÉSURE. La présure est le plus ordinairement un lait caillé, et sensiblement aigri dans l'estomac des jeunes ani-maux qui tettent encore leur mère, tels que les veaux, etc. On conserve la présure en la mêlant avec du muriate de soude; on s'en sert utilement pour faire cailler le lait.

PRUNE. Les meilleures, chacune en son espèce, sont celles qui sont bien mûres, qui ont une peau tendre et fine, qui sont douces, d'un goût agréable, et qui ont été cueillies nou-vellement et avant le lever du soleil. Les prunes sont humec-tantes, rafraîchissantes, émollientes, laxatives; elles apai-sent la soif et donnent de l'appétit.

16..

Les personnes qui ont un estomac débile, et qui digèrent difficilement, doivent s'abstenir de l'usage des prunes, car elles débilitent et relâchent beaucoup ; de plus, elles produisent quantité d'humeurs grossières et phlegmatiques ; c'est pourquoi elles conviennent peu aux gens d'un âge décrépit, et qui abondent en pituite.

Les prunes contiennent peu d'huile, beaucoup de sel essentiel et de phlegme ; elles sont bonnes, en temps chaud, aux jeunes gens d'un tempérament bilieux et sanguin. On fait, avec plusieurs espèces de prunes, des *confitures* fort agréables ; on met aussi les prunes sécher au *four,* principalement dans la Touraine et vers Bordeaux. Quand elles sont sèches, on les appelle *pruneaux. Voy.* Fruit, Maturité, Mirabelle, Pruneaux, etc.

PRUNEAUX. Les pruneaux sont des prunes de *damas* qu'on a fait sécher au four ou au soleil. Les *brignoles,* ainsi appelées du nom de la ville d'où elles viennent, sont d'excellentes prunes de *pardigoigne,* par corruption, prunes de *perdrigon,* dont on a ôté le noyau, et qu'on a fait sécher au soleil pour les conserver. Les meilleurs pruneaux, soit pour le goût, soit pour la santé, sont les pruneaux de *Tours.* Ils sont bons à l'estomac ; ils lâchent le ventre et tempèrent l'ardeur du sang. Comme ils ont une saveur assez douce par eux-mêmes, les personnes bilieuses doivent les éviter, ou les mêler avec quelques pruneaux aigres. Les brignoles ont un goût sucré, un peu acide, qui est très agréable. On fait ordinairement cuire les pruneaux avec du sucre ; mais les brignoles n'en veulent presque pas, tant elles sont sucrées d'elles-mêmes. Elles lâchent moins le ventre que ne font les pruneaux ; mais elles l'humectent et le rafraîchissent davantage ; elles sont, de plus, fort nourrissantes ; et, selon la remarque de Simon Pauli, on les donne avec succès aux étiques. Il faut alors couper les brignoles en morceaux, et les faire bien cuire dans de l'eau. *Voy.* Fruit, Maturité, Prune, etc.

PRUNELLES. Ce sont les fruits du prunellier. Lorsque les prunelles sont bien mûres, elles lâchent le ventre ; moins mûres, elles sont astringentes; quand elles sont tout-à-fait âpres et styptiques, il n'est guère possible de les manger crues. On tire, des prunelles encore vertes, un *vinaigre* très fort, par la distillation au bain-marie. On peut manger les prunelles, comme les olives, après les avoir fait passer par la saumure. On dit qu'on en tire une *boisson* agréable, en les faisant fermenter après leur maturité, et les faisant préalablement sécher au four. Les prunelles vertes, pilées dans un mortier, sont d'une ressource sûre pour rétablir le vin tourné. La préparation d'*eau de prunelle* fermentée a été inventée par la misère, et peut souvent causer des engorgemens, etc. On la rend moins mauvaise en y mêlant une certaine quantité de miel ou de mélasse, comme cinq ou six livres de miel pour environ deux cents bouteilles, ce qui corrigera le principe austère des prunelles, et en fera une espèce de boisson vineuse moins insalubre. *Voy*. FRUIT, MATURITÉ.

PUITS D'AMOUR. Espèce de pâtisserie. *Voy*. PATISSERIE.

PULCRE ou PULCRÉ (*vin de métel*). *Voy*. MÉTEL.

PULPE. C'est la partie moelleuse des fruits, qui ressemble, pour la consistance, à la bouillie; telles sont les pulpes d'abricots, de tamarins, de prunes, de casse, etc. On donne encore ce nom aux fruits cuits, et dont on fait des marmelades. *Voy*. MARMELADE. Quant aux diverses qualités des pulpes, il en sera mention en parlant de chaque fruit pulpeux. *V*. FRUIT, MATURITÉ.

PUNCH. C'est une liqueur composée avec de l'eau chaude, du sucre, du jus de citron, de l'eau-de-vie, du rum ou du rack. On la boit ordinairement chaude; elle est très agréable et très fortifiante; elle convient beaucoup après les grandes fatigues, pour rappeler la transpiration, qui pourrait avoir été supprimée par l'humidité, le froid, la pluie, etc. On en peut boire plusieurs verres sans crainte qu'elle fasse mal. *Voy*. AZUCARILLOS, LIQUEUR, BOISSON, etc.

PURÉE. On donne ce nom à des substances farineuses cuites et réduites en une sorte de pulpe, qui sert à la nourriture des hommes. En général, lorsqu'on a séparé des purées les enveloppes qui couvraient les graines, elles sont plus faciles à digérer, et bien moins venteuses; ainsi, les purées des *pois*, des *fèves*, des *lentilles*, valent mieux ainsi préparées, que lorsqu'on les mange avec les enveloppes. Les estomacs vigoureux des gens de la campagne n'ont pas besoin de cette précaution.

Q

QUADRUPÈDES. Ce sont des animaux vivipares à sang rouge et couverts de poils, et qui ont quatre pieds. Ils sont de la plus grande utilité aux hommes, tant pour les nourrir que pour les vêtir, les porter et les aider dans toutes les actions les plus pénibles de la vie. Rien ne leur fournit une nourriture plus succulente et plus savoureuse que la chair des quadrupèdes. Il est bien important de s'assurer que les animaux sont bien saignés, et surtout qu'ils étaient bien sains avant qu'on ne les tuât. C'est à la police à faire surveiller cet objet; car souvent, dans les grandes villes, la cupidité fait vendre des animaux morts de maladie, ou trop vieux tués, dont le peuple, en payant les débris, achète malheureusement à bon marché le germe de la mort. *Voy.* ANIMAUX, CHAIR, etc.

QUARRELET ou **CARRELET.** Il a la chair blanche, mollasse et aqueuse, peu convenable aux estomacs froids et pituiteux : mais on en corrige la mauvaise qualité en la faisant cuire dans le vin blanc avec un peu de fines herbes et de sel. Il vaut mieux pêché dans la mer que dans l'eau douce. Comme il boit beaucoup de friture, il est difficile à digérer quand on le fait frire. Il est plus sain rôti avec une sauce blanche.

QUARTIER. On sert des quartiers d'agneau, de veau et de mouton apprêtés de différentes manières.

QUAS. Le quas est une liqueur d'un usage très répandu en Russie, et particulièrement utile aux flottes et aux armées de cet empire; elle tient le milieu entre la petite bière, *smal-beer*, et le *wonder* anglais. Il est moins agréable. On obtient le quas en faisant dissoudre dans l'eau, des galettes qu'on a formées avec partie égale de drèche et de farine de riz ou de seigle. Avec une partie de galette et six d'eau, on obtient, dans les vingt-quatre heures, un breuvage léger, piquant, acidulé, qui est en même temps nourrissant, et un excellent antiscorbutique. Dans le pays, on trouve ce breuvage excellent: il serait difficile aux étrangers de s'y accoutumer.

QUITSERA. Le quitsera est un mélange de sucre d'érable avec de la farine de froment. Les sauvages du Canada en font des provisions pour les voyages qu'ils entreprennent dans des pays où l'on ne trouve pas facilement à s'approvisionner.

R

RABLE. C'est la partie qui est vers les reins, entre le train de devant et celui de derrière du lièvre. On dit aussi un râble de lapin. C'est la partie la plus délicate, et celle qu'on sert par préférence.

RACINES (*des plantes*). Les racines sont les parties cachées des plantes, qui reçoivent les premières le suc de la terre, pour le transmettre au tronc, aux tiges, aux branches, aux feuilles, etc. Les corps intermédiaires, entre les extrémités radicales et les tiges, sont des organes très importans dans l'économie végétale, et dans lesquels paraît se préparer, et pour ainsi dire se digérer l'aliment de la plante. Il serait très important qu'on fixât bien exactement la nature de toutes les racines que nous avons sous nos pas; qu'on déterminât quand on doit les tirer de terre, pour qu'elles jouissent de tous les avantages qu'elles peuvent procurer; quelle doit être la manière de les conserver ensuite, soit fraîches, soit sèches; on n'a point fait de recherches assez suivies sur ces points différens. On sait qu'il est des racines qu'on peut conserver tout l'hiver dans les caves, en les couvrant de sable, ce qui suffit pour arrêter tout mouvement de fermentation. Les *carottes*, les *navets*, les *betteraves*, les *salsifis*, les *panais* sont de ce nombre. Nous parlons des racines nutritives, à chacune des plantes qui les concernent. Nous dirons seulement ici, qu'il faut faire attention que les racines visqueuses ne conviennent nullement aux enfans. *Voy*. AIL, ASPERGE, BETTERAVE, CAROTTE, CHERVIS, NAVET, OGNON, PANAIS, RAIPONCE, RADIS, RAVE, SALSIFIS, etc.

Racines usitées en médecine. Voy. ACHE, AIGREMOINE, ANGÉLIQUE, ARTICHAUT, AUNÉE, BETTE, CHICORÉE, CHIENDENT, FENOUIL, GINGEMBRE, GUIMAUVE, JALAP, MAUVE, PERSIL, RÉGLISSE, RHUBARBE, SCORSONÈRE, etc., etc.

RACK. Le rack est une liqueur spiritueuse très forte, que les habitans de l'Indostan tirent, par la fermentation et la distillation, du sucre, des cannes à sucre mêlées avec le vin de cocotier, et quelquefois l'écorce aromatique d'un arbre nommé *jugra*. Cette liqueur est très enivrante, attaque facilement les nerfs, ce qui la rend dangereuse. Les Anglais font leur punch avec un rack qu'on croit extrait du riz, par la distillation; il conserve un goût empyreumatique fort rebutant. On dit qu'on en prépare dans l'Inde une autre sorte plus pure, plus agréable. Mais il paraît que les voyageurs ont pris plus de plaisir à boire ces liqueurs dans le pays, qu'à nous les faire bien connaître. *Voy*. LIQUEUR.

RADIS. Les radis sont apéritifs, atténuans et antiscorbutiques; ils provoquent les urines, et sont bienfaisans dans la pierre et dans la gravelle, en chassant le gravier des conduits urinaires. Les parties du radis dont on fait usage en médecine, sont la *racine* et la *semence*, qu'on emploie principalement pour broyer et chasser la pierre, pour provoquer les urines et les règles, et pour lever les obstructions du foie et de la rate. L'usage du radis convient beaucoup aux personnes phlegmatiques. Le suc exprimé de sa racine et de ses semences, pris le matin avec du miel, est très bienfaisant, surtout si on le boit après un verre de petit-lait; il soulage beaucoup dans les toux invétérées et pituiteuses; le suc mêlé avec un peu de sucre, est très bon pour nettoyer l'estomac, les poumons, les reins et la vessie : on en donne trois ou quatre onces. L'eau distillée s'ordonne jusqu'à quatre onces, dans les potions apéritives. L'usage journalier du radis peut guérir des hydropisies commençantes; on ne saurait trop le recommander dans les cas d'affection scorbutique; on applique la racine écrasée, sur la plante des pieds, pour les fièvres malignes et pour l'hydropisie. Les radis qu'on mange à Paris, ne possèdent point éminemment ce goût piquant qu'ont ceux des provinces : la raison en est, que les jardiniers de Paris emploient beaucoup d'engrais dans leurs jardins, et se servent d'une grande quantité d'eau pour arroser les plantes potagères; ce qui fait que les sels de la plante ainsi nourrie, se trouvent noyés et dissous dans une eau mucilagineuse qui en émousse l'action.

RAFLE (*de raisin*). La rafle est la grappe de raisin sans grains. On s'en sert utilement pour faire tourner le vin, et obtenir du vinaigre, tant qu'elle n'est pas échauffée ou exposée à l'air.

RAGOUT. *Condimentum*. On fait des ragoûts de plusieurs sortes, suivant les différentes choses que l'on y met. Les alimens les plus simples et les plus faciles à apprêter sont préférables à tous les autres, parce qu'ils sont plus légers, plus faciles à digérer, et qu'ils produisent des humeurs plus tempérées. Ceux que l'on accommode de mille manières différentes, en y prodiguant les épices et les assaisonnemens pour en relever le goût, sont pernicieux pour la santé, parce qu'ils excitent chez nous des fermentations violentes qui corrompent nos humeurs, qui font perdre aux parties solides du corps leur vertu de ressort, et enfin qui détruisent les principes de la vie. Aussi voyons-nous ceux qui ne connaissent point cette pernicieuse délicatesse, et qui se contentent des mets les plus simples, jouir d'une santé beaucoup plus parfaite que ceux dont les tables sont les plus délicates et les mieux servies.

RAIE. La raie contient des sucs visqueux, qui la rendent difficile à digérer; mais elle nourrit beaucoup et produit un aliment solide et durable, parce que ces mêmes sucs s'attachent aux vésicules des fibres, de manière qu'ils ne s'en séparent ensuite que difficilement. La raie, pour produire de bons effets et pour être plus agréable au goût, ne doit point être trop fraîche; il faut qu'elle ait été gardée un certain temps, pendant lequel il s'y soit excité une petite fermentation, laquelle ait insensiblement détruit et atténué quelques matières lentes et visqueuses, qui rendaient sa chair dure et coriace; c'est pourquoi nous mangeons à Paris la raie meilleure que ceux qui sont voisins de la mer, parce qu'elle a eu plus de temps pour se mortifier pendant le voyage. *Voy*. Poisson.

RAIFORT. Le raifort cultivé, ou *rave des Parisiens*, lorsqu'il est tendre, non creux, donne un aliment très agréable, qui réveille, par son goût piquant, l'appétit et le jeu des organes de la digestion. Il convient beaucoup aux personnes dont l'estomac est paresseux, et sujet aux congestions de sucs acides; il est bon aux mélancoliques; les scorbutiques s'en trouvent parfaitement bien. La racine de raifort sauvage est employée dans les campagnes comme assaisonnement. On la râpe, on en fait une espèce de *moutarde*, dite *des Allemands*; elle excite l'appétit, plus encore que le précédent. C'est aussi un très bon antiscorbutique. *Voy*. Radis, Rave.

RAINETTE (*pomme de*). *Voy*. Reinette.

RAIPONCE. Elle est apéritive, propre contre la pierre et la gravelle; elle aide la digestion et fortifie l'estomac. Sa décoction, selon Dodonée, est utile dans les commencemens d'inflammation à la gorge. *Voy*. Salade.

RAISIN. Le raisin est, selon Galien, le premier de tous les fruits d'automne, le plus nourrissant de tous ceux qui ne se gardent point, et celui dont le suc est le moins malfaisant, lorsqu'il est parfaitement mûr.

Tous les raisins non *secs*, dit Bauhin, agitent le ventre et enflent l'estomac; c'est pourquoi on les proscrit dans les fièvres; mais lorsqu'il y a quelque temps qu'ils ont été cueillis et pendus, ils sont innocens; ils font du bien à l'estomac, ils réparent l'appétit, ils soulagent dans les langueurs, et relâchent le ventre; mais il y a beaucoup de différence entre eux. Les *doux* sont nourrissans, engraissent, gonflent l'estomac, et provoquent les selles; les autres, au contraire, nourrissent peu et resserrent. Les raisins *séchés au soleil*, dont les plus gros sont ceux de Damas, et les plus petits ceux de Corinthe, sont bienfaisans dans la toux ; ils facilitent l'expectoration du phlegme, et relâchent le ventre, sont amis de l'estomac, des poumons et du foie.

Le raisin *mûr* est pectoral, dit LEMERY ; il nourrit beaucoup par ses parties huileuses et balsamiques, propres à adoucir les sels âcres qui picotent la poitrine, à s'attacher aux parties solides qui ont besoin de réparation. Le raisin contient un phlegme visqueux, qui, fermentant et se raréfiant dans l'estomac et dans les intestins, excite des vents et des coliques : c'est pourquoi on doit user sobrement de ce fruit. On confit le raisin *vert* et le *verjus*, pour le rendre plus agréable, et pour le conserver plus long-temps. Cette *confiture* est rafraîchissante et humectante. On fait encore, avec le suc du verjus, l'eau et le sucre, une boisson rafraîchissante, dont on se sert dans les grandes chaleurs. Ceux qui ont l'estomac faible se trouvent bien de mâcher, après le repas, deux ou trois grains de raisin *sec* avec les pépins ; cela contribue à la coction des alimens. Il y a des raisins secs de plusieurs espèces qui nous viennent de différens pays.

Les raisins encore *verts*, dit le docteur LASERVOLE, sont appelés *verjus* ; ils sont astringens, rafraîchissans, et l'on peut en former une espèce de limonade très agréable en l'aromatisant avec de l'essence de citron. Les raisins *mûrs* excitent l'appétit, et lâchent le ventre ; on en tire, en les exprimant et en les foulant, un suc doux, qu'on appelle *moût*, et qui, venant à fermenter, donne un produit qui est le *vin*. (*Voy.* VIN.) Les raisins *doux* sont nourrissans, engraissent, gonflent l'estomac, et provoquent les selles ; les raisins *austères*, au contraire, nourrissent peu, et resserrent. Les raisins bien *mûrs* sont très salutaires dans les dyssenteries rebelles.

TISSOT rapporte que des soldats attaqués de cette maladie, ayant été transportés dans une vigne, ils se rétablirent en peu de temps, par l'usage des raisins qu'ils y mangèrent en abondance.

On fait principalement usage, en médecine, des raisins *secs*. Les plus gros sont ceux de *Damas*, et les plus petits ceux de *Corinthe*. Ils sont bienfaisans dans la toux ; ils facilitent l'expectoration du phlegme, et relâchent le ventre.

RAISIN DE CORINTHE. L'arbrisseau qui porte le fruit appelé *raisin de Corinthe*, sorte de groseille, est un peu plus gros que celui qu'on appelle *groseillier*; il a de grandes feuilles et des piquans en dehors; son fruit vient en grappes de couleur rouge. Les raisins de Corinthe sont de deux sortes, *rouges* et *blancs*, et sont l'un et l'autre surs, qualité qui leur vient du sel acide dont ils abondent, qui est dissous dans une suffisante quantité de phlegmes. Ce sel acide le rend rafraîchissant, et propre à apaiser les chaleurs de la bile et des autres humeurs: ils resserrent tant soit peu l'estomac. On fait de ce fruit de bonnes *confitures*, et une *boisson* avec de l'eau et du sucre, qu'on appelle *vin de Corinthe*, fort bonne pour rafraîchir et humecter le corps, pendant les chaleurs de l'été. On en fait aussi une *gelée* fort agréable au goût, rafraîchissante et humectante, aussi bonne en alimens qu'en remèdes; mêlée avec de l'eau, on en fait une boisson salutaire pour la fièvre.

RAISINÉ. On donne le nom de *raisiné* à une espèce de préparation faite avec du raisin cuit et écrasé, avec du vin doux, et le faisant réduire en consistance de confitures, et en y ajoutant quelquefois des poires. Le raisiné donne une substance très salutaire, et qui a l'avantage d'offrir des ressources à la classe la moins aisée du peuple, puisqu'il ne faut point ou peu de sucre pour la préparer. *Voy*. Confiture.

RALE. On donne ce nom à deux genres d'oiseaux, l'un appelé *râle de genéts*, et l'autre *râle d'eau*. Le premier est préféré au second, et a les qualités des cailles, dont on l'a nommé le *roi*. Sa chair est excellente, surtout quand elle n'est pas trop grasse. Le râle d'eau a les qualités de la poule d'eau. Il a toujours un goût de marécage, ce qui le rend peu agréable; il est d'ailleurs plus difficile à digérer; il ne convient pas aux personnes délicates et convalescentes. *Voy*. Oiseaux.

RAMBOUR (*pommes de*). *Voy*. Pomme.

RAMEQUINS. Espèce de pâtisserie. *Voy*. Patisserie.

RAMIER. Pigeon sauvage qui se perche sur les arbres. *Voy*. Pigeon.

RATAFIA. On donne ce nom à des liqueurs spiritueuses,

faites avec différens fruits, ou avec leurs noyaux, qu'on met en infusion dans de l'eau-de-vie, avec des aromates et du sucre. Ces liqueurs domestiques sont beaucoup moins actives que celles qui se font avec de l'alcool et des aromates très chauds ; elles sont cordiales, et l'on peut quelquefois se les permettre en en usant avec la modération que nous avons recommandée au mot LIQUEUR.

Ratafia de coquelicot. On en prend, le matin à jeûn, et le soir en se couchant, une ou deux cuillerées à la fois, pures ou mêlées avec un peu d'eau. Il facilite la transpiration, débouche les conduits de la voix, et donne aux poumons plus de force pour chasser avec vigueur l'air qui y est contenu.

RATON. Espèce de pâtisserie. *Voy.* PATISSERIE.

RAVE. On en distingue plusieurs espèces : la première retient le nom de *rave* ; la seconde est nommée *grand raifort* ; la troisième est appelée *raifort* ou *petit raifort*, c'est celle qu'on mange communément à Paris. La rave cuite dans du bouillon de chair, nourrit, enfle, engendre des ventosités, rend la chair humide et molle, et l'usage n'en est pas bon pour la santé.

Grand raifort. Le grand raifort est apéritif, détersif et résolutif ; il est peu d'usage parmi les alimens ; il est d'un goût âcre et brûlant, et toute substance âcre produit dans le sang une effervescence nuisible, en lui communiquant son âcreté : on doit donc s'en interdire l'usage. Les pauvres gens du Limousin en font plusieurs sortes de mets bouillis, et à l'huile, après les avoir fait tremper dans l'eau, et coupé par rouelles, pour en ôter la plus grande force.

Raifort. C'est principalement au printemps que les raiforts sont bons à manger, lorsqu'ils ont la chair tendre, succulente et facile à rompre ; on les ratisse et on les mange avec du sel ; ils sont apéritifs, détersifs et incisifs ; mais quand les chaleurs viennent, les raiforts sont un peu trop piquans. *Voy.* RAIFORT.

RÉGIME. Dans le cours ordinaire de la vie, voici le meilleur régime que l'on puisse observer.

En *hiver*, il faut manger beaucoup et boire peu ; la boisson doit être de vin pur ; et l'aliment, des viandes rôties et du pain. On ne mangera que très peu ou point du tout d'herbes dans cette saison.

Pendant le *printemps*, on boira un peu plus, et peu à peu du vin plus tempéré ; on se nourrira de viandes plus succulentes et en moindre quantité : on doit faire usage du bouilli ; on s'accoutumera peu à peu à l'usage des herbes.

L'*été*, on boira beaucoup, et du vin fort trempé ; toutes les viandes bouillies sont les plus convenables.

En *automne*, on commencera à augmenter sa nourriture : on mangera des viandes plus sèches ; on boira moins, et du vin moins trempé.

Ceux qui sont *gras*, qui ont les chairs molles, qui sont rouges et vermeils, doivent user, la plus grande partie de l'année, de viandes fort sèches, parce qu'ils sont d'un tempérament fort humide ; ceux qui sont *maigres*, secs et déliés, doivent observer, la plupart du temps, un régime humide, parce qu'ils sont d'un tempérament sec.

Les *jeunes gens* doivent se nourrir de viandes plus molles et plus humides, parce que cet âge est sec, et que les corps sont encore nerveux et solides.

Les *vieillards* observeront, la plupart du temps, un régime sec, parce qu'à cet âge les corps sont humides, mous et froids. *Voy*. HYGIÈNE DES TEMPÉRAMENS, au commencement de cet ouvrage.

Régime qui convient aux personnes sujettes à l'acidité.

Les rapports aigres, un appétit excessif, quelquefois des choses extraordinaires, comme dans les pâles couleurs, les douleurs de colique, les tranchées, le changement de la couleur de la bile, de jaune en verte, une odeur aigre dans les excrémens, la sueur, la pâleur de la peau, la petitesse du pouls, quelques espèces d'éruptions cutanées, sont les signes ordinaires de ces constitutions. Le principal siége de l'acidité est dans l'estomac et les intestins, d'où elle passe quelquefois dans le sang et les autres sucs. Les personnes sujettes à cette incommodité doivent s'abstenir du grand usage des substances alimenteuses acides, comme fruits, lait aigre, oseille, vinaigre, etc. ; manger peu de pain et de matières farineuses, boire peu de liqueurs fermentées, particulièrement de vins aigrelets. Leur nourriture doit plutôt être tirée des substances animales que des végétales. La chair des animaux qui se nourrissent des autres animaux, est la plus antiacide, ou contraire à l'acidité, comme celle des divers oiseaux, et de ceux qui vivent dans l'eau, quoique celle-ci incommode quelquefois l'estomac, à cause de sa qualité huileuse. La boisson convenable est un vin qui ne soit ni aigre ni petit. Ces personnes doivent faire beaucoup d'exercice ; car les gens qui s'exercent ont ordinairement une bonne digestion, et domptent l'acidité de leurs alimens.

Constitutions qui abondent en alcali spontané.

Cette constitution est la plus naturelle au corps humain, parce que toutes les substances animales sont alcalescentes. La chaleur, la soif, les rapports chauds, nidoreux, la saleté de la langue et du palais, une bouche amère et échauffée, le dégoût, les inquiétudes d'estomac, le vomissement bilieux, les déjections cadavéreuses, les douleurs dans le ventre avec chaleur, sont les symptômes de l'état alcalin des humeurs de l'estomac et dans les intestins. Cet état dispose les fluides de tout le corps à la chaleur, aux inflammations, à la putréfaction ; empêche la nutrition, produit souvent des éruptions cutanées, noirâtres, livides, plombées et gangreneuses, ce qu'on appelle communément *scorbut chaud*. Ces constitutions doivent éviter les substances alcalines, c'est-à-dire les matières animales, particulièrement la graisse, les épices, tous les végétaux qui abondent en un sel acrimonieux et en une huile fort exaltée, et le grand usage général ; le nitre est le plus rafraîchissant et le plus propre. Elles doivent user abondamment de matières acides, si elles n'en éprouvent un inconvénient ; vivre d'alimens faits de grains, ou de substances farineuses ; manger beaucoup de pain, et assaisonner leur nourriture de beaucoup de vinaigre ; les petits vins, le vin avec l'eau, l'eau avec le suc de limon, et surtout le lait et l'eau, sont les boissons propres.

Les personnes de cette constitution doivent éviter les violens exercices, la longue abstinence qui dispose à l'état alcalin, et ne pas manger beaucoup après un long jeûne; les alimens liquides leur conviennent mieux que les solides. Les pléthoriques sont sujets à tomber dans cet état alcalin des fluides, plus dangereux que celui qui procède de l'acidité; car la bile, qui est surabondante dans la constitution alcaline, est le plus puissant antiacide, et elle peut, lorsqu'elle est exaltée et acrimonieuse, produire tous les terribles symptômes des fièvres malignes et pestilentielles.

Régime qui convient aux convalescens.

Les personnes qui sont en convalescence ou qui commencent à se rétablir, déjeuneront avec une croûte au pot, ou avec un œuf et quelques mouillettes. A dîner on leur donnera un bon potage simple, ou garni d'un peu de riz, ou de deux ou trois petits ognons bien cuits, avec une cuisse de poularde bien bouillie, ou une aile de poularde ou de poulet rôti. Ils goûteront avec une marmelade ou une compote de fruits bien faite, et qui soit douce sans être trop sucrée; s'ils aimaient mieux de la gelée de pommes ou quelques confitures douces, on pourrait les satisfaire sans danger; on pourrait aussi leur donner une rôtie trempée, premièrement dans l'eau avec du sucre; y ajoutant le quart ou le tiers de bon vin de Bourgogne ou autre de meilleure qualité. Ils pourraient encore manger un biscuit à la reine, trempé dans l'eau et le vin. Pour leur souper ils se contenteront d'un seul potage, ou d'une aile de poulet rôti; et leur dessert sera d'une pomme cuite au feu avec un peu de sucre, ou d'une compote ou marmelade, ou de quelques confitures liquides. Le mieux, sera de s'en passer s'ils le peuvent. Les convalescens peuvent boire du vin à tous leurs repas, pour se fortifier l'estomac; mais ce vin doit être bien mûr; et il faut toujours le mêler de beaucoup d'eau. Si un convalescent, qui mange avec appétit, ne recouvre point ses forces, il faut qu'il diminue la quantité de sa nourriture. On peut donner plus d'alimens à un convalescent qui sort d'une maladie fort courte, qu'à celui qui a été long-temps malade. Dans ce dernier cas, l'excès de nourriture occasionne souvent des douleurs aux articulations, ou des tumeurs difficiles à guérir.

Régime qui convient pendant l'usage des eaux minérales.

Ceux qui prennent les eaux ou par plaisir, ou par précaution, feront sagement de s'astreindre aux mêmes alimens que ceux qui sont prescrits aux personnes qui les prennent pour leur santé. Il faut ne manger qu'après avoir évacué les eaux. Le bœuf, le mouton et les volailles rôties sont les viandes les plus convenables. On s'abstiendra de veau, de ragoûts forts et d'épiceries; et l'on ne mangera que peu de gibier. Entre les poissons, la truite, le brochet, la perche et les écrevisses de rivière, sont les moins nuisibles aux buveurs d'eau minérale. Une soupe bien trempée est salutaire au dîner. Le soir on doit manger peu de chose; comme du biscuit, de la compote de fruits cuits au sucre et à la cannelle; surtout on n'usera pas de laitage, de salade, ni de fruits crus, et on ne mangera que peu ou point de légumes. La bière peut être contraire à l'usage des eaux. Il serait à propos de ne pas boire d'autres vins que ceux qui peuvent contribuer aux évacuations: tels que ceux du Rhin, de la Moselle, etc. Le thé ne s'accorde pas avec l'usage des eaux minérales. Il est très ordinaire de voir des personnes qui, pour avoir bu les eaux un peu trop cavalièrement, ou avoir négligé de se purger lorsqu'elles les ont quitté, se plaignent, un mois après, d'échauffement, de boutons, d'insomnie, de grattelle, et quelquefois même d'abcès par tout le corps.

Régime qui convient aux enfans.

Aux enfans nouvellement sevrés, on ne doit donner que des alimens simples, doux, humectans, faciles à digérer, et qui aient quelque analogie avec le lait dont ils ont été premièrement nourris : tels sont la bouillie, les bouillons et les potages. A leurs quatre repas on leur donne alternativement de la bouillie et du potage ; il ne faut pas leur donner des bouillons trop souvent, de peur que trop de boisson ne relâche les fibres de l'estomac, et ne leur cause quelque enflure, ou le cours de ventre. A mesure qu'ils croissent et qu'ils avancent en âge, on peut varier et augmenter leur nourriture : on peut leur donner un peu de gelée de viande ou de corne de cerf ; un œuf frais avec des mouillettes de pain de froment léger et un peu rassis, quelquefois de blanc-manger, et quelque viande de volaille, avec un peu de sel pour tout assaisonnement. Dans leurs repas, leur principale nourriture doit être les potages et les panades ; entre les repas un petit morceau de pain, et, si l'on veut, un peu de compote, marmelade ou confitures liquides qui ne soient pas trop sucrées ; quelquefois un peu de biscuit. Ils auront pour boisson ordinaire une tisane faite avec une poignée de froment, de seigle ou d'orge ; aux repas, on pourra mêler dans cette tisane quelques gouttes de vin, si les enfans ont l'estomac faible ; mais on doit le retrancher à ceux qui se portent bien, principalement à ceux qui sont d'un tempérament violent et colérique. On ne fera manger aux enfans aucune viande solide, ni grossière, ni salade, ni fruits crus, ni autre chose indigeste. Vers la quatrième année on augmentera leur nourriture, et on accoutumera petit à petit leur estomac à des alimens plus solides ; peu de viande, pour éviter l'indigestion, la colique, le dévoiement. La partie la plus essentielle du régime qu'on doit faire observer aux enfans, est de leur faire prendre leurs repas et de fixer leur sommeil à des heures réglées. Il en est de même par rapport à leurs amusemens.

En général, dit le docteur Delamarre, il faut prendre garde

que les panades des enfans ne soient pas trop mitonnées. La
panade est un aliment sain ; et la plupart des enfans se portent
bien lorsqu'ils en font habituellement usage.

Les enfans qui commencent à grandir, dit le docteur JACQUIN,
doivent manger souvent, mais des choses saines, comme de
bon *pain*, de la *soupe*, de la *panade*, des *œufs*, des *légumes*
et des *fruits cuits*. Quand on juge à propos de leur donner de
la viande, que ce ne soit que du bouilli ou du rôti. *L'eau pure*,
ou tout au plus rougie, doit faire leur boisson. Le vin, les liqueurs et le café leur sont très pernicieux, et les empêchent
de grandir. *Voy*. l'HYGIÈNE DES TEMPÉRAMENS, au commencement de cet ouvrage.

Fibres lâches et faibles.

La pâleur, le pouls faible, les palpitations de cœur, la mollesse et la lâcheté de la peau, les lassitudes, la nonchalance,
la bouffissure, les taches scorbutiques, sont des symptômes de
la débilité des fibres. La maigreur n'est point un signe de la faiblesse des fibres ; car, quoique le faisceau de celles qui constituent un muscle puisse être petit, les fibres elles-mêmes peuvent être fortes et élastiques. Ceux dont les fibres sont faibles,
doivent *éviter* toutes les grandes évacuations, particulièrement
la saignée, les substances visqueuses et de difficile digestion,
la vie sédentaire et l'air humide. Ils doivent manger souvent,
et peu à la fois ; user d'alimens de bons sucs et de digestion
aisée, tels que le lait, les bouillons, les gelées de viande, les
panades et autres choses semblables. Leur boisson doit être
des vins austères avec de l'eau, ou quelques autres vins avec
de l'eau ferrée ; ils doivent mêler dans leurs alimens des végétaux styptiques, austères, comme plusieurs sortes de prunes,
quelques espèces de poires qu'on distingue aisément par leur
goût âpre et styptique, les coings, les grenades, le fruit de
l'épine-vinette, l'oseille, etc.

Cette indisposition, dit le docteur ARBUTHNOT, dépend ordinairement de l'une des causes suivantes : 1°. des digestions im-

parfaites, dont il ne peut résulter qu'un chyle incapable de se bien assimiler avec le sang, et de parvenir jamais à la perfection qu'il doit avoir; 2°. une sérosité trop abondante dans le sang; 3°. l'inaction des muscles, qui occasionne, dans les liqueurs, trop peu de mouvement; 4°. une trop grande tension qu'il y aura eu antécédemment dans les fibres.

Le défaut de ressort dans ces parties est commun chez les enfans, les femmes et les personnes qui mènent une vie oisive et sédentaire; celles qui sont d'un tempérament froid et humide, ou qui se nourrissent d'alimens gras et aqueux. Outre que le sentiment en est émoussé, cette mauvaise disposition produit encore beaucoup de maladies fâcheuses et très difficiles à guérir. On en voit souvent naître la cachexie, la cacochymie, la phthisie, l'empyème, l'hydropisie, l'atrophie, etc.

Remèdes. 1. Lorsque la faiblesse des fibres dépend des mauvaises digestions, il faut prendre des alimens faciles à digérer, et user de médicamens qui peuvent donner du ressort à l'estomac. Entre les alimens, on peut employer le lait, les œufs, les bouillons, les consommés, les gelées, les potages, la chair des jeunes animaux, et généralement tout ce qui peut fournir de bons sucs et un chyle presque préparé.

Les amers et les aromatiques sont des médicamens très convenables dans ce cas. On peut commencer par les plus faibles, et aller par degrés aux plus forts. La chicorée sauvage, la centaurée, la garance, la rhubarbe, le quinquina, sont de très bons stomachiques amers. Les principaux aromates peuvent servir à assaisonner les mets: tels sont la cannelle, la muscade, l'écorce d'orange et de citron, le girofle, le poivre, le gingembre, l'anis, la coriandre, le thym, le serpolet, l'origan, la sarriette, etc. La confection d'hyacinthe, la thériaque, l'opiat de Salomon, sont des stomachiques que présentent les pharmacopées.

2. La trop grande quantité de sérosité dans le sang ayant occasionné le relâchement des fibres, il faudra vivre dans un air chaud et sec, et faire usage des diurétiques chauds, des diaphorétiques et des purgatifs. On commencera par les plus

légers diaphorétiques, et l'on ira successivement aux sudorifiques. Pour ce qui est des purgatifs, ils doivent être employés avec beaucoup de sagesse et de prudence; et l'on consultera les maîtres de l'art, afin de n'en donner qu'à propos. On aura aussi la même précaution pour les remèdes astringens, âcres, échauffans, spiritueux, salins et sulfureux.

Fibres trop fortes et trop élastiques.

Un corps robuste, sec, maigre, velu, chaud, avec des muscles fermes et rigides, un pouls fort, l'activité et la promptitude dans les fonctions animales, sont des signes de fibres fortes, rigides et élastiques. Ces constitutions sont sujettes aux maladies inflammatoires; elles doivent éviter la diète, qui convient dans l'état contraire. Leur nourriture doit être émolliente et rafraîchissante. Les pulpes, les jus, les gelées, les mucilages et les décoctions des substances farineuses; la plupart des fruits, les herbages, laitues, chicorées, épinards, bettes, panais, carottes et autres racines; les huiles animales qui relâchent et augmentent la graisse conviennent ici. On doit *éviter* avec soin tout ce qui est épicé et salé; la boisson doit être prise de l'eau; de la décoction d'orge, de petit-lait; s'abstenant surtout des esprits fermentés et liqueurs ardentes, qui sont extrêmement nuisibles dans le cas présent. Le bain d'eau tiède est utile à ces constitutions, et le travail ou l'exercice immodéré est nuisible.

Mouvement vicié des fluides.

Le sang et les autres fluides pèchent souvent non-seulement dans leurs qualités, mais encore dans leur mouvement; il peut être trop lent, trop vite, ou totalement supprimé dans quelques vaisseaux. Ceux chez qui la circulation est trop lente doivent être regardés comme dans le cas des gens gras et plegmatiques, et ceux qui l'ont trop vite, comme dans le cas des personnes d'une constitution bilieuse, chaude et alcaline, et

les diètes respectives conviennent. Dans les obstructions inflammatoires des vaisseaux, la nourriture doit être rafraîchissante, médiocre, ténue et délayante, évitant le grand usage
des substances salines qui pourraient, par leur qualité stimulante, augmenter l'inflammation ; on doit, dis-je, éviter ces
substances, excepté dans quelques cas où il y a espérance d'atténuer les fluides et d'emporter les obstructions par les sels
volatils, ou bien lorsqu'on a intention de produire une suppuration ; mais il est certain que toute substance stimulante,
lorsqu'elle ne résout pas l'obstruction, augmente l'inflammation. Dans les tumeurs froides où l'intention est de résoudre et
d'atténuer, la diète doit être délayante et stimulante, consis-
tant en substances d'une nature savonneuse, c'est-à-dire en sel
et en huile.

Constitution grasse.

Les gens gras doivent manger et dormir peu, et faire beaucoup d'exercice : c'est en cela que consiste principalement la
cure. Tout ce qui échauffe médiocrement, les substances sti-
mulantes, qui abondent en un sel âcre, piquant, comme la
moutarde, les raiforts, l'ail, les ognons, les porreaux, les
épiceries et les plantes aromatiques employées en assaisonnement, le safran, les semences carminatives, les viandes fort
assaisonnées de sel, de poivre et de vinaigre, conviennent et
dissolvent la graisse. Ces substances ont seulement l'inconvénient de causer la soif, et la boisson abondante augmente
la maladie, en délayant les fluides et relâchant les solides.
Le sel est un grand dissolvant de la graisse. Les personnes
grasses doivent éviter les alimens huileux ; mais les sa-
vons qui sont composés d'huile et de sel conviennent, parce
qu'ils sont résolutifs ; le miel, le sucre et les fruits mûrs de
jardin sont par conséquent utiles. Quelques-unes des substances astringentes, comme les coings, les grenades, les câpres, les matières confites au sel et au vinaigre, conviennent,
parce que les fibres sont ordinairement trop lâches dans ces
constitutions. Tout ce qui provoque la transpiration, et par

conséquent les frictions de la peau, sont utiles. Ces personnes doivent user de petits vins pour leur boisson ; le thé et le café sont propres comme délayans et médiocrement stimulans. La grande quantité des liqueurs huileuses fermentées augmente la graisse ; l'eau pure relâche trop ; l'air humide nuit en relâchant les fibres et arrêtant la transpiration. Un air froid et humide, les alimens qui fournissent beaucoup de suc, les boissons trop nourrissantes, le défaut d'exercice, le sommeil trop prolongé, la suppression de quelque excrétion, la trop grande tranquillité d'âme et le silence parfait des passions, sont autant de choses qui contribuent à donner beaucoup d'embonpoint. On observe que les animaux sont plus gras en hiver qu'en été ; que les peuples du Nord sont plus gros et plus grands que ceux des pays méridionaux : et cela à cause de la transpiration abondante dans les uns, et retenue dans les autres.

Régime qui convient aux laboureurs et aux artisans.

Les laboureurs doivent éviter tout excès de travail, d'exercice et de toute occupation quelconque ; et lorsqu'ils seront obligés à quelques excès, ils doivent les tempérer par le contraire de ce qui les cause, et par l'usage des alimens adoucissans et rafraîchissans, en suivant les régimes humectans ou adoucissans. Ils doivent bien faire attention à ne pas dormir sur la terre humide, à l'ardeur du soleil, au serein de la nuit, ni rester dans leurs habits trempés par des pluies fraîches, et de ne pas se reposer dans un endroit frais ayant chaud, ni boire de l'eau ou toute autre liqueur froide, crainte d'arrêter la transpiration sensible ou insensible, qui deviendrait pour lors la cause de plusieurs maladies très dangereuses, comme inflammation de poitrine, pleurésie, fausse ou vraie, esquinancie, rhume, inflammation de bas-ventre, érysipèle, etc. Si on a le malheur de commettre une de ces imprudences, il faut recourir promptement à une abondante boisson chaude, d'une infusion de mauves et de fleurs de sureau, qu'on peut

couper avec moitié de lait. L'usage des lavemens est très nécessaire, ainsi que les fomentations de mauves sur les parties
affligées. Si malgré ces secours la transpiration ne s'établit pas,
et qu'au contraire la fièvre se déclare, il faut sur-le-champ
continuer les autres secours, en suivant le régime des maladies aiguës, continuant ainsi jusqu'à parfaite guérison. Il
est encore très nécessaire, pour prévenir les maladies et se
conserver en santé, de connaître son tempérament, afin de
suivre un régime analogue à la constitution de chaque individu. Si l'on répand, sur le pain, du poivre, de la muscade,
du girofle, de la cannelle, du gingembre, le tout en poudre, et que l'on y verse ensuite de l'eau chaude, après y
avoir fait fondre du beurre ou quelque autre chose semblable, ce mets est agréable et très sain. Ces aromates, de même
que l'ail, les poudres de pouliot, de marjolaine, de serpolet, etc., empêchent la corruption; et une ancienne expérience a appris aux laboureurs de quelques cantons que leur
usage est fort utile quand on a chaud, et quand on est fatigué
de travail. *Voy.*, au commencement de cet ouvrage, l'Hygiène des tempéramens.

Régime qui convient aux gens de lettres.

Le régime des gens de lettres doit être analogue aux forces,
et l'on ne voit pas qu'ils doivent s'abstenir d'aucune espèce
d'alimens sains, pourvu qu'ils en usent modérément. Il convient seulement qu'ils évitent ceux de difficile digestion, et
surtout ceux gras, visqueux, les fritures, la pâtisserie, les légumes venteux, les viandes dures, fumées, salées, etc. Ces
sortes d'alimens ne sauraient convenir à la plupart des gens de
lettres, chez lesquels l'action vitale, concentrée dans l'épi-
gastre, dégénère bientôt en un spasme vif, pour peu qu'ils
usent de substances alimentaires d'une digestion difficile :
quant à ceux mêmes qui sont plus forts, et dont les facultés digestives ont plus d'énergie, il est aussi prudent qu'ils
s'en abstiennent. On a recommandé aux gens de lettres l'usage

de l'eau pour toute boisson : ce conseil sévère, et démenti par l'exemple des médecins hommes de lettres qui l'ont donné, peut être utile dans quelques circonstances particulières; mais on ne voit pas qu'une petite quantité d'un *vin* généreux et léger, pur ou trempé d'eau, puisse être nuisible. L'expérience prouve d'ailleurs le contraire : si l'on cite les exemples de DÉMOSTHÈNE, de LOCKE et de HALLER, etc., qui n'ont jamais bu de vin, on y peut opposer une foule de savans et d'artistes qui en ont fait usage sans inconvénient; et il n'y a que ceux qui ne se sont pas contenus dans les bornes que prescrivent la raison et le désir de se conserver, auxquels cette boisson ait été préjudiciable. En général, la vie *abstème* n'est guère convenable qu'à ceux qui en ont contracté l'habitude de bonne heure. Le vin est le premier des toniques et des cordiaux; il convient donc aux hommes de lettres dont les forces ont besoin d'être réparées, et l'esprit égayé. Il aide le travail de la digestion, et, sans contredit, il vaut bien la rhubarbe, l'aloès et autres drogues semblables d'apothicaire, que, par une des contradictions les plus bizarres, l'on a conseillés aux gens de lettres comme toniques et fortifians.

Ce que je viens de dire du vin doit s'étendre au *café*, qui, pris modérément et non habituellement, ne peut être qu'avantageux aux hommes de lettres; il n'y a que ceux qui ont des nerfs d'une extrême mobilité, ou ceux auxquels il cause des insomnies, le tremblement, etc., ou d'autres symptômes nerveux, qui doivent absolument s'en interdire l'usage. L'exemple de FONTENELLE, de l'immortel VOLTAIRE, et de tant d'autres grands hommes qui faisaient leurs délices de cette boisson excitante, et qui, néanmoins, sont parvenus à un grand âge, réfute victorieusement tous les vains argumens de ces docteurs qui, de leur cabinet, dictent au genre humain des leçons qu'on ne suit guère, et qu'eux-mêmes ne mettent pas en pratique. Il y a, d'ailleurs, des hommes de lettres auxquels l'usage du café est indispensable. Un conseil plus utile aux gens de lettres est celui de ne pas se livrer à l'étude immédiatement après le repas, parce que les forces se trouvant partagées entre le cerveau et l'estomac, ils n'en ont pas assez l'un et l'autre pour remplir leurs fonctions : l'étude devient, dans ce cas, pénible et infructueuse, et la digestion en est troublée. Il faut, pour travailler utilement et conserver sa santé, ne se mettre à l'ouvrage qu'une heure au plus tôt après le repas. Il est utile aussi que les gens de lettres établissent leur muséum dans la partie la plus élevée de la maison; qu'il soit vaste, bien éclairé, aéré, et, autant qu'il est possible, exposé à l'est, et plutôt à la campagne que dans les villes. Le choix d'un bon air est de la plus grande importance; il influe sur l'âme aussi bien que sur le corps. Un air sain, dit HIPPOCRATE, donne de l'esprit; un air épais le rend lourd.

Doctrine du docteur JACQUIN.

Deux raisons rendent un régime exact nécessaire aux gens de lettres; le défaut d'exercice et la grande dissipation des esprits, occasionnée par une profonde application. D'ailleurs, courbés sur leurs livres, leur estomac est gêné, leur poitrine est resserrée, le bas-ventre est affaissé; ce qui diminue le mouvement de l'estomac, et cause de fausses digestions, suivies nécessairement de maigreur et de constipation. Les gens de lettres doivent manger peu, particulièrement le soir, et ne faire usage que d'alimens faciles à digérer, tels que le pain bien fermenté, les viandes faites, la volaille, le gibier blanc, les herbes potagères, le poisson cuit à l'eau ou frit; ils ne mangeront que peu ou point de ragoût. Ils doivent prendre le matin une croûte de pain avec deux verres d'eau rougie; une décoction de véronique, de fleurs de guimauve, ou de quelque plante anodine, dans laquelle on ajoute un peu de lait et de sucre, humectera agréablement leur sang. Le vin bien trempé doit être leur boisson : qu'ils évitent surtout les liqueurs spiritueuses. Ils ne doivent se mettre à l'ouvrage que deux ou trois heures après le repas. Afin de laisser l'estomac et le ventre dans une situation louable, particulièrement après le repas, ils peuvent écrire sur une table haute d'environ quatre pieds, vis-à-vis de laquelle ils seront debout, en se servant seulement d'un tabouret pour reposer alternativement l'un des genoux, ou même d'un siége élevé à proportion. Qu'ils se ressouviennent que les veilles leur sont pernicieuses; le travail du matin est bien plus aisé, parce que, quand on a peu soupé la veille, le corps se trouve plus léger et l'esprit plus susceptible d'application que dans aucun temps de la journée.

L'eau, dit le docteur DEMARQUE, doit être la boisson ordinaire des gens de lettres; car le vin porte les humeurs à la tête, et c'est de cette abondance de sang qui surcharge le cerveau, que résultent beaucoup de maladies particulières à ceux qui se livrent à l'étude.

Le choix de l'air est plus important qu'on ne l'imagine; les savans qui peuvent habiter à la campagne, ne sauraient mieux faire que de s'y réfugier; et quand ils sont forcés de demeurer dans les villes, ils doivent préférer les logemens élevés, exposés au vent, en été, au soleil, en hiver, et éloignés des boucheries, des tanneries, etc. Le quinquina est un excellent remède contre l'épuisement qui suit la trop grande application; cependant le bois amer de Surinam ou de cassia vaut encore mieux. Des exemples sans nombre prouvent que les bains froids sont un excellent remède dans ces circonstances. Les frictions faites le matin, sur tout le corps, avec une flanelle, surtout sur l'estomac et le ventre, sont aussi très utiles. *Voy.*, au commencement de cet ouvrage, l'HYGIÈNE DES TEMPÉRAMENS.

Régime qui convient aux malades.

Le régime pour les malades doit être proportionné à l'état où ils se trouvent, et réglé selon leurs facultés. Ceux qui ont des maladies considérables doivent s'abstenir d'une nourriture trop succulente et trop solide; ils doivent, au contraire, faire diète, se nourrir de bouillons un peu clairs, et user d'une boisson convenable à la nature de la maladie. HIPPOCRATE conseille de ne pas pousser trop loin la diète dans les maladies chroniques: le malade, dit-il, risque moins en prenant alors une nourriture abondante. Dans les maladies qui sont causées par un excès de chaleur, dans la rougeole et la petite vérole, dans les fièvres malignes accompagnées de redoublement, dans les fluxions de poitrine, et dans les inflammations de quelque nature qu'elles soient, les malades prendront un bouillon ou un demi-bouillon de trois en trois heures. Ces bouillons seront faits avec la tranche de bœuf, le veau et la volaille; et s'ils étaient trop gras, il faut avoir soin de les dégraisser, et ensuite de les faire chauffer au bain-marie. Le malade, avant et après le bouillon, se lavera la bouche, pour empêcher que ce qui peut y rester ne s'aigrisse, et ne la rende pâteuse ou mauvaise : pour cela, il se servira d'un peu d'eau tiède ou d'un peu de vin mêlé de beaucoup d'eau. Entre les bouillons, il s'humectera de plusieurs gobelets de tisane appropriée à sa maladie, et prendra un peu d'eau de poulet ou quelque émulsion. S'il a une fluxion de poitrine, il prendra du petit-lait clarifié; et s'il a la petite vérole, on lui donnera un apozème convenable à cette maladie. Il ne faut jamais donner de bouillons aux malades ni dans le commencement, ni dans le redoublement de la fièvre, mais seulement quelques cuillerées de gelée de viande, de blanc-manger ou de corne de cerf, et leur faire boire abondamment de la tisane ou de l'eau de poulet.

Dans toutes sortes de fièvres, il faut donner des bouillons un peu clairs au commencement; mais sur la fin, et lorsque le malade est plus faible, il faut les lui donner plus forts. Après la guérison on lui donne pendant quelques jours des bouillons succulens, et ensuite de bons potages, auxquels on pourra ajouter des ognons et les herbes de la saison : il est bon d'ajouter un cœur de veau coupé par tranches aux bouillons succulens, afin de rendre le sang plus coulant et plus spiritueux. Dans le flux de ventre, on fait les bouillons avec la tranche de bœuf, le bout saigneux de mouton, la volaille et le riz, et on les fait plus ou moins forts, suivant la grandeur de la maladie, et l'état où se trouve le malade. Dans les Indes

on n'accorde ni viande, ni œufs, ni bouillons gras aux fébricitans ; on prétend que ce serait exposer la vie des malades.

Régime qui convient aux navigateurs.

Tous les tempéramens ne sont pas propres à voyager sur
mer. Comme de très habiles médecins assurent que la plupart
des maladies des navigateurs dépendent de l'engorgement du
foie et de celui de la rate, il est aisé de pressentir que ceux qui
ont déjà des dispositions à ces maladies ne feront que les ac-
croître s'ils s'exposent à voyager. Les tempéramens mélancoliques et les phlegmatiques risquent donc beaucoup, puisque,
par leur constitution, ils sont disposés à l'engorgement. Nous
croyons devoir faire encore observer que les personnes qui sont
attaquées d'asthme, de catarrhe, de fluxion, de goutte, de
rhumatisme, qui ont quelque ulcère, doivent craindre l'air
maritime. Enfin, les voyages sur mer ne paraissent pas convenir aux personnes attaquées de dartres, d'érysipèles. Les personnes qui sont attaquées de dévoiemens, de vomissemens, et
les femmes qui sont dans leur temps critique, doivent attendre que ces évacuations soient passées pour commencer
leurs voyages, parce que l'air de cet élément et les soubresauts
du vaisseau occasionnent un bouleversement qui dérange, dans
les premiers temps, les corps les mieux constitués. D'ailleurs,
les femmes sont naturellement craintives ; elles peuvent s'effrayer des mouvemens que l'agitation des flots procure au
vaisseau, et en éprouver des accidens. Comme on est exposé
aux influences d'un air humide lorsque l'on voyage sur mer,
il faut avoir soin de s'y vêtir de façon à s'en garantir : de plus,
si l'on est déjà atteint de quelques dispositions scorbutiques,
on doit en appréhender les effets, tant par l'air que l'on res-
pirera, que par le genre de vie que l'on sera forcé d'adop-
ter. Comme on est exposé à manger plus de viande salée que
de fraîche, que d'ailleurs l'eau que l'on boit souffre toujours
un degré d'altération par son séjour dans des tonneaux, et que
ces causes sont principalement celles du scorbut, les voya-

geurs feraient bien de se munir de sirop ou autres préparations acides tirées du règne végétal. Le sirop de vinaigre, celui de berbéris, d'épine-vinette, de limons, de bigarades, etc., pourraient remplir ces indications, et se conserveraient plus long-temps que ne le font les citrons, les oranges, etc., que l'on garde sous leurs écorces : d'ailleurs, ces fruits perdent de leur qualité en se desséchant, ou bien ils se moisissent, ce qui les rend inutiles et même dangereux.

On est assez dans l'usage de fumer sur mer, et de prendre quelques liqueurs fortes, principalement le matin : quoique cette conduite paraisse s'opposer à la putridité, néanmoins, si l'on fait attention que les alimens que l'on prend introduisent dans le sang une substance qui travaille insensiblement à sa dissolution, qui augmente l'acrimonie des liqueurs, on se convaincra facilement que, bien loin d'adoucir les fluides, on ne fait qu'augmenter leur alcalescence. Au contraire, les acides végétaux, en s'opposant à la putréfaction, rafraîchissent et tempèrent l'activité des liqueurs : il serait donc plus avantageux de se mettre à l'usage de la limonade et autres boissons semblables. Le vin trempé, quand on peut en avoir, est encore une excellente boisson.

Régime convenable aux femmes enceintes.

Quand la température de l'air est très chaude, il faut qu'elles fassent un grand usage des boissons aqueuses, qu'elles mangent peu et souvent, et que leurs alimens soient plus liquides et plus doux. La soupe, le bouillon, les liqueurs fraîches, la limonade, l'orgeat, leur conviennent mieux en été qu'en hiver, dans les pays chauds que dans les contrées glaciales. Quand il fait très froid, les femmes enceintes peuvent boire un peu plus de vin pur, faire usage du café et d'alimens plus échauffans et moins liquides. A l'égard des liqueurs spiritueuses, ce sont de vrais poisons pour elles. Tous les ratafias, les fruits à l'eau-de-vie ne font que raccornir les fibres, et épaissir la lymphe et les sucs de la digestion. On peut juger de leurs effets dans notre corps, par celui qu'elles font sur les substances animales et végétales qu'elles tiennent pendant long-temps à l'abri de la putréfaction. On imagine aisément ce que peuvent produire les liqueurs spiritueuses dans le corps de l'enfant ; elles s'opposent à son développement en resserrant ses fibres ; le chyle qu'il reçoit, chargé de l'esprit ardent de ces liqueurs, se congèle, la partie séreuse se sépare ; celle qui reste est épaisse, et ne peut produire que des sucs épais ; la lymphe qui en provient est condensée et plâtreuse ; elle s'arrête dans les vaisseaux capillaires qui sont déjà contractés, produit des engorgemens, des tumeurs, des difformités qui se manifestent aussitôt que l'enfant voit le jour. Les femmes du peuple, et celles qui habitent des pays où l'on fait un grand usage de l'eau-de-vie, font des enfans qui ne prennent pas un grand accroissement, et qui, à la fleur de l'âge, sont chargés de rides ou d'obstructions au mésentère, aux glandes du cou, et par-là sont très difformes.

Quand les femmes enceintes se sentent des dégoûts, des nausées, de la plénitude, elles doivent se condamner à la diète : si elles avaient de l'appétit, elles seraient très imprudentes de ne pas se satisfaire. Il arrive aussi quelquefois qu'elles ont une aversion marquée pour la viande, les œufs et toutes les substances animales ; c'est un avertissement de la nature qui leur conseille de vivre de végétaux, et de les assaisonner avec des aromates ou des acides, pour tempérer leurs humeurs, qui ont trop de penchant à la putréfaction. Les femmes grosses sont aussi obligées de prendre beaucoup de boissons aqueuses pour délayer les excrémens, et en faciliter la sortie hors du corps. Quand ils sont trop durs, ou que le fœtus comprime trop le boyau, on doit avoir recours aux lavemens.

Régime qui convient aux nourrices.

Au lieu de changer la nourriture ordinaire des nourrices, il suffit de là leur donner plus abondante et mieux choisie dans son espèce. Se pourrait-il que le régime végétal étant unanimement reconnu le meilleur pour l'enfant, qui ne vit que de lait et de bouillie, le régime animal fût le meilleur pour la nourrice accoutumée à se bien porter en mangeant peu de viande? D'ailleurs, il est constant que c'est dans les végétaux qu'elle trouve une abondante source de lait.

On donne des pots au feu aux paysannes qui ont des nourrissons bourgeois; persuadé que le potage et le bouillon de viande leur font un meilleur chyle, et fournissent plus de lait que le régime végétal. L'expérience apprend que les enfans ainsi nourris sont plus sujets à la colique et aux vers que les autres. En effet, la substance animale en putréfaction fourmille de vers; ce qui n'arrive pas de même à la substance végétale.

Le lait des femmes herbivores est plus doux et plus salutaire que celui des carnivores; les farineux font plus de sang que la viande; ils doivent donc aussi faire plus de lait. Un enfant qu'on ne sévrerait qu'avec des nourritures végétales, et dont la nourrice ne vivrait aussi que de végétaux, pourrait bien n'être jamais sujet aux vers. Il faut que la nourrice, pour *entretenir son lait*, déjeune le matin, et goûte l'après-dînée; qu'elle boive peu de vin à ses repas, et qu'elle s'abstienne de voir son mari pendant qu'elle nourrit. Il faut d'ailleurs qu'elle soit toujours joyeuse et de bonne humeur, et qu'elle chante et rie souvent, pour amuser et divertir l'enfant.

Régime qui convient aux ouvriers.

Les gens qui, par état, font des exercices violens, comme les habitans de la campagne, les troupes et les ouvriers dont les travaux demandent de la force, peuvent et doivent manger beaucoup, et se nourrir d'alimens solides, tels que le pain de seigle, les gros légumes, pois, fèves, etc.; les viandes solides et grossières, comme le cochon salé, etc. L'eau doit être leur boisson ordinaire : ce n'est pas que le vin pris sans excès, le cidre ou la bière, leur fussent contraires; mais ils ne s'en porteront pas moins bien sans ces liqueurs, que leur fortune leur interdit pour l'ordinaire. Ils peuvent mettre de temps en temps un peu de vinaigre dans l'eau qu'ils boivent. Lorsque les troupes et les ouvriers changent de climat, ils doivent aussi varier leur nourriture, c'est-à-dire, qu'ils doivent manger moins dans les pays chauds que dans les pays froids. Quand ils ont essuyé des fatigues très violentes et beaucoup sué, ils doivent surtout diminuer leur nourriture : le repos leur est alors plus nécessaire qu'une grande quantité d'alimens. *Voy*. l'HYGIÈNE DES TEMPÉRAMENS, au commencement de cet ouvrage.

Plaies.

La nourriture de ceux qui ont des blessures récentes doit être douce, c'est-à-dire, sans rien de salin ou de stimulant, de facile digestion, et de l'espèce de celles qui préservent les humeurs de la putréfaction et les rendent huileuses et balsamiques. Lorsqu'il faut procurer la suppuration, les alimens doivent être plus abondans et plus chauds, parce que ceux-ci produisent la putréfaction.

Constitutions pléthoriques.

Les signes de la constitution pléthorique ou surabondance des sucs louables sont évidens. Ses causes sont le bon appétit, une forte nourriture, une bonne digestion, peu d'exercice, beaucoup de sommeil, la suppression des évacuations ordinaires, particulièrement de la transpiration. La cure, par conséquent, consiste à retrancher ces causes, et à user de leur contraire. Les constitutions pléthoriques sont sujettes à l'arrêt de la circulation, et par conséquent à la suffocation, à la rupture des vaisseaux et à la mort subite. On doit donc la rétablir promptement par les évacuations convenables, et le rappel des évacuations naturelles. Ces constitutions doivent *éviter* les substances huileuses et trop nourrissantes. Les végétaux aqueux leur conviennent, comme étant moins nourrissans que les matières animales ; de même que le poisson plutôt que la viande.

Ténuité ou dissolution du sang.

La soif, la maigreur, l'excès des sécrétions, comme de l'urine, de la sueur, de la transpiration, et les digestions liquides, sont les signes et les effets de la trop grande ténuité du sang. La diète prescrite dans la débilité des fibres, le lait bouilli avec des grains, particulièrement avec le riz, les alimens solides plutôt que les liquides, les vins austères conviennent dans cet état.

Régime qui convient aux personnes sédentaires.

Ceux qui, par état, mènent une vie sédentaire, comme certains artisans et artistes, les commis des bureaux, les marchands, etc., doivent prendre moins de nourriture que ceux qui font beaucoup d'exercice : leurs alimens doivent être légers et de facile digestion, tels que le pain bien cuit, les viandes faites, la volaille, les fruits mûrs ou cuits, etc. Ils doivent surtout tremper leur vin ; l'ivresse leur serait pernicieuse.

Comme ils dissipent moins, dit le docteur Sue, ils doivent prendre beaucoup moins de nourriture ; le pain bien cuit, le suc des viandes, les fruits bien mûrs, doivent être la base de leur nourriture ; ils doivent surtout éviter l'ivrognerie, et ne faire usage du vin qu'en médiocre quantité ; ils ne doivent pas non plus boire trop d'eau, parce qu'elle relâcherait les fibres, et les rendrait encore plus faibles. Ils peuvent, de temps en temps, faire usage des plantes antiscorbutiques, comme le cresson, la moutarde, le raifort, et tout ce qui peut relever le ton de leurs fibres. *Voy.* l'Hygiène des tempéramens, au commencement de cet ouvrage.

Régime qui convient aux vieillards.

La santé est, de toutes les bénédictions temporelles, la plus précieuse dans un âge où la raison, arrivée au plus haut degré de perfection dont elle est susceptible ici—bas, est dans toute sa beauté et dans toute sa force. Qu'y a-t-il donc de plus naturel que de donner tous ses soins à la conserver et à l'affermir, en observant, autant qu'il est possible, les règles qui peuvent y contribuer? Les unes prescrivent au vieillard *ce qu'il doit éviter;* les autres le dirigent dans *ce qu'il doit faire,* toutes méritent son attention. En général, dès qu'on est entré dans ce dernier période de la vie, l'expérience doit, plus que jamais, guider la raison sur tout ce qui intéresse la santé. On doit savoir quelles sont les choses dont on a trouvé précédemment que l'usage était nuisible; et cette connaissance doit suffire pour porter tout homme sage à se les refuser: car, dans la vieillesse, ce n'est plus le temps de se mettre volontairement aux prises avec quelques maux que ce soit. Alors, on doit bien le sentir, les moindres excès vont à épuiser le peu de forces qui restent. Ce qui dans la vigueur de l'âge était du moins sans conséquence, suffit pour abattre totalement quand la vieillesse est arrivée : soins immodérés et soucis rongeans pour la fortune, application profonde et passionnée à l'étude, humeur inquiète et chagrine, disons tout en un mot, rien de ce qui peut altérer et affaiblir une bonne constitution, ne saurait être évité avec trop de scrupule par un vieillard qui souhaite se conserver. Mais ce n'est pas assez qu'il s'observe sur ce qu'il doit éviter, il faut encore qu'il se règle par rapport à diverses choses qu'il doit faire. Je ne toucherai qu'aux plus importantes : 1°. un homme d'âge doit être fort attentif à fixer sa demeure dans un lieu où l'air soit pur et sain ; 2°. il doit proportionner soigneusement la nourriture qu'il prend à l'exercice qu'il fait, être fort modéré dans l'un et dans l'autre, se retrancher peu à peu des alimens solides pour y en substituer de liquides, sortir souvent de table avec un reste d'appétit, plutôt que rassasié ; et s'il lui arrive de faire quelque excès, ne point manquer de le réparer par l'abstinence, le jour suivant, ou plus long-temps même, jusqu'à ce que l'estomac soit parfaitement rétabli ; 3°. un vieillard doit faire en sorte que naturellement, ou par artifice, ses évacuations aient lieu régulièrement; 4°. il doit mettre tout en œuvre pour se procurer des nuits tranquilles et un profond sommeil, rien n'étant plus essentiel à cet âge, pour se bien porter, que de dormir comme il faut; 5°. il importe encore extrêmement qu'il se tienne le corps bien propre et toujours bien couvert surtout l'estomac, les bras et les jambes, sans quoi il ne saurait se bien porter; 6°. enfin, ce qui n'est pas moins essentiel à la conservation de sa santé, c'est qu'il tâche d'être toujours content et de bonne humeur, d'avoir des manières et une conversation agréables, de se faire aimer des jeunes gens et de se plaire à les fréquenter.

La vieillesse, dit le docteur Sue, est sèche et froide, et approche par conséquent beaucoup de la mélancolie : aussi on doit tâcher de retarder la vieillesse en entretenant la souplesse des fibres ; on doit commencer par bannir du régime des vieillards toutes les substances qui sont capables d'endurcir les solides, les liqueurs fortes, les aromates et les alimens échauffans ; on doit en exclure, par la même raison, les exercices violens, et les passions vives ; on doit donner des alimens délayans, pris à de grands intervalles et en petite quantité ; on ne doit faire usage que de pain bien fermenté et bien cuit ; on doit rejeter les pâtisseries et les chairs salées ; ils ne doivent prendre du vin que sobrement, et toujours coupé avec de l'eau ; les fruits savonneux, comme les pêches, les fraises, les poires bien mûres, sont très avantageux aux vieillards ; leur boisson peut être faite avec une décoction de miel, pour fondre et diviser les liqueurs épaissies. Ils doivent respirer un air pur, et faire usage des bains le plus qu'ils peuvent. *Voy*. l'Hygiène des tempéramens, au commencement de cet ouvrage.

RÉGLISSE. C'est une plante dont la racine est très bonne à sucrer les tisanes communes, et dont le *suc* ou *l'extrait* épuré est, ainsi que les gommes, justement recommandé dans les maux de gorge et les rhumes opiniâtres. Le suc de réglisse humecte, et laisse plus long-temps son impression sur l'arrière-bouche, que les boissons aqueuses qui n'agissent qu'intérieurement, mais dont l'usage n'est pas moins recommandé. On a découvert le moyen de purifier le suc de réglisse, et d'ajouter ainsi à sa qualité. Les personnes aisées s'en pourront procurer de cette nature chez plusieurs pharmaciens de la capitale.

La *racine* de réglisse, dit le docteur Marie de St.-Ursin, est pectorale, adoucissante ; elle convient dans les rhumes, en excitant les crachats ; on s'en sert en infusion ou décoction pour édulcorer les autres tisanes. On prépare avec la réglisse des *tablettes* à Blois, à Rouen et à Paris ; on en fait aussi des *pastilles* aromatisées.

REINETTE (*pomme de*). C'est une des meilleures pommes que nous ayons. *Voy*. Pomme.

On la donne souvent cuite au sucre aux malades, surtout dans les circonstances où il est bon de rafraîchir et de relâcher : on en fait aussi de très bonnes tisanes, en la faisant bouillir dans l'eau.

RÉMOLADE. Sauce composée d'anchois, de câpres hachées, de persil et ciboule hachés à part, le tout passé avec de bon jus, une goutte d'huile, une gousse d'ail et assaisonnemens ordinaires.

REPAS, *Refectio*. Nourriture que l'on prend à certaines heures du jour, pour entretenir la santé. Plusieurs nations autrefois ne se prescrivaient aucun temps réglé pour manger, et ne prenaient d'alimens que quand la faim les y portait. On ne peut point absolument déterminer à quelles heures, et combien de repas on doit faire par jour ; l'appétit et l'habitude en doivent décider. *Voy*. ce qu'on a dit à ce sujet au mot Nourriture ; on a examiné, au même endroit, s'il est plus à propos de manger beaucoup à midi et de souper légèrement, ou si le repas du soir doit être plus fort que celui de midi.

RÉVEILLON. *Voy*. Médianoche.

RHUBARBE. Le principal usage de la rhubarbe est de purger doucement la bile jaune et la pituite visqueuse ; elle nettoie et fortifie l'estomac, tue les vers, guérit les hypocondriaques, la jaunisse, la dyssenterie, la diarrhée, etc. ; on peut dans ce cas mêler quelques grains d'ipécacuanha ; on la donne en poudre depuis dix grains jusqu'à un dragme ; en infusion depuis demi-dragme jusqu'à deux dragmes. On fait aussi mâcher cette racine à ceux qui ont l'estomac faible. *Voy*. EXTRAIT.

RHUM. *Voy*. RUM.

RIBLETTE. Ragoût qu'on prépare sur le gril, d'une tranche déliée de viande, soit de bœuf, soit de veau ou de porc qu'on sale et qu'on épice. On apprête les riblettes comme les côtelettes.

RIBLETTE AU LARD. Espèce d'omelette qu'on fait avec du lard coupé par morceaux.

RISSOLE. Sorte de pâtisserie faite de viande hachée et épicée, enveloppée dans de la pâte, et frite dans du sain-doux; on fait d'abord de petites abaisses en forme de petite pâte ovale; on les remplit d'un godiveau fait de blanc de chapon, moelle de bœuf, sel et poivre, le tout bien haché; les rissoles faites, on les confit dans le sain-doux. On en peut faire en maigre avec de la farce de poisson bien hachée, et même des mousserons; on les fait cuire auparavant avec beurre, fines herbes et épices, si c'est aux épinards; si c'est aux mousserons, on les fait cuire à l'ordinaire; on les hache bien menu, on les assaisonne d'un peu de sel, sucre, écorce de citron pilée ou râpée, et on les sert cuites au four avec sucre et eau de fleur d'orange en servant. On appelle aussi les rissoles *oreilles de Parisiens*, parce qu'elles sont faites en forme d'oreille. *Voy*. PATISSERIE.

RISSOLER. Cuire les viandes ou autres mets jusqu'à leur donner une couleur rousse. Le rôt, pour être beau et bien cuit, doit être rissolé. On dit aussi, du pain bien rissolé, qui est cuit de belle couleur.

RIZ. Le bon riz nous vient du Piémont, d'Espagne et de plusieurs autres endroits; on en fait beaucoup d'usage parmi les alimens; on le mange en grains, cuit dans de l'*eau* et du *lait*; on fait aussi une espèce de *bouillie* avec du riz battu.

Le riz, dit ANDRY, est un peu astringent; c'est pourquoi ceux qui ont le ventre trop resserré, n'en doivent guère user; plusieurs prétendent qu'il est bon aux phthisiques et aux convalescens; mais, ajoute le même auteur, l'expérience fait voir le contraire. Tous les phthisiques, loin d'engraisser par l'usage du riz, dessèchent encore davantage ; ce n'est pas que le riz par lui-même ne soit assez nourrissant, mais c'est que l'estomac des phthisiques n'est pas disposé comme il faut pour digérer un aliment dont les principes sont si liés et si difficiles à séparer. Le vulgaire croit cependant qu'il n'y a qu'à manger du riz pour engraisser, s'il est préparé avec le lait et le sucre ; mais c'est, disent NONNIUS et Pierre GONTIER, une opinion démentie par l'expérience.

On peut rendre le riz plus facile à digérer en y mêlant un peu de safran, et c'est ce qui se pratique en plusieurs provinces, où l'on ne mange presque jamais le riz que safrané ; au reste, quoique le riz ne soit pas aussi capable d'engraisser qu'on se l'imagine d'ordinaire, il ne laisse pas de nourrir assez, et de donner de l'embonpoint. Les Orientaux font du *pain* de riz ; mais comme ce pain est assez désagréable par lui-même, ils y mêlent du seigle et du millet pour le rendre meilleur ; ils font aussi un *vin* de riz qui est d'un blanc ambré, et d'un goût aussi bon que le vin d'Espagne ; ce vin porte aisément à la tête, et enivre plus fortement que les autres vins. Les Chinois en font leur boisson ordinaire. Le riz sert à faire des *potages* en gras et en maigre, et des entrées ; il se mange communément au lait.

Le riz est, dit le docteur JACQUIN, après le pain, la nourriture la plus saine et la plus universellement répandue ; je ne sais pas même s'il n'a pas sur le pain quelques avantages, en ce qu'il présente un aliment chaud, aisé à digérer, et qui seul tient lieu de soupe et d'autres nourritures. Tous les peuples de l'Orient, c'est-à-dire presque tous ceux de l'Asie, et une grande partie de ceux de l'Afrique et de l'Amérique, font un usage ordinaire du riz, et s'en trouvent très bien. Le riz bien préparé présente un aliment peu coûteux, très sain, spécialement pour les personnes qui font beaucoup d'exercice, très nourrissant, et capable de leur donner des forces suffisantes pour les travaux les plus violens.

Le riz est légèrement astringent, dit le docteur DEMARQUE ; il est très adoucissant ; il épaissit quelque peu la masse des humeurs ; il tempère leur âcreté. On le prescrit en tisane et en crème. On l'ordonne dans le cas de marasme, de phthisie, d'hémoptysie, et aux personnes qui sont épuisées par de violentes hémorragies.

RIZ DE VEAU. Morceau fort délicat qui se prend à la gorge du veau, tenant d'un bout à la partie supérieure de la poitrine. Les riz de veau entrent dans les meilleurs ragoûts, et l'on en fait divers plats ou hors-d'œuvres pour entrées et pour entremets.

ROCAMBOLE. Espèce d'ail qu'on appelle autrement *échalotte d'Espagne*. Ses qualités sont à peu près les mêmes que celles de l'ail ; mais elle est d'une nature un peu plus douce. *Voy*. AIL. On se sert de rocambole pour mettre dans les ragoûts ; cela les relève beaucoup.

ROGNON. On a donné le nom de rognon aux *reins* ou aux organes glanduleux qui, dans les animaux, séparent du sang, l'urine qui doit en être rejetée. Cette substance est ferme, et légèrement coriace, ce qui en fait un aliment de difficile digestion pour les estomacs qui ne sont pas naturellement vigoureux, ou qui n'ont pas toute leur force. Cette raison, ainsi que le petit goût désagréable de cette viande, fait qu'on la prépare toujours avec une sauce piquante ou relevée. *Voy*. ANIMAUX.

ROMARIN. Cette plante est une espèce d'arbrisseau dont la tige est ligneuse, carrée, et s'élève à la hauteur de trois ou quatre pieds. On cultive le romarin dans les jardins ; mais il naît sans culture dans les pays chauds, comme en Espagne, en Italie, en Languedoc, près de Narbonne. Sa fleur est appelée *anthos*, qui signifie fleur par excellence. Le romarin est stimulant, nerval, antispasmodique, emménagogue, stomachique ; employé extérieurement, il est résolutif : on s'en sert en infusion, à l'eau, au vin, à l'alcohol, au vinaigre. On en prépare une eau distillée, une huile volatile, un esprit aromatique, un miel sirupeux, une conserve, etc. Le romarin, dit le docteur BUC'HOZ, est un arbrisseau aromatique, à fleurs labiées, qu'on cultive ordinairement dans les jardins, et qui se conserve toujours vert. On fait entrer les fleurs de romarin dans les sachets de senteur, dans les pots pourris ; elles sont la base de l'eau de la reine d'Hongrie : la fumée de cette plante desséchée purifie l'air, et chasse les mauvaises odeurs ; c'est un des aromates du peuple. Son odeur, trop forte, attaque les nerfs délicats des citadins, au lieu de leur rendre de la force et de l'énergie.

ROSSOLI. On donne le nom de *rossoli* à une liqueur agréable qu'on fait avec de l'eau-de-vie brûlée, du sucre, de la cannelle, et quelquefois certains autres aromates. Il y a une sorte de rossoli, dit *des six graines*, ou *clairet*, qui se fait avec les semences d'anis, de fenouil, d'aneth, de coriandre, de carvi, de daucus de Crète. Pour les qualités, *voyez* LIQUEUR.

ROT. Viande rôtie à la broche. Le rôt, dans les repas réglés, se sert au second service : le gros rôt est la grosse viande rôtie, et le petit rôt est la volaille, le gibier et les petits pieds. Quelques-uns regardent les viandes rôties comme moins saines et moins nourrissantes que celles qui sont bouillies. Le feu, disent-ils, venant à agir d'une manière immédiate sur les viandes que l'on rôtit, en dissipe toute l'humidité qui les rendait si saines ; il en dessèche les fibres, et, concentrant ce qui n'a pu se dissiper du suc de ces viandes, il le fermente et l'exalte au point d'en développer tous les sels, et d'en former un suc salin et spiritueux propre à fermenter le sang, à exalter la bile, et à dessécher les viscères, etc.

Les viandes bouillies, au contraire, ne reçoivent l'action du feu qu'à travers de l'eau qui la modère et la corrige ; c'est une sorte de bain-marie : ce n'est plus un feu sec et ardent qui brûle, c'est une chaleur douce et modérée qui cuit sans durcir, et pénètre sans dessécher. Or, rien ne ressemble si bien aux digestions qui se font dans le corps, et n'y dispose mieux les nourritures qu'on lui prépare. Enfin, le rôti donne peut-être plus de vigueur, parce qu'il remue davantage les esprits, et qu'il affecte plus agréablement la langue ; mais il fournit moins de suc nourricier, parce que l'ardeur immédiate du feu lui en a enlevé davantage, et lui en a, par conséquent, moins laissé.

C'est ainsi que raisonne l'auteur du *Traité des dispenses du carême*.

HECQUET ne faisait pas attention que rien n'est plus capable que l'eau de dépouiller la viande de son suc; la chose parle d'elle-même, dit ANDRY. L'eau est le plus puissant dissolvant, la vide de ses pores, la rend propre à se charger de toutes sortes de sels, et à se remplir de ce qu'il y a soit de plus spiritueux, soit de plus huileux, soit de plus terrestre dans le corps. On dissout plus de mixtes, et on en tire plus de sucs par les dissolvans aqueux que par les autres. Comment donc la viande, lorsqu'elle sera long-temps dans l'eau bouillante, n'y perdrait-elle pas la meilleure partie de son suc? Elle l'y perd si bien, que le bouillon en tire toute la gelée : c'est donc une erreur de prétendre que la viande bouillie est plus nourrissante; et si le rôti a plus de goût que le bouilli, c'est, comme dit MUNDIUS, savant médecin, parce qu'il a encore tout son suc, ou bien que la viande bouillie a perdu une partie du sien par le moyen de l'eau. Les viandes bouillies étant plus humides que les autres, elles conviennent davantage à ceux qui sont d'un tempérament sec, chaud, bilieux, et qui ont le ventre resserré. Les viandes rôties ou frites conviennent, au contraire, à ceux qui sont d'un tempérament pituiteux, qui abondent en humidités superflues, qui sont sujets à des catarrhes et à d'autres maladies de la même nature. *Voy*. RÔTIR.

ROTA. C'est un vin très cordial et très stomachique, qu'on recommande de prendre, à petite dose, à déjeuner ou après dîner, aux personnes qui ont l'estomac délabré, et qui ont besoin de restaurans. *Voy*. VIN.

ROTI. On donne ce nom à de la viande qu'on a fait rôtir devant le feu, et qu'on sert dans les repas après les entrées. *Voy*. RÔT, RÔTIR.

ROTIE. On donne ce nom à des tranches de pain coupées menu, rôties au feu pour les attendrir; on y étend du beurre ou des confitures : on se sert des premières pour faire des déjeuners au thé. On appelle encore rôtie au sucre un mélange égal d'eau et de vin qu'on fait bouillir, et dans lequel on met du sucre et des rôties de pain. On les donne pour ranimer lorsque les forces sont abattues, et surtout lorsque la transpiration a été interceptée.

ROTIR. C'est cuire une substance en l'exposant au feu. On rôtit de la viande à la broche, sur un gril. La viande rôtie à la broche a l'avantage d'être arrosée avec sa propre graisse, ce qui l'empêche de se dessécher, et concentre le jus intérieurement, surtout si le feu est vif.

Les viandes les plus visqueuses ont plus que les autres besoin d'être rôties; les Cochons de lait, l'Agneau et le Chevreau, ne peuvent guère se manger que de cette manière.

En général, la viande rôtie est une des plus succulentes et des plus nourrissantes, parce que le raccornissement des fibres extérieures, qu'opère le feu, en conserve intérieurement le suc : c'est ce qui fait qu'on conseille les viandes faites et rôties des animaux, aux personnes qui ont besoin des restaurans les plus puissans, ou qui font habituellement de violens exercices. *Voy.* Rôt, Rôti.

ROUELLE. Tranches de quelques viandes ou d'autres mets. La rouelle de veau est la partie charnue de la cuisse de veau, qui est vers le jarret; c'est un excellent manger lorsqu'elle est bien apprêtée.

ROUGE. Oiseau qui n'est pas si gros que le canard sauvage; il a les pattes rouges; il est fort délicat : on le fait cuire comme le canard sauvage. *Voy.* Canard. Quand il est cuit, mettez dans une bonne essence quelques zestes d'orange, avec le jus de deux oranges et gros poivre; faites chauffer la sauce sans bouillir, et versez sur les rouges.

ROUGET. Il est plus estimé en hiver qu'en été, soit parce qu'en hiver il nage en pleine mer, au lieu qu'en été il approche du rivage, ce qui fait qu'en ces deux saisons il se nourrit d'alimens différens; soit parce que pendant l'été, comme plusieurs le pensent, il fait ses petits. La chair du rouget nourrit beaucoup et restaure par le secours de ses parties huileuses et balsamiques et de ses sels volatils; elle se digère facilement, parce qu'elle est peu chargée de sucs grossiers. Si elle arrête le cours de ventre, comme on le prétend, c'est parce que ses principes huileux calment la fougue des humeurs âcres et picotantes qui causaient cette incommodité. Le rouget convient, principalement en hiver, à toute sorte d'âge et de tempérament; il doit être choisi tendre, récent, bien nourri et d'un bon goût.

On remarque, dit ANDRY, que le rouget convient dans le cours de ventre, dans la toux et dans la plupart des maladies qui viennent d'âcreté d'humeurs; quelques-uns prétendent que l'usage fréquent de ce poisson est contraire à la chasteté; mais c'est une imagination qui n'est fondée ni en raison, ni en expérience. *Voy*. POISSON, FRITURE.

ROULADE. Tranche de bœuf, de veau, de mouton ou autre viande aplatie et roulée avec une farce et assaisonnemens ordinaires.

ROUSSELET (*poire de*). C'est une poire hâtive, qui a un goût sucré, très agréable, et qui mollit presque à l'instant qu'elle devient mûre. On la fait sécher avec un art particulier à Reims; elle fournit, pour la saison morte, une espèce de dessert extrêmement précieux, d'autant plus qu'elle offre un manger très salubre, très délicat pour les convalescens, à qui on la donne en compote. *Voy*. POIRE.

ROUX (*de cuisine*). Les sauces qu'on compose avec l'huile ou le beurre roussi et la farine, qu'on nomme communément *roux*, dans lesquelles on cuit souvent la viande, sont sujettes, beaucoup plus que la friture, à l'inconvénient d'occasionner le fer chaud, ou des rapports brûlans et nidoreux; et il n'y a peut-être point d'assaisonnement plus nuisible que celui-là aux personnes dont l'estomac n'est pas supérieur à tous les obstacles qui s'opposent à la bonté des digestions. HIPPOCRATE blâme particulièrement cette sorte de ragoût, et le blâme pour cette raison précisément.

RUM. Le rum est une espèce d'eau-de-vie que les Américains tirent de la canne à sucre. On s'en sert pour faire le punch. *Voy*. PUNCH. *Voy*. aussi MÉLASSE.

Les Français ont nommé *tafia* le rum des Américains.

S

SAFRAN. Le safran est une *plante* qui vient dans beaucoup de parties de la France, et surtout dans le Gâtinais. Ce sont les seuls stigmates des fleurs qui servent dans les usages de la vie commune et de la pharmacie. On s'en sert beaucoup en Allemagne, dans les Pays-Bas, et même en France, pour assaisonner les alimens, et surtout le riz; on le fait aussi entrer dans les crèmes, les pastilles, et dans la fameuse liqueur jaune qu'on nomme Scubac. On l'emploie utilement pour exciter les évacuations trop lentes chez les jeunes personnes. Le safran est cordial, vermifuge et emménagogue; mais il en faut faire usage sobrement, car, pris avec excès, il agit sur les nerfs de la tête, cause quelquefois des ris convulsifs, sardoniques, et la mort même.

SAGOU ou GRAIN DE SAGOU. Le sagou nous est apporté des îles Moluques, des îles Célèbes et de Java, par les Hollandais. Il y en a dont la grosseur du grain est semblable à celle des grains de coriandre, et d'autres à celles du millet. Il est d'une couleur fauve à l'extérieur, blanchâtre en dedans, sans odeur et d'une saveur d'orge. Le sagou jaunit extérieurement par son contact avec la lumière, en séchant à l'air. On le réduit en poudre, et il forme une farine mucilagineuse, qui est nutritive; on en fait des potages au gras avec du bouillon, et au lait, ou bien on le fait cuire à l'eau : on l'édulcore avec du sucre, et on l'aromatise avec de la cannelle ou de l'écorce de citron. Le sagou convient dans la fièvre hectique, la phthisie, la dyssenterie.

SAIN-DOUX. Graisse de cochon, dont on fait assez d'usage dans les cuisines, surtout pour les fritures. *Voy.* à l'article Graisse, les propriétés du sain-doux.

SALADE. Composé de différentes plantes potagères, qu'on mange ordinairement crues ; on les assaisonne avec du sel, du vinaigre et de l'huile; c'est ainsi qu'on fait un mélange de laitues pommées ou non pommées, avec des fournitures, par

exemple, de baume, d'estragon, de cerfeuil, de pimprenelle, pourpier, etc. Il y a des salades cuites, comme celles
qu'on fait avec des betteraves; il y en a de confites dans du
sel et du vinaigre, telles que sont celles qu'on fait avec de
petits concombres, autrement dits cornichons, des capucines,
des câpres, des cotons de pourpier, etc. On fait aussi des salades de plusieurs poissons. La salade réveille l'appétit; mais
il faut avoir un bon estomac pour n'en point être incommodé,
surtout quand on la mange à souper. L'huile, le vinaigre,
le sel et le poivre, qui en font l'assaisonnement, ne peuvent
servir d'excuse pour en autoriser l'usage aux estomacs froids
et délicats, puisque ces drogues ne sont pas elles-mêmes trop
saines. Les plus mauvaises salades sont celles qui sont composées de petites herbes, comme cerfeuil, pimprenelle, pourpier, estragon, capucines, petits ognons verts, perce-pierre,
baume, etc.

Les salades *cuites* sont saines; on les fait ordinairement de
betteraves et d'ognons cuits; on peut aussi les composer de
toute sorte d'herbes potagères cuites. Ces sortes de salades
cessent cependant d'être salutaires, quand on y ajoute force
anchois, du thon mariné, des câpres, des œufs durs, etc. Les
salades réussissent très bien aux personnes bilieuses, à celles
qui ont l'estomac chaud; et, en les rafraîchissant utilement,
elles donnent le juste mélange qui convient pour faire une
excellente digestion. On trouvera, sous les articles particuliers, les différentes propriétés des choses qui entrent dans les
salades, avec les effets qu'elles peuvent produire. *Voy*. BAUME,
BETTERAVE, CAPRE, CAPUCINE, CÉLERI, CERFEUIL, CHICORÉE, CI-
VETTE, CONCOMBRE (petit) (ou cornichon), CORNE-DE-CERF, CRESSON
(alénois), ESTRAGON, LAITUE, MACHE (ou doucette), OGNON
VERT (petit), PERCE-PIERRE, PIMPRENELLE, POURPIER, RAIPONCE,
TRIQUE-MADAME, etc., etc.

SALADE DE CHANOINE (plante). *Voy*. MACHE.

SALAISON. On donne ce nom aux substances qu'on sale à
dessein de pouvoir les garder, pour les manger par la suite,
et pour empêcher qu'elles ne se corrompent : c'est ainsi qu'on

sale les *saumons*, les *maquereaux*, les *harengs*, les *anchois*, les *choux*, le *bœuf*, le *cochon*, etc. Ces substances salées conviennent en général aux personnes qui font de violens exercices, comme les gens de la campagne, et même ceux des villes qui ont des estomacs forts et vigoureux ; mais les personnes qui sont délicates, convalescentes, celles qui ont des tempéramens ardens, irritables, doivent se les refuser, parce qu'elles portent dans leurs humeurs une sorte d'âcreté qui peut leur nuire à la longue. *Voy*. Assaisonnement, Sel.

SALÉ. Chair du cochon qu'on sale. Tous les endroits du cochon sont bons pour faire du petit salé. Le filet est estimé le meilleur. Plus le salé est nouveau, meilleur il est. Il sert, soit pour manger avec la purée de pois, ou un ragoût de choux, ragoût de légumes, purée de lentilles, purée de navets. Si le salé avait pris trop de sel, faites-le tremper dans de l'eau tiède avant de le faire cuire, jusqu'à ce qu'il soit au degré de sel que vous voulez. *Voy*. à l'article Cochon, les qualités et les propriétés de la chair de cet animal.

SALEP ou SALOP. Le salep est une racine ou bulbe farineuse d'une espèce d'orchis, dont la substance est très soluble dans les liqueurs aqueuses et dans celles de la digestion. Sa saveur est semblable à celle des gommes et des mucilages. Le salep est fort en usage chez les Orientaux, surtout chez les Turcs et les Persans. Nous pourrions, sans en faire venir de l'Orient, en préparer chez nous une assez grande quantité, en convertissant en salep les racines d'orchis qui naissent dans nos prés : il suffit de les cueillir avant que la fleur paraisse, de les étendre sur des plateaux de fer-blanc, et de les placer dans un four échauffé au degré nécessaire pour cuire le pain ; on les y laisse huit à dix minutes. Elles perdent leur blancheur, deviennent comme de la corne ; on les met ensuite dans un endroit bien sec pour les conserver, et en faire de la poudre pour le besoin. On peut préparer aussi du salep avec les pommes de terre ; on les fait passer à l'eau bouillante avant de les couper par tranches ; on les fait ensuite sécher également au four du boulanger, après que le pain en a été tiré ; et en les y laissant pendant trente heures, elles acquièrent, comme l'orchis et le salep, la transparence de la corne, et peuvent servir aux mêmes usages avec au moins autant d'avantage.

Toutes ces sortes de saleps donnent également une nourriture très saine et très légère ; on les prescrit avec succès dans les convalescences de maladies graves, surtout dans celles qui affectent la poitrine. Ils adoucissent en général l'âcreté de la lymphe, et restaurent bien les forces épuisées. Plus on étend d'eau sur ces substances, moins elles sont nourrissantes. On peut couper ces boissons alimentaires avec du lait, du bouillon, etc.

SALICOQUE. C'est une espèce d'écrevisse de mer, qui ne lui ressemble point par les pattes, car elle ne les a point fendues. Sa chair est bonne et nourrissante, sudorifique et apéritive, mais de longue digestion : on la fait cuire, dans les ports de mer, avant de l'envoyer au loin ; elle doit être mangée à l'huile et au vinaigre, ou bien avec une sauce au beurre, câpres et anchois, après avoir été chauffée dans du bouillon. *V.* CHEVRETTE.

SALINS (*alimens*). *Voy.* BOEUF (salé), CERVELAS, COCHON (salé), HARENG (salé ou saur), LANGUES, MORUE (salée), etc., etc. *Voy.* aussi l'article ALIMENT.

SALINS (*poissons*). *Voy.* ANCHOIS, HARENG, MAQUEREAU, MORUE, SAUMON, THON. *Voy.* aussi l'article POISSON.

SALMI ou SAUCISSON D'ITALIE. *Voy.* SAUCISSON.

SALMI. Espèce de ragoût qu'on fait avec des viandes déjà cuites et rôties à la broche, auxquelles on fait une sauce après les avoir dépecées. On fait du salmi de bécasses, de dindons et autres volailles.

SALPICON. Ragoût que l'on fait à de grandes pièces de bœuf, de veau et de mouton, que l'on veut servir rôties pour principales entrées.

SALSIFIS. *Voy.* CERCIFIS.

SANG. Le sang des animaux est quelquefois en usage ; cependant, de quelque manière qu'on le prépare, car on ne l'emploie pas seul, et tel qu'il sort des veines et des artères, il est toujours difficile à digérer ; il se coagule aisément, et fournit quantité d'humeurs grossières. Le sang dont nous nous servons le plus ordinairement est celui de cochon, dont on fait du boudin ; le sang de lièvre est encore assez agréable ; on se sert encore du sang de quelques autres animaux, comme on peut le voir aux articles particuliers. *Voy.* ANIMAUX.

SANGLIER (*Cochon sauvage*). On l'appelle porc, ou cochon sauvage, parce qu'il a la figure et la grosseur d'un cochon domestique, et qu'il habite les bois. Le sanglier doit être choisi jeune, gras, et d'une chair tendre et ferme ; celui qui a été pris à la chasse, qui a été fortement agité, n'en vaut que mieux pour le goût et pour la santé. Le sanglier est d'un tempérament beaucoup moins humide que le cochon ordinaire, par rapport à l'exercice et aux alimens dont il use. C'est ce qui fait que sa chair est aussi moins visqueuse, plus agréable, et plus aisée à digérer ; elle nourrit beaucoup, parce qu'elle abonde en sucs huileux et balsamiques.

La chair du sanglier convient, principalement en hiver, aux jeunes gens d'un tempérament chaud et bilieux ; à ceux qui ont un bon estomac, et aux personnes qui fatiguent beaucoup, parce qu'étant compacte et serrée en ses parties, elle a besoin d'un estomac qui soit fort pour la digérer ; d'ailleurs, comme les personnes accoutumées à un grand exercice de corps perdent beaucoup de leur propre substance, il leur faut un aliment grossier, qui demeure long-temps attaché aux parties, et qui se dissipe difficilement ; pour les personnes oisives et délicates, elles doivent s'en abstenir. On fait grand cas des jeunes sangliers qu'on appelle *marcassins* ; on les met à la broche piqués par tout le corps, à la réserve du cou et de la tête, des pieds et de la queue, qu'il faut laisser avec leur soie, tout comme ils sont ordinairement. Quand ils sont cuits, on les sert pour rôt. *Voy.* MARCASSIN.

SAPINETTE. La sapinette est une *bière de sapin*, qu'on prépare avec les branches de cet arbre ; de l'avoine grillée, du biscuit ou du pain roti, avec de la mélasse, en font la base.

LIND dit que c'est une boisson qui ne coûte presque rien, qu'on boit avec plaisir quand on y est habitué, et qui est un des plus puissans antiscorbutiques. On l'emploie en Irlande, dans le nord de l'Amérique et au Canada. On devrait faire des essais en France sur cette boisson utile. *Voy.* Bière, Boisson.

SARCELLE. La sarcelle est un oiseau aquatique, du genre des canards sauvages, dont la chair est d'assez bon goût. *Voy.* Canard, Oiseaux.

SARDINE. Petit poisson qui ressemble beaucoup à l'anchois ; mais elle est plus grande et plus épaisse que lui. La sardine doit être choisie jeune, tendre et bien nourrie, récente, et qui ait été prise dans les mois de mars et d'avril. Elle nourrit médiocrement ; elle lâche un peu le ventre, elle produit un assez bon suc ; quand elle est salée, elle échauffe beaucoup, elle excite la soif, elle rend les humeurs âcres et picotantes. La sardine contient beaucoup d'huile et de sel volatil ; quand elle est fraîche, elle convient, en temps froid, à toute sorte d'âge et de tempérament ; mais quand elle a été salée, on doit en user avec plus de modération, et principalement les jeunes gens d'un tempérament chaud et bilieux ; elle produit, dans cet état, à peu près les mêmes inconvéniens que le hareng salé ; mais elle est d'un goût beaucoup plus relevé et plus agréable que lui. Les buveurs s'en servent même comme d'un mets excellent, parce qu'elle leur fait trouver le vin bon, et qu'elle les excite à boire. On la peut mettre au nombre des alimens qui sont plus agréables qu'utiles et salutaires. On mange ordinairement la sardine grillée ou frite ; elle est plus saine sur le gril. *Voy.* Poisson, Friture.

SARRACHE. La sarrache est une petite sarcelle.

SARRASIN. Espèce de blé. On s'en sert dans plusieurs endroits pour faire du pain ; le pain de sarrasin ou blé noir approche de celui de seigle ; mais il est un peu plus nourrissant : il se digère assez facilement ; il est beaucoup inférieur au pain de froment. Ce blé contient beaucoup d'huile et peu de sel essentiel.

SARRIETTE. La sarriette est céphalique, pénétrante, hystérique et diurétique : elle excite l'appétit, aide à la digestion et chasse les vents : elle est bonne pour les vieillards, les phlegmatiques et les mélancoliques. La sarriette échauffe beaucoup, et met les humeurs en fermentation ; elle est contraire aux jeunes gens bilieux et d'un tempérament chaud.

La sarriette, dit LASERVOLE, est stomachique, céphalique et carminative ; on la donne aussi comme apéritive, incisive et fébrifuge. Elle convient dans la cachexie, la jaunisse, l'asthme et les fièvres quartes. On la fait infuser dans du vin, à la dose d'une ou deux pincées. *Voy*. AROMATES, ASSAISONNEMENT.

SASSENAGE (*fromage de*). Les fromages de Sassenage se fabriquent près de Grenoble ; ils ont une grande réputation, comme étant propres à exciter l'appétit, et ayant un goût très fin ; mais, en général, ils ne conviennent pas aux personnes délicates, et qui, par tempérament ou par régime, doivent ne manger que des choses douces et bienfaisantes. *Voy*. FROMAGE.

SAUCE. Liqueur dans laquelle on fait cuire toutes sortes de mets. On en fait de plusieurs sortes, et selon la nature des ragoûts. Toutes les sauces, uniquement inventées pour relever le goût des viandes, ou pour aiguiser l'appétit, ne peuvent, pour l'ordinaire, produire que de mauvais effets ; les assaisonnemens, les épices et les autres ingrédiens les rendent malfaisantes, comme on l'a dit en plusieurs endroits ; un autre inconvénient, c'est que ces sauces, en excitant l'appétit, font manger beaucoup plus qu'on ne mangerait sans cela ; par-là l'estomac se trouve surchargé de nourriture, d'où peuvent naître quantité d'accidens, que nous avons détaillés ailleurs. *V*. POIVRADE, etc.

SAUCISSE. Mets fait de viande hachée et enfermée dans un boyau, comme un boudin. Les saucisses sont fort pesantes sur l'estomac, et indigestes. Les vieillards, les personnes délicates qui digèrent mal, ou qui font peu d'exercice, doivent s'en interdire l'usage ; celles de *veau* sont meilleures et plus saines que celles de *cochon*. *Voy*. COCHON, VEAU.

SAUCISSON. Les saucissons sont de *grosses saucisses*, beaucoup plus serrées et compactes que celles dont nous venons de parler. On en fait à Bologne, à Paris, à Lyon, qui sont très renommés ; on en mange beaucoup moins que des saucisses ; ils sont plus échauffans, et ont du reste les mêmes qualités.

SAUGE. Plante qu'on distingue en deux espèces, la *domes-tique* ou la cultivée, et la *sauvage*. La sauge des jardins est encore distinguée en *grande* et en *petite*. La petite diffère de la grande en ce que ses feuilles sont plus petites, plus blanches, d'une odeur et d'un goût plus fort et plus aromatique ; la petite sauge est plus estimée que la grande, elle a un très grand nombre de propriétés. Elle est bonne contre toutes les humeurs phleg-matiques ; d'usage partout où il faut fortifier et dessécher. Elle a une vertu singulière pour conforter les nerfs, pour ex-citer l'appétit, et nettoyer l'estomac plien de ses mauvaises humeurs. On prend la sauge à la manière du thé, tant pour les maladies du cerveau que pour ranimer le mouvement des li-queurs et la circulation du sang, pour chasser les vents, for-tifier l'estomac, guérir les indigestions, pour pousser les urines et lever les obstructions du poumon. On fait usage de sauge dans les potages et dans les sauces.

La sauge, dit le docteur DEMARQUE, passe pour être cépha-lique, cordiale, alexitère. Les Chinois aiment tant la sauge, qu'ils s'étonnent comment les Européens, qui en ont chez eux, viennent chercher du thé si loin. Mâchée le matin à jeun, elle fait cracher. On prend les feuilles de la petite espèce en forme de thé, pour fortifier le cerveau, l'estomac, et pour nettoyer les reins et les poumons. La sauge a cependant les mêmes dé-fauts que la sarriette, quand on en fait un trop grand usage. On fume de la sauge comme du tabac, pour débarrasser le cerveau.

La décoction des feuilles et des fleurs de cette plante, dit LASERVOLE fils, est fort utile pour fortifier les nerfs. On l'ordonne en conséquence dans les vertiges, dans l'apoplexie, et les au-tres affections comateuses. Elle convient parfaitement dans la paralysie et le tremblement, dans la cachexie et la chlorose, et dans les vapeurs. *Voy*. VINS MÉDICINAUX.

SAUMON. Quoique ce soit un poisson de mer, il remonte cependant les rivières au commencement du printemps, et l'on remarque que c'est la saison où il est plus gras ; mais quand il a séjourné plus d'un an dans une *rivière*, il devient pâle, sec, maigre, et a mauvais goût. Le meilleur saumon est celui qui est bien nourri, gros, entre deux âges, court, rougeâtre, et pêché dans l'eau claire et courante. Il a la chair tendre, courte et savonneuse; il abonde en sels volatils et en principes huileux et balsamiques, qui le rendent nourrissant, corroboratif et restaurant. Il est bon pour la poitrine; mais lorsqu'il est *fort gras;* si l'on en mange trop, il cause des envies de vomir et des indigestions; et s'il est *vieux,* sa chair est sèche, dure et lourde sur l'estomac. On le mange *frais* et *salé;* frais il est agréable au goût, mais il se corrompt plus vite. Le meilleur endroit du saumon est la *hure;* on estime ensuite le *ventre;* mais, comme cet endroit est fort gras, il n'est pas si sain. Nous avons déja dit qu'il n'y avait point de graisse plus malsaine que celle du poisson. On mange le saumon à l'étuvée ou au court-bouillon, en salade, etc. Il est assez sain, apprêté de ces façons; quelques-uns l'aiment frit avec du beurre, et mitonné ensuite dans une sauce douce, faite avec le vin rouge, le sucre, la cannelle, le sel, le poivre, le clou de girofle et le citron vert; mais il n'est nullement sain de cette manière; car, outre la friture qui ne lui communique rien de bon, le sucre et le citron joints aux autres assaisonnemens de la sauce où on le met, fait un mélange bizarre, plus propre à allumer la bile, et à exciter des fermentations vicieuses dans le sang, qu'à procurer au corps une nourriture salutaire. Les saumons du Rhin, de la Garonne et de l'Allier sont excellens. *Voy.* POISSON, FRITURE.

SAUMURE. On donne le nom de saumure à la liqueur salée dans laquelle on place des substances comestibles, pour les conserver long-temps. On a observé que l'âcrimonie muriatique que contractent les viandes dans la saumure, se communique aux humeurs par l'usage répété qu'on en fait. De là, le scorbut qui infecte les équipages des vaisseaux qui sont depuis long-temps en mer, et qui, faute d'alimens frais, sont malheureusement obligés d'avoir recours à ceux qu'on a conservés dans la saumure.

SAUPIQUET. Sauce accommodée avec ognons frits au beurre ou au lard, vin, sel et poivre. On laisse bien bouillir le tout;

puis, quand cette sauce est réduite au tiers, on la dresse sur le porc frais rôti, ou autres viandes aussi rôties.

SAVOUREUX. Ce mot se dit de tout corps qui a beaucoup de saveur, et qui plaît le plus généralement. On dit qu'on savoure avec plaisir un mets qui flatte le goût.

SAWER-KRAUT. *Voy.* CHOU.

SCAROLE ou SCARIOLE. Plante potagère de la syngénésie polygamie de LINNEUS. C'est une espèce de chicorée. *Voyez* CHICORÉE.

SCORSONÈRE. C'est une racine du printemps qui ressemble beaucoup au salsifis, qui est une racine noire; celle-ci est grisâtre, son goût n'est pas si bon; l'une et l'autre s'accommodent de même, et elles ont les mêmes propriétés. *Voyez* SALSIFIS.

SÈCHE. Espèce de poulpe ou polype qui a un bec comme celui d'un perroquet. On n'en mange point à Paris: mais il est fort commun à Lyon, à Bordeaux, à Nantes et en plusieurs autres villes du royaume. On fait bouillir ce poisson dans de l'eau; puis on le coupe par morceaux pour l'apprêter dans du beurre, de l'ognon, des ciboules, du persil, un peu de poivre, et sur la fin quelques gouttes de vinaigre. Il faut, avant cela, qu'il ait été attendri dans de l'eau salée, mêlée de chaux vive et de cendre, moyennant quoi les bons estomacs peuvent s'en accommoder. On le prépare à Lyon avec de la cendre gravelée. Il nourrit beaucoup quand on le peut digérer; mais, comme l'a remarqué HIPPOCRATE, il resserre le ventre, il produit un sang épais et grossier qui appesantit la tête, et qui charge les yeux. Le bouillon de ce poisson est néanmoins laxatif. *Voy.* POISSON, FRITURE.

SEIGLE. Espèce de froment. Les montagnards et les peuples septentrionaux se servent ordinairement de seigle pour faire du pain; on l'emploie aussi dans la plupart de nos provinces; on en mêle aussi quelquefois avec le froment, pour donner au pain un certain goût qui plaît à plusieurs personnes; il ne nourrit pas tant que le blé, et il lâche un peu le ventre. *Voy.* PAIN.

Le seigle contient beaucoup d'huile et de sel essentiel.

SEL. *De l'efficacité du sel, considéré comme assaisonne-ment.* Le meilleur de tous, et celui qu'on préfère dans les cuisines, est le sel marin qui est formé par les rayons du soleil. Ce sel empêche la trop grande fermentation des alimens dans l'estomac, et empêche le bouillonnement violent des autres liqueurs; d'ailleurs, s'unissant facilement aux sels volatils uri-neux, et faisant par-là un sel ammoniac, il tempère l'âcreté des humeurs et les fait couler par les urines; enfin, irritant légèrement par ses petites pointes les parties solides, et leur servant d'aiguillon, il rend les oscillations des fibres plus vi-ves; par-là les fonctions du corps se font mieux; c'est de là que viennent toutes ces belles qualités que l'on attribue au sel com-mun, comme la vertu d'échauffer, de dessécher, de digérer, d'ouvrir, d'inciser, d'exciter l'appétit et l'amour, et de résister à la pourriture et au poison. Il faut bien se donner de garde de faire un usage immodéré du sel, car c'est un puissant dessic-catif; il augmente la soif et corrompt le sang; si on ne l'em-ploie que pour conserver les mets, ou en relever le goût, son usage est salutaire. Il excite modérément l'appétit, il dessèche et épuise le trop d'humidité.

Cet assaisonnement, dit ANDRY, est le plus nécessaire et le plus naturel de tous. On peut aisément se passer des autres, et on ne peut se passer de celui-ci; rien ne donne aux ali-mens un goût plus salutaire : rien ne contribue plus efficace-ment à la digestion des viandes. Le sel est composé de parties fines, actives, mais solides, qui en s'unissant avec la salive qu'elles détachent de la bouche, arment pour ainsi dire ce dissolvant, tout puissant qu'il est déjà, et lui donnent une nouvelle force pour pénétrer les alimens et en séparer les différens principes. Quand on veut extraire les soufres d'une plante, on mêle un peu de sel avec la plante, sans quoi l'on en tire beaucoup moins de soufre : si tout de même on veut que les alimens se digèrent bien dans l'estomac, ce qui ne se fait que par la désunion de leurs principes, il est nécessaire de les assaisonner d'un peu de sel, afin que, plus aisés à diviser, ils résistent moins à l'action des levains qui les doivent dissoudre.

Le sel ne contribue pas seulement à la digestion des viandes; ces mêmes parties fines et pénétrantes qui le composent, aident encore à la distribution des sucs nourriciers, et l'on a vu des personnes tomber dans d'excessives maigreurs, pour avoir absolument abandonné l'usage du sel, et guérir ensuite parfaitement en se remettant au même usage. Le sel contribuant, comme il le fait, à la digestion des alimens, et à la distribution des sucs, favorise en même temps toutes les fonctions; aussi remarque-t-on que la plupart de ceux qui n'usent jamais de sel ont l'esprit moins pénétrant, l'imagination moins vive, la vue moins forte, le corps moins robuste; et pour tout dire ce qui en est, la fécondité est beaucoup plus rare parmi eux; c'est ce qu'observe MUNDIUS dans son excellent Traité des alimens. *Voy*. ESPRIT.

Dangers du sel. Mais si le sel est si salutaire au corps, ce n'est qu'autant qu'on en sait user. Les parties fines et pénétrantes dont il est composé, quand il est pris en trop grande quantité, étant d'elles-mêmes corrosives, peuvent produire plusieurs effets dangereux. Le premier, c'est de ronger l'estomac et les intestins; le second, de rendre le sang âcre et brûlant; le troisième, de consumer l'humeur balsamique du corps. Il s'ensuit donc que le sel pris avec excès est aussi pernicieux que ce même sel pris avec modération peut être salutaire. Il y a même des personnes qui, sans faire excès de sel, peuvent s'en trouver incommodées; celles qui sont naturellement maigres et sèches, les nourrices qui n'ont pas assez de lait, les femmes grosses, les mélancoliques, les scorbutiques, ceux qui sont sujets à des inflammations, ceux qui ont des dartres ou d'autres maladies semblables, produites par une sérosité piquante et corrosive; toutes ces personnes, et beaucoup d'autres, ont à craindre les parties âcres et brûlantes du sel, et ne doivent se proposer autre chose en salant leurs alimens, que d'en corriger un peu la trop grande insipidité. *Voy*. ASSAISONNEMENT, etc.

SEL POLYCHRESTE. Ce sel est apéritif, purge les sérosités par le ventre, et quelquefois par les urines; il lève les obstructions du foie, de la rate et du mésentère. Sa dose est depuis un demi-dragme jusqu'à six dragmes, dans une liqueur appropriée : souvent on le donne le matin, avec un verre d'eau de fontaine.

SEMENCE (*végétale*). Les semences végétales sont les parties des plantes qui servent à leur reproduction, en nourrissant l'embryon qu'elles renferment. Beaucoup de semences céréales, émulsives et légumineuses, servent avantageusement de nourriture aux hommes et aux animaux. L'altération que produit le gonflement et le dévelopement des semences, ressemble à l'altérabilité qui les rend propres à la nourriture. Elles offrent souvent ce qu'on a nommé *alimentum maximum in minimâ mole. Voy*. GRAINE, FARINE, PAIN.

SEMOULE. La semoule est une *pâte* faite avec la plus fine farine pétrie avec de l'eau, et quelquefois du lait, qu'on réduit en petits grains, de la grosseur de ceux de moutarde. On s'en sert beaucoup pour faire des potages, et pour manger avec le lait. Cet aliment est on ne peut plus sain, et convient parfaitement aux convalescens.

SÉNEVÉ. *Voy*. MOUTARDE.

SERPOLET. La décoction de serpolet, dans du vin, provoque l'urine et les mois, nettoie les humeurs visqueuses des reins, dissout les ventosités, apaise les douleurs des intestins, guérit les ruptures intérieures, et désopile le foie et la rate. Cette plante peut être utile à l'estomac ; c'est pourquoi on s'en sert dans les alimens et dans les sauces. Son odeur seule fortifie le cerveau, surtout si cette odeur est citronnée. *Voy*. AROMATES, ASSAISONNEMENS.

SIROP. Le sirop est une composition à laquelle on donne une consistance un peu épaisse, et qui est faite avec des eaux, des sucs ou des teintures de fruits, de fleurs et d'autres mixtes. Il y a des sirops qui ne servent que pour le plaisir du goût ; les autres sont employés à conserver la santé ou à la rétablir. *Voy*. AZUCARILLOS.

SIROP D'ABSINTHE. On emploie ce sirop intérieurement et extérieurement, comme détersif. On le donne depuis une demi-once jusqu'à une once, pour fortifier l'estomac, faciliter la digestion, provoquer l'urine et les règles, dissiper les vents, tuer les vers et arrêter la diarrhée. *Voy.* Absinthe.

SIROP D'ACACIA. Il purifie le sang et purge doucement les sérosités.

SIROP D'ALLELUIA, ou D'OXYTRIPHILLON. Ce sirop convient dans les fièvres ardentes et malignes ; il purifie le sang, fortifie le cœur, rafraîchit et désaltère les malades.

SIROP D'ALTHÉA ou DE GUIMAUVE. Ce sirop convient parfaitement dans le rhume et dans les maladies de poitrine ; il est rafraîchissant, adoucissant, propre à tempérer l'ardeur et l'âcreté du sang. La dose est depuis demi-once jusqu'à une once et demie ; il entre dans les tisanes, juleps et autres compositions pectorales et pour le rhume. *Voy.* Guimauve.

SIROP DE BERBERIS ou D'ÉPINE-VINETTE. Il est cordial, astringent, rafraîchissant, et résiste à la malignité des humeurs ; on l'emploie dans les juleps, pour arrêter le cours de ventre. La dose est depuis demi-once jusqu'à une once et demie. *Voy.* Berberis.

SIROP DE CAPILLAIRES. On emploie ce sirop dans les émulsions, les juleps, les tisanes pectorales ; il adoucit les humeurs âcres qui affectent la poitrine, la matrice et la rate ; on le donne mêlé avec l'huile d'amandes douces, aux enfans et aux femmes nouvellement accouchées. Les autres malades peuvent quelquefois le prendre par cuillerées, pourvu qu'il n'y ait pas d'inflammation : on peut rendre ce sirop plus coloré et plus pectoral, en y ajoutant, lorsqu'on le fait, une demi-once de réglisse ; mais il est moins agréable alors. *Voy.* Capillaires.

SIROP DE CERISES. Le sirop de cerises est utile dans les fièvres et autres maladies provenant de chaleur, pour détremper la bile, rafraîchir et désaltérer les malades. La dose en est depuis une once jusqu'à deux. *Voy.* Cerises.

SIROP DE CHICORÉE. Quelques-uns ont appelé ce sirop *le baume du foie et de la rate,* à cause qu'il en ouvre puissamment les obstructions, de même que celles du pancréas et du mésentère ; il est bon pour l'hydropisie, la jaunisse, la cachexie, et pour amollir et dissiper la grosseur et la dureté du ventre aux petits enfans, causées par les obstructions ou par les vers : on s'en sert avec succès dans les juleps, les émulsions et les apozèmes que l'on fait pour préparer les mauvaises humeurs à la purgation, particulièrement les bilieuses, et pour ouvrir les conduits nécessaires à leur évacuation. Il est purgatif, principalement lorsqu'il est composé avec la rhubarbe, ce qui fait qu'on le donne quelquefois seul aux petits enfans, et qu'on le mêle quelquefois parmi les infusions purgatives, surtout dans les diarrhées, lienteries, dyssenteries et autres maladies bilieuses des intestins. Ce sirop, en évacuant les mauvaises humeurs, fortifie toutes les parties du bas-ventre. Sa dose ordinaire est depuis une once jusqu'à deux. *Voy*. CHICORÉE.

SIROP DE JUS DE CITRONS ou DE LIMONS. Le sirop de citrons rafraîchit et humecte beaucoup, étanche la soif, éteint sensiblement l'ardeur des fièvres bilieuses, fortifie l'estomac et les entrailles débilités par l'intempérie chaude des humeurs, résiste à la corruption et au mauvais air; il est bon contre les vers, les venins et les maladies contagieuses et épidémiques. Sa dose ordinaire est depuis demi-once jusqu'à une once et demie dans un verre de tisane, ou de quelque autre liqueur. Il sert de base à quelques compositions, et on le mêle dans des potions et dans plusieurs autres remèdes. *Voy*. CITRON, LIMON.

SIROP DE COINGS. Ce sirop guérit la faiblesse d'estomac, arrête le vomissement, aide la digestion des alimens, donne de l'appétit, digère les mauvaises humeurs, et les met en état d'être expulsées; fortifie les entrailles, et est heureusement employé dans les dyssenteries, diarrhées et toutes sortes de flux de ventre, causés par l'acrimonie des humeurs ou par la faiblesse des parties. Sa dose ordinaire est depuis une once jusqu'à une once et demie; on peut le prendre seul dans une cuillère, ou le mêler dans les potions ou dans la boisson ordinaire. *Voy*. COINGS.

SIROP DE CONSOUDE. Ce sirop est très utile pour le crachement de sang, et la toux violente et opiniâtre, qu'il adoucit beaucoup. La dose est depuis demi-once jusqu'à une once.

SIROP DE FLEURS DE PÊCHER. Ce sirop est propre à purger doucement les sérosités, lever les obstructions, et dégager l'estomac et les intestins des vers et des matières vermineuses. La dose est depuis une once jusqu'à deux. *Voy.* PÊCHE.

SIROP DE FRAISES. Il est très agréable, réjouit le cœur, fortifie l'estomac, et est propre à purifier le sang, en poussant les mauvaises humeurs par les urines. La dose est depuis une once jusqu'à une once et demie. *Voy.* FRAISE.

SIROP DE GENIÈVRE. Ce sirop est cordial, stomacal et hystérique; on en peut prendre depuis quatre gros jusqu'à une once. *Voy.* GENIÈVRE.

SIROP DE GRENADES. Le sirop fait avec les grains des grenades acides calme la soif des fébricitans et l'effervescence de la bile. *Voy.* GRENADE.

SIROP DE GROSEILLES ROUGES. Le sirop de groseilles rafraîchit; il est un peu astringent, et utile dans les diarrhées, ainsi que dans les coliques bilieuses. La dose en est depuis demi-once jusqu'à une once et demie, pur ou mêlé dans l'eau. *Voy.* GROSEILLE.

SIROP DE JOUBARBE. Il est fort rafraîchissant et propre à calmer la trop grande agitation du sang et des humeurs; on l'emploie dans la soif ardente, dans les sécheresses de bouche, et dans les occasions où il faut tempérer les ardeurs des parties de la génération. La dose est depuis demi-once jusqu'à une once. *Voy.* JOUBARBE.

SIROP DE JUJUBES. Ce sirop soulage les personnes qui ont la toux sèche, qui sont sujettes à des fluxions sur les poumons, calme la pituite, adoucit l'acrimonie et aide à l'expectoration; on le prend ordinairement seul, dans une cuillère, depuis une demi-once jusqu'à une once; on peut aussi le délayer dans les tisanes pectorales, dans les juleps et dans les apozèmes, et le mêler avec les loks. *Voy.* JUJUBES.

SIROP DE LIERRE TERRESTRE. Ce sirop est sudorifique, et propre pour exciter les urines, provoquer les règles, lever les obstructions des viscères et de la matrice; il est spécifique pour l'asthme qui provient d'une pituite âcre et trop épaisse.

SIROP DE LIMON. *Voy*. LIMON.

SIROP DE MENTHE. Ce sirop guérit toutes les obstructions et affections froides de l'estomac, augmente la chaleur naturelle, purifie le sang, fortifie le foie et en guérit toutes les indispositions. Son usage continué retarde la vieillesse, rénouvelle le corps et corrige les vices des digestions. La dose est d'un ou deux gros dans du bouillon, à jeun. Il faut s'abstenir de manger pendant cinq heures; mais on peut boire, de temps à autre, un peu de bouillon ou de tisane. *Voy*. MENTHE.

SIROP DE MUGUET. Il réjouit le cœur, fortifie le cerveau et l'estomac, et est propre pour la léthargie, l'apoplexie, l'épilepsie et la paralysie. *Voy*. MUGUET.

SIROP DE MURES. Il est propre pour le rhume, les inflammations et les ulcères de la bouche et de la gorge; on l'emploie dans la dyssenterie, parce qu'il est rafraîchissant et astringent. La dose est depuis une demi-once jusqu'à une once et demie. *Voy*. MURE.

SIROP DE NÉNUFAR. Ce sirop rafraîchit et humecte beaucoup, d'où vient qu'il est usité dans les fièvres tant continues qu'intermittentes. Il tempère la bile, et apaise les douleurs de tête qui en proviennent; il éteint la soif et les ardeurs du feu qui la cause; il aide à vivre chastement; il modère les cours de ventre causés par des sels âcres et bilieux, arrête les hémorragies, procure un sommeil tranquille, remédie à la chaleur des reins, épaissit les humeurs et en émousse l'acrimonie. On peut le donner seul depuis une demi-once jusqu'à une once; mais on le dissout ordinairement dans des eaux distillées, dans des émulsions ou dans des décoctions en façon de julep.

SIROP DE NERPRUN. Ce sirop purge puissamment les sérosités de tout le corps; on l'emploie dans la cachexie et dans les maladies des jointures, mais particulièrement pour la guérison de l'hydropisie aqueuse et des rhumatismes. Sa dose ordinaire est depuis une demi-once jusqu'à une once. On le prend seul, par cuillerées, ou bien on le mêle parmi des décoctions ou d'autres liqueurs convenables ; mais il est mieux de manger une légère soupe après avoir avalé de ce sirop seul, qui, sans cela, altère beaucoup. On peut encore en mêler depuis une demi-once jusqu'à une once, avec une once ou une once et demie de manne dissoute dans une décoction appropriée à l'état du malade.

SIROP DE NICOTIANE ou DE TABAC. Ce sirop est propre pour lever les obstructions de la rate, et purger le cerveau et l'estomac ; il fait quelquefois vomir. Sa dose est depuis quatre dragmes jusqu'à une once. On l'emploie comme détersif pour nettoyer les vieux ulcères ; il ne cause alors aucune douleur.

SIROP D'OEILLET. Il est fort agréable au goût et à l'odorat ; il résiste au venin, réjouit le cœur, fortifie l'estomac, et est sudorifique. On l'emploie dans les fièvres malignes, le pourpre, la rougeole, la petite vérole, et les maladies contagieuses. La dose est depuis une demi-once jusqu'à une once.

SIROP D'OGNON. *Voy*. OGNON.

SIROP DE PAVOT RHEAS ou de COQUELICOT. Le sirop de coquelicot est spécifique pour les maux de poitrine, les rhumes, la squinancie et les inflammations de gorge. On l'emploie dans la pleurésie, la phthisie, le crachement de sang ; il est un peu sudorifique et soporatif. La dose est depuis une demi-once jusqu'à une once et demie. Il épaissit les crachats. *Voy*. COQUELICOT.

SIROP DE PLANTAIN. Il est astringent ; on l'emploie dans les gonorrhées, les cours de ventre et les hémorragies. La dose est depuis une once jusqu'à deux . *Voy*. PLANTAIN.

SIROP DE POMMES. Il est cordial et d'un bon usage contre les palpitations de cœur, particulièrement lorsqu'elles sont causées par des vapeurs qui s'élèvent de la rate ; il réjouit toutes les parties nobles, étanche la soif, tempère l'ardeur des fièvres bilieuses. On peut en prendre, par intervalles, une cuillerée, ou le mêler avec des décoctions ou d'autres liqueurs convenables. La dose est depuis une once jusqu'à deux. *Voy*. POMME.

SIROP DE ROSES PALES. Il est propre à fortifier l'estomac et purger doucement les sérosités. La dose en est depuis une once jusqu'à deux.

SIROP DE ROSES SÈCHES. Il fortifie l'estomac ; mais on l'emploie principalement pour la squinancie, la diarrhée et le vomissement de sang. La dose est depuis une once jusqu'à deux. *Voy*. ROSES.

SIROP DE SCAMMONÉE. Il purge toutes les humeurs, mais principalement la mélancolie et la bile noire ; il est propre pour la léthargie, l'affection hypocondriaque, l'apoplexie.

SIROP DE SÉNÉ. Il purge la bile et la mélancolie. La dose est depuis une demi-once jusqu'à deux onces.

SIROP DE SUREAU. Il est regardé comme spécifique pour toutes sortes de flux. La dose est depuis une demi-once jusqu'à une once et demie. *Voy*. SUREAU.

SIROP RESTAURANT ou DE TORTUE. Ce sirop est recommandé pour rétablir les personnes desséchées et atténuées par de longues maladies ou par quelque fièvre lente. Il soulage les phthisiques, et sert à rétablir les malades qui sont dans le marasme ; il humecte, rafraîchit et éteint la chaleur excessive. On en use par cuillerées entre les repas. La dose est depuis une demi-once jusqu'à une once. L'usage en doit être long et assez fréquent. On peut aussi le mêler dans des juleps ou dans des émulsions, comme on y mêlerait un autre sirop. *Voy*. TORTUE.

SIROP DE FLEURS DE TUSSILAGE SIMPLE. Ce sirop incise et détache la pituite visqueuse de la trachée artère et des poumons, d'où vient qu'il soulage beaucoup les asthmatiques et ceux qui ont les conduits de la respiration embarrassés. On le prend seul dans une cuillère, par intervalles, depuis deux dragmes jusqu'à une demi – once ; on le mêle aussi parmi les loks et les tisanes pectorales.

SIROP DE VERJUS. Ce sirop est astringent, rafraîchissant, propre pour arrêter le vomissement et tempérer l'ardeur de la bile. La dose est depuis une demi-once jusqu'à une once et demie. *Voy*. VERJUS.

SIROP DE VINAIGRE. Ce sirop est utile dans les crachemens de sang et autres hémorragies, résiste au venin, et convient dans les fièvres ardentes pour rafraîchir et désaltérer les malades. *Voy.* Vinaigre.

SIROP VIOLAT ou DE VIOLETTE. On le donne dans le rhume, les maladies de poitrine et les fièvres ardentes ; il humecte, rafraîchit, et adoucit l'humeur âcre qui irrite les poumons et les autres parties internes. La dose est depuis une demi-once jusqu'à une once et demie. On le donne aussi quelquefois pur, par cuillerées. *Voy.* Violette.

SOBRIÉTÉ. Pourquoi les exemples de la vie longue et saine des premiers hommes, des solitaires de l'Arabie et de l'Égypte, et de tant d'autres qui ont trouvé la santé dans le sein de la frugalité, ne suffisent-ils pas pour corriger la gourmandise? Faut-il donc l'effrayer par le tableau de ses funestes effets?

Il faut si peu de chose pour nourrir notre corps et lui conserver sa vigueur, qu'il est étonnant combien les hommes travaillent tous les jours à chercher, dans les différens assaisonnemens, d'agréables poisons pour surcharger d'alimens leur estomac. Douze onces de nourriture solide, et de l'eau, soutenaient les anciens solitaires jusqu'à une extrême vieillesse, et sans infirmités. Louis Cornaro, ce noble vénitien, si célèbre par sa sobriété, se trouvant à l'âge de quarante ans dans un dépérissement total, employa en vain toutes sortes de remèdes : lassé de chercher dans la médecine des secours qui, bien loin de le soulager, le faisaient souffrir davantage, il se réduisit à un régime extrêmement frugal et tempéré, et bientôt il jouit d'une santé agréable, et vécut au-delà de cent ans sans la moindre incommodité. Combien de gens se réduisent tous les jours au lait pour toute nourriture, et vivent long-temps et sans infirmités avec ce léger aliment?

Il n'est pas possible de prescrire la quantité d'alimens qu'on doit prendre ; le *tempérament,* l'*âge,* le *climat,* la *saison* et l'*état,* doivent y mettre nécessairement de la différence d'un homme à un autre homme. C'est à chacun à consulter ses forces, et à se juger au poids de la raison : le plus sûr de ces poids est, sans contredit, l'expérience. Toutes les fois qu'après le repas on a la tête libre, le corps dispos, et l'esprit sain et gai, c'est une preuve que l'on n'a pas trop mangé : au contraire, toutes les fois qu'après le repas le corps est lourd, l'esprit incapable d'application, qu'il survient des rôts acides, nidoreux, fétides, et qui sentent les œufs pourris ; qu'on éprouve un gonflement et une plénitude d'estomac, des faiblesses, le hoquet, un vomissement, des bâillemens, des feux et une sueur sur le visage ou sur la poitrine, enfin, que la langue est épaisse, la bouche mauvaise, la tête pesante, et que l'on a des envies de cracher, surtout en s'éveillant pendant la nuit, c'est une preuve certaine qu'on a fait de l'excès dans le boire ou dans le manger; alors il faut diminuer insensiblement les alimens, jusqu'à ce qu'on n'éprouve plus aucune de ces incommodités. Si la plénitude était considérable, et qu'elle allât jusqu'au point d'être prêt à se trouver mal, il faudrait prendre dans l'instant de l'eau tiède, du thé léger, ou même une infusion de camomille et de chardon bénit, afin de vomir promptement, et de débarrasser l'estomac. Les personnes qui sont dans l'habitude de prendre beaucoup d'alimens, et qui, soit par sagesse, soit par goût ou par nécessité, veulent embrasser un genre de vie plus frugal, doivent en diminuer insensiblement la quantité : un changement trop subit pourrait devenir dangereux.

Dans les pays froids on doit manger plus que dans les pays chauds, et prendre des nourritures plus solides. On sait que dans les climats extrêmement chauds, comme les Indes, l'Amérique méridionale, etc., le bœuf serait un aliment trop fort. La volaille, du mouton ou du gibier compose le dîner; le soir on se contente de fruits et de rafraîchissemens.

Par la même raison, *on doit manger plus en hiver qu'en été.* Les gens de lettres, les artistes, qui ne font pas beaucoup d'exercice, les gens oisifs et les femmes doivent manger peu, et éviter les alimens solides, visqueux et salés. Huit onces de viande, douze à quinze onces tant de pain que de racines ou d'herbes potagères, et une chopine ou tout au plus trois demi-setiers de vin avec de l'eau, voilà la journée des personnes qui font peu d'exercice. Il est plus sain de faire plusieurs repas qu'un seul. Est-ce la sensualité, la gourmandise, la mode, qui a appris, aux *gens comme il faut*, à n'en plus faire qu'un? Aujourd'hui les hommes dînent, et les femmes soupent. En ne faisant qu'un repas, on charge trop l'estomac, la digestion est laborieuse, et ne produit qu'un mauvais chyle, des vents et des glaires, d'où naissent les obstructions et mille maladies.

Il est bien plus sain de boire, pendant les repas, à petits coups, que de se noyer l'estomac en buvant plein de grands verres; rien ne dérange plus l'estomac, et ne désaltère moins.

Il est bon de manger à des heures réglées; il n'y a que les gens d'un tempérament fort, et qui font beaucoup d'exercice, qui peuvent mépriser cette attention. Il y en a deux autres que tout le monde doit avoir : la première, c'est de ne pas manger quand on sent son estomac plein ; un repas passé de temps en temps rend les autres plus salutaires ; la seconde, c'est d'éviter la trop grande diversité des mets dans le même repas. Comment veut-on que l'estomac puisse digérer différens alimens, bons en eux-mêmes, mais dont le mélange produit une violente fermentation, l'indigestion, des vents, des glaires, etc.? C'est donc à tort qu'on se plaint d'avoir un mauvais estomac, lorsqu'on le charge tous les jours, dans un même repas, de viandes, de poissons, de pâtés chauds et froids, avec force croûte, de salade, de crèmes, de légumes, de sucreries, de fruits, de bière, de vin, de glaces et de liqueurs.

Le *gras* est-il préférable au *maigre?* Laissons à la délicatesse à préférer un de ces deux genres de vie, et croyons que ces deux espèces de nourriture sont fort saines, lorsqu'on en use avec sobriété, et qu'il n'entre pas trop d'épices dans l'assaisonnement du maigre : je suis même persuadé que ce qui nous incommode le plus, c'est le passage alternatif de l'un à l'autre. L'estomac, accoutumé à employer beaucoup de force pour broyer les alimens solides du gras, ne fait plus que jouer avec le maigre ; mais revenant ensuite sur le gras, pour retourner au maigre, il perd insensiblement sa force, et s'acquitte plus lentement et plus difficilement de ses fonctions. Après avoir fait long-temps maigre, comme après le carème, il faut bien se ménager les premiers jours où l'on commence à manger gras; il faut se regarder comme des convalescens, qui doivent modérer leur appétit. Une preuve que le maigre est une nourriture saine, et sans doute plus salutaire que le gras, c'est la longue vie des premiers hommes, des philosophes appelés *gymnosophistes*, de nos anciens solitaires et anachorètes, et des habitans de la côte de l'Asie, qui ne connaissaient d'autre nourriture que les fruits, les légumes, les racines, le lait et l'eau.

On veut se bien porter, dit le docteur FRIER, et on change l'ordre de la nature; la nuit prend la place du jour; l'homme, aussi ennemi de lui-même que de ses semblables, emploie dix bras au service d'un ventre. On lui sert dans un repas les productions des deux hémisphères, les fruits et les vins des différentes parties du globe : accablé de nourriture, il ne quitte la table que pour digérer dans un fauteuil; le café et les liqueurs viennent l'y trouver; il ajoute de nouveaux feux au feu vital, mais bientôt l'estomac, en souffrance, lui reproche ses excès; c'est un volcan qui renferme des matières en fermentation : la chaleur se répand dans les veines, les vapeurs montent à la tête, et LUCULLUS, accablé, s'endort. A son réveil, il se plaint de flatuosités, de gonflemens, etc. On appelle un médecin, qui prescrit l'usage du thé ou des boissons délayantes tièdes, qui le font digérer par indéjection. Voilà notre manière de vivre; mais ceux qui se conduisent ainsi ne vivent pas long-temps. L'auteur de la nature nous a créé avec des passions, des désirs et des appétits naturels : pourquoi ne pas suivre l'inclination de la nature? elle se plaît dans des alimens simples et sans apprêt. Imitons les autres animaux, et mettons en pratique les leçons qu'ils nous donnent dans toute leur conduite : l'homme seul se livre aux excès, et court après sa propre destruction.

Un grand écrivain (ADDISON) parle en ces termes, au sujet de

la tempérance : « Quant à moi, quand je vois ces tables à la
» mode couvertes de toutes les richesses des quatre parties du
» monde, j'imagine voir la goutte, l'hydropisie, la fièvre,
» la léthargie et presque toutes les autres maladies cachées en
» embuscade sous chaque plat. »

Il serait à souhaiter que tous les hommes suivissent l'avis
que donne un grand médecin (Tissot) : C'est, dit-il, d'éviter
» les mélanges de différens alimens, et de ne jamais se per-
» mettre plus de deux, ou, tout au plus, trois plats à chaque
» repas : celui qui se borne à un seul fait encore mieux. Je
» connais, ajoute-t-il, un vieillard respectable, qui, étant
» assez valétudinaire à quarante ans, s'imposa la loi de ne
» jamais manger que d'un seul plat ; il a tenu parole, et est
» parvenu à l'âge de quatre-vingt-dix ans, jouissant d'une ex-
» cellente santé, de toute la force de son esprit et de toute la
« vivacité de ses sens. »

Si l'on réfléchit un moment sur cette variété étonnante de
mets dont les tables sont servies, sur le nombre des choses différentes dont on surcharge son estomac en très peu de temps,
on trouvera peu d'usages plus ridicules ; et quand on en observe les suites, on voit qu'il y en a peu de plus dangereux.

« Voyons maintenant, dit Horace, quels sont les avantages
» de la frugalité. Premièrement, avec elle on se porte bien ;
» pour en être bien convaincu, rappelez-vous quelques-uns
» de ces repas simples dont vous vous êtes si bien trouvé ;
» mais dès qu'avec les ragoûts et le rôti on mêle le gibier, le
» poisson, etc., les viandes douces se changent en bile, et
» une pituite visqueuse fait mille ravages dans l'estomac. »
Voy. Frugalité.

SOIF. Si la soif est produite par la chaleur du climat ou du
tempérament, on peut se servir avec avantage des bains, des
lavemens, du petit-lait, des eaux à la glace ; il faut surtout
observer un régime rafraîchissant. Quand la soif est un symp-
tôme de maladie, comme on le voit dans l'hydropisie, il faut
bien se donner de garde d'y remédier par le grand usage des
boissons aqueuses. La boisson la plus convenable en cette occa-

sion est de l'eau, dans laquelle on met deux cuillerées d'eau-de-vie sur une chopine : on peut aussi se servir, dans ce cas, d'une boisson faite avec un quart de vinaigre et trois quarts d'eau. *Voy*. Boisson, etc.

SOLE. Il y a peu de poissons qui aient un aussi bon goût, et qui soient en même temps d'une qualité si saine que la sole. Elle contient beaucoup d'huile et de sel volatil ; elle a une chair tendre, courte et ferme, n'a que peu de sucs visqueux et gros-siers, et contient un mélange bien proportionné de particules huileuses et de salines volatiles, qui la rendent fort agréable au goût, nourrissante, propre à produire de bons sucs, et fa-cile à digérer. Elle ne produit pas de mauvais effets, à moins qu'on n'en mange excessivement. La sole, appelée autrement *perdrix de mer*, à cause de son bon goût, est beaucoup meil-leure transportée que sur les lieux, ce qui vient de ce qu'elle renferme une petite viscosité, qui se dissipe par le transport ; c'est pourquoi elle est plus excellente à Paris ou à Lyon que sur le bord de la mer. Henri III en faisait son mets favori les jours maigres. Ce poisson s'apprête de plusieurs façons diffé-rentes, et quoique, à parler en général, les fritures ne soient pas bien saines, on remarque que la sole frite n'a rien de mal-faisant ; ce qui vient de ce qu'ayant la chair fort serrée, elle prend moins de friture que la carpe et plusieurs autres pois-sons. On fait des potages avec les soles désossées et farcies ; on prépare des soles en marinade, des soles en ragoût, des soles en pâte ; on fait des salades de filets de soles, etc. ; mais le goût est plus consulté en tout cela que la santé. Les soles frites, soit avec du beurre, soit avec d'excellente huile, ou simplement accommodées à la sauce blanche, sont les plus saines. Ce poisson, selon la remarque d'Horstius, convient aux malades qui sont en état de manger, et on le leur con-seille parce qu'il produit un bon sang, que la nourriture qu'il fournit fait peu d'excrémens, et qu'il est, outre cela, fort agréable au goût. *Voy*. Poisson, Friture.

SON *de froment*. Enveloppe immédiate du grain. *Voy*. Fro-ment, Pain, etc.

SORBE ou **CORME.** C'est le *fruit* du sorbier, qui ne mûrit point ordinairement sur l'arbre ; on le cueille en automne, et on le met sur la paille pour lui faire perdre sa dureté et son goût acerbe. Alors il devient doux et assez agréable à manger ; mais il ne convient qu'aux bons estomacs. *Voy.* Corme, Fruit, Maturité.

SORBET. Le sorbet est une *boisson* ordinaire des Turcs, qui se compose avec une infusion de raisins secs et de neige ou d'eau fraîche. Cette liqueur est certainement bien plate ; aussi les gens aisés y font entrer du suc de citron, du sucre, et même de l'ambre avec de l'eau glacée. Cette boisson est infiniment meilleure que l'autre ; on en fait usage en Turquie, comme nous employons la limonade en France. Leurs qualités ont également des rapports très marqués. *Voy.* Boisson, Liqueur, Liquides.

SOUCE. Espèce de ragoût. *Voy.* Ragout.

SOUPE. La soupe est une espèce de potage composé de pain et de bouillon. La soupe, pour être bonne et facile à digérer pour les personnes délicates et convalescentes, doit être faite avec de la croûte de pain qu'on ne doit que tremper, et jamais mitonner. En France, la soupe est regardée comme une partie essentielle du dîner ; on lui donne souvent le nom de *potage*, et on en rehausse le goût avec des ognons, du cerfeuil, des choux, des carottes, des porreaux, des navets, du céleri, etc. Les gens de la campagne en font leur principal aliment ; les opulens des villes y touchent à peine, pour se dédommager sur des mets plus délicats et beaucoup moins sains.

Le riz, la semoule et le vermicelle, dit le docteur Jacquin, tiennent quelquefois lieu de soupe, surtout en gras ; ce sont des alimens assez sains et nourrissans ; il ne faut pas cependant en faire un usage trop fréquent, singulièrement du riz, parce qu'il est lourd, difficile à digérer, et qu'il pourrait épaissir le sang, et causer des obstructions. Je ne parle ici que pour les gens oisifs, sédentaires, et qui ne font pas d'exercice ; car il n'y a pas de meilleure nourriture pour les ouvriers, les matélots, les soldats, les gens de la campagne et les pauvres, surtout quand il fait toute leur nourriture.

STIMULANT. On donne ce nom en médecine à tous les agens qui ont la propriété d'animer la vitalité des tissus organiques, d'accélérer leurs mouvemens. Tels sont les alimens animaux chargés d'osmazome, les alimens végétaux fortement épicés, les *liqueurs* fermentées , le *café,* la *sauge,* le *romarin,* la *menthe,* la *mélisse,* l'*hysope,* l'*angélique,* l'*anis,* le *fenouil,* le *raifort sauvage,* le *cochléaria,* la *cannelle,* le *macis,* le *girofle,* l'*absinthe,* la *camomille romaine,* les *vins* aromatiques, l'*éther,* etc., etc. *Voy*. Aromates, Assaisonnemens, Tonique, etc.

STOCK-FISCH. *Voy*. Merluche.

STOMACHIQUE. On donne le nom de stomachiques aux substances qui ont été reconnues propres à corroborer l'estomac, et à lui rendre l'énergie qu'il a perdue, ou bonnes à conserver celle qu'il a naturellement : tels sont les *alimens sains,* le *sel,* les *aromates doux,* le *sucre* et ses préparations, les *alimèns bien nourrissans,* les *vins liquoreux,* comme le *Rota,* l'*Alicante,* la *malvoisie de Madère,* le *Lunel,* pris à petite dose, etc., etc. *Voy*. ces mots. *Voy*. aussi les articles Stimulant, Tonique, etc.

SUBSTANCE. On donne le nom de substance à tout ce que renferment les trois règnes de la nature. Dans le règne animal et végétal, sont les substances qu'on a nommées alimentaires, et qui ont encore reçu le nom de substances comestibles.

SUBSTANCE nourricière ou alimentaire. *Voy*. Aliment.

SUC. Ce mot s'entend de plus d'une manière. On a ainsi nommé les fluides animaux et végétaux. Ceux qui ont cru qu'il y avait un fluide qui coulait dans les nerfs, l'ont nommé suc nerveux. On a nommé suc gastrique, l'humeur qui, dans l'estomac, sert à la digestion; et suc nourricier, ce qui entretient la force et la santé, par une constante addition de ce qui se perd habituellement. On tire des plantes les sucs qu'elles contiennent, pour les usages domestiques ou pharmaceutiques. Ceux que fournissent les extraits des animaux, employés en petit volume, servent à nourrir les hommes plus solidement que ne font les autres substances nutritives, et ont été nommés succulens à cause de cette qualité. Les bouillons, les gelées animales plus ou moins rapprochées, sont des sucs animaux.

SUC D'ABSINTHE. *Voy*. Absinthe, etc.

SUCCULENT. Qui est rempli de suc. La chair des fruits fondans est succulente et agréable.

SUCRE. Les personnes d'un tempérament chaud doivent en user peu, à cause qu'il se convertit sur-le-champ en bile. On le croit aussi contraire aux scorbutiques, aux hypocondriaques, aux cachectiques et aux fébricitans qui en prennent une quantité considérable, parce que, se convertissant aisément en bile, il ne peut qu'augmenter la fièvre et ses symptômes.

Simon Pauli dit que les Anglais ne sont si sujets aux maladies de consomption, qu'à cause du grand usage qu'ils font du sucre.

Le sucre incise les phlegmes, facilite l'expectoration et anime le sang ; mais il cause des vapeurs et des maux de dents.

Ceux qui mangent beaucoup de sucre sont sujets aux fièvres, et à avoir les dents gâtées.

Il serait à souhaiter pour la santé des hommes, dit Andry, que le sucre ne se fût pas introduit sur les tables, où il est devenu si fréquent qu'il n'y a presque plus de mets où il n'entre. On ne se contente pas même d'user du sucre dans les repas, on porte sur soi des sucreries de toutes sortes pour en manger à toute heure ; on y accoutume même les enfans, et l'on expose par-là leurs corps tendres et délicats à une infinité de maladies. Il n'y a que de bons effets à attendre du sucre, quand on en sait faire usage. Le sucre, par un soufre balsamique qu'il renferme, est merveilleux pour conserver le baume du sang, et garantir les vieillards de plusieurs indispositions ordinaires à leur âge ; étant composé de sel essentiel acide et d'huile, il adoucit les âcretés de la poitrine, calme la toux, dissout la pituite épaisse, et fait cracher ; mais comme ce mixte ne laisse pas d'être inflammable par sa partie sulfureuse, il allume la bile quand on en use avec excès, il dessèche les viscères, et épaissit le sang. L'acide même qu'il contient venant à se dégager alors des liens du soufre, agit avec toute sa force, cause des irritations convulsives dans les nerfs, ronge les dents, corrompt les gencives, etc.

Le savant Willis regarde l'excès qu'on fait du sucre, comme une des principales causes du scorbut Le sucre est donc très dangereux quand il est pris avec excès, et salutaire quand on en use avec modération; mais pour cela on ne doit s'en servir que comme d'un assaisonnement.

Doctrine du docteur P.-J.-G. Cabanis.

Il est aujourd'hui reconnu que le sucre fournit un aliment très sain. Les animaux qui en ont déjà goûté, le recherchent avec passion : il est également salutaire à presque tous. Employé comme simple assaisonnement, le sucre ne se borne pas à rendre agréables d'autres alimens, qui ne le seraient point sans lui; il les rend encore plus sains, et facilite leur dissolution dans les estomacs débiles.

Son usage abondant et journalier dégoûté d'ailleurs de différentes saveurs plus fortes; il donne un peu d'éloignement pour le vin; il fait qu'on désire moins les liqueurs spiritueuses; en tout, il paraît inspirer des goûts doux et délicats comme lui-même. *Voy.* Azucarillos, Candi (*sucre*), Canne (*à sucre*), Caramel, Cassonade, Mélasse.

Sucre candi. Le sucre candi est employé en médecine comme pectoral et adoucissant, propre pour le rhume, pour faciliter l'expectoration, et pour adoucir l'âcreté des sécrétions muqueuses qui tombent dans la trachée-artère. Pour qu'il produise les effets dont nous parlons, il faut le laisser fondre dans la bouche et le mêler avec la salive; si on le prenait en boisson, il ne produirait que l'effet du sucre ordinaire. Quelquefois on souffle, à l'aide d'un cure-dent, du sucre candi en poudre très fine dans les yeux pour dissiper les taies de la cornée. *Voy.* Candi.

Sucre de lait en tablettes. *Voy.* Lait.

Sucre d'orge. Le sucre d'orge doit être transparent, d'une couleur jaune citrine, sec et cassant : on y ajoute quelquefois un peu de gomme arabique. Le sucre d'orge est prescrit dans le rhume de poitrine ; il excite à cracher ; on en met fondre de temps en temps un petit morceau dans la bouche. *Voy*. ORGE, PÉNIDE.

Sucre de pomme. Cette conserve remplit les mêmes indications que la pâte de jujubes. *Voy*. POMME.

Sucre de vanille. Cette poudre est un aromate très stomachique qui peut servir d'assaisonnement aux alimens doux, comme le riz, le vermicelle, les crèmes, etc.. Il facilite la digestion. *Voy*. VANILLE.

SUCRÉS (*alimens*). *Voy*. ABRICOT, DATTE, FIGUE, PRUNEAU, RAISIN (sec), SUCRE, etc.

SUREAU. Le sureau est une *plante* dont la fleur est un des meilleurs sudorifiques connus, et qui n'est guère employée dans les préparations alimentaires que pour donner au vinaigre un goût agréable. Quelques-uns l'ont regardé comme très salutaire, tandis que d'autres l'ont beaucoup déprécié. Le *vinaigre* auquel on a donné le nom de *surard*, paraît plaire et convenir assez généralement ; cependant il y a des personnes à qui il porte à la tête assez fortement pour devoir y renoncer, d'autres à qui son goût déplaît involontairement. *Voy*. PLANTE, SIROP.

SURMULET, autrement MULET ou BARBEAU DE MER. Il fournit une bonne nourriture ; mais il est quelquefois trop gras, et alors cette graisse rebute l'estomac jusqu'à causer des nausées. Il faut donc le choisir le plus charnu et le moins gras qu'il se peut. Il a une chair ferme, friable, et d'autant plus saine qu'elle est exempte de toutes viscosités ; qualité qui se montre en très peu de poissons. Il est bon à l'estomac, agréable au goût, et ne se corrompt pas aisément. Le foie du surmulet est regardé par quelques-uns comme un bon morceau : anciennement il était très recherché. On fait avec les œufs de ce poisson, comme avec ceux de l'esturgeon, du loup marin et du thon, la boutargue de Provence, si propre à exciter l'appétit. Le surmulet se mange ou rôti, ou à l'étuvée, ou au court-bouillon ; il est sain de toutes ces manières, pourvu qu'il soit sagement assaisonné. *Voy*. POISSON, FRITURE.

SURTOUT. Espèce de ragoût qu'on fait en gras et en maigre. L'on fait toutes sortes de surtouts de poisson, chapon, etc.

Pour connaître les effets que peuvent produire ces différens mets, *voy*. les articles, RAGOUT, FARCE.

T

TABLETTES DE BOUILLON. Cette sorte de tablettes offre une ressource très importante dans les voyages, surtout dans ceux de long cours, et pour les circonstances où l'on est bien aise d'avoir sur-le-champ un consommé. Ces tablettes tenues dans un lieu sec, bien desséchées, et cassantes, peuvent se garder pendant des années. *Voy*. BOUILLON.

TABLETTES DE CARAMEL. *Voy*. CARAMEL.

TABLETTES DE RÉGLISSE. *Voy*. RÉGLISSE.

TAFIA. *Voy*. RUM, ARACK, MÉLASSE, EAU-DE-VIE.

TALMOUSE. Espèce de pâtisserie. *Voy*. PATISSERIE.

TAMARINS. Les meilleurs tamarins ont une acidité agréable, une odeur vineuse ; ils doivent être choisis nouveaux, noirs, et de consistance assez ferme, cependant moelleuse. On doit prendre garde qu'ils n'aient été tenus dans une cave ; ce que l'on reconnaîtra à leur consistance trop liquide, à l'odeur de cave, et au gonflement des semences. On s'en sert pour lâcher le ventre et pour rafraîchir : on les indique aussi dans les fièvres continues, soit en bol, soit en décoction et en lavement, pour ces divers cas. On en met dans les potions et tisanes purgatives, lorsqu'il ne s'agit pas seulement d'évacuer, mais encore d'apaiser la trop grande agitation des humeurs, tempérer la chaleur des viscères et émousser l'activité de la bile. Les Africains et les Orientaux mangent les tamarins, ou en font une espèce de boisson mêlée avec du sucre, qui les rafraîchit, et leur entretient la liberté du ventre si nécessaire pour se bien porter, mais ne purge pas comme parmi nous, peut-être parce que cette substance n'a pas eu le temps de fermenter. Les auteurs assurent que, par toute l'Afrique et dans les Indes Orientales, les voyageurs font provision de ces fruits pour se désaltérer, et que même on prend soin de les confire au sucre pour les rendre plus agréables, et pour qu'ils se conservent plus long-temps. On peut faire, avec les fleurs du tamarin, une très belle conserve, utile pour les maladies de l'estomac, du foie et de la rate.

TANCHE. Il y a deux espèces de tanches : une de *mer*, dont on ne se sert point parmi les alimens ; l'autre d'*eau douce*, assez connue dans les poissonneries. Ce poisson est très visqueux, et a grand besoin du secours des assaisonnemens. Il est peu propre aux tempéramens pituiteux, parce qu'il produit des sucs grossiers. Quoique l'usage de la tanche soit condamné presque par tous les auteurs, à cause d'un suc visqueux, grossier et excrémentiel qu'on assure qu'elle produit, on ne laisse pas de l'employer souvent parmi les alimens ; on ne voit pas même qu'elle produise de mauvais effets, à moins qu'on n'en mange avec excès ; et si ce poisson n'est pas salutaire, au moins n'est-il pas généralement pernicieux. La tanche doit être choisie tendre et bien nourrie. Elle est d'une saveur plus ou moins agréable, suivant qu'elle habite dans une eau plus ou moins claire et limpide. *Voy*. Poisson., Friture.

TARTE. On donne le nom de tarte à des pièces de pâtisserie bien feuilletées, dans lesquelles on place des fruits, des crèmes, des confitures. Lorsque ces pièces sont très petites, on leur donne le nom de *tartelettes*. Elles conviennent à toutes les personnes qui se portent bien. *Voy*. Patisserie.

TARTELETTE. Diminutif de tarte. *Voy*. Patisserie.

TEMPÉRAMENT. *Voy*. Hygiène des Tempéramens, au commencement de l'ouvrage.

TENDRE (*aliment*). Toutes les substances qui doivent servir d'aliment aux hommes, à l'exception d'un très petit nombre, gagnent beaucoup à n'être pas fermes et dures. Parmi les animaux, les viandes tendres, mais non glaireuses, sont toujours plus agréables à manger, plus faciles à digérer. Le plus souvent, parmi les végétaux alimentaires, ceux qui sont tendres sont les meilleurs et les plus succulens. *Voy*. Alimens.

TENDRON. Le nom de tendron indique la qualité du morceau auquel on le donne ; il tient à la poitrine des animaux, et même il en fait partie. Il y a donc autant d'espèces de tendrons qu'il y a d'espèces de poitrine ; quand on les en a séparés, on enlève la peau qui est dessus, on la laisse aux os qui sont derrière, et on prend la chair et les os de devant, qui forment les tendrons, pour mettre en fricassée, de même que la poitrine. *Voy*. Animaux.

TESTICULES *des animaux*. *Voy*. Animaux.

TÊTE DE CLOU. C'est une espèce de poivre, garni en haut d'une petite couronne figurée en manière de tête de clou. *Voy*. Poivre de la Jamaïque.

THÉ. Le thé, en général, est stimulant, tonique, diurétique, céphalique ; il convient aux tempéramens phlegmatiques ; mais, moins on en fait habituellement usage, plus il devient utile. Lorsqu'on en boit plusieurs tasses de suite dans les indigestions et les maux d'estomac, il rétablit bientôt le calme. A grande dose, il facilite aussi la transpiration ; ce que l'eau tiède pourrait également opérer, mais moins agréablement. L'expérience a appris que l'usage habituel du thé affaiblissait ; ce que je crois plutôt devoir attribuer à l'eau chaude, qu'au thé luimême. Il convient très peu aux poitrines délicates et aux personnes maigres et sensibles, auxquelles il peut donner des spasmes. *La constante habitude de prendre deux fois par jour du thé en Angleterre, en Hollande, en Allemagne, rend les tempéramens mous et pituiteux ;* donne des maladies nerveuses, et une disposition au scorbut.

On emploie aussi à la façon du thé, la *mélisse*, la *petite sauge*, les *capillaires de Canada*, la fleur de *coquelicot*, les *herbes vulnéraires de Suisse*, l'*ortie blanche*, et plusieurs autres plantes.

Le thé, dit Andry, convient particulièrement aux personnes replètes et pituiteuses ; mais pour celles qui sont d'un tempérament sec et bilieux, elles n'en doivent jamais prendre ; le sel volatil huileux qu'il renferme le doit rendre bon à la digestion des alimens trop aqueux, pourvu qu'on ne les mange pas trop assaisonnés.

Le thé, dit Lemery, est salutaire pour les maladies du cerveau, et pour celles du genre nerveux ; il réunit les esprits, il abat les vapeurs, il ôte le mal de tête, il empêche l'assoupissement, il hâte la digestion, il purifie le sang, il excite l'urine, il est convenable aux phthisiques et aux scorbutiques; quand il est pris en grande quantité, il peut subtiliser un peu trop le sang; il contient beaucoup d'huile exaltée et de sel volatil. Le thé doit être choisi nouveau, en petites feuilles vertes et entières, d'une odeur agréable et d'un goût de violette; on doit le garder dans des vaisseaux de verre, ou dans une boîte bien bouchée, de peur qu'en s'éventant il ne perde beaucoup de son odeur et de son goût agréable.

Le thé, dit M. le docteur MÉRAT, ne convient pas aux personnes nerveuses, délicates, faibles, d'une constitution mobile, parce qu'il a trop d'action sur leur système sensitif; *il rend le teint plombé et livide, ébranle et noircit les dents, rend mou, timide et languissant; il dessèche et énerve;* mais dans ces cas, comme dans ceux où il est efficace, il nuit souvent autant par l'abondance de son eau d'infusion que par l'action même de sa feuille. . . . . . .

Les Chinois s'étonnent que nous soyons si prévenus en faveur de leur thé, tandis que nous possédons la petite sauge, pour laquelle ils donnent aux Hollandais, qui trafiquent avec eux, trois caisses de thé pour une de petite sauge.

Nous allons faire connaître les espèces de thé par les noms qu'ils portent.

THÉ BOUT ou BOHE. (*Thea bohea*). Feuilles sèches de l'arbuste appelé *thé*, qui porte des fleurs à six pétales. La feuille en est petite, arrondie ou très roulée; son infusion est jaunâtre : sa saveur et son odeur sont douces, approchantes de celle du thé vert. C'est l'espèce que l'on prend au lait.

THÉ D'EUROPE. *Voy*. VÉRONIQUE.

THÉ DE FLANDRE. C'est une espèce de thé de la Chine, dont on a déjà extrait une légère teinture. Les feuilles en sont grandes; mais il a peu d'odeur.

THÉ DE FRANCE. C'est la petite sauge que les Hollandais tirent des côtes de Provence, et vendent chèrement aux Indiens; elle pourrait, à certains égards, remplacer le thé, en la préparant pour lui ôter un peu de son âcreté.

THÉ HEYSWEN. Ce thé est roussâtre et comme bleuâtre; c'est un des plus communs; la feuille en est petite. Il a été cueilli dans une saison plus avancée.

THÉ IMPÉRIAL. On a donné ce nom au thé de la meilleure qualité. C'est l'espèce de thé dont les feuilles sont plus larges, mieux roulées, et ont le plus d'odeur; sa couleur est d'un très beau vert.

THÉ DU MEXIQUE. Feuille d'une plante étrangère de la pentandrie digynie de *Linneus*, laquelle croît au Mexique.

THÉ PÉKO. Espèce de thé dont les feuilles sont longues, étroites, et dont les extrémités sont blanchâtres. On ne s'en sert que comme médicament dans les faiblesses d'estomac, et pour rappeler une transpiration interrompue.

THÉ SAOT-CHAON. La couleur de cette espèce de thé est d'un noir fauve; c'est le moins estimé de tous.

THÉ SOULOT ou SONG—LO. Ce nom de thé, qui annonce une différence, ne lui a été donné que pour le distinguer; c'est une des espèces les plus estimées. Les feuilles sont d'une couleur verte tirant sur le brun.

THÉ SUISSE, FALTRANCK ou VULNÉRAIRE SUISSE. On a donné ce nom à un mélange assez arbitraire d'herbes aromatiques, recueillies sur les montagnes de la Suisse et de l'Auvergne; on les coupe par petits morceaux, pour les déguiser; on les fait sécher, et on les prend en infusion théiforme, qu'on coupe avec le lait et qu'on sucre. Cependant les plantes qu'on emploie sont principalement la sarriette, la bugle, la pervenche, la verge d'or, la brunelle, la verveine, l'aigremoine, la *scrophulaire*, la *petite centaurée*, la *capillaire*, les *mille-feuilles*, etc. En faisant, parmi ces plantes, le choix de celles qui ont le goût le plus agréable, on pourrait encore en former une sorte de thé, qui dispenserait avantageusement de l'autre. On se sert utilement du thé suisse pour exciter la transpiration, et contre les rhumes opiniâtres. *Voy*. VULNÉRAIRE.

THÉ VERT. Le thé vert des boutiques est en feuilles longuettes, tirant sur le vert. L'arbuste qui produit ces feuilles porte des fleurs composées de neuf pétales. Ce thé a les feuilles plus fortement roulées que les autres espèces. Lorsque ce thé est nouveau, il donne une infusion claire et verte, d'une saveur agréable, d'une odeur de violette. Les Chinois prétendent que cette odeur ne lui est pas naturelle ; mais toujours est-il qu'en Europe on se plaît à la lui donner, en mettant dans les caisses de thé des chapelets d'iris de Florence bien sec.

THON. Poisson fort gros, lourd et ventru, fort commun dans la Méditérranée, surtout sur les côtes de Provence et de Nice. Le bon thon est celui dont la chair est ferme, baignante dans de bonne huile d'olives, et blanche comme celle du veau. On en fait beaucoup d'usage, parce qu'il est d'un fort bon goût, et qu'il ne lui faut point d'apprêt. Le thon contient beaucoup d'huile et de sel volatil. Il a la chair ferme, courte et d'un excellent goût ; il fournit un aliment nourrissant, solide et durable ; mais il est de dure digestion ; la partie la plus délicate et la plus succulente, est la partie inférieure du ventre ; mais elle est très grasse ; elle reste long-temps sur l'estomac, relâche et affaiblit les fibres, et par cette raison n'est pas si saine que les autres. Il est bon aux personnes jeunes, bilieuses et sanguines, qui ont l'estomac bon et prennent de l'exercice.

La chair du thon, dit ANDRY, est dure, grasse et d'un goût âcre ; elle se digère difficilement ; elle produit des sucs grossiers et mélancoliques, et nuit à ceux qui sont sujets aux hémorroïdes. Le thon est meilleur salé que frais, ce qui vient de ce que les sucs grossiers qu'il contient s'affinent dans le sel. Il a alors un goût plus agréable et qui approche davantage de celui du veau. Le meilleur endroit du thon est la tête et le ventre ; la queue est la moindre.

Le thon se mange par tranches ou filets, avec une sauce blanche, ou en salade ; on le mange frit par rouelles ou mariné ; on le mange rôti sur le gril, apprêté ensuite à l'orange et au beurre roux ; il est moins sain de ces deux dernières façons que des deux premières, comme il est aisé d'en juger par tout ce que nous avons remarqué jusqu'ici sur l'apprêt des autres poissons. *Voy.* POISSON.

THYM. Plante assez connue de tout le monde ; on s'en sert

dans les sauces, à cause de son goût et de son odeur aromatique. Le thym fortifie le cerveau, atténue et raréfie les humeurs visqueuses; il est propre pour l'estomac, il excite l'appétit, il aide à la digestion, il chasse les vents. L'usage fréquent et immodéré du thym raréfie trop les humeurs, et les jette dans une agitation immodérée. Il contient beaucoup d'huile exaltée et de sel volatil; il est propre, dans les temps froids, aux vieillards, aux phlegmatiques et à ceux qui ont un estomac faible et débile. *Voy.* VINS MÉDICINAUX.

TILLEUL (*fleurs de*). Les fleurs de tilleul non-seulement sont utiles lorsqu'on est incommodé, et dans les maladies où le spasme se manifeste, mais on peut encore en recommander l'usage en infusion théiforme, aux personnes nerveuses et aux constitutions mélancoliques. Pour en rendre la boisson plus agréable, on peut ajouter à une pincée de fleurs de tilleul une feuille d'oranger; alors on aura une boisson que quelques personnes préfèrent au thé, et qui a sûrement la supériorité sur l'autre, dans les circonstances dont nous parlons.

TIMBALE. Nom donné à un ragoût enveloppé d'une pâte, et cuit au four; on fait des timbales de plusieurs façons.

TOKAI (*vin de*). Tokai est le territoire qui fournit le meilleur vin de Hongrie. C'est, en effet, un vin d'un goût délicieux, et qui est un très bon stomachique, en le prenant à petites doses. Il y a beaucoup de vins aux environs de Tokai, qui sont aussi bons, et que l'on vend pour tels. *Voy.* VIN.

TOMATE. C'est un fruit d'une espèce de pomme d'amour : il est de la grosseur d'une petite orange; il devient rouge et cannelé sur ses côtes, lorsqu'il arrive à sa maturité. Ce fruit est acide, et chez nous se mange rarement; on l'emploie surtout dans les sauces. On assure que lorsqu'on s'en trouve incommodé, le remède sûr est de prendre du vinaigre. Ce fruit, qui vient de la côte de Guinée, s'emploie communément en Espagne et dans nos provinces méridionales, où son goût aigrelet non-seulement est agréable, mais encore ne produit jamais de mauvais effets. La différence du climat donne celle de ses avantages. *Voy.* POMME D'AMOUR.

21

TONIQUE. On donne le nom de tonique aux substances chaudes, cordiales et fortifiantes, capables de relever le ton des solides, la force musculaire et vitale : tels sont les sucs des animaux faits, les substances aromatiques spiritueuses, les vins généreux, etc.

Ceux qui prennent un médicament tonique, dit M. le docteur Barbier, s'aperçoivent que leur appétit s'ouvre, que la faim renaît plus tôt, qu'ils mangent davantage. Les personnes qui ont l'estomac faible, débilité, trouvent dans les agens toniques des remèdes qui favorisent, qui hâtent chez elles l'exercice de la digestion. Cette fonction s'exécute sans peine, quand elles prennent une substance tonique avant le repas ou en mangeant ; elle est pénible, accompagnée de pesanteur, de malaise, lorsqu'elles oublient ou qu'elles négligent de corroborer le système gastrique. Une digestion actuellement languissante et difficile prend aussitôt un cours plus libre, et cesse d'être une opération fatigante, si elles ont recours à un médicament tonique pendant que ces accidens se font sentir. Les individus dont l'estomac est très irritable, chez qui cet organe a beaucoup d'activité et de chaleur, éprouvent de l'emploi des toniques un résultat opposé. Ces agens élevant brusquement le ton, déjà trop développé, de l'organe gastrique, le font entrer dans un état de tension, de contraction fixe qui gêne ses mouvemens et suspend ses fonctions : alors la digestion n'avance pas, et l'on éprouve de l'anxiété, une pesanteur de tête ; la figure est animée ; il y a de l'oppression, des rapports, etc. : l'eau sucrée, une boisson émolliente, peuvent corriger cet état morbifique. Le même effet a lieu sur la plupart des individus, lorsque l'on prend à la fois une trop forte dose d'un médicament tonique ; l'impression vive et profonde que ressent l'estomac, pervertit son action, dérange son opération ; enfin, continués long-temps sans mesure, après avoir excité l'appétit et favorisé l'élaboration des alimens, les toniques finissent par fatiguer l'organe gastrique, par déterminer une phlogose occulte qui altère sa texture, endurcit ses tuniques, etc.

Des Toniques ; d'après M. *le docteur* J. COSTER. *(Conseils à mon ami, sur les moyens de conserver sa santé,* etc.)

Je veux vous mettre en garde contre un des abus les plus répandus dans le monde : je veux parler de l'emploi de ces substances que l'on appelle vulgairement *toniques.* Ce mot une fois prononcé, toutes les personnes qui éprouvent de la faiblesse pensent qu'il faut se fortifier, se soutenir par du bon vin, des alimens succulens, bien assaisonnés. C'est une erreur : car je dois vous apprendre que le plus souvent notre corps n'est faible qu'en apparence, et qu'il n'est abattu que parce que les forces sont concentrées sur quelque organe, ce qui lui empêche d'exécuter ses fonctions.

Or, la personne qui prendrait dans ce cas des alimens excitans, des boissons généreuses et alcoholiques, non-seulement ne releverait pas les forces dont elle est privée, mais elle deviendrait chaque jour plus faible, et finirait par déterminer une inflammation violente. Pour bien vous faire concevoir ma pensée, je me servirai d'une comparaison très sensible, quoiqu'un peu triviale. Si un homme était accablé sous le poids d'une masse énorme, sans doute cet homme serait plus faible que s'il était libre ; cependant il ne faudrait pas ajouter d'autres corps à ceux sous lesquels il est opprimé, pour le soulager ; mais, pour lui rendre ses forces, il suffirait de le débarrasser de sa charge. Il en est de même de la faiblesse contre laquelle on emploie ordinairement les substances excitantes. Comme cette faiblesse est presque toujours le produit d'une excitation qui a son siége ou dans l'estomac, ou dans la poitrine, ou dans le cerveau, ou dans quelque autre partie du corps, vous voyez évidemment qu'il faut calmer cette surexcitation, pour que les forces retournent à leur état primitif. Ne voyez-vous pas tous les jours des personnes accablées sous le poids d'une maladie, reprendre leurs forces à la suite d'une évacuation sanguine? Souvenez-vous donc bien de ne pas introduire au hasard, dans votre estomac, ces prétendus toniques ; parce que vous êtes faible ; c'est proprement fournir au feu des alimens, au lieu de l'éteindre. Je n'aurais pas autant insisté sur ce point, si l'expérience journalière ne m'apprenait combien sont funestes les préjugés populaires à cet égard. Voici donc ce que je vous conseille sur ce sujet.

Si vous êtes faible à la suite d'une violente fatigue, d'une vive et prompte affection morale, après un repas brillant où Bacchus aiguise les traits de Comus, après avoir déclamé avec chaleur, etc., gardez-vous bien de vous exciter encore par des toniques : le repos, une douce trempéature, quelques boissons émollientes; voilà tout. Point de liqueurs, point de vin chaud pour vous exciter, vous l'êtes déjà trop. Je pourrais vous citer des exemples, s'il était nécessaire, et vous dire que nous voyons presque toujours les maladies épidémiques, les typhus régner dans les camps à la suite d'une marche forcée. La faiblesse dans ce cas existe; mais c'est la faiblesse due à l'inflammation des viscères. Si on voulait donner des toniques dans ces circonstances, aucun des malades n'échapperait à la mort.

Si, au contraire, la faiblesse dépend de la privation d'alimens, de pensées tristes et qui durent long-temps, d'une longue fatigue, d'une perte de sang, du froid, de l'asphyxie, vous pourrez alors employer les excitans, mais avec précaution, et en ne commençant jamais par ceux qui sont les plus actifs. Encore cette règle n'est pas si générale qu'elle ne renferme beaucoup d'exceptions. *Voy.* STIMULANT, etc.

TOPINAMBOURS. Ce sont les nœuds d'une racine divisée en plusieurs branches, qui se cultivent dans les jardins. Cette racine tire son nom du pays des Topinambous, dans les Indes, d'où elle vient, et où l'on prétend qu'elle est excellente; ce qui n'est pas difficile à croire, la qualité des climats apportant une grande différence dans celle des alimens.

Les topinambours, dit LEMERY, nourrissent beaucoup; ils adoucissent les âcretés de la poitrine. Ils produisent des humeurs grossières, et ils excitent des vents; ils conviennent aux jeunes gens bilieux, et à ceux en général dont les humeurs sont trop âcres et trop agitées.

Andry n'est pas tout-à-fait du même sentiment. C'est, dit-il, la plus rassasiante, et en même temps la moins nourrissante de toutes les racines qui s'emploient parmi les alimens ; elle contient un suc visqueux qui doit la faire éviter à toutes les personnes d'un estomac délicat ; mais ce même suc la rend très propre à ceux qui ont une faim dévorante et habituelle : elle n'est guère composée que de terre et d'eau ; et ces principes, aussi crus qu'on les y trouve, ne sauraient fournir un aliment bien sain : ce qu'il y a de sûr, c'est que l'estomac a bien de la peine à la digérer, comme il paraît par les vents qu'elle cause.

Les topinambours s'apprêtent de plusieurs manières ; mais, comme ils abondent en viscosités, ils sont plus sains cuits sous la braise, accommodés ensuite avec du beurre bien frais, et un peu d'ognon et du sel. On peut aussi les faire cuire dans l'eau, les peler ensuite, et les mettre dans une sauce blanche avec de la moutarde.

TORTUE. Il y a quatre sortes de tortues : 1° les tortues de *terre ;* 2° celles de *mer ;* 3° celles d'*eau douce ;* 4° celles de *bourbe*, qui vivent dans le limon et dans les lieux fangeux ; elles sont presque toutes amphibies ; quelques-uns en exceptent les tortues de terre.

La chair de tortue, principalement de celle de mer, est fort bonne et semblable à celle du veau ; elle est très nourrissante, et fait un aliment solide et durable, parce qu'elle contient un sucre huileux, balsamique et salin ; ce sucre la rend aussi restaurante et pectorale. D'un autre côté elle est dure et visqueuse, et de difficile digestion : elle engendre des humeurs visqueuses et grossières, et rend lourd et paresseux ; c'est pourquoi il faut avoir soin de la faire bien bouillir, et d'y joindre des assaisonnemens propres à aider la digestion.

La chair des tortues, dit Andry, est fort nourrissante ; mais elle demande un bon estomac. Plusieurs se sont imaginé qu'il n'y avait rien de meilleur aux phthisiques que de manger des tortues ; mais ce sont les bouillons de tortues, et non les tortues mêmes qui conviennent aux phthisiques. La chair de ces animaux, selon la remarque du père GONTIER, est d'une substance trop terrestre pour pouvoir se digérer comme il faut dans l'estomac d'un phthisique, à moins qu'on n'ait soin de mêler cet aliment avec quelque autre plus délicat qui en corrige la grossièreté. Il y a des personnes à qui la tortue peut faire beaucoup de bien, c'est à ceux qui ont l'estomac bon, le sang trop bouillant et la bile trop exaltée ; car la chair de cet animal tient de la qualité de son sang qui est fort froid. C'est un fait certain par l'expérience, et qui ne doit pas paraître extraordinaire, si on fait réflexion que la plupart des animaux qui n'ont point de cerveau, comme sont presque tous les poissons, ont le sang très froid ; or, les plus grosses tortues, comme celles des Antilles, par exemple, dont la tête égale celle d'un veau, n'ont pas le cerveau plus gros qu'une fève. Il n'y a que le corps dans la tortue qui soit bon à manger ; la tête, les pieds et la queue n'en valent rien. Ce mets s'apprête de plusieurs façons différentes ; mais il est plus sain bouilli dans une marmite avec du sel et quelques autres assaisonnemens, puis coupé par morceaux et servi avec une sauce convenable.

Les tortues marinées, puis frites dans du beurre, et servies avec du persil, du jus d'orange et du poivre, sont fort agréables au goût, mais peu saines à cause de la friture qui ne convient guère à une chair aussi abondante en parties terrestres. On mange aussi des tortues dans le potage, et elles sont fort saines de cette manière, pourvu qu'elles n'aient été que légèrement passées à la poêle, et qu'elles soient suffisamment mitonnées dans le bouillon. Au reste, les tortues ont beaucoup de graisse : cette graisse se conserve long-temps, elle a bon goût, et peut suppléer au beurre.

Les *œufs* de tortue sont bons à manger, et PISANELLI en conseille l'usage aux fébricitans ; ils procurent le sommeil et ils rafraîchissent. Ceux qui sont tachés et dont la coquille est la plus dure, passent pour les meilleurs ; ils sont plus sains un peu gardés que tout récens. *Voy*. SIROP.

TOURTE. Les tourtes sont des pièces de pâtisserie dans lesquelles on place de la viande, des fruits, de la frangipane, etc.

Elles conviennent, en général, à toutes les personnes qui ont un bon estomac, et qui supportent facilement les corps gras. *Voy*. PATISSERIE.

TOURTERELLE. Espèce de pigeon plus délicat que le pigeon. La tourterelle est ou *sauvage* ou *domestique;* sa chair est moins sèche que celle du pigeon ramier ; elle est d'un meilleur goût, et produit un bon suc. Quand cet oiseau est gras, tendre et jeune, il est d'un manger délicieux.

TOUTES - ÉPICES. Espèce de poivre qui réunit l'odeur et la saveur de la cannelle, du girofle et du poivre. *Voy*. POIVRE de la Jamaïque.

TRIPEMADAME, ou *Triquemadame*. Plante potagère, espèce de *joubarbe*. L'usage le plus ordinaire de la tripemadame est pour les salades; on la mêle avec les autres fournitures, mais bien des personnes s'en soucient peu; elle est assez insipide, au moins dans les jardins. On n'en use qu'au printemps, quand elle est tendre : elle est trop dure en été. On la substitue quelquefois, en médecine, à la joubarbe, étant regardée comme humectante et rafraîchissante. Elle est bonne en particulier pour les hémorroïdes. *Voy*. SALADES.

TRIPES. Partie des entrailles des animaux. Les tripes de *cochon* servent d'enveloppe pour faire du boudin, après les avoir bien lavées. Les tripes de *bœuf* et de *vache* se mangent fricassées ; étant d'une substance membraneuse, elles sont, comme les autres membranes, douces, visqueuses, glutineuses, difficiles à digérer, et capables de produire des obstructions. *Voy*. ANIMAUX.

TRIQUEMADAME. *Voy*. TRIPEMADAME.

TRUFFE. Il y en a de différentes grosseurs. Elles sont communes en Italie, en Dauphiné, en Provence, dans le Languedoc, l'Angoumois et le Périgord. On en trouve aussi aux environs de Paris. On doit choisir les truffes d'une grosseur médiocre, assez dures, récentes, bien nourries, d'une odeur et d'un goût agréables, et qui n'aient souffert aucune pourriture. Les meilleures nous viennent du Périgord, du Limousin, de la Gascogne, de l'Angoumois, et de plusieurs autres pays chauds.

Elles conviennent en hiver, dit LEMERY, aux vieillards, aux phlegmatiques, et à ceux dont l'estomac digère avec peine, pourvu néanmoins qu'ils en usent modérément; mais elles sont pernicieuses aux jeunes gens d'un tempérament chaud, aux mélancoliques et aux atrabilaires. Elles contiennent beaucoup d'huile, de sel essentiel et de terre; elles restaurent, fortifient l'estomac, et excitent les ardeurs de Vénus par quelques principes volatils et exaltés qu'elles contiennent; mais quand on en use immodérément, ces mêmes principes atténuent et divisent fortement les humeurs, et y produisent des fermentations dangereuses. Le sel et le poivre dont on les assaisonne, les rendent encore plus capables de produire cet effet.

TRUITE. Les truites doivent être choisies grasses, bien nourries, d'une chair rougeâtre, ferme, friable, savoureuse, exempte de viscosité; elles doivent aussi avoir été prises dans une eau claire, pure et limpide. Elles se gâtent et se corrompent aisément; c'est pourquoi elles ne doivent pas être gardées long-temps: elles contiennent beaucoup d'huile, de sel volatil, et médiocrement de phlegme. La truite est très agréable au goût, fournit un bon suc, se digère facilement, augmente l'humeur séminale, et produit plusieurs effets semblables, parce qu'elle est toujours en mouvement, vit de bons alimens, et habite ordinairement dans des eaux claires et limpides, ce qui fait que sa chair est peu chargée d'humeurs grossières et visqueuses, qu'elle est friable et facile à digérer. La truite est en été plus délicieuse qu'en toute autre saison; elle convient alors à toute sorte d'âge et de tempérament; en hiver, elle perd presque tout son bon goût. On l'accommode et on la cuit de plusieurs façons différentes: on la fait ou bouillir, ou frire, ou rôtir; on la met aussi en pâte, où elle est excellente; quelques-uns la salent pour la conserver plus long-temps.

Il y a encore une autre espèce de truite, nommée *ombre*. *Voy*. cet article.

Ce poisson, dit ANDRY, se mange ordinairement apprêté au court-bouillon; quelques-uns l'aiment mieux frit, d'autres rôti ; il est plus sain de la première façon ; la tête de la truite est excellente bouillie dans du vin et de l'eau avec quelques grains de sel, puis servie avec un peu de vinaigre ; ce poisson se sale comme le hareng, dans plusieurs pays ; mais il perd beaucoup de sa bonté par cette préparation. *Voy*. POISSON, FRITURE.

TURBOT. Ce poisson doit être choisi frais, épais, bien nourri, et d'une chair ferme. Sa chair contient beaucoup d'huile et de sel volatil, et médiocrement de phlegme. Elle nourrit beaucoup, se digère facilement, et produit de bons sucs. Elle ne produit de mauvais effets qu'autant qu'on en use immodérément. Le turbot convient en tout temps à toute sorte d'âge et de tempérament.

On appelle le turbot, *faisan d'eau*, à cause que sa chair approche en bonté de celle du faisan : c'est un des meilleurs poissons de mer, des plus nourrissans, et des plus sains ; la chair en est friable et se digère aisément. On le mange au court-bouillon, servi à sec dans une serviette, ou à la sauce blanche : il se mange aussi en pâté, froid ou chaud ; il est bon de toutes ces manières, pourvu que l'assaisonnement y soit ménagé. On altère souvent la bonne qualité de ce poisson à force de thym, de romarin, d'ognons, de clous de girofle, de poivre et de sel. Il est plus sain bouilli dans le vin que dans l'eau ; et à parler en général, le poisson étant aqueux, comme il est, a besoin, quand on le fait bouillir, d'être un peu corrigé par le vin. Le vin blanc vaut ordinairement mieux pour cela que le rouge : il rend le poisson plus blanc et plus ferme, et lui donne de plus une qualité diurétique. *Voy*. POISSON.

TURNEPS. Le turneps est une *espèce de navet*, dont la culture est très suivie en Angleterre et dans la Belgique. Il a la figure d'un sphéroïde aplati. Il y en a qui pèsent jusqu'à cinq à six livres. Les gens de la campagne qui font un grand usage de ces racines, s'en trouvent bien et tirent de ses feuilles un fourrage excellent pour les animaux.

U — V

VACHE. La vache, ou la *femelle du taureau*, a, en général, la chair très-inférieure à celle du bœuf. Elle est souvent sèche, dure et beaucoup moins substantielle, surtout quand la vache a déjà fourni beaucoup de veaux.

VACHE MARINE. *Voy.* Lamantin.

VACHE (*lait de*). *Voy.* Lait.

VANILLE. Ce sont des gousses brunes, plates, longues de cinq ou six pouces sur un de large, ridées par dehors, remplies de graines noires, presque aussi menues que du sable, et d'une odeur approchant de celle du baume du Pérou.

Hernandez l'estime propre pour fortifier l'estomac et le cerveau, pour chasser les vents, exciter l'urine, etc. La vanille entre dans la composition du chocolat, et sert à lui donner une odeur agréable. *Voy.* Chocolat.

La vanille, dit Lemery, est stimulante, stomachique, nervale, aphrodisiaque. Elle entre dans la composition de l'alcohol de miel odorant, et l'esprit volatil aromatique huileux. On l'ajoute à la pâte du chocolat, qu'elle rend d'une saveur plus agréable et plus facile à digérer. On en fait une teinture alcoholique, dont quelques gouttes, ajoutées aux diverses espèces de liqueurs ou ratafias, donnent à ces derniers un parfum excellent. *Voy.* Sucre.

VANNEAU. Oiseau qui est de la grosseur du pluvier : il habite les mêmes lieux que lui, il vit des mêmes alimens, et il a une chair à peu près semblable par le goût et par les effets qu'elle produit; le vanneau a une espèce de crête sur la tête, oblongue et noire; son cou est vert, et le reste de son corps est de différentes couleurs; on y remarque du vert, du noir, du bleu et du blanc. Le vanneau étant presque toujours en mouvement, et jouissant par conséquent d'une transpiration libre et aisée, il amasse peu d'humeurs grossières, et les principes de ses humeurs s'exaltent et se volatilisent continuellement : c'est pour cela que sa chair est fort légère, facile à digérer et d'un bon goût ; mais elle produit un aliment peu solide et qui se dissipe facilement, et les personnes accoutumées à un grand exercice de corps ne s'en accommodent guère. *Voy.* Oiseaux.

VEAU. Petit de la vache. La *chair* de veau est nourrissante, *rafraîchissante* et *humectante,* parce qu'elle contient un suc huileux, visqueux, balsamique, propre à s'attacher aux parties solides, à embarrasser les humeurs âcres et modérer leur fougue et leur impétuosité. Cette même chair excite une liberté de ventre, en rendant les humeurs contenues dans les intestins, plus fluides, et les voies par où elles doivent passer plus coulantes. Les bons effets de la *tête* et des *pieds* de veau proviennent d'un suc visqueux qu'ils contiennent en assez grande quantité ; pour le *foie* de veau, comme il est composé d'une substance compacte et terrestre aussi bien que ceux des autres animaux, il n'est pas étonnant qu'il rende les humeurs grossières et qu'il resserre. Le veau convient en tout temps, à toute sorte d'âge et de tempérament, plus cependant aux personnes faibles, délicates, et qui sont toujours en repos, qu'à ceux qui sont forts, robustes, et accoutumés à un exercice continuel, auxquels il faut un aliment plus solide et qui se dissipe moins que celui que le veau fournit. Il nous vient ici du veau de Normandie qui est d'un blanc et d'un goût merveilleux.

VÉGÉTAUX. Les végétaux sont des corps organisés, fixés à la surface de la terre, qui ont le plus souvent six parties essentielles ; savoir, la racine, des tiges, des feuilles, des fleurs, des fruits et des semences. Ils diffèrent par la grandeur, l'odeur, la saveur, la durée, et par leur usage comme alimens, comme médicamens, et comme servant aux arts. Les végétaux considérés dans leur intérieur, offrent cinq espèces de vaisseaux : 1° Les communs, qui portent la sève ; 2° les propres qui charrient des sucs particuliers, comme les huiles, les gommes, les résines ; 3° les trachées qui permettent à l'air d'y circuler ; 4° les utricules qui renferment la moelle ; 5° les vésicules qui se détachent horizontalement de la moelle même. Les sucs communs des végétaux constituent la sève qui se trouve faire la fonction du sang ; on y trouve en outre des sels, des huiles, des mucilages, des extraits, des baumes, des acides, des alkalis, du gluten, des esprits recteurs, des résines, des gommes-résines, des fécules, des matières colorantes, du camphre, du vernis, du miel, du sucre, de la cire, etc.

Les végétaux transpirent comme les animaux ; ils donnent de l'oxigène, quand ils sont frappés par les rayons directs du soleil, et du gaz méphitique, à l'ombre, et pendant la nuit. (Ce dernier article a été contesté à INGENHOUZ.) Il sort de l'eau si abondamment de leurs pores, que HALES a calculé que cette transpiration était dix-sept fois plus considérable que celle de l'homme ; enfin, il en émane un esprit recteur ou arome, qui diminue très peu le poids de la plante.

Il paraît, d'après une foule d'observations, et surtout d'après la structure des dents de l'homme, qu'il n'a point été naturellement rangé dans la classe des animaux carnivores. On peut croire qu'il commença par vivre de végétaux, et que cette nourriture douce, étant bien propre à lui conserver un caractère pacifique et amical, a donné lieu à cette époque que dans les premiers temps on a nommée l'âge d'or. Il est sûr que les hommes qui ont vécu de préférence avec des substances végétales, ont été bien moins sujets aux maladies, et qu'ils ont souvent prolongé leur existence bien plus loin que les hommes carnivores ou omnivores. Mais, comme il serait impossible de ramener à la vie de nos premiers pères la grande masse de ceux que l'habitude, le luxe et le goût ont entraînés, il nous suffira de les engager à faire en sorte qu'ils ne mangent de la viande qu'une fois par jour, et que leur régime soit toujours autant végétal qu'animal. C'est ce qui a lieu le plus souvent chez nous, à cause de la grande quantité de pain que nous mangeons, en comparaison des autres nations.

D'ailleurs, nos manières de cuire, d'assaisonner les viandes, les rendent assez faciles à digérer ; ainsi ces moyens bien combinés empêcheront l'exaltation et la dégénérescence des humeurs qui est ordinairement sensible chez les grands mangeurs de viande. C'est peut-être cette raison qui rend les Anglais aisément scorbutiques, et d'un caractère si mélancolique et si rembruni. Nous ne répéterons pas ici ce que nous avons dit aux mots Semence, Racine, Fruits, etc.; on verra à chacun de ces articles ce qu'on doit penser de ces diverses substances végétales.

En général, pour que les végétaux fournissent un aliment sain, il faut que les plantes végètent dans un bon sol, en bon air, et dans les saisons qui leur conviennent. Il faut les cueillir dans leur maturité et dans leur plus grande vigueur; on le fait le matin, lorsque le temps est sec et serein. Souvent on est obligé d'employer la cuisson, pour donner aux plantes, et surtout aux racines et aux feuilles, un degré de souplesse et de tendreté, qui les rende plus aisément digestives; les carottes, les navets, les salsifis, les choux, les épinards, les laitues, chicorées, en sont des preuves.

Il faut de bonne heure accoutumer les enfans à ne point toucher, et encore moins à manger des racines, des fruits, ou baies qu'ils ne connaissent pas; et il ne faut pas les exposer à rester seuls dans les jardins, et surtout dans ceux de botanique, où il se trouve souvent des poisons dont l'extérieur provoque leurs désirs. On doit, avec soin, faire connaître aux domestiques la ciguë, qu'on fera bien d'extirper, ainsi que la morelle et la jusquiame, des jardins et des lieux voisins des habitations communes; car si elles ne nuisent pas aux hommes, elles peuvent nuire aux animaux. On ne devrait cultiver dans les jardins que le persil frisé, pour pouvoir le distinguer plus facilement de la ciguë, qui s'y trouve communément. Le délire, les convulsions, les douleurs d'entrailles, et l'engourdissement, qui viennent lorsqu'on a mangé de la ciguë, prouvent bien que ce n'était pas cette ciguë qui donnait chez les anciens une mort douce et tranquille. On remédie à l'empoisonnement de la ciguë, et des autres plantes de mauvaise qualité, par des vomissemens; ensuite par les délayans, les adoucissans, comme le lait et les substances mucilagineuses.

Lorsque la fièvre et l'inflammation sont fortes, on saigne,

S'il y avait un grand accablement, il faudrait donner du vin sur-le-champ. Les fomentations émollientes, les bains, les laxatifs, peuvent encore être placés avantageusement. On a imaginé de réduire en farine les carottes, les panais, les navets, les scorsonères, le raifort, le radis, le cresson, le cochléaria, la capucine, l'oseille, pour s'en servir dans le temps où ces végétaux ne se conservent plus ; on en peut faire des sauces, des pâtisseries, etc., et les employer dans le régime diététique, soit comme alimens, soit comme assaisonnemens. Les sociétés savantes ont rendu un bon compte de ces préparations, qui doivent être éloignées de l'humidité. Nous ne pouvons parler des végétaux sans énoncer le désir que nous avons de faire des expériences importantes sur une foule de plantes indigènes, dont les propriétés nous sont ou inconnues ou mal connues. A quoi sert-il de savoir les noms de 25,000 plantes connues en botaniqne, s'il n'en doit rester dans la tête qu'une aride et sèche nomenclature? Il vaudrait incomparablement mieux s'attacher à découvrir la nature et les propriétés de 600, que la description de 25,000. Il me semble encore que quant aux plantes usuelles, ou qui naissent sous nos pas, il devrait entrer dans le plan d'éducation de la jeunesse de les lui montrer dans les promenades qu'on lui fait faire ; il n'y a pas de doute qu'elle ne fût enchantée d'en employer une partie à une occupation aussi agréable. *Voyez* FRUITS, INSIPIDES (*alimens*), PLANTES, RACINES, SEMENCES, etc.

VENAISON. On a d'abord donné le nom de *venaison* à la graisse d'un cerf vigoureux : ensuite, on a en général donné le nom de *béte de grosse venaison* aux bêtes fauves, comme les cerfs, les daims, les chevreuils ; enfin celui de *basse venaison*, aux lièvres et aux lapins. Le goût que donne à ces animaux la venaison, fait que leur chair répugne à quelques personnes, quoiqu'elle soit bonne pour beaucoup d'autres, et en général très nourrissante. Il faut, sur cet objet, suivre son goût, et ne jamais laisser vieillir la venaison au point d'employer des chairs faisandées.

VERJUS. Le verjus est le *fruit vert* de l'arbrisseau connu

sous le nom de *vigne*. On récolte le verjus bien long-temps avant sa maturité. Son suc est acerbe. On prépare, avec le suc exprimé du verjus, un *sirop* qui en porte le nom. Les confiseurs préparent avec le grain entier du verjus, des *confitures* dont la saveur est d'une acidité très agréable. *Voy.* Sirop.

VERMICELLE ou VERMICHELLE. C'est un mot tiré de l'italien, qui indique une *pâte* coupée en parcelles allongées, extrêmement fines, et qu'on emploie généralement pour faire des potages très délicats, très substantiels, et qui conviennent beaucoup aux convalescens. *Voy.* Potage.

VÉRONIQUE ou thé d'Europe. Cette plante croît dans les lieux pierreux, dans les cimetières : celle qui croît au pied des chênes est la plus estimée. On prépare avec les feuilles une espèce de thé que l'on nomme *thé d'Europe*. On remarque que pour faire sécher convenablement ces feuilles, et développer leur arome, il faut jeter dessus de l'eau bouillante, où les faire infuser dans cette eau pendant quatre ou cinq secondes, les exprimer, les étendre ensuite feuille à feuille, et les faire sécher sur des plaques chaudes à la manière du thé. Les feuilles de véronique sèches sont expectorantes et un peu astringentes : on s'en sert en infusion théiforme, dans la toux, les maladies de poitrine, et la cachexie. On prépare avec la véronique une *eau distillée*. Les feuilles entrent dans la composition de l'alcohol vulnéraire, de l'alcohol général, du baume vulnéraire, etc., etc.

VERRAT. Porc qui n'est point châtré, et qu'on garde pour servir avec les truies à la multiplication des cochons. *Voyez* Cochon.

VESCE. La vesce est épaississante, consolidante, astringente, très propre dans le cours de ventre. On peut l'employer dans les cataplasmes propres à ramollir, résoudre et fortifier. La vesce fournit une *nourriture peu agréable*, et dont personne ne fait cas. Elle est difficile à digérer, et engendre un chyle épais. Aussi ne paraît-elle pas sur les tables. Dans les temps de famine on s'est vu néanmoins quelquefois obligé d'en faire du pain.

VIANDE. Il est bon de battre la viande avant que de la faire cuire : elle en devient plus tendre et plus succulente. La viande gardée pendant quelques jours est plus tendre et a meilleur goût que la fraîche. Il n'en est pas ainsi du poisson, à l'exception de la grosse raie. Le bœuf, le mouton et la volaille *bouillis* sont très sains, pourvu qu'ils ne soient pas trop cuits ; car alors ils perdent leur suc, et n'offrent plus qu'un corps insipide, inutile et difficile à digérer. La viande *rôtie* est la plus saine, parce que son jus et ses sels y sont restés ; pour bien faire rôtir les viandes noires, comme le bœuf, le mouton, le levraut, le canard, etc., il faut les exposer à un très grand feu, afin d'en saisir la superficie, et d'empêcher que le jus ne s'échappe. Ces viandes ne veulent pas être trop cuites. Au contraire, il faut les servir saignantes : elles en sont bien plus tendres, plus succulentes, plus nourrissantes, et plus faciles à digérer. Le veau, le cochon, l'agneau, le lapereau, le poulet, et toutes les viandes blanches, surtout celles des jeunes animaux, veulent plus de cuisson que les viandes noires : il n'y a que ce moyen pour dessécher leurs parties visqueuses et gélatineuses, et pour les rendre d'une digestion moins difficile. Les viandes *frites* sont indigestes, s'aigrissent dans l'estomac, et sont dangereuses, surtout aux tempéramens faibles. *Voy*. CHAIR.

VIN. C'est une liqueur qu'on a exprimée des raisins, et qu'on a laissée fermenter pour la rendre propre à boire. Avant que ce suc, tiré par expression, ait fermenté, il est d'un goût doux et agréable : c'est ce qu'on appelle communément du MOUT. *Voy*. cet article.

Le moût n'enivre point comme le vin ; au contraire, il lâche le ventre en se précipitant par le bas. Les différentes espèces de vins sont innombrables : elles varient par la qualité et la durée, le goût, la couleur, etc. On peut dire qu'il y a autant de vins différens, qu'il y a de terroirs. Tout le monde sait que le climat influe singulièrement sur la qualité des vins. De toutes les contrées de l'Europe, il n'y en a point dont l'exposition soit plus favorable à la culture de la vigne, que la

France : aussi fournit-elle d'excellens vins, dont l'usage, disent quelques auteurs, lui donne une qualité particulière. Les raisins des pays froids acquièrent rarement le degré de maturité nécessaire pour donner un vin généreux. Les vignobles des pays trop chauds fournissent au contraire des vins rudes, violens, sujets à s'aigrir.

Le vin fournit une boisson très agréable, et d'une très grande utilité en cuisine. *Son usage est fort salutaire aux vieillards et aux gens faibles; car il fortifie et nourrit beaucoup. Le bon vin, bu avec modération, porte dans l'âme la vivacité et la joie,* dissipe la noire mélancolie, délie la langue, fait la consolation de ceux qui sont en proie aux chagrins, et dispose au sommeil. *Le vin convient spécialement aux phlegmatiques; il serait la panacée de bien des maux, si l'on en usait avec modération; car il est le plus excellent cordial que la nature nous ait donné; il est stomachique, fortifie les viscères, et facilite toutes les coctions :* mais l'abus qu'on en fait pervertit toutes ces bonnes qualités; car le vin pris avec excès porte des coups sensiblement destructeurs à l'économie animale, en ce qu'il échauffe beaucoup, corrompt les liqueurs, produit l'ivresse, et dispose aux fièvres opiniâtres, à l'hydropisie, à la phthisie, à la léthargie, l'apoplexie, la paralysie, et d'autres maladies aussi terribles.

Il faut bien se garder de faire usage des vins dont on a lieu d'appréhender la falsification, ou qui auraient été éventés, ou qui auraient été gâtés par toute autre cause. La plus mauvaise de toutes les boissons est celle que nous appelons *piquette,* laquelle se prépare en versant de l'eau sur le marc des raisins ; elle ne vaut rien pour les personnes qui ont l'estomac faible, elle excite des tranchées, et cause des obstructions.

Parmi les VINS GRECS, dont les anciens et les modernes ont toujours fait un si grand éloge, on compte celui de *Chypre,* qui rétablit les forces de ceux qui ont essuyé de grandes maladies. Cette espèce de vin est balsamique, quoiqu'elle sente un peu le goudron; néanmoins, elle est très agréable aux personnes qui s'y sont une fois accoutumées. Il est bon d'avertir que ce vin, qu'on trouve partout, est rarement naturel. Le vin de *Candie*, principalement le *muscat* et la *malvoisie*, ne cède point au vin de *Chypre*. Le vin de *Chio* est placé dans la classe des vins les plus exquis par nos APICIUS modernes. Celui de *Stancou* diffère peu des précédens; son odeur est très suave et son goût très agréable. Le vin de *Mételin* peut être regardé comme un vrai nectar; mais on nous l'apporte très rarement; c'est ce qui fait qu'il n'est jamais servi que sur la table des personnes les plus opulentes. Ajoutons à ceux-ci, les vins de PERSE et de HONGRIE : parmi les premiers, nous n'en reconnaissons qu'une espèce; c'est celui de *Schiras*, transporté très rarement en Europe. Les vins de *Hongrie* se servent plus fréquemment sur nos tables; celui de *Tokai* est généralement regardé comme le meilleur : quoiqu'il vienne en très petite quantité sur un coteau de Hongrie, néanmoins il n'est pas si rare que le public se le persuade. Ce vin a la saveur et les vertus de celui de Canarie; il se trouble aisément, dès qu'il est exposé à l'air, à moins qu'il ne soit venu sur le haut d'une montagne, ou qu'il ne soit de la première qualité. Le premier d'entre les vins d'ITALIE est celui d'*Albe;* sa saveur est douce, il ne porte point à la tête et passe facilement : les anciens en faisaient les délices de leurs festins. Parmi les vins qui approchent de celui-ci, on compte celui de *Monte-Fiascone* dans la Toscane, lequel est très doux, et convient, en général, à toutes sortes de personnes, pourvu néanmoins que son usage soit modéré. Le vin de *Florence*, et surtout le *muscat*, passe pour un des vins les plus exquis qu'il soit possible de trouver; en effet, il le dispute aux vins *grecs* en excellence et en bonté. Le vin de *Pérouse* est fait avec le vin *muscat*, et approche singulièrement de celui de *Florence*. Le vin de *Marciminien* n'est pas même interdit aux goutteux, tant il est salubre. Les vins de *Naples* sont ordinairement légers, douceâtres, passent aisément, et sont préférés par un très grand nombre de personnes aux vins d'Italie les plus en réputation. On prodigue plus d'éloges à ceux qu'on appelle *Lacrima de Galliti* et *Chiarello piquante* : la couleur de ces vins est rouge, très belle, et d'une odeur très agréable. Aux vins de *Naples*, on peut ajouter celui de *Tarente*, celui de *Syracuse*, et une infinité d'autres qu'on n'apporte jamais, ou du moins fort rarement dans nos pays.

Le plus estimé des vins d'ESPAGNE est celui de *Malaga;* il donne du ton à l'estomac, rétablit les forces; aussi les convalescens se trouvent-ils bien de son usage; on en transporte beaucoup en Europe : ce vin est gras et se soutient très long-temps. Le vin d'*Alicante* convient à ceux que les fatigues ou la faim ont épuisés; ceux qui ont l'estomac dérangé feront très bien d'en faire usage. Le vin *Teinte* ne diffère point de celui-là. Le vin de *Xerès* doit être mis dans la classe des meilleurs vins d'Espagne; celui de *Rota* en approche assez. Ces deux espèces de vins conviennent, comme celui d'*Alicante*, aux personnes dont l'estomac a besoin de ton. Nous pouvons ajouter aux vins d'Espagne celui de *Canarie*; il est fait du moût cuit des raisins muscats, et paraît l'emporter sur toutes les autres espèces de Malvoisie, dont il possède les vertus. Il est bon de savoir que tous ces vins, tant d'Espagne que des îles dont nous avons parlé, se préparent par la coction; ce qui fait qu'ils peuvent se garder fort long-temps. Les personnes d'un tempérament chaud et les bilieux doivent s'en abstenir.

SAMUEL LEDELIUS dit, dans une observation consignée dans les *Éphémérides des Curieux de la Nature,* qu'une dame avait une quinte de toux, accompagnée d'un crachement purulent, toutes les fois qu'elle buvait un verre de vin d'Espagne.

Les vins d'ALLEMAGNE sont d'un caractère différent; ceux du *Rhin* et de la *Moselle* sont doux, ténus, un peu acides, passent aisément, et sont recommandés aux scorbutiques par plusieurs médecins. Le vin du *Mein* approche de celui du Rhin.

Parmi les vins de FRANCE, ceux de *Bourgogne* et de *Champagne* tiennent les premiers rangs. Les principaux cantons de la *Basse-Bourgogne* sont *Coulange, Auxerre, Creney, Tonnerre, Avalon, Joigny, Chablis.* Ceux de la *Haute-Bourgogne* sont *Pomar, Chambertin, Beaune, Volnay, Montrachet La Romanée, Nuits, Chassagne* et *Mursault.* Les vins de la Basse-Bourgogne sont peu inférieurs à ceux de la Haute; ils les surpassent même quelquefois.

Les vins de *Champagne* sont autant estimés que ceux de Bourgogne ; il y a même beaucoup de personnes qui leur donnent la préférence. En effet, il n'est pas rare de voir des vins de Champagne réunir la vigueur des meilleurs vins de Bourgogne, avec une saveur piquante et agréable, qu'on ne trouve dans aucune autre espèce de vin.

Les vins de *Bordeaux*, de *Grave*, et de *Pontac* surtout, nourrissent beaucoup, et sont agréables à l'estomac. Le vin d'*Orléans* enivre aisément ; il est blanc et rouge, assez agréable au goût. Le vin d'*Anjou* se conserve long-temps ; ordinairement il est blanc et doux. Le vin de *Poitou* approche beaucoup des vins du Rhin ; il est légèrement acerbe et un peu acide, blanc et faible. Le vin de *Paris,* ou pour mieux dire des environs de cette capitale, est peu agréable au goût ; il ne soutient pas l'eau. Les personnes riches n'en font point usage : les marchands de vin le mélangent, et le frelatent souvent pour en avoir le débit.

Les vins du *Dauphiné,* du *Languedoc* et de *Provence* sont regardés, avec raison, comme d'excellens vins. Parmi ceux du *Dauphiné,* on vante beaucoup celui de l'*Hermitage*, lequel a une légère couleur rouge, est un peu austère, mais d'un goût exquis. Celui de *Côte-rôtie* n'est pas moins estimé. Parmi les vins du *Languedoc,* ceux de *Frontignan* et de *Lunel*, sans parler du vin de *Tavel,* tiennent les premiers rangs. Les vins de *Provence* doivent toujours être trempés, si l'on ne veut pas qu'ils portent à la tête ; les meilleurs sont ceux de la *Manque* et de *Gemenos;* ceux de *Barbantane* et de *Caux*, ceux de *Ries,* de *Roqueraine,* d'*Aubagne* et de *Côte-Perdrix* ; les vins blancs de *Cassis,* de *Marignan* et de *Canes;* les vins muscats de *Saint-Laurent,* de *Cuers,* et beaucoup d'autres, dont la saveur est très agréable, rétablissent merveilleusement les forces abattues. Le *vin cuit,* dont l'usage est si fréquent en Languedoc, en Italie et en Provence, se fait avec du moût de raisin blanc choisi et bien mûr, cuit jusqu'à la diminution de deux tiers, et écumé avec soin, puis fortement agité pendant qu'il est chaud, jusqu'à ce qu'il se soit refroidi. Le vin mis dans des tonneaux se conserve très long-temps et fournit une liqueur très agréable, fort utile aux personnes faibles et convalescentes.

Si l'on emploie du moût de raisin muscat pour préparer le vin cuit, il en résulte un vin très exquis, nommé *malvoisie*. Ce nom, ainsi que nous l'avons déjà insinué, est donné à différens vins étrangers fort vantés, auxquels ne sont pas inférieurs les *malvoisies* de Languedoc et de Provence.

On tire du vin, par la distillation, l'*eau-de-vie* et l'*esprit-de-vin*. Les esprits-de-vin pris avec modération peuvent quelquefois contribuer à la santé; en effet, ils peuvent aider à la digestion, en brisant et atténuant les parties grossières des alimens; ils peuvent rétablir les forces, et donner une nouvelle vigueur au sang, en réparant promptement, par leurs parties volatiles et exaltées, la dissipation des esprits, causée ou par un trop grand travail, ou par des veilles trop continuelles, ou par quelque autre épuisement. Mais s'il y a des circonstances qui permettent, ou même qui autorisent l'usage de ces esprits-de-vin, on peut dire aussi qu'ils sont très pernicieux, quand on en use plus fréquemment qu'il ne convient; car ils jettent les humeurs dans une agitation excessive, et disposent singulièrement aux catarrhes, à la goutte, à l'apoplexie, la paralysie, etc. Il est donc de la plus grande conséquence de ne point s'accoutumer aux liqueurs ardentes.

Les anciens nous doivent servir d'exemple sur cela; la plupart ne buvaient que de l'eau, et ils étaient fort vigoureux, et vivaient long-temps. Il est bien rare de voir des personnes de nos jours qui jouissent de ces avantages; c'est ce qui pourrait mettre en doute si l'invention du vin et des liqueurs ardentes est plus utile que pernicieuse au genre humain. Car enfin, comme l'observe très bien un auteur célèbre, si ces liqueurs raniment les esprits, si elles sont cordiales, si elles fortifient l'estomac, elles produisent aussi plusieurs incommodités que nous avons marquées, et, qui plus est, elles rendent par la suite les gens brutaux, et ressemblant plutôt à des bêtes qu'à des hommes.

Comme les différentes compositions auxquelles on a donné le nom de *ratafia* ne sont autre chose que de l'eau-de-vie ou de l'esprit-de-vin chargés de différens ingrédiens qu'on y a mêlés, elles ne sont pas moins pernicieuses.

Le vin, dit le célèbre Frédéric Hoffmann, doit tenir la première place parmi les alimens médicamenteux, à cause de l'activité avec laquelle il aide la coction, les excrétions, le rétablissement des forces et de la chaleur. Il n'y a point dans la médecine un remède plus énergique, et qui, par ses qualités acides, sulfureuses et tempérées, répare plus promptement le ton de l'estomac, et donne plus de vigueur à toutes les parties du corps, en ranimant la circulation du sang : c'est pourquoi *son usage est si fort recommandé à ceux qui ont besoin de rétablir leurs forces, à tous les tempéramens faibles, froids et humides, ou à ceux qui font usage des alimens crus et aqueux, ou qui mènent une vie sédentaire.* Il est aisé à présent à chacun de s'appliquer les conditions où l'usage modéré du vin est convenable, et de penser en même temps qu'il y a nombre de conditions dans la vie où il est nécessaire. A l'égard de l'*excès* qu'on en peut faire, Hippocrate décide, et tous les médecins avec lui, qu'il conduit à la perte de la santé et à l'imbécillité de toutes les facultés spirituelles. Ce pléthorique qui use des vins de liqueur, par la seule raison qu'il les aime, doit s'attendre à être surpris un jour ou l'autre d'une apoplexie sanguine ; ceux qui sont sujets aux aigreurs n'en guériront jamais, tant qu'ils boiront ces vins tartareux qui leur paraissent si agréables ; et cet homme, sujet aux maux de tête, les rendra plus violens, et verra tout son système nerveux s'ébranler, s'il continue l'usage de ces vins sulfureux qui épuisent les esprits au lieu de les créer et de les réparer quand on en boit avec *excès.* Ainsi chacun devrait examiner scrupuleusement et la *qualité* et la *quantité* du vin qui convient ; car cela est absolument relatif aux différens individus : je crois que la règle la plus sûre pour ne point se tromper à ces deux égards, est de préférer celui qui ne porte point à la tête, qui ne procure ni aigreur, ni pesanteur à l'estomac, et qui passe le plus aisément par les urines et la transpiration. A l'égard de la *quantité*, je puis assurer que la moindre est toujours la meilleure; je ne pense pas qu'elle doive jamais excéder le double des alimens. C'est une affaire que chacun devrait régler soi-même, parce que personne n'est plus en état de juger des bornes qu'elle mérite.

En l'envisageant comme un remède, il est un grand *fortifiant;* car, après son usage, le pouls se relève et devient plus vif, les vaisseaux se gonflent, ce qui prouve que le sang est porté du centre à la circonférence; le visage se colore, et une douce moiteur succède à la sécheresse de la peau. Il est aussi un excellent *stomachique;* sa vertu apéritive n'est point révoquée en doute; il dépure le sang, il ouvre les obstructions des viscères, rappelle les hémorroïdes supprimées, réjouit le foie et la rate, guérit souvent pour toujours les gouttes froides, empêche la goutte chaude de dégénérer, débarrasse le cerveau d'humeurs incommodes et dégoûtantes, et donne de la légèreté à tout le corps.

L'usage du vin, dit le docteur P. J. G. Cabanis, nourrit et renouvelle la gaîté, maintient l'esprit dans une activité facile et constante, fait naître et développe les penchans bienveillans, la confiance, la cordialité. *Dans les pays de vignobles, les hommes sont en général plus gais, plus spirituels, plus sociables;* ils ont des manières plus ouvertes et plus prévenantes : leurs querelles sont caractérisées par une violence prompte; mais leurs ressentimens n'ont rien de profond; leurs vengeances, rien de perfide et de noir.

L'*abus du vin*, comme celui des autres stimulans, peut sans doute détruire les forces du système nerveux, affaiblir l'intelligence, abrutir tout-à-la-fois le physique et le moral de l'homme : mais, pour produire de tels effets, il faut que cet abus soit porté jusqu'au dernier terme; il est même rare qu'il le produise, sans le concours des esprits ardens, auxquels les grands buveurs finissent presque toujours par recourir, quand le vin n'agit pas assez vivement sur leur palais et sur leur cerveau. J'ai connu beaucoup de vieillards qui, toute leur vie, avaient usé largement du vin, et qui, dans l'âge le plus avancé, conservaient encore toute la force de leur esprit, et presque toute celle de leur corps. Peut-être même les pays où le vin est assez commun pour faire partie du régime journalier, sont-ils ceux où, proportion gardée, on trouve le plus d'octogénaires et de nonagénaires actifs, vigoureux et jouissant pleinement de la vie. *Voy*. ALICANTE, GRAVE, MADÈRE, MALAGA, MALVOISIE, MOUSSEUX, MUSCAT, ROTA, TOKAI, etc., etc. *Voy. aussi* LIE, MOUT, etc.

Des vins de Tokai. Le village de Tokaï, près lequel viennent les différens vins qui portent ce nom, est situé au haut d'une colline, et au confluent des rivières de Bogdrog et de Tibisqne ou Thesis. Il est habité par quelques Hongrois protestans, et par une peuplade qui est d'origine grecque. Les vignes d'où l'on tire les vins de Tokai croissent sur plusieurs collines situées à l'est du Bogdrog. Ces collines s'étendent l'espace de trois à quatre lieues vers le nord, et sont séparées l'une de l'autre par des plaines, où sont bâtis les villages de Tertia, de Mada, de Tarézal, de Syomblon, de Beng et de Tolesrwa; les vins de Tertia et Tarézal sont de meilleure qualité que ceux qui portent spécialement le nom de *Tokai;* cependant ils se vendent généralement moins cher. Les vignes qui fournissent ces différens vins sont situées sous le quarante-huitième degré de latitude, et le sol qui les porte est principalement une craie de couleur jaune où se mêlent des cailloux qui sont de nature calcaire. Les meilleurs crûs sont ceux où les collines ont le plus de pente, et sont exposées au midi. La vendange s'y fait très tard, le plus souvent à la fin d'octobre, et quelquefois même à la mi-novembre.

Les vins de Tokai sont blancs. On en fait de deux sortes, qu'on distingue par les noms de *Anspruch* et *Masslach*. Le premier de ces vins, qui est le plus estimé, se fait avec du raisin de choix. On met ce raisin dans un tonneau percé de trous à son fond, et on l'y presse jusqu'à ce que tout le jus en soit exprimé; on laisse ensuite fermenter ce jus pendant deux jours; puis on le verse dans de petits tonneaux, où il reste exposé à l'air pendant un mois, et quelquefois beaucoup plus long-temps. Quant au *Masslach,* on le fait en ajoutant, à ce dernier, le moût ordinaire. l'*Anspruch* est le vin qui est généralement connu, dans le commerce, sous le nom de vin de *Tokai.* Quand il est bon, il est de couleur argentée, et il a un certain aspect huileux. Il est doux et légèrement astringent, et en même temps aromatique et terreux. Ce vin se garde fort long-temps, et il n'est même potable qu'au bout de trois ans. Le prix ordinaire du *tokai* de première qualité est de 6 à 7 francs la bouteille, acheté sur les lieux.

Les vignes ci-dessus nommées fournissent du vin en quantité suffisante pour la consommation des classes riches en Hongrie, en Autriche, en Pologne et en Russie. Les meilleurs cantons où elles viennent appartiennent à l'empereur d'Autriche, au prince de Trantzen et au collége des jésuites établi à Ungwar.

Le feu lord Montagu aimait si passionnément ce vin, que peu d'années avant sa mort il fit le voyage de Londres à Tokai, dans le seul but d'y acheter des meilleurs crûs. *Voy.* Tokai.

Vin chaud. Voy. Azucarillos.

Vins médicinaux.

Vin d'ache. Ce vin fait uriner, excite l'appétit et soulage les douleurs des nerfs, celles de l'estomac et des autres viscères. Il soulage aussi la difficulté de respirer. *Voy.* Ache.

Vin d'aluine ou *d'absinthe.* Ce vin est fort utile pour les maladies de l'estomac; il excite l'appétit, tue les vers, guérit la colique venteuse, abat les vapeurs, provoque les règles, fait uriner et aide la digestion; il sert de remède aux maladies du foie, à la jaunisse, aux maladies des reins; il est propre aussi pour les enflures ou gonflemens des parties qui avoisinent le cœur. La dose est depuis une once jusqu'à quatre pour les enfans; les adultes en prennent ordinairement un bon demi-verre, à jeun, et continuent pendant plusieurs jours. *Voy.* Absinthe.

Vin d'ananas. Le vin d'ananas est un vin sucré que l'on prépare avec le suc exprimé de ce fruit. Ce vin est cordial, et vaut presque la malvoisie. *Voy.* ANANAS.

Vin d'aneth. Ce vin est soporatif, diurétique, facilite la digestion des alimens, fait venir l'appétit, soulage le mal d'estomac et la difficulté de respirer. *Voy.* ANETH.

Vin d'anis. Ce vin guérit les obstructions, dissipe les ventosités, apaise les rots aigres, corrige l'indigestion d'estomac, fait venir l'appétit, soulage le mal d'estomac et la difficulté de respirer, et guérit les coliques violentes; mais surtout il est bon pour augmenter le lait des femmes, si elles en prennent pendant quelques jours en assez grande quantité avec du sucre. Il apaise les douleurs et autres maladies des reins, lesquelles procèdent de ventosités, et fait sortir le gravier, principalement si l'on prend d'abord des tablettes d'anis, que les médecins nomment *dianisum,* et des tablettes composées avec de la gomme adragant, appelées *diatragacanthes :* ces douleurs sont bientôt apaisées, et les reins se nettoient du gravier, lequel sort ensuite avec l'urine. *Voy.* ANIS.

Vin d'aunée. Le vin dans lequel on a fait tremper de la racine d'aunée pendant trois jours, éclaircit la vue, et est fort propre à résister aux maladies contagieuses, et pour provoquer l'urine; il remédie aussi aux enflures, tranchées, morsures de serpens, à la toux, etc. *Voy.* AUNÉE.

Vin de chiendent. Ce vin tue les vers des intestins, fait évacuer le gravier des reins, remédie à la suppression d'urine, aux obstructions glaireuses du foie et des reins, apaise les douleurs des jointures, évacuant, par les urines, les matières phlegmatiques qui les engendrent.

Vin de conyze. Il est stomachique, utile dans la paralysie, les stupeurs ou engourdissemens, les tranchées, la gravelle, les maladies contagieuses.

Vin de Corinthe. Voy. RAISIN DE CORINTHE.

Vin de fenouil. Ce vin fait venir l'appétit, soulage les maux d'estomac, les difficultés d'uriner et de respirer. *Voy.* FENOUIL.

Vin de fenugrec. Ce vin est indiqué pour les maladies du foie.

Vin de genièvre. Liqueur vineuse obtenue par la fermentation de l'infusion des baies de genièvre. On fait rapprocher, par l'évaporation, cette infusion, de manière à ce qu'un œuf cru la surnage, et on laisse fermenter cette liqueur jusqu'à ce qu'elle exhale une odeur vineuse. Le vin de genièvre conserve l'odeur et la saveur de ce fruit : on en tire, par la distillation, une liqueur alcoholique connue sous le nom d'*eau-de-vie de genièvre*. *Voy*. Genièvre.

Vin d'hysope. Ce vin est utile pour les maladies de poitrine, de côté et des poumons ; la toux invétérée, la courte haleine, le frisson des fièvres intermittentes. Ce vin, adouci avec de la réglisse ou du sucre, est spécialement appelé *vin des vieilles gens*, comme ayant la vertu de digérer, ouvrir, attirer toutes les humeurs superflues, et de provoquer l'urine ; il est surtout d'un grand secours pour la toux humide. On assure qu'il guérit le mal caduc dans les enfans. Il dessèche les humidités de l'estomac, si on le boit, ou si on s'en fomente. Il soulage les hydropiques ; il dessèche et fortifie les parties relâchées par une trop grande humidité, si on les en fomente chaudement. *Voy*. Hysope.

Vin de baies de laurier. Ce vin soulage la toux, les maux de poitrine, les tranchées, la difficulté d'uriner, les douleurs d'oreilles, les suffocations de matrice. *Voy*. Laurier.

Vin de molle ou *moly*. Liqueur vineuse que l'on obtient par la fermentation de la décoction du fruit du poivrier du Pérou. Ce vin, appelé *moly* par les habitans du Pérou, était très estimé dans ce pays ; on l'offrait aux étrangers comme une marque de la considération qu'on leur portait.

Vin d'origan. On attribue au vin de cette plante les mêmes effets que ceux du vin de thym.

Vin de palmier. *Voy*. Coco.

Vin de pastenades sauvages. Il sert aux maladies de la poitrine, des viscères d'autour du cœur et de la matrice ; il fait venir les menstrues, chasse les vents et ventosités, et fait sortir l'urine arrêtée ; il est bon aussi pour la toux et pour les vaisseaux rompus. *Voy*. PASTENADE.

Vin de persil. Ce vin fortifie l'estomac, dissipe les ventosités qui s'y engendrent, et qui souvent font soulever le
cœur ; il réveille l'appétit, facilite la respiration, provoque
l'urine, et fait dormir. Il faut mettre neuf onces de graine de
persil, récente, bien mûre et bien criblée, dans un linge
clair, dont on fait un nouet, qu'on plonge dans un tonneau
plein de moût. *Voy*. PERSIL.

Vin de renouée. C'est un très bon remède pour toutes les
maladies des reins et de la vessie, principalement la gravelle,
la pierre, la douleur des reins, la difficulté d'urine et les douleurs violentes qui en proviennent.

Vin de roses. Ce vin est bon pour l'estomac et pour la pleurésie. *Voy*. ROSE.

Vin de sauge. De quelque manière que l'on fasse le vin de
sauge, soit en faisant bouillir la sauge dans le vin, soit en la
suspendant seulement dans le baril, il est très utile dans le cas
de gencives relâchées, douleurs de dents qui branlent, maladies des nerfs et des parties nerveuses, comme paralysie, convulsion, tremblement, etc. ; il fortifie les nerfs, soit qu'on le
boive, soit qu'on s'en bassine chaudement après avoir un peu
frotté. On l'indique aussi contre le haut-mal procédant du vice
de l'estomac, les douleurs des reins et de la vessie, le crachement de sang, la toux, les ruptures, les convulsions, la suppression des règles. *Voy*. SAUGE.

Vin de thym. Ce vin augmente la faculté digestive, est utile
contre les dégoûts, la dyssenterie, la douleur des nerfs et des
viscères d'autour du cœur, les froidures qu'occasionne l'hiver,
et contre la morsure des animaux venimeux. *Voy*. THYM.

HISTOIRE DES VINS ANCIENS ET MODERNES,

Par le Docteur ALEXANDRE HENDERSON (*the History of ancient and modern wines,* by A. HENDERSON); in-4°, Londres, 1825.

Le docteur HENDERSON a tenu plus encore que le titre de son livre ne semblait promettre, quoiqu'il promît beaucoup. Une histoire des vins des anciens eût été incomplète, si l'auteur n'y avait pas joint tous les détails relatifs à la culture de leurs vignobles, à leur manière de recueillir, de préparer et de conserver leurs vins, et si, en même temps, il n'avait pas tâché d'apprécier les traits de ressemblance ou d'analogie de ces vins avec ceux des modernes. Il fallait introduire, en quelque sorte, le lecteur au milieu de leurs festins, dont les vins composaient la partie essentielle. Le docteur HENDERSON n'a rien épargné pour rendre ses recherches à la fois instructives et agréables. A force de connaissances, de jugement et de goût, il est parvenu à donner beaucoup d'intérêt à toutes les allusions au vin qui se rencontrent si fréquemment dans les ouvrages historiques, didactiques et lyriques des écrivains de la Grèce et de Rome, et surtout dans HORACE.

Son ouvrage est généralement consacré à l'histoire du vin, comme le titre l'annonce ; cependant on y rencontre plusieurs chapitres sur la fermentation, sur les principes constituāns des vins, sur leur classification, leur conservation, leur maturité, leur sophistication, et leurs propriétés nutritives et médicales, qui sont dignes d'un profond examen. On trouve aussi, dans les notes, un tableau de leurs forces relatives, de la quantité d'alcohol qui se dégage pendant la fermentation, et une évaluation des différentes espèces de vins français. Nous allons donner une analyse rapide de ce travail remarquable, en ajoutant les observations que nous croyons nécessaires pour relever quelques erreurs, ou réparer quelques omissions: Nous aurions désiré, par exemple, que l'auteur eût établi d'une manière positive quelle était, du côté de l'Orient, la limite où se sont arrêtées, dans tous les temps, la culture de la vigne et la fabrication du vin.

Il commence son ouvrage par un chapitre sur les vignobles des anciens, sur la nature du terrain et de l'exposition qu'ils choisissaient, et sur la manière de planter et de tailler la vigne. Il paraît y avoir eu des différences d'opinion sur la hauteur qu'on devait lui laisser prendre : CATON, PLINE et COLUMELLE recommandent qu'on tienne la vigne basse ; les deux agronomes célèbres, SASERNA père et fils, conseillent, au contraire, de la laisser pousser indéfiniment. Les différentes espèces de vins connues chez les anciens étaient très nombreuses ; mais il est impossible de les désigner sous des dénominations modernes.

La côte d'Aminée passait pour produire un vin remarquable, surtout par la délicatesse exquise de son bouquet ; et l'on trouve, dans la vie de l'empereur FLORIEN, par VOPISCUS, un passage curieux où le changement de couleur du raisin de cette côte est donné comme un présage. Le vin de Nomentum, contenant plus de substance mucilagineuse que le premier, était également très recherché. La *vigne apiana*, le muscat moderne, qui a reçu son nom actuel, comme son nom ancien, de sa disposition à attirer les abeilles ou les mouches, n'avait pas moins de célébrité. Les auteurs mettaient beaucoup de soins et de sagacité dans le choix du terrain pour les différentes espèces de vignes, et plusieurs coteaux ne produisaient souvent qu'une seule qualité de raisin. La portion la plus intéressante de ce chapitre est consacrée au tableau comparatif de la dépense et du revenu des anciens et des modernes dans l'exploitation des vignobles. Le docteur HENDERSON entre, à ce sujet, dans une foule de recherches extrêmement précieuses, dont le résultat est « que » VARRON n'a point exagéré en assurant que le produit d'une » portion de terre équivalant à un acre anglais pouvait s'éle- » ver à cinquante-quatre muids de vin ; récolte infiniment » supérieure à celles de nos meilleurs vignobles. »

Il faut remarquer cependant que les anciens visaient trop souvent à la quantité aux dépens de la qualité, et supposer au moins une erreur dans VARRON, depuis qu'on s'est assuré que les vignobles de Grenade, les plus fertiles du monde, et les mieux situés, ne donnaient guère que le tiers du produit indiqué par cet auteur. Les profits, évalués d'après les bases les plus raisonnables, ne s'élevaient pas, chez les anciens, au-delà de dix pour cent des capitaux consacrés à la culture des vignes; comme, en Bourgogne, ils ne produisent que le sept, et en Champagne, seulement le trois pour cent.

Dans ce chapitre, et dans plusieurs autres parties de son ouvrage, relatives aux vins des anciens, le docteur HENDERSON a négligé trop légèrement un grand nombre d'auteurs, qui lui auraient fourni des renseignemens précieux sur les vignobles et les vendanges des Grecs, et principalement les différences qui existaient entre leurs procédés et ceux des Romains. Il ne parle pas non plus des maladies auxquelles les vins sont exposés, ni des insectes et des animaux qui peuvent les attaquer, et des moyens que les anciens employaient pour les en préserver : il est vrai que ces détails ne sont pas précisément l'objet essentiel de son ouvrage; mais tant d'écrivains de l'antiquité ont rapporté à cet égard des particularités curieuses, qu'il aurait pu citer quelques-unes des plus importantes. On aurait appris volontiers, par exemple, comment les anciens défendaient leurs vignes des attaques des chèvres et des renards. HASSELQUIST nous assure que, dans l'Orient, les chakals détruisent quelquefois des vignobles entiers. Le goût des renards pour le raisin a passé en proverbe, et la fête que les cultivateurs d'Athènes célébraient en l'honneur de BACCHUS, fête dans laquelle ils lui sacrifiaient un bouc, doit certainement son origine aux ravages exercés par cet animal sur son arbrisseau favori.

Le second chapitre est consacré aux détails de la vendange et aux procédés employés par les anciens pour la fabrication de leurs vins. La vendange commençait généralement au mois de septembre, et ils avaient grand soin de ne cueillir d'abord que les raisins les plus mûrs du coteau le mieux exposé. Les premiers cueillis contenaient, selon eux, le plus de moût; les seconds donnaient le meilleur vin; les troisièmes, le vin le plus doux. La méthode de tordre les queues, d'écarter les feuilles et de laisser les raisins exposés au soleil, encore suivie aujourd'hui pour les vins délicats, était fort en usage chez les anciens. THÉOPHRASTE, dans son *Traité des plantes,* nous apprend qu'on enveloppait quelquefois les grappes d'une cloche, pour les garantir de la trop grande ardeur du soleil. Les différentes manières de préparer le moût, ses noms et ses qualités, lorsqu'il avait subi quelque transformation, le pressoir, le mélange de l'eau salée, et plusieurs autres ingrédiens étrangers à nos goûts, tels que la poix, des bois du midi, des herbes aromatiques, sont traités, dans l'ouvrage du docteur HENDERSON, d'une manière claire et complète. Nous admettons avec lui que quelques-unes des substances qui devaient être ajoutées au vin, d'après COLUMELLE, n'avaient d'autre résultat que de le clarifier ou de lui communiquer un parfum quelconque ; mais, après tout, ce chapitre ne donne pas une haute idée du goût des anciens, ni de l'excellence de leurs vins, s'ils étaient préparés selon les prescriptions de cet auteur.

Dans le troisième chapitre, on trouve la description des vases que les anciens employaient pour conserver leurs vins, et des celliers où ils les déposaient. Des peaux d'animaux, rendues imperméables par l'huile où les gommes résineuses, servaient à cet usage de temps immémorial : on en voit des preuves dans HOMÈRE et dans l'Écriture. On introduisit ensuite des vases d'argile enduits de poix : lorsque le bois abondait, on s'en servait pour faire des tonneaux ; mais, en général, les Grecs et les Romains employaient la poterie de préférence.

Les tonneaux qui contenaient les vins les plus généreux étaient placés dans toute la longueur du cellier, enfoncés dans le sable ; il est probable qu'on avait recours au siphon pour vider les plus grands : on se contentait d'incliner les plus petits sur le côté, comme on le voit dans plusieurs passages des auteurs.

Tout ce qu'a dit le docteur HENDERSON sur les celliers des anciens est fort curieux ; mais nous aurions encore désiré qu'à cet égard il eût consulté davantage les auteurs grecs, ne fût-ce que pour comparer leur méthode à celle qui est indiquée par les écrivains romains. On sait, par un passage de XÉNOPHON, que les Grecs conservaient leurs vins dans la partie la plus fraîche de leurs habitations; et il existe un scoliaste d'ARISTO-PHANE, qui dit qu'ils étaient dans l'usage de garder le vin et l'huile dans des caves ou des citernes. Encore de nos jours, les insulaires de Zante ne conservent pas autrement leurs huiles.

Avant que les *amphores* fussent déposées dans le *fumarium*, les Romains y attachaient une étiquette indiquant l'année de la récolte des vins qu'elle contenait, et le nom des consuls en exercice. La manière d'employer le *fumarium* à l'amélioration des vins, empruntée des Asiatiques, est parfaitement décrite par notre auteur. Lorsque les vins étaient robustes et de nature à gagner à cette préparation, l'effet en devenait salutaire : on en faisait principalement usage pour *donner du corps* à ceux d'une qualité inférieure. Le docteur HENDERSON paraît convaincu que les vins épais des anciens ne devaient cette propriété qu'à l'emploi du *fumarium*. Cependant nous sommes plus disposés à partager l'opinion de PAUW, qui pense que dans les premiers temps de la fabrication des vins en Grèce, on leur donnait gé-néralement une consistance artificielle.

Il prétend même qu'un seul petit canton de la Laconie pro-duisait des vins qui ne fussent point·épaissis par la fumée ou par l'ébullition; et un texte d'ARISTOTE, qu'il cite, semble con-firmer cette opinion.

Le produit de la dernière vendange était goûté, pour la pre-mière fois, le jour de la fête de BACCHUS, au mois de mai, lors-que les vents d'ouest avaient cessé. Jadis on célébrait une fête analogue, en Angleterre, comme on le fait encore en Allema-gne, à la Saint-Martin; on ouvrait les barriques de bière, au milieu des festins, des chansons et des réjouissances de toute espèce.

Le docteur HENDERSON termine ce chapitre par des citations qui prouvent qu'il n'y a rien d'absolument nouveau sous le soleil, en bien ou en mal. « Pour attirer les amateurs, dit-il, » les marchands de vins, chez les anciens, employaient toutes » sortes de ruses : quelques-uns versaient du vin jeune et mé-

» diocre dans les tonneaux qui en avaient contenu d'excel-
» lent; d'autres plaçaient du fromage et des noix dans leurs
» celliers, afin que ceux qui entraient fussent tentés d'en man-
» ger, et que leur palais fût émoussé avant de goûter au vin. »

Les variétés et les qualités générales des vins des anciens sont exposées dans le chapitre suivant. Il est évident qu'à moins de comparer leurs qualités à celles des vins modernes, il est impossible de nous en donner une idée exacte, et quels que soient les efforts du docteur HENDERSON pour arriver à ce but, on s'aperçoit aisément des difficultés qu'il a dû rencontrer dans cette partie de son travail. Il fait observer, avec raison, « qu'il n'est
» pas toujours très facile de déterminer, d'une manière précise,
» les qualités distinctives des vins modernes, et que cette tâche
» est nécessairement plus difficile à remplir pour les vins des
» anciens; mais que les termes au moyen desquels nous carac-
» térisons l'odeur, la saveur et les propriétés essentielles des
» nôtres, ayant aussi été employés dans l'antiquité, on peut
» déterminer, par analogie, jusqu'à un certain point, quel-
» ques-unes des propriétés des vins anciens, et même établir
» auxquels des produits de nos côteaux ces vins ressemblent
» davantage. »

La douceur était une qualité jugée à peu près indispensable dans les vins des anciens. Le docteur HENDERSON en donne des preuves convaincantes; et l'on trouve, dans MARTIAL, un passage qui porte son assertion jusqu'à l'évidence. Cet auteur compare le nectar des dieux au vin de Falerne, mêlé avec du miel d'Athènes (liv. XIII, p. 108). Les Romains tiraient ces vins doux de l'étranger : ceux de l'Italie étaient généralement secs et durs, et ne devenaient potables qu'avec le temps et le séjour dans le *fumarium*. Il y avait donc trois espèces de vins chez les anciens : les vins doux, les vins secs et les vins intermé-diaires, à la fois secs et doux, ou doucereux. Les vins grecs étaient principalement sucrés, comme le vin de Chypre ou de Constance; ceux de Corinthe et de Pramnia étaient secs, et ne per-daient leur âpreté qu'au bout d'un certain nombre d'années. Les plus forts étaient *hauts en couleur;* ceux qui provenaient des raisins blancs gardaient une teinte jaunâtre : aucun d'eux n'était doux. On les désignait par les noms de leurs crus, et, dans les cas de récolte extraordinaire, par celui des consuls de l'année. Il fallait cinq ans pour mûrir les plus généreux, et quelquefois davantage. Souvent le vin ne s'améliorait qu'après vingt ans : passé ce temps, il devenait exquis. Cinq ou six ans suffisaient aux vins étrangers, et lorsqu'ils étaient de nature à supporter la mer, ils gagnaient beaucoup à voyager.

Les vins ordinaires d'Italie étaient à très bon marché, quoiqu'on ne puisse pas en déterminer le prix d'une manière exacte ; il paraît avoir varié depuis deux sous jusqu'à huit sous le *gallon* (quatre litres de France). Les vins inférieurs de la Grèce coûtaient 25, 30 et 50 fr. le muid ; les meilleurs s'élevaient jusqu'à 200 fr., et PLINE parle d'une seule *amphore* de vin grec superfin, qui fut payée ce prix exorbitant. En 472, sous le règne de THÉODORIC, la vendange avait été si abondante, que le vin ordinaire se vendit moins d'un sou le gallon.

En parlant des principaux vins de la Grèce et de l'Asie, le docteur HENDERSON les représente comme le produit presque exclusif des îles Ioniennes et de l'Archipel. Lesbos, Chio et Thasos fournissaient les plus estimés ; leur couleur était d'un jaune pâle, et leur bouquet d'une odeur exquise. Le vin de Lesbos avait moins de parfum, mais plus de saveur ; celui de Thasos, généreux, doux, vieillissait lentement ; mais l'âge lui donnait une odeur agréable de pomme. Le docteur CLARKE assure que les médailles de Chio, qui ne sont pas rares dans le Levant, ont toutes quelques rapports au vin de cette île, qui conserve encore son ancienne célébrité ; elles représentent, d'un côté, un sphinx couronné de raisins, et de l'autre, une amphore avec quelques emblèmes de la fertilité de l'île. Le vin de Chio était si estimé, si rare et si cher, lorsqu'il fut introduit à Rome pour la première fois, que dans les repas les plus somptueux on n'en versait qu'une coupe à chacun des convives.

Les Grecs étaient familiarisés avec les meilleurs vins de l'Asie et de l'Afrique. Parmi les derniers, ceux de Tœnia

23..

n'admettaient aucune comparaison; et le vin de Méroé, boisson favorite de CLÉOPATRE, avait de l'analogie avec celui de Falerne. Le vin de Tœnia, d'une couleur grise ou verdâtre, un peu astringent, quoique doux, se faisait remarquer par son odeur aromatique. On voit cependant, par une épigramme de MARTIAL, déjà indiquée, que la plupart des vins d'Égypte étaient d'une qualité fort inférieure; et MACROBE déclare positivement qu'ils étaient extrêmement froids et mous, malgré la chaleur du climat. Les vins des Romains sont le sujet du sixième chapitre. La Campanie, cette province célèbre par la douceur de son climat et la fertilité de ses côteaux, produisait le meilleur de la presqu'île. « Dans » l'antiquité, dit notre auteur, les collines qui donnent à » toute la contrée une physionomie riante et animée, parais- » saient ne former qu'un immense vignoble où l'on prenait » soin d'entretenir les espèces de raisins les plus parfaites. » Le vin de Falerne était le produit le plus recherché de ce vignoble; mais il est probable que, sous ce nom, on préparait et on vendait souvent les vins moins délicats de Gaurus et de Marsicus.

Selon PLINE, cité par HENDERSON, le vin de Cécube, qu'on récoltait dans les marais d'Amyclée, avait eu, dans un temps, beaucoup de réputation; mais on négligea les vignes, et la formation d'un canal contribua à les faire abandonner. Le vin de Falerne était alors au second rang, et peut-être au premier; le vin d'Albe au troisième, à cause de sa douceur. AUGUSTE, selon PLINE, donnait la préférence au vin de Letos, quoiqu'il doive paraître extraordinaire, comme l'observe le docteur HENDERSON, qu'HORACE n'en ait jamais parlé. Tels étaient, avec les vins de Sorrente et de Capoue, analogues à ceux de Xérez et de Madère, les plus fameux vins de la Campanie, du temps des Romains.

Nous ne suivrons pas le docteur HENDERSON dans les détails relatifs à l'histoire des vins de Vérone, de la Sabine, de Spolette et de la Sicile. Les Romains, indépendamment de ces vins, en tiraient beaucoup de leurs provinces de la Grèce, de la

Gaule, de l'Espagne et de l'Archipel. Les raisins violets de
Vienne et le riche muscat du Languedoc leur étaient parfaitement connus, ainsi que les vins généreux de l'Espagne. Les
îles Baléares leur en fournissaient également, et ils en faisaient
autant de cas que de ceux de plusieurs crus d'Italie. On trouve
dans quelques passages des anciens, que la populace de Rome
avait fini par éprouver le besoin du vin avec autant de vivacité
que celui du blé, à mesure que le luxe faisait des progrès, et
que l'empire marchait vers sa décadence. SUÉTONE rapporte que
le peuple se plaignait amèrement, sous AUGUSTE, de la rareté et
de la cherté du vin, et que ce prince répondit que son gendre
AGRIPPA avait pris des mesures pour l'empêcher de mourir de
soif, en veillant à l'entretien des fontaines ; il faisait allusion
au corps des ingénieurs hydrauliques (*curatores aquarum*), que
celui-ci avait institué et préposé au soin et à la conservation
des aqueducs. VOPISCUS, dans sa *vie d'Aurélien*, parle aussi du
projet qu'avait eu cet empereur de fournir du vin à la populace, comme on lui fournissait du pain, de l'huile et de la
viande ; mais on lui fit sagement observer que s'il accordait
cette faveur, il faudrait accorder toutes celles que le caprice
et la débauche feraient solliciter au peuple romain. Il se con-
tenta de faire déposer du vin dans le Temple du Soleil, où il
était vendu à très bas prix. Les tribuns et les autres officiers
des légions en recevaient une ration ; et l'on peut conclure d'un
édit de l'empereur NIGER, que toute l'armée romaine en buvait également pendant la durée du service, jusqu'à ce qu'il
fût décidé que les soldats se contenteraient de *vinaigre* (1).
Les moyens employés par les anciens pour tremper ou rafraîchir le vin, forment le sujet du septième chapitre. Ils regar-
daient comme inconvenant et grossier de le boire pur ; mais
tandis que les Grecs et les Romains y mêlaient de l'eau pour

---

(1) Ce que les Romains appelaient *acetum*, le vinaigre, n'était qu'une
espèce de vin fabriqué, une sorte de piquette qu'on donnait aux soldats, et
que ceux-ci mêlaient avec de l'eau pour se désaltérer. On pourrait l'appeler
le vin de munition. (Note du traducteur.)

l'affaiblir, les Asiatiques y ajoutaient des épices pour lui donner plus de force et de saveur.

Il était difficile, sous un climat tel que celui de l'Italie et de la Grèce, de se procurer de la glace ou de la neige pour rafraîchir les boissons ; et c'est cependant sous des latitudes aussi chaudes qu'il est surtout agréable de *boire frais*. Les Grecs avaient emprunté cet usage aux Orientaux, ainsi que la manière de conserver la glace et la neige, et d'abaisser la température de l'eau par l'évaporation ; ils la transmirent aux Romains. Ce dernier procédé a été particulièrement décrit par Athénée, Pline et Galien ; le docteur Henderson ajoute qu'on employait des enfans à entretenir, pendant toutes les nuits, l'humidité extérieure des barriques. La fraîcheur de ces barriques était conservée, aussi bien que les pots de neige et de glace qu'elles renfermaient, au moyen d'une enveloppe de paille, de branches de chêne, de toiles grossières. Le docteur Henderson paraît croire que Alexandre apprit dans l'Inde cette méthode de conserver de la neige ; mais elle était connue plus d'un demi-siècle avant sa naissance.

Cette première partie de l'histoire des vins des anciens est terminée par un exposé des différens emplois du vin dans les festins des Grecs et des Romains ; leurs ragoûts, leurs sauces, leurs coupes, leurs toasts, leurs différentes espèces de vins sont décrits de la manière la plus agréable. On y remarque des contrastes singuliers entre les mœurs des Grecs et celles des Romains : ceux-ci permettaient à leurs femmes de prendre place à leurs banquets, mais ils leur défendaient l'usage du vin ; tandis que les Grecs, qui le leur permettaient, ne souffraient point qu'elles parussent dans leurs festins.

Le docteur Henderson a très bien fait ressortir la différence qui existait entre les grossières jouissances des héros d'Homère, et les brillantes réunions des Grecs et des Romains, dans les temps postérieurs. « Archestrate de Syracuse, » dit-il, qui parcourut la terre et les mers seulement pour » étudier l'art de bien vivre, réunit ses matériaux, et en fit » un poëme sous le titre de *la Gastronomie*, dont plusieurs

» fragments ont été conservés. TIMARCHIDES de Rhodes offrit à
» ses concitoyens l'hommage d'un Traité en six ou sept livres
» sur le même sujet. Un ouvrage complet sur l'art du Cuisi-
» nier, commençant par les truffes et finissant par le poisson,
» est dû à PHILOXÈNE de Cythère, le prototype des ÉPICURES de
» notre temps, qui demandait aux dieux *le cou d'une grue*
» *pour prolonger ses jouissances*, et qui se faisait toujours ac-
» compagner d'esclaves chargés d'huile, de vinaigre et d'é-
» pices, pour assaisonner les mets qu'on pourrait lui offrir,
» lorsqu'il *dînait en ville*. On dit qu'ARISTOTE lui-même s'é-
» tait occupé de rédiger un code de lois pour la table, et qu'il
» passait, parmi ses contemporains, pour un grand amateur
» de poisson. »

Nous dirons quelques mots des salles à manger de l'antiquité. Elles étaient toujours placées dans la partie la plus élevée de la maison, à cause du plaisir de la vue ; et leur longueur était double de leur largeur. La décoration intérieure
ne répondait pas toujours à la magnificence des repas, surtout
s'il faut croire ce que dit HORACE, de ces canapés suspendus autour de la table, dont la chute enveloppait souvent les convives d'un nuage de poussière (1). Cependant les salles à manger de quelques empereurs, notamment celles de NÉRON et
d'HÉLIOGABALE, surpassaient en magnificence tout ce que nous
pouvons imaginer de plus brillant dans les temps modernes ;
elles étaient revêtues de grandes lames d'ivoire, qui présentaient des tableaux différens en glissant sur des roulettes : on
parfumait les convives, on les couronnait de fleurs. Le mouvement des corps célestes était imité sur des plafonds cintrés,
de manière à représenter le cours des saisons. Mes lecteurs
pourront consulter, sur cette matière, l'ouvrage à la fois in-
structif et amusant de d'ARNAY, ou les *Recherches sur les mœurs
domestiques des Romains*.

Les Grecs et les Romains avaient emprunté aux Asiatiques

---

(1) HORACE, Sat., liv. II, 8.

l'usage de se coucher pour prendre leur repas. Leurs sièges étaient extrêmement élégans ; les pieds en étaient d'ivoire ou de bronze ; ils les couvraient d'étoffes couleur de pourpre et richement brodées ; quelquefois on y semait des roses : l'anecdote du sibarite est bien connue. Les tables ne le cédaient point aux sièges en richesse et en magnificence : dans les premiers temps elles étaient de sapin ou d'érable ; plus tard les Romains y employèrent le bois de citronnier. Les pieds, les bords étaient garnis d'ivoire ou d'argent. Mais ce luxe n'était pas constamment accompagné du goût et de la propreté nécessaires. Jusque sous le gouvernement des empereurs on n'avait pas connu le linge de table ; c'est seulement à cette époque que les Romains commencèrent à se servir de la laine pour faire des nappes ; ils employèrent aussi de la toile et de la soie brodées en or. Ce fut long-temps après AUGUSTE que chaque amphitryon imagina d'offrir des serviettes à ses convives : jusque-là chacun apportait la sienne ; et l'on dit que cette coutume ne cessa que parce que les esclaves chargés de porter les serviettes s'en servaient pour dérober toutes sortes d'objets (1). On essuyait les tables avec une éponge après le dîner. Les convives étaient ordinairement vêtus de blanc. Pour ne pas salir les lits, on leur donnait des pantoufles, ou bien ils ôtaient leurs chaussures. Chacun était servi par son esclave : ceux-ci rapprochaient ou éloignaient les plats, nettoyaient la table, servaient à boire et chassaient les mouches.

Les Romains recevaient leurs verres des manufactures d'Égypte ; ils étaient aussi purs, aussi limpides que du cristal de roche : on ne commença à les connaître à Rome que vers l'an 536 de sa fondation.

Les usages et les cérémonies les plus importantes relatives aux festins des anciens, les libations aux dieux, le couronnement des convives et des coupes avec des guirlandes, dont la

---

(1) Avant que l'usage des serviettes fût connu, les anciens essuyaient leurs doigts avec de la mie de pain qu'ils jetaient ensuite aux chiens.

fabrication était devenue une branche de commerce fort important ; la manière de porter les santés, circonstance à l'occasion de laquelle il fallait remplir sa coupe jusqu'aux bords ; les devoirs et l'autorité du président du banquet ; l'habitude qu'avait le maître de la maison de garder les meilleurs morceaux pour lui et pour ses convives les plus estimés et les plus riches, tandis que les autres étaient obligés de se contenter de leurs restes ; toutes ces particularités et plusieurs autres encore, également fort curieuses, sont présentées de la manière la plus intéressante dans ce chapitre.

En passant des vins en usage dans l'antiquité à ceux des temps modernes, nous sommes étonnés que le docteur HENDERSON, dans un ouvrage essentiellement historique, n'ait pas essayé de joindre ces deux époques par quelques recherches sur les vins du moyen âge. Ce travail était nécessaire pour remplir son plan, et il aurait pu nous fournir des documens du plus haut intérêt sur les habitudes et les mœurs de nos aïeux. On trouve bien, il est vrai, quelques considérations de ce genre dans la seconde partie du volume consacré aux vins modernes ; mais ces aperçus sont généralement imparfaits, et l'auteur aurait dû établir, d'une manière moins brusque, la transition des coutumes antiques aux usages de notre époque. Un chapitre intermédiaire et spécial eût été nécessaire, et certainement les matériaux ne lui auraient pas manqué pour le faire.

Il est probable que les conquérans de l'Europe adoptèrent, dans leurs repas, les habitudes des peuples civilisés qu'ils avaient dépossédés : peut-être même ces habitudes et celles des populations du moyen âge seraient-elles venues jusqu'à nous, si le caprice de la mode ne les eût fait disparaître. L'usage de porter des santés et des défis bachiques, naguère en honneur dans nos festins, commence à vieillir, et sera probablement oublié, malgré sa gaîté franche et joviale, dans les cercles élégans de la génération qui nous suit. Ce n'est pas dans les forêts obscures de la Germanie qu'on a commencé à couronner les coupes de fleurs ; cette idée poétique n'a pu naître que sous le ciel heureux de la Grèce. Nous voyons encore, dans les vieux fabliaux, comment les chevaliers couronnaient de fleurs les coupes qu'ils vidaient en l'honneur de leurs belles; et nos vieillards peuvent se rappeler combien cet usage chevaleresque ajoutait de grâce et de vivacité à nos fêtes champêtres: mais, pour en suivre la trace, il faudrait aujourd'hui descendre aux derniers rangs de la société, où nous ne retrouverions plus les guirlandes de fleurs que dans ces grossières couronnes qui servent d'enseignes à nos cabarets.

L'usage des boissons chaudes continua de se maintenir dans toutes les classes jusqu'au XVIe siècle. Ce goût, qui venait des anciens, avait dégénéré en véritable passion chez les Romains. A Rome, les noms des lieux de réunion publique étaient dérivés du commerce qu'on y faisait des boissons chaudes, et les citoyens qui *n'avaient pas leur ménage* se rendaient aux *thermopolia*, comme aujourd'hui les modernes fréquentent les cafés.

Le goût des Romains pour les boissons mélangées, telles que le vin édulcoré par le miel et des substances aromatiques, passa de ces conquérans aux barbares. Bientôt ce fut un besoin de corriger, à force d'épices, la saveur âcre et dure des vins du moyen âge : ainsi modifiés, ces vins prenaient le nom général de *piment,* probablement, dit le docteur Henderson, parce qu'ils étaient préparés par les *pigmentarii* ou les apothicaires, ou plutôt, selon nous, parce que les apothicaires vendaient alors les épices; car il était du bon ton de servir le vin et les épices séparément, afin que les convives pussent en faire le mélange à leur gré.

L'hypocras était une variété du piment. Le docteur Pegge a cité une recette curieuse pour le préparer. « Pour faire l'hy-
» pocras *des grands seigneurs,* prenez, dit-il, du gingembre,
» de l'anis et du sucre; l'hypocras *du peuple* se fait avec de
» la cannelle, du poivre et du miel clarifié. » Mais, de toutes ces liqueurs, la seule qui mérite un souvenir est l'infusion du suc d'oranges de Séville avec le sucre, dans un vin léger : on donne à ce mélange, qui est encore en usage en Allemagne,

le nom de *bishop* (évêque). Un amateur allemand a donné une classification très originale de ces breuvages. Lorsque le mélange est fait avec du vin de Bordeaux ou de Bourgogne, il se nomme, dit-il, *liqueur d'évêque;* si l'on a employé du vieux vin du Rhin, c'est une *liqueur de cardinal;* si c'est du vin de Tokai, la boisson devient digne *du pape.*

La bataille des vins, un des fabliaux du XIIIe siècle, peut nous donner une idée des vins qui avaient alors de la réputation en France; il y est surtout question de ceux d'Épernay, de Hautvilliers et de Chablis. Les vins du Rhin étaient connus dès le XIIe siècle; car, à cette époque, le vin de Johannisberg, qui est encore le meilleur de tous, était fait pour les moines de l'abbaye de ce nom. Les bords de la Moselle étaient couverts de vignobles plusieurs siècles auparavant. Le docteur HENDERSON observe que les meilleurs vins du moyen âge furent toujours produits par des terrains appartenans à l'Église, parce que les chapitres opulens qui les possédaient se montraient plus avares de la qualité que de la quantité; c'est ce qui a fait la réputation *du vin théologique :* mais il a oublié l'explication matérielle de cette particularité. Les moines n'étaient pas seulement les dépositaires de toutes les connaissances du temps, et par conséquent les plus habiles cultivateurs de la vigne, et les meilleurs fabricans de vins; ils étaient aussi les plus heureux seigneurs des plus heureux vassaux. Le respect qu'on portait à l'Église préservait leurs terres de toutes les dévastations qui suivaient les guerres féodales; la culture en était moins interrompue, plus paisible, et leur expérience agricole profitait naturellement aux paysans de leurs domaines.

Nous devons citer aussi les vins de *Bourgogne* au nombre de ceux qui étaient le plus renommés dans le moyen âge; car ce n'est pas sans raison que les ducs de cette province étaient désignés sous le nom de *prince des bons vins.* Les vins de *Gascogne* n'avaient pas moins de réputation; et l'on peut dire de la France, en général, que ses vins ont été célèbres par leur bouquet dans l'antiquité et dans les siècles suivans, autant que

de nos jours, tandis que ceux d'*Espagne* n'ont eu que le mérite de la force et de la chaleur, à ces trois époques.

Le docteur Henderson aurait pu apprendre à ses lecteurs,
d'après Froissart, que les chevaliers d'Angleterre, sous le règne
d'Edouard III, n'aimaient pas à faire la guerre en Espagne,
parce qu'ils accusaient ses vins généreux de leur brûler le foie,
d'aggraver la chaleur du climat et le poids de leurs armes. Mais
ils faisaient le plus grand éloge des coteaux fertiles et des vins
salutaires de la belle France : aussi c'était toujours avec une
véritable satisfaction qu'ils allaient y guerroyer. Les vins d'I-
talie paraissent avoir été peu connus à l'étranger à cette époque,
malgré l'opinion du docteur Henderson. Après les croisades,
les vins doux de la Grèce se répandirent dans toute l'Europe.
Les îles de Chypre et de Candie, exploitées par la république
de Venise, en fournirent en abondance à nos tables ; et les
chevaliers de Saint-Jean de Jérusalem devinrent propriétaires
d'une *commanderie* dont les vins formaient le plus grand revenu. Ces vins, qu'on récolte dans l'île de Chypre, conservent
encore aujourd'hui leur antique réputation. Les rapports
établis entre l'Angleterre et les provinces septentrionales de
France, depuis la conquête des Normands, et surtout l'acqui-
sition de la Guienne par Henri II, contribuèrent beaucoup à
introduire les vins de France dans la Grande-Bretagne : il y eut
un commerce actif avec Bordeaux, vers cette époque. Depuis
lors, nos réglemens furent remplis de dispositions relatives à
l'importation des vins français.

Froissart rapporte que, sous Édouard III, une flotte de 200
vaisseaux marchands partit d'Angleterre, et vint mouiller à Bordeaux, qui était le siége du gouvernement du prince Noir,
pour y faire le commerce des vins ; cependant les vins de la
Péninsule commencèrent à obtenir dans le seizième siècle la
faveur et même la préférence des Anglais ; ce qu'il faut attribuer principalement à la séparation politique de l'Angleterre,
de ses possessions françaises. Toutefois si les vins secs d'Espagne
étaient estimés en Angleterre, ils n'étaient pas les seuls dont on
y fît cas. Harrison assure qu'on en connaissait plus de cinquante-

six espèces, tant français qu'étrangers, et que la consommation totale du royaume pouvait s'élever à plus de vingt ou
trente mille tonneaux par année. Cette quantité paraîtra remarquable au seizième siècle ; mais elle l'est moins encore que la
consommation qui se faisait dans quelques occasions particulières. Le jour de l'intronisation de NEVIL, archevêque d'York,
la sixième année du règne d'ÉDOUARD VI, elle s'éleva jusqu'à
cent tonneaux. Le prédécesseur de ce prélat en avait consommé
quatre-vingts tonneaux, année commune, pour le seul service
de sa maison. A la fin du seizième siècle, les vins secs des Canaries étaient ceux dont on faisait le plus usage ; et vers le milieu du siècle suivant ils avaient remplacé les vins d'Andalousie :
quoique leur nom soit presque entièrement oublié, il nous en
arrive encore beaucoup, qu'on vend pour du Madère. HOWELL,
dans ses lettres familières, prétend que ce n'est qu'avec du vin
des Canaries qu'on peut constater la vérité de cet adage : « Le bon
» vin fait le bon sang, le bon sang donne une bonne humeur, la
» bonne humeur inspire de bonnes pensées, les bonnes pensées
» mènent aux bonnes actions, et les bonnes actions, mènent au
» ciel ; donc le bon vin mène au ciel. » Il ajoute que, dans cette
hypothèse, il y a beaucoup d'Anglais qui vont au ciel ; car nulle
part on ne boit plus de vin des Canaries qu'en Angleterre. Ce
qu'il en disait cessa bientôt d'être exact, et les vins légers de
France reprirent leur supériorité. Mais les longues guerres de
LOUIS XIV causèrent une nouvelle révolution dans les caves
anglaises. Les relations commerciales avec la France furent in-
terrompues ; les vins de Portugal remplacèrent les vins de Bordeaux. Alors, commença le règne du *Porto*, et nous nous trouvâ-
mes sous l'empire du traité de MÉTHUEN, dont nous avons, grâces
au ciel, assez entendu parler. Le vin de Madère est d'une date
plus récente ; il est même assez remarquable que, malgré le
grand débit qui s'en faisait dans nos colonies, depuis le protec-
torat de CROMWELL, l'introduction de ce vin en Angleterre ne remonte pas au-delà de la moitié du dernier siècle. Le docteur HEN-
DERSON pense que nos officiers en ayant reconnu les qualités pendant leur séjour en Amérique, en ont répandu le goût dans la

métropole, et que ce goût a prévalu. Reste à savoir si l'état de paix, nos rapports continuels avec le continent et la réduction des droits d'entrée, ne feront pas disparaître de nos marchés les vins capiteux d'Espagne, de Portugal et de Madère, et ne ramèneront pas cette passion des vins légers de France et du Rhin, si générale chez nos ancêtres.

Après avoir passé en revue la partie historique de l'ouvrage du docteur HENDERSON, il nous reste peu d'espace pour l'examen du reste de son livre, qui est consacré aux vins de l'époque actuelle, à leur fabrication, et à leurs qualités distinctives. Le peu de lecteurs qui voudront connaître à fond cette matière, la trouveront parfaitement traitée dans l'ouvrage même ; nous nous contenterons seulement d'en suivre les divisions géographiques et de faire de temps en temps quelques observations. Pour suivre le même ordre que l'auteur, nous commencerons par les vins de France, le pays de l'univers le mieux partagé par la nature, sous le rapport de la production du raisin, et en même temps le plus habile dans l'art de la fabrication des vins. Cependant nous n'adoptons pas sans restriction cet éloge du docteur HENDERSON; car il y a des départemens dont les crus sont excellens, et les produits très médiocres, par suite de la routine et de la négligence des cultivateurs. La pauvreté, l'ignorance ou les préjugés des vignerons les empêchent d'employer de meilleures méthodes, et ce n'est guère que dans les caves des grands capitalistes ou des riches propriétaires qu'on trouve les vins de première qualité. En effet, dit avec raison M. CHAPTAL, quoique le sol brillant de la France, depuis les bords du Rhin jusqu'au pied des Pyrénées, présente une succession rarement interrompue de vignobles fertiles, capables de produire sans s'épuiser les meilleurs vins de l'Europe, il n'y a que les crus de la Champagne, de la Bourgogne, du Dauphiné, du Lyonnais et du Bordelais, qui aient une véritable réputation, tandis que les vins du Languedoc, de la Provence et du Roussillon, climats favorisés du ciel, ne sont remarquables que par leur force, trop souvent dépourvue de bouquet.

Les vins de Champagne se distinguent, d'après la situation des vignobles, en crus de *rivière* et crus de *montagne*. Les premiers sont généralement blancs, les autres sont rouges. Les plus vifs et les plus pétillans de ces vins sont rarement les meilleurs, quoiqu'ils flattent singulièrement le goût. Leur effervescence, qui est le résultat d'une fermentation imparfaite, est une preuve du défaut de bouquet, et la petite portion d'alcohol qu'ils contiennent se dissipe avec l'écume de la surface, laissant au fond du verre une liqueur éventée. Aussi les vins de Champagne *demi-mousseux* sont-ils plus estimés des connaisseurs que les *grands mousseux*. Les premiers peuvent se garder pendant plusieurs années, les seconds se décomposent presque immédiatement. Le meilleur de tous ces vins est celui de *Sillery*, ainsi nommé parce qu'il était fabriqué, dès l'origine, dans le marquisat de Sillery. Il fut long-temps à la mode, à cause des soins que la maréchale d'Estrées fit donner à sa préparation ; et il porta, par cette raison, le nom de *vin de la maréchale*. Au second rang on place les vins d'*Aï*, fameux par leur bouquet aromatique d'une odeur analogue à la pomme de pin, et par leur vivacité, plus précieuse pourtant lorsqu'ils bouillonnent lentement, que lorsqu'ils sautent avec impétuosité.

Hautvilliers, *Épernay*, *Pierry*, *Bousi* et le clos des vins rouges de *Saint-Thierry*, près de Reims, suivent de près les crus d'*Aï* et rivalisent avec eux. Mais les vins rouges de Champagne, quoiqu'ils aient du corps et de la couleur, sont généralement moins estimés que les vins blancs. Le *Champagne rose* ne diffère du blanc que par un procédé particulier et fort simple de fabrication ; il a d'ailleurs cessé d'être à la mode.

Au commencement du dernier siècle, il s'éleva, dans les Écoles de médecine de France, une dispute ridicule sur la prééminence des vins de Champagne ou de Bourgogne. Cette singulière discussion continua jusqu'en 1778, époque à laquelle un arrêt solennel de la Faculté de Paris fut prononcé en faveur du vin de Champagne. Notre intention n'est point d'appeler de ce jugement ; et nous abandonnons à leur sort les *qualités diététiques* du vin de Bourgogne ; mais, pour la saveur et le parfum, nous donnerons la préférence aux produits de la Côte-d'Or, en dépit des arrêts de la médecine, en faisant seulement observer qu'un véritable amateur de Bourgogne ne doit pas s'attendre à recevoir ce vin sans altération, de ce côté du détroit. L'expérience a démontré que les vins de la *Romanée*, de *Chambertin*, du *Clos Vougeot*, de *Richebourg* et de *Saint-Georges*, qui sont tous d'une délicatesse parfaite, ne pouvaient passer la mer sans danger. On assure même qu'ils supportent difficilement les voyages, à moins qu'ils ne soient mis en bouteilles, et qu'ils contractent une acidité tout-à-fait désagréable, lorsqu'on ne les conserve pas avec le plus grand soin. Au reste, ces vins sont en trop petite quantité, et trop recherchés en France pour que le débit en soit de quelque importance à l'extérieur. Ce que nous appelons *Bourgogne* en Angleterre, n'est que le rebut des vins rouges de cette province.

En passant de la Bourgogne dans le Dauphiné, le Beaujolais et le Lyonnais, nous répéterons ce que nous avons dit plus haut, que les meilleurs vins de ces contrées passent rarement en Angleterre. Au premier rang de tous ces crus, et, peut-être, de tous les crus du monde, se placent les vignobles de la partie méridionale d'une colline pierreuse qui domine les bords du Rhône, à une petite distance de Valence. Ces vignobles célèbres ont tiré leur nom d'un *ermitage* dont les ruines en couronnent encore les hauteurs. L'ermitage rouge, *plein de corps,* d'une couleur de pourpre foncée, est surtout remarquable par un bouquet exquis et par une saveur analogue, quoique très supérieure à celle des framboises. Le vin blanc n'en est pas si estimé ; ce qui arrive presque toujours lorsque le même coteau produit les deux espèces. Ceux de Côte-Rôtie, *brune* et *blonde,* pourraient entrer en concurrence avec l'ermitage, quoique cependant ils lui soient un peu inférieurs.

Les vins rouges du Languedoc, du Roussillon et de la Provence, sont très négligés, selon le docteur HENDERSON, et ils ressemblent beaucoup à ceux d'Espagne par leur couleur foncée, leur force et leur extrême épaisseur. Il nous semble pourtant que l'auteur ne leur a pas tout-à-fait rendu justice ; car nous avons bu, près de Montpellier, du vin de *Saint-Georges d'Orgues*, capable de rivaliser avec celui de l'Ermitage, par son odeur suave, son agréable consistance et un *velouté* digne des meilleurs crus. Les vins rouges de Roussillon, et principalement de *Cahors* et de la *Côte du Lot*, connus dans le commerce sous le nom de *vins noirs*, sont généralement employés à renforcer les vins légers du Bordelais ; ils supportent très bien la mer, et, quand ils ont vieilli, deviennent, d'année en année, plus délicats sans rien perdre de leur chaleur. Quant aux vins muscats blancs de Roussillon et des côtes du Languedoc, tels que le *Lunel*, le *Frontignan*, le *Rivesalte*, on doit les regarder comme les meilleurs vins sucrés qu'il y ait au monde.

Nous dirons peu de chose des vins de Bordeaux, quoiqu'ils soient dignes, par eux-mêmes, d'un intérêt particulier. Ils sont partagés en plusieurs districts : ceux de Médoc, de Graves, de la Palu, des Vignes blanches. Les vignobles de Médoc, qui s'étendent au nord de Bordeaux, sur un sol sablonneux et calcaire, produisent les vins qui ont immortalisé les noms de Château-Margaux, de Lafitte et de Latour. Les crus de Grave occupent, au midi de cette ville, un terrain pierreux ; les vins qu'on y récolte sont blancs. Le canton de la Palu, situé sur des couches fertiles d'alluvion, entre la Garonne et la Dordogne, donne des vins plus forts et plus colorés que ceux de Médoc ; on les envoie aux Indes Orientales sous le nom de *claret*, et ils gagnent beaucoup à voyager par mer, à cause du goût âpre et sûr qui les rend désagréables lorsqu'ils sont nouveaux : aussi les Français les appellent-ils *vins de cargaison*. Le cru des *Vignes blanches* produit le Santerne si justement célèbre.

Les bons vins rouges de Bordeaux sont les meilleurs vins de France ; quoiqu'ils contiennent peu d'alcohol, ils se conservent bien, et s'améliorent par le transport. Lorsque la fermentation en a été complète, ils sont beaucoup moins sujets aux *maladies* que les vins de Bourgogne, et ils ont moins de tendance à s'*aigrir*.

Nous ne parlerons des vins d'Espagne que pour exprimer l'aversion qu'ils nous inspirent (1). Qu'ils prennent le nom de Rota, d'Alicante, de Benicarlo ou de Catalogne, qu'ils contiennent ou ne contiennent pas de l'alcohol en grande quantité, nous les confondons tous dans la même réprobation. Cependant l'Espagne possède un sol fertile, extrêmement favorable à la production des vins. Un voyageur anglais a trouvé, en 1809, dans la province de Grenade, des vins rouges du pays, qu'il a jugés comparables aux bons vins de la Bourgogne ; mais il fut obligé de faire venir d'Angleterre un assez grand nombre de bouteilles, pour empêcher qu'on ne mît sa provision dans des outres goudronnées ; et, quoique le pays soit environné par des forêts de lièges, tous les bouchons furent envoyés d'Angleterre, avec les bouteilles. Les principaux vignobles de Xerez appartiennent à des Français ou à des Anglais ; et c'est ce qui explique les améliorations qu'on a remarquées dans les vins de ces crus pendant les dix dernières années. En Espagne, excepté dans les villes commerçantes et dans les couvens, on connaît à peine les tonneaux, les bouteilles et les caves. Le vin est fait avec la plus grande négligence ; on ne le laisse point vieillir, et, au lieu de s'adoucir, il s'épaissit en contractant une odeur d'outre, nauséabonde et insoutenable. La mode a fait valoir les vins de Malaga ; mais le vieux vin sec de Xerez est le plus universellement estimé des connaisseurs.

Nous avions presque résolu de ne pas parler des vins de Portugal, de peur d'être entraînés dans une longue et fastidieuse discussion sur le Traité de Méthuen, et sur l'exagération impolitique des droits auxquels sont soumis les vins de France. C'est un grand mal que d'avoir forcé la nation à s'accoutumer aux boissons ardentes et alcoholisées qu'on nous donne pour du vin de Porto ; car, comment les consommateurs ordinaires auraient-ils pu acheter un tonneau de vin de France soumis à un

---

(1) On voit que la prédilection de l'écrivain anglais pour les vins de France va presque jusqu'à l'injustice pour ceux des autres pays.

impôt de 180 francs, à raison de 16 sous les quatre litres? Cette énorme taxe est maintenant réduite à 90 francs; mais il existe toujours une sorte de prohibition pour le consommateur, puisque le marché n'est pas ouvert aux mêmes conditions pour les vins de France et pour ceux du Portugal. Sans doute les vins naturels du Douro ont des qualités recommandables, dont le mérite a été apprécié, sur les lieux, par des juges équitables : mais qui ne sait toutes les sophistications qu'on leur fait subir dans les manufactures d'Oporto et de Londres? Ne vaudrait-il pas mieux nous laisser multiplier le véritable Bourgogne, celui de la Romanée et du clos Vougeot, par l'addition des vins inférieurs de la même province? Si les marchés étaient libres, les Portugais seraient forcés, par le commerce, de soigner davantage leurs produits, et de nous les envoyer sans mélange. Quoi que les politiques puissent dire, il sera toujours à regretter qu'on ne nous permette pas de choisir nos vins selon nos goûts, et que l'impôt prélevé sur nos jouissances soit établi d'une manière si disproportionnée.

Les vins d'Allemagne et de Hongrie forment la division suivante du docteur HENDERSON. Parmi les premiers, ceux du Rhin méritent seuls une mention particulière, à cause de leur excellente qualité; on les recueille principalement sur le bord de ce fleuve, entre Mayence et Coblentz, dans ces belles campagnes animées par une population nombreuse et par l'aspect varié des vieilles ruines féodales qui s'élèvent au‑dessus des plus belles et des plus riches cultures. Les vins de choix nous arrivent d'un petit canton appelé *le Reingau;* mais on y joint aussi ceux de Hocheim, quoique ce vignoble soit situé sur les bords du Mein. Les qualités distinctives de tous ces vins sont très connues, et paraissent faire exception aux lois de la Chimie; leur saveur piquante, et presque acide, n'exclut pas un bouquet très agréable; l'absence presque entière de l'alcohol (ils n'en contiennent pas plus de dix parties sur cent en volume) ne les empêche pas d'être sains, et même assez chauds; et ils se conservent si bien, qu'on en a gardé plusieurs siècles sans aucune altération : c'est cette longue durée qui aura probablement donné l'idée de les renfermer dans des vaisseaux d'une capacité extraordinaire. Tout le monde a entendu parler de la grande cuve d'Heidelberg : elle avait trente pieds de diamètre, sur vingt pieds de profondeur, et ne l'emportait pas de beaucoup sur les autres ; car les propriétaires mettent de l'amour-propre à rivaliser entre eux. Cette méthode de conservation peut être très utile pour les vins forts ; mais il faut avoir soin de ne jamais laisser les tonnes vides, et, pour cela, on verse du vin nouveau sur l'ancien, ou on y jette des cailloux lavés. Dans le siècle dernier, faute de ces précautions, les restes d'un tonneau de vin, portant la date de 1472, à Strasbourg, furent trouvés à l'état de *bouillie aigre,* ce qui ne serait pas arrivé, probablement, si ce vin eût été mis en bouteilles.

Les vins de Hongrie pourraient être excellens, mais la culture des vignes et la fabrication de leurs produits sont encore très négligées ; cependant le Tokaï impérial a acquis une grande réputation. C'est avec des raisins à demi-desséchés qu'on prépare ce vin dont tout le monde entend parler, et que personne ne goûte ; car le prix en est extravagant, à Cracow même, où est établi le dépôt principal pour les marchés de la Pologne et de la Silésie. Le vin vieux, ou *vino vitrawno,* est si cher, que lorsque l'empereur d'Autriche voulut en offrir quelques mesures à l'ex-roi de Hollande, le vin des caves impériales se trouva trop jeune, et on fut obligé d'en acheter 2000 bouteilles à Cracow, *à sept ducats la bouteille* (1).

Nous ne suivrons pas l'auteur dans son histoire des vins de Grèce et d'Italie. Si la seule influence du climat et du sól de ces deux contrées suffisait pour assurer la perfection de leurs produits, on pourrait en vanter l'excellence ; mais, à peu d'exceptions près, leur médiocrité ne sert qu'à prouver l'impuissance des avantages naturels, lorsqu'ils ne sont pas secondés par l'industrie humaine. Les vins de Toscane, où l'agriculture est assez bien entendue, sont meilleurs que les autres. Le Mon-

---

(1) Le ducat de Hollande vaut de 11 à 12 francs.

tepulciano, l'Alcatico, et la plupart des muscats, ne sont pas sans mérite ; mais tous ces vins, et le fameux lacryma-christi, réservé pour la cour de Naples, ne sont guère connus que de nom au-delà des Alpes. Quant à la Sicile, ses coteaux de Marsala et de Mazzara pourraient donner des produits de quelque valeur, si les habitans n'avaient pas la funeste habitude d'y mêler leur mauvaise eau-de-vie. Tant que ce système prévaudra, il est impossible d'espérer la moindre amélioration dans les vins de cette île, malgré l'heureuse situation des vignobles qui couvrent les environs du mont Etna.

L'auteur ne nous a rien appris de nouveau sur les vins de Madère, et il n'a pas donné sur les vins de Perse et du cap de Bonne-Espérance tous les détails dont ce sujet était susceptible. Cependant l'importance de notre colonie africaine semblait mériter une attention plus sérieuse. Nous lui adresserons le même reproche pour les vins d'Amérique. Les provinces septentrionales de cette partie du monde sont très riches en vignobles, et l'on trouve des vignes sauvages dans toutes les forêts des États-Unis et du Canada, depuis les bords du Mississipi jusqu'aux rives du lac Érié. Le raisin de Médoc a été introduit à Philadelphie, et on en a retiré un vin assez semblable à celui des crus inférieurs du Bordelais, pour engager à continuer ces premiers essais de naturalisation. Dans les contrées du Sud, quelques Français sont parvenus à extraire un vin passable du fruit des vignes sauvages. La culture de la vigne a réussi à Mexico, et déjà le cru de *Passo del Norte* a acquis une sorte de célébrité dans le Nouveau-Monde. Des missionnaires européens ont élevé dans la Californie du plant de Madère, qui n'a point dégénéré depuis la moitié du XVIIIe siècle. Dans les différentes zones de l'Amérique méridionale, malgré les prohibitions de la politique espagnole, la vigne a prospéré. Lima fait un commerce de vins indigènes qui n'est pas sans avantages. Les vins de Lucomba, de Pisco et de la vallée de Suamba, dans la province d'Arequipa, sont fort estimés. Le Chili possède un grand nombre de vignobles précieux, dont les vins rouges, particulièrement ceux de Cuyo, sont transportés à Buenos-Ayres par les Cordillières, et sont fort estimés dans tout le Paraguay. Nous regrettons beaucoup que le docteur HENDERSON n'ait pas fait de recherches sur un sujet aussi intéressant.

Nous terminerons cet article en disant un mot des vignes cultivées autrefois en Angleterre. Les particularités peu connues dans lesquelles le docteur HENDERSON entre à cet égard, sont loin d'être dépourvues d'intérêt. Nous ne rechercherons pas avec lui si la culture de la vigne dans la Grande-Bretagne date de la conquête du pays par les Romains, attendu que cette question est sans importance : toutefois, il paraît, si l'on en croit le témoignage de BÈDE, qu'il existait des vignobles, en Angleterre, dès le commencement du VIIIe siècle; il en est déjà question dans les lois d'ALFRED-LE-GRAND. Après la conquête des Normands, on fit beaucoup de plantations à Sheneton, dans le comté de Middlesex, à Ware, dans celui d'Hertford, et dans le village de Westminster. Holborn eut même son vignoble, qui appartint dans la suite à l'évêque d'Ely; et lorsque les édifices s'étendirent dans cette direction, ce vignoble donna son nom à une rue qui existe encore (1). La plupart des riches abbayes, dans le midi de l'Angleterre, cultivèrent aussi leurs champs de vignes; et comme les monastères étaient généralement situés dans des vallées fertiles et bien abritées, il est probable qu'on choisissait toujours les expositions les plus capables de favoriser la maturité des raisins. On ne peut pas douter, d'ailleurs, d'après la chronique de WILLIAM DE MALMSBURY, que la culture de la vigne ne fût universelle, en Angleterre, au XIIe siècle.

Cet auteur cite l'heureuse vallée du Glocestershire, au nombre de celles qui produisaient d'excellens vins à peine inférieurs aux vins de France. Je sais bien qu'on a prétendu que nous confondions les vergers à cidre avec les vignobles; mais un passage de la chronique citée plus haut distingue parfaite-

____

(1) Elle est située à l'occident de *la cité* de Londres, presque au centre de la ville.

ment les pommiers et les vignes dans le même domaine, et il indique même, parmi les dernières, celles qui sont traînantes, celles qui grimpent sur les arbres, et celles qui sont soutenues par des échalas. De semblables détails ne permettent pas de supposer qu'il y ait confusion dans ces désignations. Il est facile d'ailleurs de citer d'autres preuves de l'existence de la vigne en Angleterre pendant le moyen âge. Le *Domes Day book* (1) distingue les vergers des pommiers et des vignobles. Il y avait, dans le petit parc du roi à Windsor, un vignoble où la culture de la vigne s'est maintenue jusqu'au règne de RICHARD II, qui en payait la dîme à l'abbé de WALTHAM, alors curé de cette paroisse. Mais le témoignage le plus irrécusable se trouve dans les archives de l'église d'Ély, qui possède une notice sur le produit d'un vignoble pendant deux ou trois ans; le nombre des mesures de raisin vendu y est mentionné, ainsi que la valeur du vin : on y voit même que, dans une année défavorable, la récolte ne donna que du verjus. C'est l'inconstance du climat qui a découragé nos cultivateurs, et il est très probable que l'importation des vins étrangers à plus bas prix que les vins indigènes, aura frappé d'un coup mortel cette branche d'industrie nationale.

Cependant on a encore essayé, de nos jours, de naturaliser la vigne en Angleterre, comme sujet d'expérience ou d'amusement. Il n'y a pas plus de quarante ans, sir RICHARD WORSLEY se procura quelques espèces de vignes robustes, les planta à Saint-Laurent, dans l'île de Wight, sur un terrain rocailleux, à l'exposition du sud-est, et il fit venir un habile vigneron de France pour en diriger la culture. Le succès parut certain pen-

---

(1) On sait que le *Domes Day book*, que les étymologistes font venir de *Domus Dei*, Livre de la Maison du Seigneur, est un tableau statistique de l'Angleterre, extrêmement curieux, terminé en 1080, sous le règne de GUILLAUME-LE-CONQUÉRANT, et par ses ordres. *Voyez* la Chronique de STOWE, édition de Londres, in-folio, 1632, page 118. STOWE était un marchand tailleur qui parcourut toute l'Angleterre à pied, pour recueillir les matériaux nécessaires à la composition de son ouvrage.

dant quelques bonnes années, et l'on obtint même une récolte de raisin d'un goût très supportable; mais la fraîcheur du printemps et la prompte arrivée de l'automne affaiblirent les souches, gâtèrent les produits, et cet essai ne tarda pas à être abandonné. Toutefois le site choisi par sir RICHARD n'était pas très favorable à l'expérience qu'il voulait faire : car, malgré la douceur du climat de l'île de Wight, son coteau restait exposé aux vents froids qui soufflent dans la Manche, précisément à l'époque où la vigne commence à bourgeonner. Les efforts de M. HAMILTON, à Painshill, furent plus heureux, et le résumé qu'en a donné le docteur HENDERSON est plein d'intérêt. A force de soins, ce cultivateur distingué parvint à obtenir un vin absolument égal au Champagne de seconde qualité, lequel conservait sa force, perdait son effervescence et son bouquet, et devenait tout-à-fait semblable aux vieux vins secs des bords du Rhin. Plusieurs bouteilles, que M. HAMILTON avait conservées pendant seize ans, présentaient une telle analogie avec les vins du Reingau, qu'elles auraient trompé un connaisseur peu exercé. Lorsque ce vin était jaune et mousseux, les meilleurs juges le prenaient pour du véritable Champagne : on en vendit au prix de *cinquante guinées* le muid à des marchands, qui le firent passer pour du vin de France, et le revendirent, en détail, jusqu'au prix de douze guinées le panier de vingt-cinq bouteilles. Mais M. HAMILTON se plaignait beaucoup du fâcheux effet des frimas du mois de mai et des pluies de l'été.

On ne peut donc plus contester qu'avec de l'adresse et la persévérance, on ne soit parvenu à imiter, en Angleterre, les vins de France du second ordre. Le docteur MACCULLOCH (*Art de faire le vin,* pag. 228) a démontré qu'on pouvait faire du bon vin avec le fruit encore vert, les bourgeons et les jeunes pousses de la vigne, mis en fermentation au moyen du sucre et de la crème de tartre; et, comme il est facile d'avoir des pousses ou du raisin vert dans toutes les années, ce procédé peut, selon lui, avoir beaucoup d'avantages pour la Grande-Bretagne. Quant au projet d'établir des vignobles en Angleterre, nous adoptons l'opinion du docteur HENDERSON : tant qu'on pourra

obtenir les vins étrangers à des prix modérés, il n'y aura pas
de profit à vouloir les remplacer par des vins du pays. D'ailleurs, si le raisin ne mûrit pas toujours en Champagne, il serait absurde de supposer qu'il pourrait mûrir sous un climat
aussi variable que le nôtre ; et il y aurait de la folie à couvrir
de vignes nos terres labourables. En Normandie et en Picardie,
où les étés sont plus chauds qu'en Angleterre, la culture de la
vigne a été successivement abandonnée, et toutes les tentatives
qu'on a faites pour la rétablir ont été infructueuses. (*Westminster Review*.)

VINACE ou PETIT VIN. Dans les pays vignobles où le vin
est de bonne qualité, les vignerons sont dans l'usage de couper le marc du raisin du premier pressurage, de le mettre dans
une cuve, d'y ajouter de l'eau, et de le faire fermenter pour le
presser de nouveau, et en faire leur boisson journalière. Ce vin
est faible en qualité ; mais il devient une boisson économique
pour les habitans de la campagne. Dans la Bourgogne, on distille ce petit vin pour obtenir ce que l'on nomme *eau-de-vie de
marc*. *Voy*. PIQUETTE.

VINAIGRE ou ACIDE ACÉTIQUE NON DISTILLÉ. Les
mets peuvent être assaisonnés avec du vinaigre, à moins qu'il
n'y ait une maladie d'une nature froide. Il divise, il atténue
les mauvaises humeurs dont l'estomac est embarrassé. Si l'on
a pris en aliment quelque substance dont les élémens soient
grossiers, elle sera dissoute, atténuée, et, pour ainsi dire,
travaillée par l'action du vinaigre. Le vinaigre est astringent et
rafraîchissant, pourvu qu'il soit pris en une quantité modérée ; il excite l'appétit, il aide à la digestion des alimens, il
apaise les ardeurs de la bile, il arrête quelquefois le hoquet et
le vomissement. Le vinaigre, pris en trop grande quantité,
picote fortement l'estomac et les intestins, et incommode le
genre nerveux ; il est encore pernicieux aux personnes maigres
et atténuées, à celles qui ont la poitrine faible, qui toussent
beaucoup, qui ne respirent qu'avec peine, et qui sont sujettes
aux affections hystériques. Il convient aux jeunes gens bilieux ;
mais les vieillards et les personnes d'un tempérament mélan-

colique doivent s'en abstenir, ou en user sobrement. Personne n'ignore que le mélange de l'eau et du vinaigre forme cette liqueur qu'on appelle *oxycrat*, laquelle se prépare en mêlant une demi-once de vinaigre sur chaque livre d'eau. *Voy*. OXYCRAT.

On attribue communément au vinaigre la propriété de maigrir ; et c'est en vue de cet effet que quelques femmes, craignant de devenir trop puissantes, ou pour diminuer le trop d'embonpoint qu'elles possèdent déjà, font un usage très fréquent du vinaigre ; mais, malheureusement pour elles, cet usage leur est presque toujours pernicieux, et leur attire souvent bien des maux sans les faire devenir plus maigres ; ou du moins, si elles le deviennent par la suite des temps, ce n'est qu'en conséquence de maladies considérables causées, en premier lieu, par la mauvaise impression des acides du vinaigre sur les parties solides, et par le dérangement que ces acides, trop abondans, ont causé dans leurs liqueurs.

Le vinaigre, dit ANDRY, quand on en use fréquemment, affaiblit considérablement l'estomac, et cause des mouvemens convulsifs, ce qui ne peut venir que du trop grand picotement qu'il fait sur les fibres. Il est contraire aux femmes, surtout à celles qui sont sujettes à la maladie hystérique ; il sèche le corps, et en rafraîchissant, en apparence, il brûle en effet.

On emploie très utilement, dit le docteur MACQUART, dans les lieux où règne du méphitisme, le vinaigre mêlé d'eau, en évaporation constante ; c'est un des meilleurs moyens de désinfection : on en répand aussi par terre, dans ce cas. On sait combien le vinaigre est utile quand on le mêle, en certaine quantité, dans les alimens ; il est un des assaisonnemens les plus importans, un de ceux qui contribuent le plus à la digestion. Je suis venu à bout de faire digérer ainsi des œufs à des individus chez qui ils donnaient des rapports constans. On concentre le vinaigre par la gelée ; on en prépare le *vinaigre distillé ;* on en fait des *vinaigres rosats*, de *sureau*, à l'*estragon*, etc. ; on confit des fleurs, des fruits au vinaigre ; on en fait des *vinaigres médicinaux*, de *toilette*, et des *sels;* on en fait des *sirops de vinaigre*, etc., etc.

On brûle du vinaigre dans les chambres des malades, ou dans des lieux qui renferment beaucoup d'hommes, pour en neutraliser les miasmes putrides.

On trouve dans le commerce des vinaigres faibles en acidité et en principes extractifs, qui ne tardent pas à se couvrir d'une mucosité putrescente, et qui se putréfient. Ces sortes de vinaigres sont faits avec des vins plats et de la levure de bière; ils sont d'un mauvais service. *Voy*. Oxymel, Sirop.

Vinaigre de litharge. Ce vinaigre est bon pour dissiper les rougeurs du visage et les pustules qui s'y élèvent.

Vinaigre de métel. Voy. Métel.

Vinaigre de mûres. Ce vinaigre est propre à l'asthme et à toutes les maladies de l'estomac. Il faut en prendre de temps en temps, à jeun, quelques cuillerées, ou pur, ou mêlé dans quelque liqueur appropriée. *Voy*. Mures.

Vinaigre de sureau. Ce vinaigre est pénétrant, incisif et détersif; il excite l'appétit, résiste au venin, détache les phlegmes; on en use en salade et dans quelques sauces : il est agréable et fort sain. *Voy*. Sureau.

VINAIGRETTE. C'est une manière de manger de la viande froide à l'huile et au vinaigre, qui, quoique agréable et fort saine, ne convient pas aux estomacs délicats et convalescens.

VIOLETTE. Petite plante qui donne une fleur fort odoriférante, dont on fait de la *pâte*, du *sirop*, de l'*eau* et de la *conserve*.

VISQUEUX et GÉLATINEUX (*Alimens*). *Voy*. Agneau, Avoine, Cochon (de lait), Froment, Grenouille, Huître, Limaçon, Mouton (pieds de), Pois, Poissons (la plus grande partie des), Poulet, Riz, Tortue, Veau, etc., etc.

VIVE. C'est un des poissons les plus sains et les plus exquis que l'on serve sur les tables; la chair en est tendre, blanche, ferme, courte, friable, peu chargée de sucs grossiers, et d'un très bon goût; elle se digère facilement, charge peu l'estomac, et nourrit beaucoup; elle ne produit aucun mauvais effet, à moins qu'on n'en use avec excès; elle convient en tout temps, à toute sorte d'âge et de tempérament. La vive se mange ordinairement rôtie sur le gril, servie à la sauce blanche, avec un peu de verjus; elle est fort saine apprêtée ainsi. Quelques-uns l'aiment mieux frite, d'autres au beurre roux; ce dernier apprêt lui ôte beaucoup de sa bonne qualité, le beurre roussi étant un beurre à demi-brûlé, qui ne saurait que contrarier la digestion. *Voy*. Poisson, Friture.

VOLAILLE ou POULAILLE. Ce sont les oiseaux domestiques qu'on élève dans la basse-cour, comme poules, coqs, chapons, canards et dindons. *Consultez* ces divers articles. La chair de volaille est communément plus agréable, plus délicate et plus facile à digérer que celle des autres animaux qui vivent sur terre. *Voy*. Aile, Aileron.

Lorsque le mois d'avril est venu, on ne fait plus cas des grosses volailles, parce que c'est le temps où elles entrent en amour; ce qui fait que leur chair n'a plus de goût. La chair de volaille entre dans des farces, non-seulement pour la viande, mais même pour du poisson. Il y a des *oiseaux que l'on ne vide point;* tels sont la bécasse, la bécassine, l'alouette. En certains cas, on les vide en partie.

En dépeçant la volaille, l'usage presque général est de lever d'abord les quatre membres, en commençant toujours par la cuisse. Dans les poulardes, les chapons du Mans, les oies, les canards, on sert de préférence le blanc de la poitrine.

On attendrit la volaille en la mettant dans la terre pendant une heure, aussitôt qu'on l'a tuée.

VULNÉRAIRE SUISSE ou FALTRANCK. C'est un mélange de feuilles de plantes cueillies dans le moment de leur vigueur, bien mondées, bien séchées séparément, et rassemblées ensuite dans des quantités égales entre elles, et coupées menu pour en opérer un mélange plus exact. Le vulnéraire suisse a eu de la réputation, et a joui long-temps d'une certaine préférence, parce que le climat de la Suisse produit des plantes dont les principes semblent mieux élaborés. Les gens du pays distribuent leurs espèces vulnéraires en rouleaux ou cylindres de papier, du poids de deux à quatre onces ; mais celui que les pharmaciens préparent en France ne le cède pas en qualité à celui de la Suisse ; ils ont soin de récolter les plantes qui le composent, lorsque la saison s'est bien comportée, et n'a pas été pluvieuse.

Les espèces de vulnéraires sont la *pervenche*, la *sanicle*, la *véronique*, la *bugle*, la *pyrole*, le *pied-de-lion*, le *mille-pertuis*, la *langue-de-cerf*, les *capillaires*, la *pulmonaire*, l'*armoise*, la *petite centaurée*, le *pied-de-chat*, la *piloselle*, la *menthe*, la *bonnette*, la *bétoine*, la *verveine*, la *scrophulaire*, l'*aigremoine*, etc., etc.

Les propriétés du vulnéraire ne se bornent pas à empêcher les accidens des chutes ; son infusion est également précieuse dans les faiblesses d'estomac, dans les engorgemens des viscères, dans la suppression des règles. Son infusion dans l'eau-de-vie est souveraine pour raffermir les gencives, pour entretenir les dents saines, pour guérir les plaies qui procèdent de coupures, de chutes, d'écorchures. On prépare, par la distillation, des espèces vulnéraires infusées dans l'eau-de-vie, l'eau vulnéraire alcoholique, qui est un médicament précieux dans les chutes, dans les engorgemens du cerveau, en l'aspirant par le nez, et pour les coups à la tête. *Voy*. THÉ SUISSE.

W

WARWIKSHIRE (Fromage de). *Voy*. FROMAGE.

X — Y — Z

ZÉDOAIRE ou ZERUMBETH. On nous apporte des Indes, et particulièrement de l'île de Saint-Laurent, deux sortes de racines de zédoaire, l'une longue et l'autre ronde. On préfère la zédoaire ronde à celle qui est longue. La zédoaire est *stimu-*

lante, stomachique, anthelmintique: on l'emploie, en poudre, à la dose de 24 grains dans les fièvres intermittentes, l'atonie, les maladies des vers, etc. On en prépare une teinture à l'alcohol ; elle entre dans la composition de l'élixir de vie.

ZESTES DE CITRON. On donne le nom de zestes de citron à l'*épiderme jaune du citron*, que l'on a enlevé avec un instrument tranchant, et que l'on a séparé, autant que possible, de la seconde écorce coriacée de ce fruit. Les zestes de citron se conservent secs ; ils sont odorans, d'une saveur amère, et stomachiques. *Voy*. CITRON.

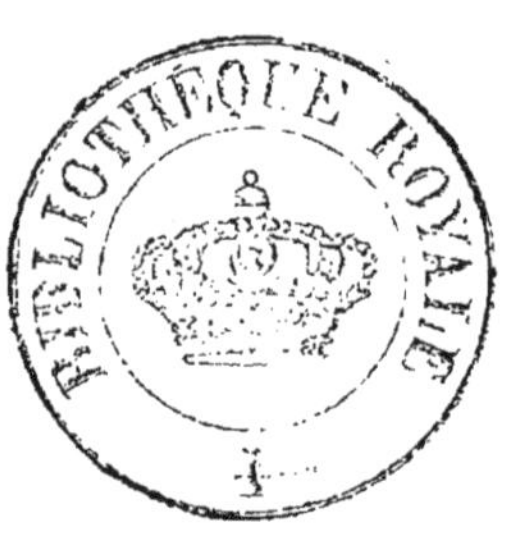

SUPPLÉMENT.

A

ACORUS *verus* ou *Calamus aromaticus*. Cette plante est aromatique. En médecine, on ne se sert ordinairement que de la racine, qui est âcre, un peu amère, blanche en dedans, extérieurement d'un blanc verdâtre quand elle est récente, mais rougeâtre lorsqu'elle est sèche. Son odeur aromatique est agréable, quoique tirant un peu sur l'ail ou le porreau. Les propriétés qu'on lui attribue sont d'être chaude et sèche, antiseptique, apéritive, atténuante, et ainsi propre à lever les obstructions du foie et de la rate, à faire uriner, procurer les menstrues, et préserver de la contagion. On peut en brûler pour parfumer et purifier l'air.

ALE. (Bière des Anglais). *Voy*. AILE.

AMERS. En général, les amers paraissent agir, 1° en augmentant le ressort des fibres dans les organes de la digestion, lorsqu'elles sont relâchées et affaiblies ; 2° en succédant aux fonctions de la bile, quand elle est devenue trop languissante et peu propre aux services qu'elle doit rendre. Ces notions peuvent utilement être considérées dans la pratique, par rapport aux effets que l'on attend des amers, et aux circonstances où il convient de les employer : ainsi, ils pourraient être nuisibles si l'on en mettait trop dans un estomac déjà assez fort, de même que dans les cas où la bile est bien conditionnée, et encore plus si elle était exaltée. Aussi est-il assez bien établi par l'expérience, que les amers produisent de moins bons effets sur les tempéramens secs, que les dissolvans aqueux faiblement animés par des sels ou les huiles douces et autres remèdes du même genre: ; au lieu que les amers, chargés de tous leurs sels, semblent être les remèdes les plus convenables aux tempéra-mens humides. Les fibres relâchées dans ceux-ci ont besoin d'être rétablies dans l'action tonique par des parties capables de consumer l'humidité superflue, et de rendre ainsi aux mus-cles leur jeu et la faculté d'achever de se dégager eux-mêmes de ce qui les surchargeait. C'est ce qu'opèrent les parties âcres, qui accompagnent les amers; elles stimulent les fibres, les ouvrent, y pénètrent par force, accélèrent le mouvement des fluides, et donnent lieu aux bons effets indiqués ci-dessus.

- Les amers corrigent donc le sang et les humeurs, fortifient les solides, et les disposent à l'exercice qui convient de leur part pour la conservation de la santé; d'où il suit que *les amers facilitent la digestion et l'assimilation des alimens*. Dans les circonstances favorables à l'effet de ces remèdes, l'ab-sinthe, la rhubarbe, la véronique, la muscade, le quinquina, le café, l'aneth, l'aunée, sont des amers que l'on croit singu-lièrement propres à aider la digestion.

Voici des faits qui vont justifier ce que j'avance:

Le vin ou la bière qui ont pris l'amertume de l'absinthe, font une boisson salutaire, dont il y a grand nombre de per-sonnes qui usent habituellement, et en reconnaissent les bons effets. Toute sorte de bière en général peut devenir indigeste pour les personnes qui ont le sang épais: et elles en usent sans danger, si on l'a brassée avec de l'absinthe ou de la gentiane. Il est fort ordinaire de donner de la rhubarbe dans la première cuillerée de soupe au commencement du repas, lorsqu'il s'agit de corriger la faiblesse d'estomac. Quantité de gens mettent de la sauge dans tout ce qu'ils apprêtent. Les olives, si communes sur nos tables, sont des amers; la muscade, le sel même, as-saisonnemens usités parmi nous, ont beaucoup d'amertume. On mâche du cachou en sortant de table; le café complète pour ainsi dire nos desserts; la pimprenelle, la menthe, la laitue romaine, les chicorées, le pissenlit, et nombre d'autres salades, sont de la classe des amers. La délicatesse même re-cherche l'amertume: outre le café, le thé et autres que j'ai indiqués, l'amande d'abricot ajoute un degré de finesse à la marmelade de ce fruit ; les conserves d'ache et de fleur d'orange, et les gâteaux de ces mêmes fleurs, de même que leur marmelade, les écorces de citron et d'orange confites, sont des alimens délicieux. Il y a certaines viandes qu'on trouve moins délicates sans le jus des oranges amères. On fait aussi pour la santé une marmelade de ces oranges. J'oubliais de faire observer combien on recherche les oranges douces, qui, après tout, peuvent bien être appelées amères, si on les compare avec d'autres fruits. Le lupin sert de nourriture à grand nombre d'Italiens et d'Espagnols. Quelques Italiens en usent aussi, comme on fait du café parmi nous. L'eau de gentiane, donnée en fébrifuge, n'empêche point de manger autant que l'on a d'appétit, dans les intervalles de chaque prise. On sait que le quinquina agit ordinairement mieux lorsqu'on est bien nourri, et que l'on boit de bon vin pendant tout le temps qu'on prend ce remède. Les fleurs et feuilles de romarin, mangées habituellement le matin avec du pain et du sel, apaisent le mal de tête, fortifient la vue, et empêchent que l'haleine ne soit mauvaise : par conséquent cela contribue beaucoup à la santé et à la force de l'estomac. On assure que la rue mangée de même à jeun, avec du pain, guérit radicalement les écrouelles. L'aloès devient un purgatif doux, si on le prend en mangeant.

Pline observe que beaucoup d'amers sont donnés comme remèdes stomachiques ; on les indique pour les poisons froids, pour les vents, les vers, les maux de tête, la fièvre, la cachexie, le défaut d'appétit, la mauvaise odeur de l'haleine ; indispositions qui supposent presque toujours que l'estomac est vicié. Les amers sont utiles dans plusieurs cas d'hydropisie.

Le tabac, la véronique, les plantes vulnéraires, la fumeterre, le séné, la chicorée, le fraisier, la bourrache, le jalap, la rhubarbe, le thé et plusieurs autres végétaux amers, sont d'une utilité universelle. Voici d'autres effets communs aux amers, tant aromatiques que simplement savonneux : La sauge, le pouliot, l'armoise, la lavande, l'absinthe, l'agaric, le marrube, le marum, la menthe, le myrte, l'esprit volatil de corne de cerf, la piloselle, le romarin, la gentiane, le safran, l'ache, le petit houx, le panicaut, l'ellébore noir, etc., étant administrés avec les précautions convenables, sont très utiles pour évacuer ce qui pourrait donner lieu à des suites fâcheuses après l'accouchement; de même que pour les fleurs blanches et autres affections hystériques. Beaucoup d'amers sont de la classe des remèdes atténuans. C'est en cela que le sang acquiert plus de fluidité par leur usage. On emploie l'agaric et l'ammi à la guérison du venin introduit dans notre corps par quelque morsure; et les remèdes indiqués contre la rage sont presque tous de la classe des amers. Le safran, l'ache, le tabac, le marrube, le pouliot, le botrys, favorisent beaucoup l'expulsion des crachats. L'aloès, l'agaric, l'encens, l'absinthe romaine, l'amande amère, donnent des remèdes dessiccatifs, détersifs, etc. J'ai déjà parlé des propriétés de la rue pour guérir les écrouelles; il faut y joindre la grande scrophulaire et le séné, autres amers. L'oliban sert beaucoup pour les engelures; l'agaric pour l'épilepsie; le tabac dans la léthargie; les amandes fournissent des remèdes contre la pierre; la sauge, le pouliot, l'hysope, sont utiles dans les maladies des poumons ou de la poitrine. La sauge, la gentiane, l'absinthe, corrigent la mauvaise boisson, et la rendent salutaire. L'absinthe, l'agaric, l'amande, le pouliot, l'ellébore, la fumeterre, le café, le marrube, l'aspic, sont recommandés dans les maladies qui affectent la rate et occasionnent les accès de mélancolie; le chenevis, le marrube, le romarin, plusieurs espèces d'absinthe et les amandes amères, dans les maladies du foie; la myrrhe, la sauge, le romarin, le café, le marrube, le chenevis, la lavande, aident à lever les obstructions. En général, l'absinthe romaine, l'agaric, l'aloès, la rhubarbe, le séné, l'amande, le café, sont particulièrement utiles pour les obstructions des viscères. La chicorée, le thé, la véronique, etc., sont indiqués lorsqu'il s'agit de purger les humeurs visqueuses; l'agaric, l'aloès, pour vaincre la pituite. D'un autre côté, l'ache, l'orange amère, la pimprenelle, le marum, l'oliban, la feuille et le brout des noix, le petit houx, l'aunée, la véronique, excitent la sueur. L'hysope, l'amande, la véronique, le myrte, la sauge, le safran, l'ache, le thé, la gentiane, le pouliot, le fraisier, l'armoise, etc., sont des remèdes diurétiques, convenables par conséquent dans les maladies des reins et de la vessie. Quantité d'amers procurent l'évacuation périodique des femmes. On assure que l'ammi est spécialement bon pour les rendre fécondes. *Voy*. Ammi.

Grand nombre d'amers sont par eux-mêmes regardés comme spécifiques pour faciliter l'accouchement. Tels sont la myrrhe, la fleur de romarin et son essence, la sauge, le pouliot, la lavande, l'hysope, etc. , etc.

Au reste, en traçant cette faible esquisse pour donner une idée de la vertu des amers, je n'ai garde de prétendre qu'ils conviennent dans toutes les maladies; encore moins voudrais-je insinuer qu'on usât indistinctement de tous. Quelque vraisemblance que puisse avoir une théorie, l'expérience doit la juger, et y mettre les exceptions convenables. Quoique nous ne soyons pas encore en état d'expliquer le mécanisme d'où dépendent les effets spécifiques de divers amers, nous ne devons pas être moins dociles à la voix de la nature, et moins exacts à observer ses traces. La réserve avec laquelle je me suis exprimé dans tout le contenu de cet article, fait voir combien je suis peu disposé à juger favorablement cet ensemble que je viens de former concernant les amers. Je sens l'énorme distance qu'il y a entre le point où j'ai mis cette ébauche, et la perfection que des mains habiles pourront lui donner dans la suite, soit en la retouchant, soit en lui donnant le coloris propre à en faire un tableau.

AMMI. *Plante ombellifère.* La *graine* d'ammi est une des quatre petites semences chaudes employées en médecine; elle est diurétique, propre à remédier aux piqûres ou morsures venimeuses, et inciser les viscosités de l'estomac et des intestins, et par conséquent en soulager les coliques. La dose, en substance, est depuis une demi-drachme jusqu'à une drachme. On en met aussi dans les infusions et décoctions carminatives; on s'en sert pour procurer les règles, faire passer les fleurs

blanches, rendre fécondes les femmes qui passaient pour stériles à cause de la trop grande humidité de leur matrice. On
préfère la graine d'ammi apportée de Candie ou d'Alexandrie,
parce qu'elle est plus aromatique. A son défaut on emploie
celle de France, surtout des provinces méridionales.

ANETH. On cultive cette *plante* dans les jardins. Il y a des
graines que l'on recueille dès qu'elles commencent à se former,
pour les confire avec des cornichons.

La *graine* qui a acquis sa maturité, chasse les vents, excite
l'urine, donne du lait aux nourrices, et aide à la digestion.
On en tire par expression une huile, dont quatre gouttes mêlées
avec demi-once d'huile d'amandes douces, sont un excellent
remède contre le hoquet. Cette même huile entre dans les lavemens carminatifs. Il y a des endroits d'Allemagne où l'on
en assaisonne les mets. *Voy*. VINS MÉDICINAUX.

ANIS ARACK. (Liqueur des Hollandais.) *Voy*. BADIAN.

ANIS ÉTOILÉ. *Voy*. BADIAN.

ARNICA. (*bétoine de montagne*). Cette *plante* est éminemment diurétique, tonique, fébrifuge et vulnéraire ; on
l'emploie en décoction et en infusion dans les fièvres adyna-
miques, les chutes, la paralysie, la goutte. Comme elle a
une action très vive sur l'estomac, il faut la prendre à petites
doses. Ses *feuilles*, séchées et mises en poudre, sont sternuta-
toires.

AUNÉE. La *racine* de cette plante est souvent employée en
médecine ; elle contient beaucoup d'huile et de sel essentiel et
fixe : elle est détersive, vulnéraire, sudorifique, propre pour
l'asthme. Étant coupée en morceaux et mise dans une pinte
de *vin blanc*, à la quantité de deux onces, elle fait un remède
excellent contre toutes les maladies de la poitrine et du poumon, contre les maladies pestilentielles et malignes, contre
toutes les espèces d'hydropisies, même contre celles de la
poitrine et de la matrice. Ce vin éclaircit beaucoup la vue et
la fortifie, provoque l'urine et les menstrues, est excellent
aux femmes sujettes aux fleurs blanches, chasse les sables des
reins et de la vessie. Elle est de plus un antidote assuré contre

le poison froid , comme ciguë, etc. ; *elle fortifie puissamment
les estomacs froids et débiles.*

A l'extérieur, elle a la propriété de guérir la gale, en faisant
une espèce de pommade, avec du beurre frais , de sa racine récemment pilée , en s'en frottant le corps, et se servant des
remèdes généraux internes usités en pareil cas , ordonnés par
un sage et prudent médecin.

La *racine* d'aunée , dit André Honoré , est très amie de l'estomac ; elle atténue , divise et chasse par les selles la saburre
visqueuse.

B

BENOITE (*plante*). Elle est fébrifuge : il faut prendre l'infusion d'une poignée de ses feuilles dans un demi-setier de vin ,
au commencement du frisson de la fièvre intermittente ; et
tenir le malade chaudement, pour exciter la sueur. Cette infusion est encore très vulnéraire , détersive, stomacale, et propre pour les obstructions du foie. Après une chute où l'on
craint qu'il n'y ait du sang extravasé intérieurement , on se
sert utilement d'une tisane faite avec toute la plante.

Sa *racine* est résolutive , vulnéraire , alexipharmaque, céphalique , cordiale ; excellente dans les fluxions et catarrhes ,
en la mêlant avec la racine d'*acorus verus,* ou sassafras , et le
romarin. L'extrait de cette racine est bon dans toutes sortes
de flux de ventre, pertes de sang , palpitations de cœur, et
rhumatismes. On en concasse un gros étant sec , pour le faire
infuser dans un verre de vin blanc , jusqu'à ce que ce vin
soit devenu rouge. *Voy.* Extrait.

BERGAMOTE. La bergamote est une *espèce d'orange.* On
se sert de son *écorce* pour faire des boîtes à bonbons. On prépare aussi des mets à la bergamote.

BERLE ou ACHE D'EAU. Cette plante aquatique est mise au
rang des antiscorbutiques doux. Elle est apéritive ; on peut la
donner dans les rétentions d'urine, dans les vues de faire sortir les graviers des reins et de la vessie ; dans les cas d'obstructions, de suppression des règles, dans la jaunisse, les pâles-

couleurs, l'hydropisie, la cachexie, etc. Sa dose est depuis une poignée jusqu'à deux, dans chaque livre de décoction. On la mange aussi en salade. Son usage est très salutaire à ceux qui sont menacés du scorbut. *Voy*. ACHE.

BÉTOINE *de montagne*. *Voy*. ARNICA.

BISCUITS DES RELIGIEUSES. *Voy*. l'article AZUCARILLOS.

BISETTE. Macreuse grise. *Voy*. MACREUSE.

BLANQUETTE ou MOLLE. (Bière des Hollandais.) *Voyez* BIÈRE.

BRIE (*fromage de*). *Voy*. FROMAGE.

BUGLOSE. La buglose est employée avec succès dans les affections mélancoliques, et dans les fluxions de poitriné. On donne alors la *décoction* de toute la plante avec sa racine, ou le *suc* que l'on en exprime. Les *feuilles* sont regardées comme laxatives ; on en met dans les tisanes, les bouillons rafraîchissans et les lavemens. Les *fleurs* sont du nombre des cordiales : on les prend en *infusion* comme le thé ; on en fait aussi une *conserve*, indiquée pour les palpitations de cœur qui surviennent dans la mélancolie.

RAY assure que l'on peut guérir l'épilepsie au moyen de ces *fleurs*, infusées dans du vin, que l'on fait prendre par cuillerées.

La *feuille* nouvelle de cette plante a plus de vertu que celle qui est trop ancienne. Les *fleurs* servent à garnir des salades.

C — D

CAMOMILLE VULGAIRE. On se sert particulièrement de la *fleur :* elle est stimulante, stomachique et carminative ; mais on lui préfère la camomille romaine.

CAMOMILLE ROMAINE. Les médecins donnent à chaque fleur distincte le nom de *tête de camomille*. La camomille romaine est stomachique, carminative, antispasmodique. On s'en sert en infusion théiforme. On prépare avec les *feuilles* et les *fleurs* une eau, par distillation. On fait avec les *fleurs* une *huile* par macération, un *alchool* odorant.

Étant prise en potion, elle provoque les mois; elle fait uriner, et fait sortir les graviers des reins et de la vessie ; elle guérit la jaunisse et les maladies du foie. Les bains faits avec cette plante fortifient les nerfs et les muscles, et leur donnent le mouvement plus libre ; elle lève les obstructions en peu de temps, en prenant de son eau distillée ou de sa décoction avec un peu de sucre, comme du thé.

CAPILLAIRES (*plantes*). Les plantes que l'on comprend sous cette dénomination commune, sont ainsi appelées de ce que leurs racines sont presque aussi fines que des cheveux. On compte cinq espèces de capillaires.

On emploie toutes les différentes sortes de capillaires, en infusion, tisane, sirop, et décoction. *Voy*. Sirop.

Ces plantes évacuent les crudités de l'estomac, font cracher la pituite épaisse qui embarrasse les bronches, remédient à la toux, à l'asthme, à la difficulté de respirer, et rendent la voix plus sonore.

Elles adoucissent les âcretés du sang, font venir les règles, etc.

La tisane de capillaire est utile dans toutes sortes de fièvres, et pour les obstructions des glandes, du foie, du mésentère, et des autres parties du bas-ventre; dans la jaunisse, dans les maladies des reins et celles de la matrice, on peut y ajouter un petit bâton de réglisse concassé, ou effilé. On peut prendre aussi les capillaires avec un peu de sucre, en les préparant comme le thé.

Le capillaire de Montpellier a un goût approchant de celui de fougère. Il était anciennement d'un grand usage pour les maladies de la poitrine. On s'en sert moins depuis que l'on a reconnu que le capillaire de Canada, qui est très abondant, a plus de goût, et donne plus de teinture aux liqueurs.

CENTAURÉE (*petite*). Cette plante est un peu astringente ; elle est bonne pour fortifier l'estomac, pour le scorbut, la rage, la suppression des règles, etc.

Sa décoction purge par les selles ; *elle est bonne pour la jaunisse*, et les opilations du foie et de la rate ; elle tue les vers, et les fait sortir par en bas ; elle est aussi très utile pour les convulsions, et toutes les maladies des nerfs. On prend cette décoction avec du miel, pour éclaircir la vue et en chasser le brouillard. Si on fait une forte infusion de cette plante, que l'on en donne la poudre en substance, ou que l'on en emploie l'extrait ; si même on en fait prendre la décoction, elle produit souvent, pour la fièvre tierce, des effets aussi salutaires qu'en produit le quinquina ; et peut-être que cette plante aurait encore des effets plus certains, si on l'avait autant combinée qu'on a fait le quinquina.

La dose des fleurs en poudre est d'un gros, ou d'une bonne pincée en infusion dans un verre de vin blanc.

CHAMPIGNON. Les meilleurs champignons sont indigestes, dit M. CADET DE GASSICOURT ; et il est si facile de les confondre avec les champignons malfaisans, que l'on ferait sagement de les bannir de nos tables. Parmi les personnages célèbres dont la mort a été causée par les champignons, on compte la femme et les enfans d'EURIPIDE, les empereurs TIBÈRE et CLAUDE, dont NÉRON ordonna l'apothéose, en disant *que les champignons étaient un mets des dieux ;* le pape CLÉMENT VII, le roi CHARLES VI, la veuve du czar ALEXIS.

Les symptômes qui caractérisent l'empoisonnement par les champignons, sont le vomissement, l'oppression, la tension de l'estomac et du bas-ventre, l'anxiété, les tranchées, la soif violente, la cardialgie, la dyssenterie, l'évanouissement, le hoquet, le tremblement général, la gangrène et la mort.

M. le préfet de police de la ville de Paris, justement alarmé des accidens fréquens causés par les champignons, a chargé un botaniste d'inspecter tous ceux qui seraient apportés au marché. Il a de plus chargé le conseil de salubrité attaché à son administration, de rédiger une instruction pour secourir promptement et efficacement les personnes empoisonnées. Ce qui suit est extrait de cette instruction :

« Le premier soin que l'on doit prendre, est de procurer la sortie des champignons vénéneux. Ainsi on doit employer un vomitif, tel que le tartrate de potasse antimonié ; mais, pour

rendre ce remède efficace, il faut le donner à une dose suffisante, l'associer à quelque sel propre à exciter l'action de l'estomac, délayer, diviser l'humeur glaireuse et muqueuse,
dont la sécrétion est devenue plus abondante par l'impression
des champignons. On fera donc dissoudre dans une livre ou
chopine (demi-kilog.) d'eau chaude, deux à trois décigrammes
de tartrate de potasse antimonié (émétique) avec douze à seize
grammes de sulfate de soude (sel de glauber), et l'on fera
boire à la personne malade, cette solution par verrées tièdes,
plus ou moins rapprochées, en augmentant les doses jusqu'à
ce qu'elle ait des évacuations. Dans les premiers instans, le
vomissement suffit quelquefois pour entraîner tous les champignons et faire cesser tous les accidens; mais si les secours
convenables ont été différés, si les accidens ne sont survenus
que plusieurs heures après le repas, on doit présumer que
partie des champignons vénéneux a passé dans l'intestin, et
alors il est nécessaire d'avoir recours aux purgatifs, aux lavemens faits avec la casse, le séné et quelque sel neutre, pour déterminer des évacuations promptes et abondantes. On emploiera
dans ce cas avec succès une mixture faite avec l'huile douce
de ricin (*palma christi*), et le sirop de pêcher que l'on aro-
matisera avec quelques gouttes de liqueur minérale d'HOFF-
MANN, et que l'on fera prendre par cuillerées plus ou moins
rapprochées.

» Après ces évacuations, qui sont d'une nécessité indispensable, il faut, pour remédier aux douleurs, à l'irritation
produite par le poison, avoir recours à l'usage des mucilagineux, des adoucissans, que l'on associe aux fortifians,
aux nervins. Ainsi, on prescrira aux malades l'eau de riz
gommée, une légère infusion de fleurs de sureau coupée avec
le lait, et à laquelle on ajoutera de l'eau de fleurs d'orange,
de l'eau de menthe simple et un sirop. On emploiera aussi avec
avantage les émulsions, les potions huileuses aromatisées
avec une certaine quantité d'éther sulfurique. Dans quelques
cas, on sera obligé d'avoir recours aux toniques, aux
potions camphrées; et lorsqu'il y aura tension douloureuse

de ventre, il faudra employer les fomentations émollientes, quelquefois même les bains, les saignées ; mais l'usage de ces moyens ne peut être déterminé que par le médecin, qui les modifie suivant les circonstances particulières ; car l'efficacité du traitement consiste essentiellement, non dans les spécifiques ou antidotes, dont on abuse si souvent, mais dans l'application faite à propos de remèdes simples, et généralement bien connus. »

Pour les *propriétés du champignon, voyez* page 61.

CHÉLIDOINE. La chélidoine est une *plante* dont on reconnaît deux espèces en médecine : savoir, la *grande* et la *petite* chélidoine. La *racine* sèche de chélidoine, réduite en poudre, est regardée comme un puissant apéritif. On la donne avec succès, depuis un gros jusqu'à une once, dans les obstructions des viscères, la cachexie, la jaunisse, l'hydropisie. Le *suc* de cette racine, donné dans du vin blanc, est aussi, dit-on, un sudorifique puissant, et très utile dans la phthisie pulmonaire. On met la *petite* chélidoine au rang des antiscorbutiques tempérés. L'analyse chimique a découvert dans les feuilles et les racines de cette plante, un esprit âcre qui approche de celui de la moutarde. On recommande aux scorbutiques d'en manger les *feuilles* en salade, ou d'en boire l'infusion faite dans du vin.

CHIENDENT. Les *racines* de chiendent sont au nombre des *cinq racines* apéritives ; on les ordonne dans les tisanes apéritives et diurétiques, pour rendre les humeurs plus fluides, calmer l'impétuosité du sang, rafraîchir et exciter l'écoulement des urines, d'une manière douce et presque insensible. On en recommande l'usage dans les cas de maigreur, d'atrophie et d'obstructions dans les viscères ; dans les maladies hypocondriaques, les maladies de la poitrine et le crachement de sang.

La *décoction* et le *suc* des racines de chiendent rendent les voies urinaires libres, et les débarrassent des glaires ou des graviers qui pourraient gêner la sécrétion des urines.

CHOCOLAT ESPAGNOL. *Voy*. AZUCARILLOS.

CHOU PALMISTE (*areca oleracea*). *Voy*. ARECK.

CITRONNELLE. *Voy*. MÉLISSE.

CIVE. Plante potagère, dont la racine est un assemblage de petites bulbes, en plus grand nombre que dans l'échalotte, mais sans enveloppe commune, n'étant attachées ensemble que par des fibres blanches et déliées. La feuille est longue, cylindrique, fistuleuse, menue, d'une odeur et d'une saveur approchante de celle de la ciboule. La tige est petite, terminée par un paquet sphérique de petites fleurs purpurines, semblables à celles de l'ognon.

On distingue la *cive de Portugal*, la *grosse cive d'Angleterre*, et la *petite* qu'on nomme autrement *civette*. La cive d'Angleterre est nommée *appétit*, dans la *Maison Rustique* de LIGER.

Usage. Les feuilles des unes et des autres servent assez fréquemment dans les fournitures de salade, dans les omelettes, et quelquefois dans d'autres ragoûts.

CIVETTE (plante). *Consultez le mot* CIVE.

COCA. On mêle du fruit de coca avec des écailles d'huîtres calcinées, et l'on en forme des pastilles que l'on tient long-temps dans la bouche, les mâchant avec grand plaisir.

COQUELICO ou COQUELICOT. *Pavot rouge, ponceau; pavot sauvage; mahon*, dans quelques provinces. Les fleurs de coquelico, en décoction, en sirop, en poudre, ou sous la forme d'eau distillée, sont employées dans la pleurésie, pour faire cracher. La dose est d'un demi-gros.

On emploie encore les fleurs de coquelico comme le thé; on le met aussi en tisane; la dose en est d'une poignée dans deux pintes d'eau. Il faut remarquer qu'on ne doit les jeter dans le coquemar qu'après que l'eau a bouilli; alors il faut y mettre aussi de la réglisse, puis retirer le coquemar, le couvrir, et laisser infuser pendant un quart-d'heure ou environ. La conserve de ces fleurs s'emploie avec succès dans la toux, l'esquinancie, la pleurésie, les fluxions et autres maux de poitrine. Une infusion de ces fleurs, un peu chargée et prise chaudement, chasse les vents du corps, et calme les douleurs

de la colique. Cette infusion est peut-être le meilleur sudorifique que l'on puisse employer dans la pleurésie.

La teinture de coquelico , chargée de deux ou trois infusions,
est très utile dans les rhumes ; il est bon de dissoudre dans
chaque pinte de la liqueur une once de sucre candi.

CORIANDRE (*plante*). Les *semences* de coriandre ont les
mêmes vertus que l'anis ; elles sont carminatives, stomachiques
et céphaliques. On les ordonne pour diviser les sucs digestifs
épaissis dans l'estomac ; pour dissiper les vents , les maux de
tête, qui sont l'effet des digestions vicieuses , etc.

La dose de la coriandre est d'un demi-gros en substance ;
on en donne le double en infusion. On fait aussi confire ses
graines pour les mâcher ; on en fait entrer quelquefois, depuis un gros jusqu'à trois, dans les lavemens carminatifs. Les
personnes dont l'haleine est puante , tiennent la coriandre dans
le coin de leur bouche, afin de ne pas dégoûter ceux qui les
approchent.

La coriandre fleurit en juillet et août. Elle croît presque partout ; on la cultive beaucoup aux environs de Paris.

CUBÈBES. Petits fruits sphériques , que l'on nous apporte
de l'île de Java. Ils ressemblent assez au poivre, mais ont
moins d'âcreté. Ils sont alexitères, fortifient l'estomac, en
divisent les glaires , et font cracher beaucoup.

E

EAU DE PERSIL. *Voy*. Persil.

EAU-DE-VIE DES TARTARES TONGUTES de la Russie.
Voy. Arack.

ÉCORCE DE LIMON. *Voy*. Limon.

ÉCUME DU SUCRE. *Voy*. Mélasse.

ESTOMAC DES ANIMAUX. *Voy*. Animaux.

EUPHRAISE. La poudre de ses *feuilles*, prise souvent dans
un jaune d'œuf, fortifie les yeux malades, et peut même, à la
longue , les rétablir. La dose en poudre est depuis un gros
jusqu'à trois , dans un verre d'eau de fenouil ou de verveine ;

on la prend le matin à jeun, et l'on continue pendant quelques mois.

Cette plante est un fondant qui débouche les viscères, et rétablit la fluidité des humeurs.

EXTRAIT D'ABSINTHE. *Voy*. Absinthe.

F

FLAMBE ; en latin, *iris* ; en anglais, *flower-de-luce*. Genre de plante dont il y a quantité d'espèces ou de variétés. Sa *racine* est chaude et sèche, incisive, atténuante, digestive, détersive, émolliente et béchique. On en donne en *poudre* jusqu'à un demi-gros pour l'asthme. Son usage interne purge le mucilage tartareux des poumons, et remédie à la toux, aux tranchées des enfans, à la rétention d'urine, et à la suppression des règles. Étant tenue dans la bouche, elle corrige l'infection de l'haleine. On s'en sert extérieurement, mêlée avec de l'ellébore et deux fois autant de miel, pour effacer les taches, rougeurs et lentilles de la peau. Le *suc* de la racine d'iris de Florence est des plus efficaces pour les obstructions des viscères et pour l'hydropisie : on a guéri plusieurs hydropiques avec ce suc seul, dont on leur faisait prendre quatre cuillerées dans six cuillerées de vin blanc, tous les matins à jeun. Les confiseurs emploient la poudre de cette racine pour donner de l'odeur à quelques conserves, et pour faire de petites *dragées*. On en serre dans les armoires et tiroirs, pour communiquer au linge une bonne odeur.

FLEUR DE MUSCADE. *Voy*. Macis.

FOUGÈRE MALE. La *racine* de fougère mâle, séchée et mise en poudre, est un excellent vermifuge. La même racine en *décoction* est apéritive et provoque l'urine. On couche sur un lit de fougère les enfans rachitiques.

FRÊNE. Cet *arbre* est fort commun dans les bois et dans les haies ; sa *semence* ne mûrit qu'en septembre et en octobre. Son *écorce*, sa *feuille* et sa *graine* sont d'usage.

L'*eau* distillée de frêne est recommandée dans la jaunisse et la pierre. La *décoction* de ses feuilles, faite dans le vin, passe pour un désobstruant du foie et de la rate.

On ordonne l'écorce de la racine de frêne, dit TOURNEFORT, dans son *Histoire des Plantes*, pour l'hydropisie, pour les rhumatismes, pour la sciatique, et pour les maladies où il faut vider les sérosités superflues. Cette écorce est employée dans les bouillons, dans les potions et dans les apozèmes que l'on ordonne pour les pâles-couleurs.

HIPPOCRATE a dit que les semences de frêne, broyées et prises dans du vin, provoquent les urines. Le *suc* des feuilles et des bourgeons nouveaux de cet arbre, pris en petite quantité, tous les matins, passe pour énergique dans l'hydropisie.

Son *sel*, mêlé avec des diurétiques, provoque la sueur. La décoction de son écorce produit le même effet.

Sa *graine*, que l'on nomme *lingua avis*, échauffe et dessèche puissamment. Les chimistes, et surtout GLAUBER, lui attribuent au souverain degré la vertu de briser la pierre des reins et de la vessie, et d'être très salutaire dans la jaunisse et l'hydropisie.

Une drachme de cette graine, dit PLINE, broyée et prise dans du vin, guérit non-seulement l'hydropisie, mais encore exténue ceux qui sont excessivement gras et corpulens.

La *semence* de frêne se confit dans le vinaigre, comme les câpres.

FUMETERRE. Le *suc* que l'on tire de la fumeterre, lorsqu'elle est verte, est propre à résoudre la pituite qui trouble la vue; aussi s'en sert-on dans les médicamens ophthalmiques. La *décoction*, bue, chasse par les urines toutes les humeurs chaudes, bilieuses; telles que celles qui produisent les coliques bilieuses; elle est aussi bonne contre la gravelle, et contre les ulcères malins; elle guérit la gale, les démangeaisons et les dartres; désopile la rate et le foie, et purge parfaitement la bile.

On en fait du *sirop* simple ou composé; on la fait aussi sécher, pour la donner en *poudre*. Toutes ces préparations sont excellentes pour déboucher les viscères, calmer et adoucir les vapeurs mélancoliques et hypocondriaques; elles sont utiles aussi dans la cachexie, la jaunisse et les maladies chroniques. On peut donner son suc, depuis deux onces jusqu'à six. On la fait un peu bouillir dans l'eau commune ; on peut y ajouter un petit morceau de veau ; mais la préparation la plus ordinaire se fait avec le petit-lait, en mettant une poignée de fumeterre bouillir dans une chopine de cette liqueur.

On fait une *conserve* de fumeterre pour les maladies de la peau. On en fait aussi un *onguent* pour les mêmes maladies ; en voici la composition : prenez parties égales des sucs de fumeterre, d'aunée et de patience sauvage ; faites les épaissir, et les incorporez avec du sain-doux.

G

GAUDILLE (*espèce de bouillie*). *Voy.* Ers.

GENTIANE. Cette *plante* tient un des premiers rangs dans la classe des remèdes amers. On l'emploie dans les compositions galéniques, destinées à subtiliser les humeurs, en procurer la sortie, et détruire les obstructions. C'est pourquoi l'on s'en sert encore à titre d'emménagogue, diurétique, vermifuge, alexipharmaque et antiseptique. On la donne avec succès, comme le quinquina, dans les fièvres intermittentes ; et en conséquence il y a des auteurs qui l'ont nommée *quinquina d'Europe*. Comme elle est très amère, on la donne plus souvent en opiat ou en bol qu'en infusion ; alors la dose est d'environ un gros ; au lieu qu'en infusion, on en donne jusqu'à demi-once dans de l'eau ou dans du vin. On en fait, par le moyen du vin blanc, un *extrait*, dont on donne depuis un gros jusqu'à quatre, dans les mêmes circonstances.

Dans les fièvres malignes et épidémiques, ou autres maladies contagieuses, on fait usage de vinaigre où a infusé la racine de gentiane. *Voy.* Amers.

GERMANDRÉE. Cette *plante* est regardée comme détersive, résolutive et apéritive. On emploie la plante récente en décoction, pour la toux, les convulsions, la dureté de la rate, la difficulté d'uriner, l'hydropisie commençante, pour faire venir les règles, etc. On la fait prendre avec du vin, pour les maladies froides du cerveau, maux de tête invétérés, l'épilepsie, la paralysie ; cette plante contribue à désopiler le foie. On lui attribue de guérir des fièvres très opiniâtres, prise de même que la petite centaurée ; elle peut être utile dans le scorbut, et pour la goutte. On peut mettre un peu de miel bien écumé, dans la décoction que l'on prend chaude, pour la toux invétérée. En général, cette plante réussit à peu près également, en *poudre*, en *infusion*, en *décoction* et en *extrait*.

H

HERBE DE CITRON. *Voy*. MÉLISSE.

HOLLANDE (*fromage de*). *Voy*. FROMAGE.

HOUBLON. En médecine, on regarde le houblon comme étant sec et chaud. Les sommités, que l'on mange cuites, en salade, sont plutôt humides et froides que chaudes : elles ne laissent pas de purifier le sang, amollir le ventre, désopiler le foie et la rate, et d'être assez agréables.

On mange encore les jeunes pousses du houblon, apprêtées de même que les asperges. Quand on veut s'en servir pour garniture, on ne leur laisse que le vert. On les fait encore bouillir un bouillon dans l'eau ; puis, les ayant égouttées, on les met dans un plat avec un peu de beurre, un filet de vinaigre, et un peu de bon bouillon, du sel, de la muscade, et on les fait mitonner.

La décoction de la racine est apéritive.

Les jeunes pousses du houblon, infusées pendant la nuit sur les cendres chaudes, dans du vin blanc, ou dans du petit-lait, purifient le sang, dissipent les dartres, la grattelle, et autres maladies de la peau. On peut aussi faire macérer ces tendrons dans un bouillon de veau, comme la fumeterre. On mêle quelquefois le houblon avec cette dernière plante, pour en faire un *sirop* qui est très utile dans le scorbut.

HUILE D'ANIS. *Voy*. ANIS.

HYSOPE. On l'emploie en médecine intérieurement, comme

plante incisive et apéritive : on l'ordonne pour l'asthme et les autres maladies de poitrine. Comme cette plante détruit les viscosités de cette partie, *elle donne une belle couleur au visage.* On en fait prendre des bouillons à jeun, pour procurer les règles. *Voy.* VIN D'HYSOPE. L'usage continué du sirop d'hysope, avec quatre fois autant d'eau de pariétaire, fait sortir beaucoup de gravier par la voie des urines. Pour la courte haleine et la toux invétérée, on fait boire une décoction d'hysope, figues, rue et miel. On fait entrer cette plante dans quelques remèdes antiépileptiques.

On l'applique extérieurement, comme vulnéraire, détersive et fortifiante. On la pile avec du sel et de l'huile, pour faire mourir les poux. *Voy.* EAUX COMPOSÉES.

I

IMPÉRATOIRE, ou, selon quelques-uns, *impériale;* en latin, *imperatoria.* Les Anglais l'appellent *masterwort,* et *false pellitory of spain.*

On regarde cette plante comme utile pour résoudre les ventosités de l'estomac et des intestins.

En général, ses noms ci-dessus, latin, français et anglais, désignent la haute estime que l'on en a faite, en la supposant digne d'être présentée aux souverains.

Du moins est-il vrai qu'elle est diaphorétique, et que ses vertus sont à peu près les mêmes que celles de l'angélique. *Voy.* ANGÉLIQUE. Pour la rétention d'urine et la colique néphrétique, on fait bouillir deux poignées de ses racines fraîchement cueillies, dans deux pintes d'eau, pendant huit ou dix minutes, et l'on fait prendre cette tisane au malade. Sa racine s'emploie aussi en décoction, à une once en poudre ; et en substance, à un gros. Une demi-once de cette racine, infusée dans du vin blanc, pendant la nuit, est un excellent sudorifique. L'impératoire est céphalique et fébrifuge : on fait prendre aux enfans épileptiques l'infusion d'une demi-poignée de ses feuilles dans une pinte de vin blanc. Ce remède est très propre aussi pour fortifier l'estomac, chasser les vents et guérir l'hydropisie.

IRIS (*plante*). *Voy*. Flambe.

IRIS (*latifolio tuberosa*). *Voy*. Gingembre.

J — K

JALAP, en français et en anglais ; en latin, *jalapa*. On lui donne encore, en anglais, un nom qui signifie *fleur d'un quart d'heure*. Les fleurs et les plantes entières servent d'ornement aux jardins.

La racine de jalap est bonne pour purger les humeurs, et surtout les sérosités. On l'emploie dans l'hydropisie et les obstructions. Elle est encore bonne pour la goutte et les rhumatismes.

Il est souvent prudent de ne pas donner la poudre de jalap seule, et de la mêler avec quelque chose qui en étende les parties, de peur qu'elle ne s'attache contre la membrane des intestins, et n'y cause une inflammation ou un ulcère qui pourrait avoir des suites très dangereuses. Cependant Bolduc assure que le jalap est un remède que la nature a préparé elle-même ; qu'il n'a jamais remarqué que ce purgatif eût besoin de correctif pour réprimer sa trop grande action, non plus que de véhicule pour l'accélérer, comme la plupart des purgatifs ordinaires ; et qu'il est étonné que l'usage n'en soit pas plus général, puisqu'il coûte si peu, et qu'il produit de si bons effets. Le vrai moyen d'employer le jalap sans danger, est de le réduire en poudre fine comme du tabac d'Espagne : il purge alors très bien à petite dose, et ne cause pas de tranchées.

On peut purger parfaitement bien, et à peu de frais, les pituiteux et les hydropiques, avec un demi-gros de jalap en poudre, ou un gros, infusé pendant douze heures dans un demi-setier de vin blanc. On peut le faire infuser aussi dans de l'eau-de-vie, avec égale quantité de racine d'iris, réduite aussi en poudre : l'infusion doit durer cinq ou six jours, au soleil, ou au bain de sable ; et sa dose est depuis une once jusqu'à deux, suivant la force du tempérament. C'est cette composition qu'on appelle *eau-de-vie allemande*, et qui passe pour spécifique dans l'enflure.

JAUNES D'OEUFS CARAMÉLISÉS. *Voy*. Azucarillos.

L

LAIT AIGRE. Boisson des Turcs. *Voy*. Oxygale.

LIERRE. Les *feuilles* de lierre passent pour être vulnéraires, détersives; on les applique sur les cautères, pour entretenir l'écoulement; leur *décoction* est d'usage pour la teigne et la gale. On prétend qu'elle noircit les cheveux.

Les feuilles pilées avec du vinaigre et de l'eau de rose, et appliquées sur le front et sur les tempes, arrêtent la frénésie.

LIERRE *terrestre*. On regarde cette *plante* comme vulnéraire, détersive, pectorale, incisive et apéritive. On la prend en *infusion* et en *décoction* : la dose est d'une petite poignée, dans une pinte d'eau. On fait un *sirop* de ses *fleurs* et de ses *feuilles*, pour l'asthme, etc. On prétend que les feuilles de lierre terrestre appliquées en cataplasme, apaisent les tranchées des femmes en couches. La décoction s'en donne avec succès pour faciliter l'accouchement. Cette plante, prise en infusion ou décoction, est bonne pour guérir les ulcères internes, lever les obstructions des viscères. Pour apaiser la colique venteuse, on prend trois ou quatre cuillerées d'huile d'olive, où l'on a fait infuser du lierre terrestre pendant quarante jours : il faut en piler les feuilles, les mettre dans une bouteille, et l'exposer au soleil, afin d'obtenir cette huile simple, qui est encore excellente pour les piqûres des tendrons. Le *suc* de lierre terrestre, étant tiré par le nez, guérit ou soulage la migraine. Si l'on met le *sel* de cette plante dans de l'eau vulnéraire, et qu'on en attire fortement quelques gouttes par le nez, deux ou trois fois, lorsque la migraine commence, on est promptement guéri.

LIVARO (*fromage de*). *Voy*. Fromages.

M

MAGNÉSIE. Cette *terre* est bonne pour détruire les aigreurs des premières voies; on la prend à la dose d'un demi-gros dans du pain à chanter; on la donne à un quart de dose aux enfans, et on la délaie pour eux dans du lait.

MAROLLES (*fromage de*). *Voy*. FROMAGES.

N—O

NIELLE. La *fleur* des plantes de ce genre est souvent accompagnée de feuilles étroites, que quelques botanistes ont prises pour un calice; mais il n'y a point de calice à cette fleur.

Usages. Elle réunit les goûts de la muscade, du girofle, de la cannelle et du poivre. Cette *graine* est aussi de quelque usage en médecine.

Bue dans du vin, elle soulage l'asthme, résout et chasse les vents, provoque l'urine et les mois; augmente le lait des femmes, si elles en boivent pendant plusieurs jours. Bue avec du vin ou de l'eau, ou appliquée sur le nombril, elle tue les vers et les fait sortir du corps; bouillie avec de l'eau et du vinaigre, et tenue dans la bouche, elle apaise la douleur des dents. Le parfum de cette graine arrête les catarrhes, dessèche le cerveau, et fait revenir l'odorat perdu.

NOURRITURE DES MORTS. *Voy*. LAITUE.

P

PAN DEL SIGNOR MARCO. *Voy*. MASSEPAIN.

PASSE-RAGE. En médecine, on se sert de cette *plante* comme d'un remède vulnéraire, résolutif, astringent, fort chaud et attractif. Si on en met dans les chaussons sous les pieds, en marchant, elle guérit les fluxions des yeux par la révulsion des humeurs en bas; elle est bonne pour la gale et les dartres farineuses. La *racine*, pilée avec de la graisse de porc, ou avec de la racine d'*énula campana*, et appliquée en forme de cataplasme sur la goutte sciatique, la guérit entièrement.

On fait, avec les *feuilles*, des décoctions excellentes pour le scorbut, propres à pousser les urines, et à lever les obstructions hypocondriaques. Les *feuilles* tenues dans la bouche font couler beaucoup de lymphe, et soulagent ainsi les tumeurs scrofuleuses du gosier. Séchées à l'ombre ou au four, et réduites en *poudre*, elles soulagent beaucoup les hydropiques. La dose est d'un demi-gros, dans un verre de vin blanc, que l'on doit prendre le matin à jeun, pendant huit jours. On fait infuser ces *feuilles* dans l'eau commune, qui sert ensuite de boisson ordinaire aux scorbutiques.

Il y a des gens de la campagne qui mettent du passe-rage dans leurs alimens, en guise de poivre ; d'où lui est venu le nom de *poivre du pauvre homme*.

PASTILLES DE RÉGLISSE. *Voy*. RÉGLISSE.

PEAU D'ANE DE LA CHINE. *Voy*. HOCKIAC.

PLANTES ÉCHAUFFANTES. Les plantes aromatiques que l'on regarde comme céphaliques dans l'usage, ne peuvent qu'animer la circulation et aiguiser les esprits ; telles sont le *poivre*, le *girofle*, la *muscade*, le *thym*, le *serpolet*, la *sarriette*, l'*origan*, le *laurier*, le *romarin*, le *basilic*, etc. Les plantes stomachiques doivent aussi procurer le même effet. On peut ranger dans cette classe l'*absinthe*, le *baume*, l'*estragon*, le *persil*, le *cerfeuil*, la *chicorée*, la *sauge* et les plantes carminatives, telles que l'*anis*, la *coriandre*, le *chirouis*, la *carotte*, le *panais*, etc.

PLANTES RAFRAICHISSANTES. Les plantes rafraîchissantes doivent avoir un effet contraire, puisqu'elles ralentissent les mouvemens du sang, et empêchent par conséquent le suc nerveux d'agir avec toute son énergie contre les fibrilles du cerveau : telles sont la *laitue*, l'*oseille*, le *pourpier*, la *citrouille*, le *concombre*, le *melon*, les *cerises*, les *fraises*, les *framboises*, les *mûres*, etc. Les herbes émollientes approchent beaucoup de la nature de celles-ci, comme, par exemple, les *épinards*, la *poirée*, l'*arroche*, les *choux*, etc. C'est pour-quoi elles doivent être rangées dans la même classe, et produire le même effet.

POIVRE DE GUINÉE. *Voy*. MALAGUETTE.

POMME DE TERRE. La pomme de terre ne paraît pas moins propre à former un aliment solide, que les châtaignes; mais il faut en manger peu à la fois, car elles se digèrent difficilement. Je ne puis trop recommander aux habitans de la campagne la culture des pommes de terre, puisque, mêlées avec parties égales de froment, elles font un *pain* agréable au goût et de facile digestion pour les estomacs forts et robustes.

PULMONAIRE. Cette *plante* convient dans les maladies de la poitrine; elle provoque l'expectoration; elle est vulnéraire.

On l'emploie en *décoction* intérieurement et extérieurement.

Q

QUINQUINA. Cette *écorce* du Pérou est le plus puissant fébrifuge; on le donne à la dose de deux, trois ou quatre gros, selon les circonstances; ou à la dose d'une once infusé dans du bon vin. Le quinquina à petite dose, c'est-à-dire, à douze ou dix-huit grains, est stomachique; donné à très haute dose, il est héroïque dans les fièvres pernicieuses; on le donne avec succès jusqu'à huit onces entre deux accès. C'est la méthode de toute l'Italie.

R

RACINE DU SAINT-ESPRIT. *Voy*. ANGÉLIQUE.

RATE des animaux. *Voy*. ANIMAUX.

ROQUEFORT (*fromage de*). *Voy*. FROMAGES.

S

SCROPHULAIRE ou SCROFULAIRE. Cette *plante* échauffe, dessèche, digère, incise, et est fort amère. Son principal usage est dans les écrouelles, les hémorroïdes, etc.

La *poudre* de sa racine, prise au poids d'une dragme, tue les vers. Étant fraîche, elle guérit les écrouelles et les hémorroïdes, par son usage interne continué long-temps. *Voy*. AMERS.

T — U

TANAISIE. Elle a toutes les vertus des amers ; aussi l'emploie-t-on en médecine comme stomachique, anthelmintique, fébrifuge, emménagogue.

L'infusion des *fleurs*, *feuilles* ou *sommités* de cette plante, soit fleurie, soit en graine, est un remède fort ordinaire dans les affections vermineuses et venteuses. On donne aussi les mêmes parties desséchées et réduites en poudre dans les mêmes cas, soit seules, soit mêlées à d'autres remèdes carminatifs et vermifuges. La tanaisie est encore mise au rang des diurétiques chauds.

La tanaisie s'emploie aussi extérieurement dans les foulures et dans les entorses : on en pile les feuilles, on y mêle du beurre frais, et on les applique en cataplasme sur la partie affligée. On la fait entrer dans les demi-bains et les fomentations fortifiantes et discussives, dans les vins aromatiques. *Voy*. AMERS.

THÉIFORME (*infusion*). On appelle ainsi l'infusion de quelque plante dans de l'eau commune, que l'on boit comme le thé.

Les *vulnéraires*, le *faltranck* de Suisse, la *véronique*, le *romarin*, la *sauge*, l'*ortie blanche*, le *coquelico*, les *capillaires*, la *mélisse*, etc., fournissent fréquemment de ces infusions.

V

VERVEINE. Les *feuilles* de verveine sont propres pour la jaunisse et les pâles-couleurs ; on les fait infuser dans du vin blanc, pendant la nuit, et l'on prend, le matin à jeun, trois ou quatre onces de cette infusion. La *décoction* des feuilles, dans laquelle on a fait bouillir des écrevisses de rivière, prévient, dit-on, l'avortement. On fait un gargarisme de la décoction de cette plante, pour les maux de gorge. L'*eau* distillée, ou le *suc* clarifié de la verveine, éclaircit la vue ; il modère aussi l'accès des fièvres intermittentes, et même les guérit quelquefois. *L'extrait* produit le même effet ; son *suc*, ou son *huile* par infusion, guérissent les plaies, tant récentes qu'invétérées. On fait user des feuilles de cette plante, en manière de thé, aux personnes sujettes aux vapeurs.

On en fait usage pour les maladies de la poitrine, et pour la colique venteuse ; on lui attribue la propriété de briser la pierre des reins et de la vessie, et de procurer du lait aux nourrices. Cette plante soulage les douleurs de tête et des dents. On applique sur la tête un *cataplasme* de feuilles de verveine, pour guérir la migraine, et pour dissiper les sérosités qui causent un froid considérable à la tête. On mêle les feuilles pilées, avec la farine de seigle et des blancs d'œufs, pour faire des cataplasmes qui sont très résolutifs. J'omets d'autres effets qu'on lui attribue, et qui ne sont pas bien constans.

FIN.